B. Madea / R. Dettmeyer (Hrsg.)
Medizinschadensfälle und Patientensicherheit

B. Madea / R. Dettmeyer (Hrsg.)

Medizinschadensfälle und Patientensicherheit

Häufigkeit – Begutachtung – Prophylaxe

Unter Mitarbeit von S. Barth, K.-O. Bergmann, B. Berner, H. Bratzke,
W. Eisenmenger, F. Fischer, D. Grandt, M. L. Hansis, D. Hart,
U. Hönscheid, G. Jonitz, H.-D. Laum, J. Lauterberg, C. Lessing, E. Lignitz,
W. Mattig, T. Meinertz, A. Mertens, P. Mierzewski, G. Ollenschläger,
P. Pennanen, F.-M. Petry, J. Preuß, K. Püschel, V. Püschel, T. Quirmbach,
J. Rohe, P. Saukko, M. Schrappe, A. Schuchert, C. Thomeczek,
K. Ulsenheimer, C. Vennedey, P. Weidinger

Mit einem Grußwort von K. T. Schröder

Mit 71 Abbildungen und 50 Tabellen

Deutscher Ärzte-Verlag Köln

ISBN 978-3-7691-3299-1

aerzteverlag.de

Bibliografische Information der Deutschen Nationalbibliothek
Die Deutsche Nationalbibliothek verzeichnet diese Publikation in der Deutschen Nationalbibliografie; detaillierte bibliografische Daten sind im Internet über http://dnb.d-nb.de abrufbar.
Die Wiedergabe von Gebrauchsnamen, Handelsnamen, Warenbezeichnungen usw. in diesem Werk berechtigt auch ohne besondere Kennzeichnung nicht zu der Annahme, dass solche Namen im Sinne der Warenzeichen- oder Markenschutz-Gesetzgebung als frei zu betrachten wären und daher von jedermann benutzt werden dürften.

Wichtiger Hinweis:
Die Medizin und das Gesundheitswesen unterliegen einem fortwährenden Entwicklungsprozess, sodass alle Angaben immer nur dem Wissensstand zum Zeitpunkt der Drucklegung entsprechen können.
Die angegebenen Empfehlungen wurden von Verfassern und Verlag mit größtmöglicher Sorgfalt erarbeitet und geprüft. Trotz sorgfältiger Manuskripterstellung und Korrektur des Satzes können Fehler nicht ausgeschlossen werden.
Der Benutzer ist aufgefordert, zur Auswahl sowie Dosierung von Medikamenten die Beipackzettel und Fachinformationen der Hersteller zur Kontrolle heranzuziehen und im Zweifelsfall einen Spezialisten zu konsultieren.
Der Benutzer selbst bleibt verantwortlich für jede diagnostische und therapeutische Applikation, Medikation und Dosierung.
Verfasser und Verlag übernehmen infolgedessen keine Verantwortung und keine daraus folgende oder sonstige Haftung für Schäden, die auf irgendeine Art aus der Benutzung der in dem Werk enthaltenen Informationen oder Teilen davon entstehen.
Das Werk ist urheberrechtlich geschützt. Jede Verwertung in anderen als den gesetzlich zugelassenen Fällen bedarf deshalb der vorherigen schriftlichen Genehmigung des Verlages.

Copyright © 2007 by
Deutscher Ärzte-Verlag GmbH
Dieselstraße 2, 50859 Köln

Umschlagkonzeption: Hans Peter Willberg und
Ursula Steinhoff
Titelgrafik: Bettina Kulbe
Satz: Plaumann, 47807 Krefeld
Druck/Bindung: Bercker, 47623 Kevelaer

5 4 3 2 1 0 / 601

Herausgeber- und Autorenverzeichnis

Herausgeber

Prof. Dr. med. Burkhard Madea
Direktor des Instituts für Rechtsmedizin der
Universität Bonn
Stiftsplatz 12
53111 Bonn

PD Dr. med. Dr. jur. Reinhard Dettmeyer
Institut für Rechtsmedizin der Universität
Bonn
Stiftsplatz 12
53111 Bonn

Autoren

Dipl.-Soz. Sonja Barth
Fakultät für Gesundheitswissenschaften
School of Public Health
Universität Bielefeld
Postfach 100 131
33501 Bielefeld

Rechtsanwalt Prof. Dr. jur. Karl-Otto
Bergmann
Anwaltssozietät Dr. Eick und Partner
Schützenstr. 10
50791 Hamm

Rechtsanwältin Barbara Berner
Gemeinsame Rechtsabteilung der
Bundesärztekammer und der
Kassenärztlichen Bundesvereinigung
Herbert-Lewin-Platz 2
10623 Berlin

Prof. Dr. med. Hansjürgen Bratzke
Direktor des Zentrums der Rechtsmedizin
im Klinikum der Universität Frankfurt am
Main
Kennedyallee 104
60596 Frankfurt/Main

PD Dr. med. Dr. jur. Reinhard Dettmeyer
Institut für Rechtsmedizin der Universität
Bonn
Stiftsplatz 12
53111 Bonn

Prof. Dr. med. Wolfgang Eisenmenger
Vorstand des Instituts für Rechtsmedizin
der Ludwig-Maximilians-Universität
München
Fraunlobstraße 7a
80337 München

Dr. Florian Fischer, Arzt
Institut für Rechtsmedizin der Ludwig-
Maximilians-Universität München
Frauenlobstraße 7a
80337 München

Prof. Dr. med. Daniel Grandt
Institut für Arzneitherapiesicherheit des
Universitätsklinikums Essen und Klinikums
Saarbrücken
Mitglied des Vorstands der AkdÄ
Klinikum Saarbrücken gGmbH
Winterberg 1
66119 Saarbrücken

Prof. Dr. med. Martin L. Hansis
Bereichsleiter Qualitätsmanagement
Konzern
Rhön-Klinikum AG
Salzburger Leite 1
97616 Bad Neustadt/Saale

Prof. Dr. iur. Dieter Hart
Institut für Gesundheits- und Medizinrecht
Fachbereich Rechtswissenschaft
Universität Bremen
Bibliothekstraße 1
28359 Bremen

Ute Hönscheid
Avenida Grandes Playas 29
Bungalos San Antonio 9
35660 Corralejo
Fuerteventura
Spanien

Dr. med. Günther Jonitz
Präsident der Ärztekammer Berlin
Friedrichstraße 16
10969 Berlin

Dr. jur. Heinz-Dieter Laum
Präsident OLG Köln a.D.
Vorsitzender Gutachterkommission
Ärztekammer Nordrhein
Von-Behring-Str. 4
45470 Mülheim

Dr. med. Dipl.-Psych. Jörg Lauterberg
Stabsbereich Medizin
AOK Bundesverband
Kortrijker Straße 1
53177 Bonn

Dr. phil. Constanze Lessing
Leiterin der Geschäftsstelle
Aktionsbündnis Patientensicherheit e.V.
C/o Universität Witten/Herdecke gGmbH
Alfred-Herrhausen-Str. 50
58448 Witten

Prof. Dr. med. Eberhard Lignitz
ehem. Direktor des Instituts für
Rechtsmedizin der Universität Greifswald
Wolgaster Str. 20
17489 Greifswald

Prof. Dr. med. Burkhard Madea
Direktor des Instituts für Rechtsmedizin der
Universität Bonn
Stiftsplatz 12
53111 Bonn

PD Dr. med. Wolfgang Mattig
Brandenburgisches Landesinstitut für
Rechtsmedizin
Lindstedter Chaussee
14469 Potsdam

Prof. Dr. med. Thomas Meinertz
Herzzentrum des Universitätsklinikums
Hamburg-Eppendorf
Martinistraße 52
20246 Hamburg

Rechtsanwältin Anja Mertens
Stabsbereich Recht
AOK Bundesverband
Kortrijker Str. 1
53177 Bonn

Piotr Mierzewski, MD
Council of Europe
Directorate General III – Social Cohesion
Department of Health and of the Partial
Agreement in Social and Public Health Field
Bureau 1.03, Bâtiment F, rue Toreau
67075 Strasbourg-Cedex
Frankreich

Prof. Dr. rer. nat. Dr. med. Günter
Ollenschläger
Ärztliches Zentrum für Qualität in der
Medizin
Gemeinsames Institut von BÄK und KBV
Herbert-Lewin-Platz/Wegelystr. 3
10623 Berlin

Dr. Pirjo Kristiina Pennanen
National Authority for Medicolegal Affairs
P.O. Box 265
00531 Helsinki
Finnland

Rechtsanwalt Franz-Michael Petry
Geschäftsleitung Ecclesia-
Versicherungsdienst GmbH
Klingenbergstr. 4
32758 Detmold

Dr. med. Johanna Preuß
Institut für Rechtsmedizin
der Universität Bonn
Stiftsplatz 12
53111 Bonn

Prof. Dr. med. Klaus Püschel
Direktor des Instituts für Rechtsmedizin
des Universitätsklinikums Hamburg-
Eppendorf
Butenfeld 34
22529 Hamburg

Cand. med. Vesna Püschel
Institut für Rechtsmedizin
Universitätsklinikum Hamburg-Eppendorf
Butenfeld 34
22529 Hamburg

Dr. med. Thomas Quirmbach
Medizinischer Dienst der
Krankenversicherung Nordrhein
Referat Behandlungsfehler
Im Pagel 3a
41812 Erkelenz

Dr. med. Julia Rohe MPH
Ärztliches Zentrum für Qualität in der
Medizin
Gemeinsames Institut von BÄK und KBV
Herbert-Lewin-Platz/Wegelystr. 3
10623 Berlin

Prof. Dr. med. Pekka Saukko
Direktor des Instituts für Rechtsmedizin
der Universität Turku
Kiinamyllynkatu 10
20520 Turku
Finnland

Prof. Dr. med. Matthias Schrappe
Vorsitzender des Aktionsbündnisses
Patientensicherheit
Venloer Str. 30
50672 Köln

Prof. Dr. med. Andreas Schuchert
Friedrich-Ebert-Krankenhaus
Medizinische Klinik
Friesenstraße 11
24534 Neumünster

Dr. med. Christian Thomeczek
Ärztliches Zentrum für Qualität in der
Medizin
Gemeinsames Institut von BÄK und KBV
Herbert-Lewin-Platz/Wegelystr. 3
10623 Berlin

Rechtsanwalt Prof. Dr. jur. Dr. rer. pol.
Klaus Ulsenheimer
Maximilianplatz 12/IV
80333 München

Christoph Vennedey
Reuterstraße 72
53113 Bonn

Patrick Weidinger
Rechtsanwalt
Leiter Arzthaftpflicht/Prokurist der DBV-
Winterthur-Versicherungen
Martinstraße 9A
65189 Wiesbaden

Grußwort

Über das **Wunder der modernen Medizin** bedarf es kaum eines Wortes, schreibt Karl Jaspers in seiner Abhandlung über den Arzt im technischen Zeitalter, und es trifft zu: Die bahnbrechenden Entdeckungen der Naturwissenschaften, die atemberaubenden Fortschritte der Medizin, sie haben zu einem nie da gewesenen Können geführt. Täglich werden an zahllosen kranken Menschen therapeutische Erfolge erzielt, die ohne Vergleich sind in der Geschichte der Medizin.

Wir nehmen an einer Entwicklung teil, die mit Optimismus und großer Dankbarkeit erfüllt; einer Entwicklung, die uns aber zugleich vor neue **Herausforderungen** stellt:

◢ die Herausforderung, den Menschen den Zugang zu den medizinischen Errungenschaften zu eröffnen und zu erhalten – unabhängig von den finanziellen Möglichkeiten des Einzelnen;

◢ die Herausforderung für Ärztinnen und Ärzte, angesichts einer zunehmenden Technisierung und Spezialisierung ihr Rollenverständnis zu finden und dem Anspruch an den Arztberuf gerecht zu werden;

◢ und nicht zuletzt auch die Herausforderung, die Risiken und Grenzen ärztlichen Handelns zu erkennen, ärztliches und ärztlich veranlasstes Handeln unvoreingenommen zu analysieren, und so die Voraussetzungen dafür zu schaffen, dass aus Fehlern oder vermeintlichen Fehlern gelernt wird, damit eine qualitativ hochwertige Versorgung sichergestellt werden kann.

Es ist der zuletzt genannte Aspekt, der uns anlässlich des Symposiums **Medizinscha-**densfälle und Patientensicherheit zusammenführt. Die **Sicherheit der Patientinnen und Patienten** darf nicht aus dem Fokus geraten. Ihr muss verstärkte Aufmerksamkeit gewidmet werden. Das ist angesichts der skizzierten Entwicklung folgerichtig und unerlässlich.

Ich begrüße es daher außerordentlich, dass WHO, Europarat und auch die Europäische Union sich der Thematik annehmen. Die Empfehlung des Europarates liegt in deutscher Übersetzung vor und ist den Ländern sowie wichtigen Verbänden und Organisationen aus dem Gesundheitsbereich zugeleitet worden.

Die Bundesregierung misst dem Thema Patientensicherheit größte Bedeutung bei. Der Aspekt der **Qualitätssicherung** durchzieht als ein roter Faden die Gesundheitsreformen der vergangenen Jahre. Hier ist vieles in Bewegung geraten, angestoßen und befruchtet nicht zuletzt auch durch engagiert angegangene Modelle und Projekte, die das Bundesministerium für Gesundheit gefördert hat. Der Weg, den wir eingeschlagen haben, mit der verpflichtenden Vorgabe von internem Qualitätsmanagement, mit Qualitätsberichten, dieser Weg ist nach meiner festen Überzeugung richtig. Und auch wenn er nicht immer gerade verläuft und noch manche Steigung zu überwinden sein wird, bevor wir am Ziel angekommen sein werden – diesen Weg konsequent zu gehen, liegt im Interesse der Patientinnen und Patienten, aber auch der im Gesundheitswesen Tätigen.

Zu der notwendigen aufgeschlossenen Wahrnehmung des Themas Patientensicherheit bei den Akteuren im Gesundheitswesen trägt sicherlich auch das **Aktionsbündnis Patientensicherheit** bei. Das Bündnis wird in einem Zeitraum von drei Jahren internationale Daten zu Häufigkeit von unerwünschten Ereignissen, Fehlern und Schäden in der Patientenversorgung systematisch erfassen, Lösungsansätze auf ihre Übertragbarkeit auf das deutsche Gesundheitssystem überprüfen und daraus Handlungsoptionen entwickeln.

Die Zusammenarbeit aller wesentlichen Organisationen im Aktionsbündnis – auch von Patientinnen- und Patientenvertretern – bietet die Chance, gemeinsame Strategien zu entwickeln.

Wenn man sich mit Fragen der Patientensicherheit befasst, wird man sehr schnell auf das Problem stoßen, dass die Daten fehlen. Und das, obwohl detaillierte Erkenntnisse an vielen Stellen, insbesondere in den Einrichtungen des Gesundheitswesens und natürlich bei den Haftpflichtversicherern, vorliegen. Dies hat das Bundesministerium für Gesundheit bereits vor einigen Jahren veranlasst, das Thema im Rahmen der Gesundheitsberichterstattung aufzugreifen.

Ihre Studie zur Begutachtung von Behandlungsfehlern im Fach Rechtsmedizin, Herr Prof. Madea, ist ein weiterer Meilenstein auf dem Weg zu einem offeneren Umgang mit Medizinschadensfällen. Denn valide Daten helfen, Fehler und Fehlerquellen zu identifizieren und damit zukünftig zu vermeiden. Erstmalig liegen für Deutschland Erkenntnisse über das Auftreten, die Art und das Ausmaß der Schäden und die Zahl von Behandlungsfehlervorwürfen vor.

Zusammen mit anderen Datenquellen bietet dies eine hervorragende Grundlage, um Fragestellungen zum Begutachtungsprozess, der Schadensprophylaxe und zum Risikomanagement vertieft zu diskutieren. Und auch die Frage der Regulierung von Medizinschadensfällen werden Sie in Ihren Diskussionen nicht ausklammern.

Auch bei bester Qualität – wie im deutschen Gesundheitswesen – lassen sich Fehler nicht verhindern, viele können aber vermieden werden. Deshalb wird diese Veranstaltung wichtige Impulse geben, damit unser Gesundheitssystem weiterhin – auch im internationalen Vergleich – wettbewerbsfähig bleibt.

Dr. Klaus Theo Schröder
Staatssekretär im Bundesministerium für
Gesundheit

Vorwort

Die vorliegende Monografie enthält die Schriftfassungen der Vorträge, die am 5. und 6.10.2006 in Bonn anlässlich des Symposiums *Medizinschadensfälle und Patientensicherheit* gehalten wurden. Dass dieses Symposium vom Institut für Rechtsmedizin der Universität Bonn ausgerichtet wurde, findet seine Ursache darin, dass die Rechtsmedizin traditionell mit der Begutachtung von strafrechtlich relevanten Fehlern in der Medizin betraut ist. Nach wie vor kommt der Rechtsmedizin sicherlich die höchste Kompetenz in der Begutachtung letaler Behandlungsfehlervorwürfe zu, da hier erst einmal durch die Obduktion Grundleiden und Todesursache objektiv abgeklärt werden müssen. Erst auf dieser Grundlage kann zur Frage eines Behandlungsfehlers und seiner Kausalität für den Todeseintritt dezidiert Stellung genommen werden. Eine ausschließlich an juristischen, vor allem strafrechtlichen Kriterien orientierte Fehleranalyse wird dem Thema Medizinschadensfälle allerdings nicht hinreichend gerecht, da jenseits individueller Verantwortung eine Schadensursache häufig in Systemmängeln liegt: organisatorische und strukturelle Mängel, Kommunikationsdefizite etc. Daher wurde das Symposium zusammen mit dem *Aktionsbündnis Patientensicherheit* ausgerichtet, das neben epidemiologischen Ansätzen zur Häufigkeit von Medizinschadensfällen maßgebliche Initiativen zur Prophylaxe von Medizinschadensfällen entwickelt hat.

Über Fehler in der Medizin wurde jahrzehntelang innerhalb der Profession kaum öffentlich geredet. Neben einzelnen Initiativen deutscher Internisten, die sich nachhaltig mit dem Begriff der Fehldiagnose befasst haben, waren es ansonsten die Disziplinen Pathologie und Rechtsmedizin, in denen Fehler bei der Behandlung eines Patienten offen angesprochen wurden im Interesse einer Qualitätssicherung:

◢ in der klinischen Pathologie anlässlich der Demonstration der Obduktionsbefunde mit Darstellung von Grundleiden und Todesursache, Haupt- und Nebenbefunden, aus denen sich verpasste Diagnosen und falsche Therapien ergaben
◢ in der Rechtsmedizin anlässlich der Begutachtung von Behandlungsfehlervorwürfen.

Ein Mentalitätswandel in der Fehlerdiskussion in der Medizin trat erst mit dem US-amerikanischen Report „To err is human" ein, auch wenn der Satz „Errare humanum est" so neu nicht ist. Durch diesen Bericht wurde allerdings die volkswirtschaftliche Dimension des Schadens durch Fehler in der Medizin offenbar, und Patientensicherheit und Fehlerkultur wurden als politische Themen erkannt und etabliert. Nach mehreren internationalen Statistiken stehen Todesfälle durch Medizinschadensfälle deutlich vor tödlichen Straßenverkehrsunfällen, Arbeitsunfällen und Flugzeugabstürzen.

Die Thematik Medizinschadensfälle wurde daher inzwischen in Deutschland vom Sachverständigenrat für die konzertierte Aktion im Gesundheitswesen aufgenommen, weltweit von der WHO und in Europa vom Europarat, der auch unlängst Empfehlungen zur Patientensicherheit – „Recommendation and management of patient safety and prevention of adverse events in health care" – vorgelegt hat.

Ziel und Anliegen des Bonner Symposiums und damit auch der vorliegenden Monographie waren und sind:

▲ Wer Fehler vermeiden will, muss wissen, wo sie gemacht werden. Daher sollten die Institutionen an einen Tisch gebracht werden, die mit der Begutachtung von Medizinschadensfällen befasst sind: Gutachterkommissionen und Schlichtungsstellen bei den Landesärztekammern, Versicherer, Krankenkassen, Juristen, Ärzte verschiedener Fachgebiete und Standesvertreter.

▲ Bei der Erörterung von Medizinschadensfällen ist eine exakte Terminologie unabdingbar, da juristische Begriffe mit in der epidemiologischen Forschung sowie der Versorgungsforschung gebrauchten Begriffen nicht zwingend deckungsgleich sind. Die jeweilige Kenntnis der Terminologie ist jedoch zwingend notwendig, da ein Schaden in der epidemiologischen Forschung etwas ganz anderes bedeutet als etwa im Arzthaftungsrecht. Dieses unterschiedliche Begriffsverständnis wurde in Bonn deutlich.

▲ Alle Datenquellen zur Epidemiologie von Fehlern sollen erschlossen werden.

▲ Weiterhin sollen die Beurteilungs- und Begutachtungskriterien transparent gemacht werden. Zum Beispiel liegen in epidemiologischen Untersuchungen zu Medizinschadensfällen neben Krankenhausinfektionen die Arzneimittelschäden ganz vorne, die sich aber bei der Analyse von Behandlungsfehlervorwürfen weder im Datenfundus der Gutachterkommissionen und Schlichtungsstellen, der Krankenkassen, noch rechtsmedizinischer Institute in dieser Häufigkeit wiederfinden.

▲ Ganz wichtig sind schließlich Maßnahmen zur Prophylaxe von Medizinschadensfällen. Wer aus Fehlern lernen will,

hat diese zunächst zu benennen, Fehleranalyse zu betreiben und darüber zu reden, z.B. in der Fortbildung, der Facharztweiterbildung und in der Lehre. In diesem Zusammenhang kommt auch dem „Critical Incident Reporting System" große Bedeutung zu.

▲ Weiterhin sollen Begutachtungsergebnisse aus Ermittlungsverfahren in den klinischen Alltag zurückfließen. Hierzu leistet das Riskmanagement einen großen Beitrag. Auch die Judikatur des Bundesgerichtshofes und der Oberlandesgerichte muss als wertvoller Fundus eines Riskmanagements aus juristischer Sicht angesehen werden.

▲ Bei der Erarbeitung der Empfehlungen des Europarates zur Patientensicherheit war auch die Regulierung von Medizinschadensfällen ein wichtiger Diskussionspunkt. Modelle einer verschuldensunabhängigen Gefährdungshaftung werden am Beispiel Finnlands und der erweiterten materiellen Unterstützung der DDR erläutert.

▲ Darüber hinaus stellte das „Aktionsbündnis Patientensicherheit" neue Ergebnisse verschiedener Arbeitsgruppen zur Messung von Sicherheit vor.

Medizinschadensfälle und ihre Vermeidung als Beitrag zur Erhöhung der Patientensicherheit betreffen jeden in der unmittelbaren oder mittelbaren Krankenversorgung tätigen Arzt. Darüber hinaus wendet sich die vorliegende Monographie an Versicherer, Juristen, Krankenhausträger, Krankenkassen etc.

An dieser Stelle dürfen wir nochmals allen Autoren sehr herzlich für ihre Bereitschaft danken, uns neben den ohnehin schon überbordenden Berufspflichten die Schriftfassung ihrer Vorträge – oftmals in erheblich erweiterter Form – zur Verfügung zu stellen. Sie alle haben das im Interesse der Sicherheit der uns in unterschiedlicher Weise anvertrauten Patienten getan. Die Sicht einer Betroffenen ergibt sich aus dem Beitrag von Frau Ute Hönscheid, den wir in die vorliegende Monographie aufgenommen haben. Wir würden uns wünschen, dass die vorliegende Monographie nachhaltig zu einer veränderten Fehlerkultur in der Medizin beiträgt. Deutschland hat hier gegenüber anderen europäischen und außereuropäischen Ländern Nachholbedarf.

Bonn, im November 2006

Burkhard Madea
Reinhard Dettmeyer

Inhaltsverzeichnis

Health for All! Human rights for All!! Patient safety for All!!!

Recommendation Rec(2006)7 of the Committee of Ministers of the Council of Europe to member states on management of patient safety and prevention of adverse events in health care
Piotr Mierzewski (Council of Europe), Pirjo Pennanen (Finland)

Introduction

I will not start this article by citing a Roman saying „Errare humanum est". I am sure that some other authors will do so. Instead I want to recall an old Polish proverb „Wise is a Pole after damage was made". Patient safety is about avoiding damage and harm caused involuntarily by health care – it is about how to become wise not only after, but possibly before the potential harm is done.

Patients seek health care with great expectations: they always want to get hope, sometimes they expect miracles, but they never imagine getting worse. They want to be examined and treated accurately and helped with dignity. A harm, an adverse event is hardly thought about, as safety is taken for granted – a self-evident minimum in health care. As Hippocrates said: „Primum est non nocere."

The increased complexity of the health system made it a double-edged scalpel: able to perform life-saving operations, but hurting from time to time.

Many whispered about it, but only recently we had the courage to admit the facts loudly: about 10% of patients experience an adverse event during their hospital stay. This ugly face of medicine was like the other side of the moon – always there, but invisible.

Patient safety has become a major concern and a challenge in health care. A silent epidemic of medical errors became a major public health concern – therefore patient safety has become a top priority in health care.

Still today at least 5% of patients experience an adverse event during their journey of care, and in many studies the reported numbers are higher. Reasons are many. Modern health care has become increasingly complicated with the rapid progress of medical technology and potent medication. More severe conditions can be treated, thus the risk level has risen. But we have also – with intent – included more transparency into health care so that adverse events not anymore are hidden but slowly also revealed.

For a long time we have been trying a simple cure – a mixture of naming, blaming and shaming the „bad doctors".

The malpractice suits reached astronomic proportions in some countries – did it solve the problem?

By pushing the medical errors into the background the shade of ignorance was hiding the real root causes of failures.

Up to the point, when the patients have lost their patience and the doctors decided to cure themselves.

The first impulses came from the growing quality improvement movement – by definition, safety is a cornerstone of quality, its indispensable fundament.

The Council of Europe was among the first to apply this principle of „safety and quality" in dealing with blood transfusion and organ transplantation.

Following this developments the Council of Europe with its 46 member states has set up a committee of experts to prepare recommendations to the member states on management of patient safety and prevention of adverse events in health care. The committee, working during 2003–2004, has decided to focus on patient safety as a foundation of quality in health care, on a proactive attitude and systematic analysis with learning from different reporting systems: patients' complaints and claims as well as health care personnels' systematic reporting of adverse events. Many questions have risen around reporting by personnel: Should it be voluntary or mandatory, regulated by legislation or not, should reports be anonymous and on what levels of health care should they be analysed? How about the relation of disclosure to actions of supervisory authorities, to litigation and accountability?

Clear regulations and a constructive climate in health care organisations are prerequisites to empower both patients and personnel to report, manage and prevent adverse events and work for better patient safety.

The Council of Europe

The Council of Europe is the oldest political organisation of the European continent, founded in 1949. It has 46 member states (800 million people) including Central and Eastern Europe, with its headquarters in Strasbourg, France. The Council was set up to defend human rights, parliamentary democracy and the rule of law, to develop agreements and to harmonise social and legal practices of the member countries and to promote awareness of a European identity based on shared values in different cultures. The Council of Europe is best known for its work in defence of human rights, and especially as

a result of rulings of the European Court of Human Rights. In the last decades the Council has acted as a human rights watchdog within the political changes in Eastern Europe and has provided know-how and recommendations to governments on such issues as legal matters, health, education and culture.

In the European health policy field the four-P's cycle (principles-policy-politics-practice) had its dominant actors. On the way from principles (Council of Europe value framework) to practice (implementation in member states) there are health policies (WHO technical expertise) and politics (the European Union domain). The specificity of the Council of Europe lies in building bridges between abstract legal instruments and practice by issuing pragmatically oriented policy recommendations.

The Council of Europe has many binding tools shaping human rights in its Member States' health policies: the European Convention on Human Rights, the Convention on Biomedicine and Human Rights, the European Social Charter and the European Convention for the Prevention of Torture. Together they allow the States to put their health systems in a harmonious „ethical framework", whilst promoting the same principles across the entire continent.

The Council was among the firsts to promote citizens voice in health care (Rec (2000)5 on the development of structures for citizen and patient participation in the decision-making process affecting health care), to offer comprehensive strategies on quality improvement systems (Rec(1997) 17 on the development and implementation of quality improvement systems (QIS) in health care), on criteria for managing waiting lists (Rec (1999) 21 on the criteria for the management of waiting lists and waiting times in health care) and on a methodology for drawing up best practice guidelines (Rec(2001)13 on developing a methodology for drawing up guidelines on best medical practices).

The role of the European Health Committee (CDSP) is to prepare practical guidelines on health policy in form of recommendations, further adopted by the Committee of Ministers. These recommendations are non-binding in a legal sense, but as a sign of consensus and political commitment they have the advantage of influencing health policies without subjecting implementation to precise conditions and time limits. They are often used by professionals and non-governmental organisations as vehicles for advocating change.

Patient safety – a concern and a cornerstone of health care

We are all aware about major challenges in contemporary public health, like AIDS (Acquired Immuno Deficiency Syndrome), for example. We are increasingly alerted that this eponym may be read also as Acquired International Deficiency of Safety.

Still patient safety has become a major concern in health care today as at least 5–10% of patients experience an adverse event during their health care process, and in many studies the reported numbers are higher (Kohn et al. 2000, Weingart 2000). In the midst of complicated medical procedures one can ask, how long can a human being – an individual health care professional – cope with the rising demands of managing the increased risk level? We have come close to the limits, and a systematic approach to patient safety in health care has become a topic on the agenda of many national and international forums. There will always be errors in health care, where human beings are treating human beings. But a good deal of them are preventable. Time has come to take a proactive, preventive and systematic attitude to the problems of patient safety: to admit that errors happen, to identify and manage risk points of processes, to learn from mistakes

and minimise their effects and to empower both patients and health care personnel to report about their negative experiences and the unintended incidents and near misses they are confronted with. An open, fair and constructive culture in health care units and organisations are the crucial point and a prerequisite for such a development.

The Committee and its tasks

Having recognised the patient safety as a major future challenge, the European Health Committee (CDSP) of the Council of Europe has in 2003 set up a committee of experts to propose recommendations on safety and quality in health care, especially on the prevention of adverse events, with a system approach. The terms of reference for the committee included the identification of appropriate instruments and procedures for systematically preventing adverse events in health care of the Member States, with a multidisciplinary approach. The committee of experts was also required to propose a model framework for a system of disclosure, assessment and prevention of errors and events in order to continuously improve safety and quality of the health care system and the health care delivery to the individual patient. An important task for the committee was to propose education and implementation measures at all levels of health care systems.

In the committee fifteen Member States (including Germany: Prof. Burkhard Madea and Dr. med. Christian Thomeczek) and four health care organisations (WHO, HOPE, ECRI and ESQH) were represented by experts from the medical and juridical profession. The committee was chaired by Dr. Pirjo Pennanen (Finland) and worked during 2003-2004, with the secretariat support of Piotr Mierzewski, M.D. During 2005 the draft recommendation was consulted with all Members States, then discussed twice by the European Health Committee (CDSP), and finally adopted by the Committee of Ministers on 24 May 2006 at its 965th meeting.

The committee realised that the tasks given included a vast scope of work and decided to focus on patient safety as a foundation of quality in health care, on a preventive attitude and a systematic analysis and feed-back from different reporting systems: patients' reports, complaints and financial claims as well as health care personnels' systematic reporting of incidents, complications and other adverse events.

It is estimated that medication errors or adverse drug events and adverse operative events stand for the greatest part of incidents that endanger patient safety. In a review study of randomly selected hospital medical records the two leading types of adverse events were operative events (45%) and drug events (19%) (Thomas 2000). In a survey of house officers in primary care errors in diagnosis (33%), errors in evaluation and treatment (21%), and errors in prescribing and dosing (29%) accounted for most of the reported incidents (Wu 1991). Therefore the patient safety committee co-operated closely with the Expert Group on Safe Medication Practices (under the auspices of the Committee of Experts on Pharmaceutical Questions from the the Partial Agreement in the Social and Public Health Field). The Expert Group contributed to the medication safety part of the recommendation and has developed a working glossary for the recommendation, now available in English, French, German, Spanish, Italian and Slovenian. This glossary does not aim at setting any standard terminology, which is the task undertaken by the WHO, but serves as a supplementary tool to better understand the notions and terms as they are used in the recommendation.

During its work the committee has discussed many factors influencing patient safety: beginning from appropriate buildings, technical devices and a well trained person-

nel through the right use of complicated modern apparatus and potent medication to well managed processes in diagnostics and treatment. Accurate documentation and good communication with the patient are central elements at all stages. Continuous medical education of the personnel is a must in the quick development of today's health care. Although prevention of adverse events must be the main aim, the supervisory authorities of health care professionals and organisations have an important task in the evaluation of the education and performance of personnel, in the identification of risk persons or procedures and in giving feed-back of the gathered data to the organisations and health care units in the field for preventive work.

The Committee adopted the following guiding principles:
- Patient safety recognised as the foundation of good quality and the basic right of everybody
- A coherent and comprehensive policy framework is needed, based on a systemic approach
- Creating a culture of safety – no blame-seeking, open and fair
- Reporting is needed to learn from errors and to act upon it
- Patient safety is not a luxury for the rich, but a must for all!

Until recently, one could paraphrase the title of the famous book by Ralph Nader (1965) „Unsafe at Any Speed: The Designed-In Dangers of the Health Care" – about resistance to the introduction of safety features and reluctance to spend money on improving safety. We shall do better than the car industry.

Reporting

Probably the single most frequent reasoning error in medicine is an omission – forgetting about an existing diagnostic or therapeutic option. Probably the single most important error in the field of patient safety is another omission – *forgetting about the very existence of medical errors* ...

The mere existence of a reporting system keeps us aware about the real issue: human fallibility.

Issues around reporting of adverse events and near misses by health care personnel have raised many questions: Should reporting be voluntary or mandatory, regulated by legislation or not, should reports be anonymous and on what levels of health care should the reports be analysed and feed-back given? How about the relation of reporting to actions of supervisory authorities, to litigation in court processes and to accountability? All these questions have been elaborated in the committee and it has been stated, that there are many possible ways to go. Very much depends on the stage of the development of health care in a certain country, on the culture in health care and also on the background of the society's administrative culture.

First of all, mandatory reporting can turn out to be spurious, because in many cases it is just the professional in question who knows about a near miss or an adverse event. Voluntariness is more respecting and motivating, but needs the support, activity and fair handling by the management of health care units and organisations. Anonymity is a question that largely depends on trust in administration and regulatory bodies in society. The name of the professional related to an adverse event is not of any meaning in the systematic evaluation of patient safety incident data. On the local level, especially if there are incidents cumulating to the same professional or as well to the same organisation, it is sometimes necessary to contact supervisory authorities. Reporting and collection of data does not change anything if the data is not root-cause-analysed, evaluated and feed-back given to the professionals in

question. Therefore local safety and quality circles should be mandatory in all health care units and organisations. The examination of accidents and adverse events at the organisational level has often been suggested in literature (Vincent 1993). To achieve a picture of the region-wide or national situation of patient safety the flow of data to a national databank is necessary. And here probably the units that report most incidents are the best ones in paying attention to patient safety.

All different reporting systems and channels should be used to collect data. Patient complaints and claims represent only a small and selected part of all opinions and experiences. Feed-back and data should be collected systematically from patients and their families as well as from reporting by all professionals involved in the care of patients. Not only adverse events but also near misses should be reported, because they occur much more frequently and offer less risk for the reporting professional since there is no harm that could bring professional or legal penalty (Barach and Stephen 2000). An open and fair culture in health care organisations is a prerequisite for professionals and patients to be able to report about near misses or adverse events.

Disclosure to patients was one of the questions the committee had to deal with. Modern health care should be transparent in all directions and the patient treated as a subject with all rights to know everything about her/his care. Patients respect honesty and are ready to forgive if the truth is told. But it is important to remember that adverse events, errors and accidents in health care always have two victims: a patient and a professional involved. Therefore support from the organisation to the professional is crucial to make disclosure of the incident possible and to enable the continuing of work in health care, where risks always will exist and adverse events happen.

„Medice, cura te ipsum" – „Physician, heal thyself!" – let the health professional practice what they preach. Breaking a bad news to patients and their families requires much civil courage and honesty, but is an indispensable component of a patient safety culture. One should follow the A.B.C. of talking to patients after an adverse event had happened:

Admitting an incident
Bowing for apology
Consolation
Disclosure
Educational lessons
Fixing damages

Put the ‚patient' in ‚patient safety'
◢ *Involvement early in root cause analysis*
◢ *Specialist advice to empower patients in processes*
◢ *Involvement in planning, solution work and monitoring*

Legislation

Some countries have given legislation on patient safety (Act on Patient Safety in the Danish Health Care System) and on quality of care, as in the Netherlands (Care Institutions Quality Act). This is one possible way to stress the importance of patient safety and quality of care and to oblige health care professionals and organisations to certain actions like reporting of adverse events in Denmark. In the Danish act the reporting health care professional is legally protected so that she/he shall not as a result of reporting according to this act be subjected to disciplinary investigations or measures by the employing authority, supervisory reactions by the National Board of Health or criminal sanctions by the courts. This does not mean immunity as such, because it refers only to this specific reporting. Health care professionals will and shall always bear their personal responsibility for

their actions. The crucial point for increasing patient safety is that the organisation also has and shall have responsibility – more than today – for the appropriate division and environment of multiprofessional work, the continuous medical education of personnel, and the systematic management of patient safety in health care processes, with early risk identification. It is also up to the organisation to create a safety culture that is open and fair, and where both professionals and patients with their relatives dare to speak up – a learning organisation.

Comparisons with other high-risk activities

One task of the committee was also to make use of the highly developed safety management of industries such as e.g. aviation. Surely health care can learn of their systematic approach to process and risk management, but human beings with their vast variation of all biological, psychological and social functions can never reach the invariability of outcome of any industrial process. As James Reason has stated about the human factor in medical accidents, the possibility of an accident in human activity can never be wholly discounted, because all human beings make fallible decisions and commit unsafe acts, all man-made systems possess latent failures that can combine to produce disasters and all human endeavours involve some measure of risk (Reason 1993). The way to handle the human factor is to take a system approach where errors are seen as a consequence of normal human fallibility and are sought to prevent by changing the conditions in which humans work. The aim is a system designed with built-in defences (Reason 2000, Helmreich 2000).

In his important article already 10 years ago Dr. Lucian Leape argued that success in reducing errors in health care will depend on physicians and others to change fundamentally how they think about errors. The culture of medical practice, with its emphasis on infallibility and faultless performance, has prevented the development of effective methods of error prevention. Instead of encouraging physicians to admit, report and analyse errors and obtain help coping with the emotional impact of harming a patient, the culture has isolated them and promoted fear that has been a barrier to improvement. The threat of malpractice litigation only has reinforced these tendencies. The author suggests a culture change: an institutionalisation of safety where that is applied what has been learned in other fields about human cognition, human factors, error prevention, and the mitigation of harm when errors or adverse events do occur. (Leape 1994)

Safety culture – a challenge for the future

Building up a safety culture in health care starts with a change in attitude: from an illusion of infallibility to acceptance of the risk of human error and to learning from mistakes. This has to start with the education of new health care professionals and to continue in the later stages of training of all personnel. Multidisciplinary co-operation, a non-hierarchic structure and open communication in health care organisations will lead to the right direction. In health care with a safety culture patient safety is prioritised in all decisions and actions, and the management of risks in different processes belongs to the fundamental structure of function. This needs the support of the management to the personnel, but also the empowerment of the patient, for whom health care exists. A trustful and transparent relation between patient and professionals in health care is the aim and the ground for good and successful care.

Conclusions

The greatest error would be to deny the very existence of errors – and therefore do nothing about it.

The time has come to consolidate the acquis. There is European consensus on principles, there is a body of standards and experience, but there is no proper evaluation of developments and a serious implementation deficit.

Time has come to take a proactive, preventive and systematic attitude to the problems of patient safety: to admit that errors happen, to identify and manage risk points of processes, to learn from mistakes and minimise their effects and to empower both patients and health care personnel to report about their negative experiences and the unintended incidents they are confronted with.

Time has come for planning future concerted European actions: to perform a comparative evaluation of the progress made, to develop a framework of „patient safety" impact assessment of other policies, to address the portability of existing instruments along the increased mobility of patients, to avoid the pitfalls of regulation by liability, perhaps to expand existing binding legal instruments (like the European Social Charter) to include patient safety, patients' rights and citizens empowerment issues.

An open, positive and constructive safety culture in health care units and organisations will be the crucial point and a prerequisite for such a development. We need to turn the health care institutions into learning institutions, capable of improving by studying their own failures.

This is exactly the purpose of the Council of Europe Recommendation and of the whole patient safety strategy – to avoid the avoidable, to prevent the preventable and to learn from our own mistakes.

It should help to make next steps towards our common goal – incrusting patient safety as a backbone of quality improvement in health care, rebuilding citizens' trust in our health systems, allowing the „doctors to cure themselves" – in short, adding a patients' smile to the human face of medicine.

References

Barach P, Stephen DS, Reporting and preventing medical mishaps: Lessons from non-medical near miss reporting systems. British Medical Journal (2000), 320, 759–763

Helmreich R, On error management: Lessons form aviation. British Medical Journal (2000), 320, 781–785

Kohn LT et al. (Eds.) (2000) To Err is Human: Building a Safer Health Care System. Committee on Quality of Health Care in America, Institute of Medicine. National Academy Press, Washington, D.C.

Leape L, Error in Medicine. Journal of the American Medical Association (1994), 272, 1851–1857

Reason JT (1993) The human factor in medical accidents. In: Vincent CA, Audley RJ, Ennis M (Eds.) Medical Accidents, Oxford University Press.

Reason JT, Human error: Models and management. Western Journal of Medicine (2000), 172, 393–396

Tomas EJ, Incidence and types of adverse events and negligent care in Utah and Colorado. Medical Care (2000) 38, 261–271

Vincent CA, Audley RJ, Ennis M (1993) Safety in medicine. In: Vincent CA, Audley RJ, Ennis M (Eds.) Medical Accidents, Oxford University Press.

Weingart S et al., Epidemiology of medical error. British Medical Journal (2000), 320, 774–777

Wu, AW et al., Do house officers learn from their mistakes? Journal of the American medical Association (1991), 265, 2089–2094

Appendix

Recommendation Rec(2006)7 of the Committee of Ministers of the Council of Europe to member states on management of patient safety and prevention of adverse events in health care
The Committee of Ministers ...
Considering that access to safe health care is the basic right of every citizen in all member states;
Recognising that although error is inherent in all fields of human activity, it is however possible to learn from mistakes and to prevent their reoccurrence and that health-care providers and organisations that have achieved a high level of safety have the capacity to acknowledge errors and learn from them;
Considering that patients should participate in decisions about their health care, and recognising that those working in health-care systems should provide them with adequate and clear information about potential risks and their consequences, in order to obtain their informed consent to treatment;
Considering that the methodology for the development and implementation of patient-safety policies crosses national boundaries and that their evaluation requires substantial resources and expertise and should be shared;
Recalling its Recommendations Nos. R (97) 5 on the protection of medical data, R (97) 17 on the development and implementation of quality improvement systems (QIS) in health care, and R (2000) 5 on the development of structures for citizen and patient participation in the decision-making process affecting health care, and its Resolution ResAP(2001)2 concerning the pharmacist's role in the framework of health security, which explicitly suggests working

in partnership with other health professionals;

Noting the relevance of the World Health Organisation (WHO) „Health for All" targets for the European Region (target 2) and of its policy documents on improving health and quality of life and having regard to its Health Assembly Resolution 55.18 (2002) on „Quality of care: patient safety", which recognises the need to promote patient safety as a fundamental principle of all health systems;

Considering that patient safety is the underpinning philosophy of quality improvement and that all possible measures should therefore be taken to organise and promote patient-safety education and quality of health-care education;

Considering that the same principles of patient safety apply equally to primary, secondary and tertiary care and to all health professions as well as to health promotion, prevention, diagnosis, treatment, rehabilitation, and other aspects of health care;

Recognising the need to promote open co-ordination of national and international regulations concerning research on patient safety,

Recommends that governments of member states, according to their competencies:

i. ensure that patient safety is the cornerstone of all relevant health policies, in particular policies to improve quality;

ii. develop a coherent and comprehensive patient-safety policy framework which:

a. promotes a culture of safety at all levels of health care;

b. takes a proactive and preventive approach in designing health systems for patient safety;

c. makes patient safety a leadership and management priority;

d. emphasises the importance of learning from patient-safety incidents;

iii. promote the development of a reporting system for patient-safety incidents in order to enhance patient safety by learning from such incidents; this system should:

a. be non-punitive and fair in purpose;

b. be independent of other regulatory processes;

c. be designed in such a way as to encourage health-care providers and health-care personnel to report safety incidents (for instance, wherever possible, reporting should be voluntary, anonymous and confidential);

d. set out a system for collecting and analysing reports of adverse events locally and, when the need arises, aggregated at a regional or national level, with the aim of improving patient safety; for this purpose, resources must be specifically allocated;

e. involve both private and public sectors;

f. facilitate the involvement of patients, their relatives and all other informal caregivers in all aspects of activities relating to patient safety, including reporting of patient-safety incidents;

iv. review the role of other existing data sources, such as patient complaints and compensation systems, clinical databases and monitoring systems as a complementary source of information on patient safety;

v. promote the development of educational programmes for all relevant health-care personnel, including managers, to improve the understanding of clinical decision making,

10

Health for All! Human rights for All!! Patient safety for All!!!

safety, risk management and appropriate approaches in the case of a patient-safety incident;

vi. develop reliable and valid indicators of patient safety for various health-care settings that can be used to identify safety problems, evaluate the effectiveness of interventions aimed at improving safety, and facilitate international comparisons;

vii. co-operate internationally to build a platform for the mutual exchange of experience and knowledge of all aspects of health-care safety, including:

a. the proactive design of safe health-care systems;

b. the reporting of patient-safety incidents, and learning from the incidents and from the reporting;

c. methods to standardise health-care processes;

d. methods of risk identification and management;

e. the development of standardised patient-safety indicators;

f. the development of a standard nomenclature/taxonomy for patient safety and safety of care processes;

g. methods of involving patients and caregivers in order to improve safety;

h. the content of training programmes and methods to implement a safety culture to influence people's attitudes (both patients and personnel);

viii. promote research on patient safety;

ix. produce regular reports on actions taken nationally to improve patient safety;

x. to this end, whenever feasible, carry out the measures presented in the appendix to this recommendation;

xi. translate this document and develop adequate local implementation strategies; health-care organisations, professional bodies and educational institutions should be made aware of the existence of this recommendation and be encouraged to follow the methods suggested so that the key elements can be put into everyday practice.

I   Häufigkeit von Medizinschadensfällen

1 Das unerwünschte Ereignis in der Medizin

Christian Thomeczek, Julia Rohe, Günter Ollenschläger

1.1 Arten, Begriffe, Definitionen

Begriffsverwirrung

Wie in jungen Wissenschaftsbereichen üblich, ist das Themengebiet „Patientensicherheit/Fehler in der Medizin" durch zahlreiche, zum Teil divergierende Begriffsdefinitionen charakterisiert. Diese Problematik führt dazu, dass selbst zwischen Experten deutliche Verständigungsschwierigkeiten existieren, wie bereits im Jahr 2000 von Hofer et al. [1] sowie erneut 2003 von von Laue et al. [2] beschrieben wurde (s. Tab. 1.1).

Dies gilt insbesondere für die Definition von Fehler (error) und adverse event (s. z.B. die komplexe Darstellung von Hofer et al. in Abb. 1.1).

Von Laue et al. untersuchten in ihrer Arbeit über die Epidemiologie des medizinischen Fehlers insbesondere die Definitionen, die gebraucht wurden, um den Begriff adverse event – als einen der Schlüsselbegriffe im Kontext Patientensicherheit – zu beschreiben. Durch die unterschiedlichen Definitionen dieses Begriffes bzw. die unterschiedliche Verwendung anderer Begriffe, um einen

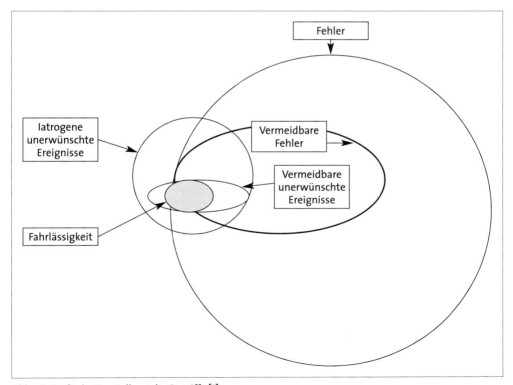

Abb. 1.1: Grafische Darstellung der Begriffe [1]

Tab. 1.1: Benutzte Definitionen und Begriffe für „unerwünschte Ereignisse" [2]

Definition	Begriff	Referenzen
An injury that was caused by medical management (rather than the underlying disease) and that *prolonged the hospitalization*, produced a *disability at the time of discharge*, or both	Adverse event	Brennan et al. 1991 [10] O'Neil et al. 1993* [3] Wilson et al. 1995* [4] Thomas et al. 2000* [5] Vincent et al. 2001* [6]
Any *illness* that results from a diagnostic procedure or from a therapy and that was *not natural consequence of the patient's disease*	Complication	McGuire et al. 1992* [7] Wanzel et al. 2000* [8]
An incidence resulting in, or having *the potential for physical, emotional or financial liability* to the patient	Adverse event	Fischer et al. 1997 [9]

* Kategorie, die der in der Untersuchung benutzten Definition entsprach.

vergleichbaren Sachverhalt zu beschreiben (s. Tab. 1.1), konnten die Autoren darstellen, dass eine Missinterpretation epidemiologischer Daten unvermeidbar ist. So unterscheiden sich in vier untersuchten prospektiven Studien, je nach Begriffsdefinition und in Abhängigkeit von den angewandten Erhebungsmethoden und den untersuchten Gesundheitseinrichtungen, die ermittelten Inzidenzen erheblich (0,0037–39,0%).

Der Beginn der Begriffsverwirrung zeigt sich schon in den zwei ersten Publikationen, die sich mit dem adverse event beschäftigten, nämlich den Veröffentlichungen zur Harvard Medical Practice Study I und II im New England Journal of Medicine, wo die gleichen Autorengruppen geringfügig unterschiedliche Begriffsdefinitionen verwendeten [10, 11]. Heute werden von wissenschaftlichen Institutionen und staatlichen Organisationen – neben diesen beiden Ursprungsdefinitionen – eine Reihe von weiteren Interpretationen des adverse events verwendet, die sich, wenn auch nur geringfügig, unterscheiden (s. Tab. 1.2).

Das Problem, das durch die unterschiedliche Anwendung der Begriffe entsteht, zeigt sich in weitergehenden Studien bzw. Metaanalysen, die sich mit Untersuchungen zu unerwünschten Ereignissen sowie Schäden am Patienten durch Heilbehandlungen beschäftigen. Durch die unscharfen Begrifflichkeiten können aus solchen Arbeiten falsche Aussagen bzw. Interpretationen der Ergebnisse abgeleitet werden.

So werden gelegentlich in Übersichten schicksalhafte Verläufe, d.h. Komplikationen, die nicht auf iatrogen hervorgerufene Fehler zurückzuführen sind, sowie fehlerhafte Behandlungen zusammengeführt und dadurch die aufgezeigten Inzidenzen missinterpretiert.

Schon im Jahr 2004 hat das Committee of Experts on Management of Safety and Quality in Health Care des Council of Europe versucht, in den wichtigsten europäischen Sprachen für den Begriff adverse event – als Kernbegriff des Bereichs Patientensicherheit – entsprechende Übersetzungen zu definieren [17].

Patient Safety als Oberbegriff

Schon der Begriff patient safety (Patientensicherheit) ermöglicht viele Interpretationsmöglichkeiten. Um für seine eigene Arbeit Einheitlichkeit herzustellen, bezieht sich das Council of Europe [19] in dem von ihm im Mai 2006 veröffentlichten Papier auf zwei verschiedene, im Gebrauch fast synonyme Begrifflichkeiten:

◢ patient safety: freedom from accidental injuries during the course of medical

Tab. 1.2: Verschiedene Definitionen des Begriffs „adverse event"

adverse event	Autor
... we defined an adverse event as an injury that was caused by medical management (rather than the underlying disease) and that prolonged the hospitalisation, produced a disability at the time of discharge, or both	Brennan TA, Leape LL et al. (1991) [10]
... we defined an adverse event as an unintended injury that was caused by medical management and that resulted in measurable disability	Leape LL, Brennan TA et al. (1991) [11]
An injury that was caused by medical management rather than the patient's underlying disease	Gallagher TH et al. (2006) [12]
An injury caused by medical care	AHRQ (2006) [13]
An adverse event is any undesirable experience with the use of a medical product in a patient	FDA (2006) [14]
An incident in which unintended harm resulted to a person receiving health care	ACSQHC (2006) [15]
An injury related to medical management, in contrast to complications of disease. Medical management includes all aspects of care, including diagnosis and treatment, failure to diagnose or treat, and the systems and equipment used to deliver care. Adverse events may be preventable or non-preventable	WHO (2004) [16]
Adverse event: an unintended injury caused by medical management rather than by a disease process French: événement indésirable Spanish: acontecimiento adverso German: unerwünschtes Ereignis Italiano: evento avverso Slovene: varnostni incident	CoE (2006) [17]
An unintended and undesired occurrence in the healthcare process because of the performance or lack of it of a healthcare provider and/or the healthcare system	SImPatIE (2006) [18]

care; activities to avoid, prevent, or correct adverse outcomes which may result from the delivery of health care

◢ patient safety: the identification, analysis and management of patient-related risks and incidents, in order to make patient care safer and minimise harm to patients

Der Umsetzung der konkreten Inhalte kommt dabei eine bedeutende Rolle zu. Bei Verwendung dieser Definitionen können identische Maßnahmen in manchen Ge-

sundheitssystemen unter den Begriff Patientensicherheit fallen, während sie in anderen Gesundheitssystemen dem medizinischen Standard wie medizinischen Leitlinien oder der Qualitätssicherung zugeordnet werden. Betrachtet man z.B. die vom Commonwealth Fund im Jahr 2005 [20] benannten elf wichtigsten patient safety practices unter dem Blickwinkel des deutschen Gesundheitssystems, so würde von diesen aufgeführten Interventionen (s. Tab. 1.3) nur ein geringer Teil als Patientensicherheit im deut-

Tab. 1.3: Patientensicherheitsmaßnahmen mit hoher Priorität [20]

• Appropriate use of prophylaxis to prevent venous thromboembolism in patient risks	• Use of pressure-relieving bedding materials to prevent pressure ulcers
• Use of perioperative beta-blockers in appropriate patients to prevent perioperative morbidity and mortality	• Use of real-time ultrasound guidance during central line insertion to prevent complications
• Use of maximum sterile barriers while placing central intravenous catheters to prevent infections	• Patient self-management for warfarin (Coumadin) to achieve appropriate outpatient anticoagulation and prevent complications
• Appropriate use of antibiotic prophylaxis in surgical patients to prevent postoperative infections	• Appropriate provision of nutrition, while a particular emphasis on early enteral nutrition in critically ill and surgical patients
• Asking that patients recall and restate what they have been told during the informed consent process	• Use of antibiotic-impregnated central venous catheters to prevent catheter-related infections
• Continuous aspiration of subglottic secretions (CASS) to prevent ventilator-associated pneumonia	

schen Kontext identifiziert werden. Die meisten der genannten Maßnahmen wie Dekubitus- oder Thromboseprophylaxe werden hier eindeutig als medizinischer Standard angesehen.

Ein weiterer Schlüsselbegriff ist der Begriff des critical incidents bzw. des incidents. Der Begriff lässt sich am besten mit kritisches Ereignis oder „Zwischenfall" ins Deutsche übersetzen [21]. Auch hier hat der Expertenkreis des Council of Europe eine entsprechende Übersetzung in den wichtigsten europäischen Sprachen vorgelegt.

Dass nicht nur eine korrekte Übersetzung, sondern auch die eindeutige Definition der einzelnen Begriffe im Sprachgebrauch bedeutend sein kann, zeigt die von der europäischen Kommission vorgelegte Studie „Eurobarometer Spezial 2006" über medizinische Fehler. In dieser Studie wurde in den 25 Mitgliedsstaaten der europäischen Union durch eine Befragung der Bevölkerung die Wahrnehmung und Einschätzung von Patientensicherheit bzw. medizinischen Fehlern untersucht.

Eine der ersten Fragen bezieht sich auf das Problembewusstsein bezüglich medizini-

scher Fehler, wobei in der englischen Version der Begriff medical error synonym verwandt wurde [22]. Hierzu existieren eine Reihe von englischsprachigen Definitionen, wie die der AHRQ. Diese definieren den medizinischen Fehler im klassischen Sinne nach Reason als einen Akt der Unterlassung bzw. Ausführung eines falschen Planes, der zu einem nicht erwünschten Ergebnis führen kann.

In der deutschsprachigen Ausgabe dieser Umfrage wird hingegen vom medizinischen Kunstfehler [23] gesprochen. Dieser Begriff ist in Deutschland seit einiger Zeit obsolet und im allgemeinen Gebrauch durch den Behandlungsfehler ersetzt worden. Dabei betrachtet diese Umschreibung auch die juristische Deutung des Fehlers und unterscheidet sich somit deutlich von der englischen Bedeutung des medical error.

1.2 Überblick über die Fehlersystematik

Da der Schlüsselbegriff Fehler in den Diskussionen über Patientensicherheit immer wieder zu Verwirrungen führt, wurde durch

Rohe et al. [24] eine entsprechende grafische Übersicht zur Verdeutlichung angefertigt (s. Abb. 1.2). Diese beruht auf den Arbeiten und Publikationen von James Reason, der in der Fachwelt als einer der weltweit führenden Experten im Feld der menschlichen Fehlerforschung (human error) gilt. Das Schaubild erläutert anschaulich den Zusammenhang der wichtigsten Typen von Fehlern wie Unterlassung, Irrtümern und Aussetzern. Dabei wird deutlich, dass bislang unter dem Begriff „Fehler" eine Vielzahl von unterschiedlichen Vorkommnissen zusammengefasst wurde und somit auch ein offener Umgang mit dem Versagen des Einzelnen erschwert wurde.

Zusammenhang der wichtigsten Begriffe
Neben der Erläuterung der Einzelbegriffe ist es unabdingbar, den Zusammenhang der wichtigsten Begriffe im Kontext Patientensicherheit darzustellen. Dazu sollen die zwei nachfolgenden Diagramme (s. Abb. 1.3 und 1.4) einen Überblick über das Beziehungsgeflecht von

◢ kritischen Ereignissen (critical incident),
◢ Beinahe-Behandlungsschäden (near miss),
◢ unerwünschten Ereignissen (adverse event),
◢ vermeidbaren unerwünschten Ereignissen (preventable adverse event) und
◢ unvermeidbaren unerwünschten Ereignissen

sowie der Betrachtung der Sorgfaltspflicht geben.

Geht man von einem sogenannten (kritischen) Ereignis aus, kann dieses zwei Verläufe nehmen. Es kann sich ohne Folge für den Patienten darstellen und damit ein Beinahe-Behandlungsschaden sein. Dabei ist es letztendlich unerheblich, ob ein Fehler im klassischen Sinne beteiligt war oder nicht.

Ein Beispiel ist die Gabe eines Antibiotikums bei einem Patienten, bei dem eine entsprechende Allergieneigung vorliegt, die Ver-

ordnung jedoch ohne Folge bleibt. Ist bei dem Patienten eine entsprechende Unverträglichkeit bekannt und wird, z.B. wegen mangelhafter Anamnese, trotzdem ein Antibiotikum verordnet, so handelt es sich um einen Beinahe-Behandlungschaden.

Wichtiger in der Wahrnehmung der Patientensicherheit ist jedoch das unerwünschte Ereignis, im Englischen adverse event. Auch hier ist die Betrachtung, ob ein Fehler vorliegt oder nicht, maßgeblich für die weitere Beurteilung. Ist beim unerwünschten Ereignis offensichtlich kein Fehler beteiligt, dann muss man von einem unvermeidbaren unerwünschten Ereignis, bzw. von einem schicksalhaften Verlauf reden. Bezogen auf unser Beispiel würde hier z.B. eine unerwünschte Arzneimittelwirkung (UAW) mit fatalem Verlauf bei der erstmaligen Gabe eines Antibiotikums in Betracht kommen oder z.B. eine Wundinfektion trotz einer lege artis durchgeführten Infektionsprophylaxe.

Für die weitere Diskussion und somit für den Patienten bedeutender ist jedoch das unerwünschte Ereignis, das aufgrund eines Fehlers eintritt und somit als vermeidbares unerwünschtes Ereignis (preventable adverse event) zu betrachten ist. Bezogen auf das Medikationsbeispiel wäre das die Variante mit einem fatalen Ausgang nach Gabe eines Antibiotikums – obwohl bei dem Patienten eine entsprechende Unverträglichkeit bekannt war und diese vom Behandler einfach nicht beachtet oder vergessen wurde.

Neben dieser Betrachtungsweise führt immer wieder die juristische Bewertung, respektive die in der Rechtsprechung gängige Begriffsdefinition zu weiteren Missverständnissen. So ist zum Beispiel der „Schaden" im juristischen Kontext gänzlich anders zu bewerten als im medizinisch-epidemiologischen Sinne, wo eine Schädigung des Patienten auch ohne bleibende Folgen, z.B. bei fehlender Analgesie, auftreten kann.

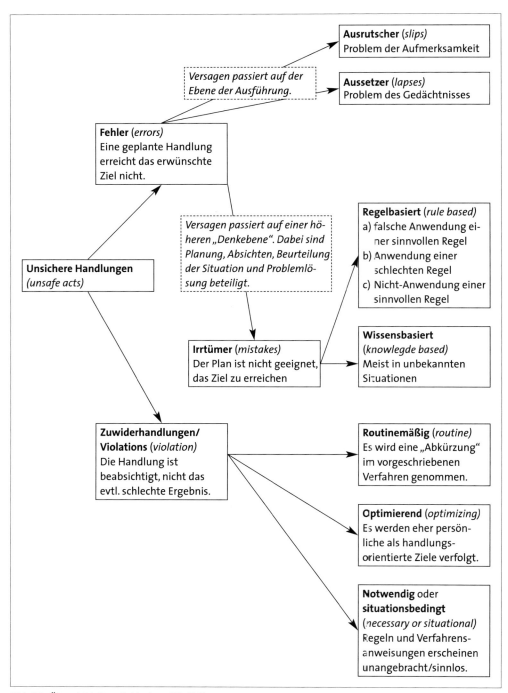

Abb. 1.2: Übersicht über Fehlerbegriffe [24]

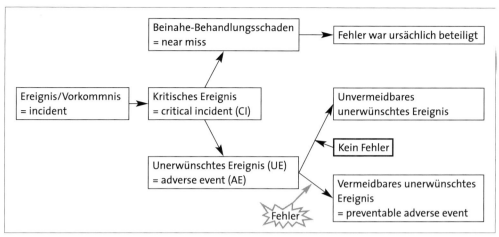

Abb. 1.3: Folgen eines (kritischen) Ereignisses

	Schaden nein	Schaden ja
Fehler nein	near miss ohne Fehler	unvermeidbares UE
Fehler ja	near miss mit Fehler	vermeidbares UE

Abb. 1.4: Zusammenhang Fehler/Schaden

1.3 Fazit

Für die Diskussion von Patientensicherheit im nationalen und internationalen Kontext ist es unerlässlich, dass die beteiligten Gruppen sich auf eindeutige Begriffsdefinitionen einigen, da durch die Verwendung von unscharfen Begriffen vermeidbare Missverständnisse entstehen. Diese Fehlinterpretationen führen zu starken Variationen über Häufigkeiten von sicherheitsrelevanten Ereignissen einerseits und zu möglicher falscher Wahrnehmung von Problemen andererseits. Dabei ist nicht nur eine „saubere" Übersetzung als notwendige Lösung anzusehen, sondern man muss ebenso die soziokulturellen Hintergründe der Begrifflichkeiten in verschiedenen Sprachen berücksichtigen.

Die Verwendung dieser Nomenklatur ist nicht nur aus wissenschaftlicher, sondern auch aus gesundheitspolitischer Sicht notwendig, um dadurch eine Grundlage für eine offene und zielgerichtete Diskussionskultur zu entwickeln und damit die Bedingungen zu schaffen, die Fehlerhaftigkeit (in) der Medizin zu enttabuisieren.

Literatur

[1] Hofer T, Herr E, Hayward R, What is an Error? EffClinPract (2000), 6, 261–269
[2] von Laue NC, Schwappach DLB, Koeck CM, The epidemiology of medical errors: A review of the literature. Wien Klin Wochenschr (2003), 115, 318–325
[3] O'Neil AC et al., Physician reporting compared with medical-record review to identify adverse medical events. Ann Intern Med (1993), 119, 370–376
[4] Wilson RM et al., The quality in Australian health care study. Med J Aust (1995), 163, 458–471
[5] Thomas EJ et al., Incidence and types of adverse events and negligent care in Utah and Colorado. Med Care (2000), 38, 261–271
[6] Vincent C, Neale G, Woloshynowych M, Adverse events in British hospitals: preliminary retrospective record review. BMJ (2001), 322, 517–519
[7] McGuire HH Jr et al., Measuring and managing quality of surgery. Statistical vs incidental approaches. Arch Surg (1992), 127, 733–737
[8] Wanzel KR, Jamieson CG, Bohnen JM, Complications on a general surgery ser-

vice: incidence and reporting. Can J Surg (2000), 43, 113–117

[9] Fischer G et al., Adverse events in primary care identified from a riskmanagement database. J Fam Pract (1997), 45, 40–46

[10] Brennan TA et al., Incidence of adverse events and negligence in hospitalized patients – Results of the Harvard Medical Practise Study I. NEJM (1991), 324, 370–376

[11] Leape LL et al., The nature of adverse events in hospitalized patients – Results of the Harvard Medical Practise Study II. NEJM (1991), 324, 377–384

[12] Gallagher TH et al., Choosing your words carefully. Arch Intern Med (2006), 166, 1585–1593

[13] Agency for Healthcare Research and Quality. http://www.webmm.ahrq.gov/glossary.aspx#A (3.10.2006)

[14] U.S. Food and Drug Administration, Adverse Event Reporting System. http://www.fda.gov/cder/aers/default.htm (3.10.2006)

[15] Australian Commission On Safety And Quality In Healthcare. http://www.safety-andquality.org/internet/safety/publishing.nsf/Content/former-pubs-archive-definitions (3.10.2006)

[16] WHO, World Alliance for patient safety: „WHO draft guidelines for adverse reporting and learning systems" http://www.who.int/patientsafety/events/05/Reporting_Guidelines.pdf (3.10.2006)

[17] Council of Europe, Committee of Experts on Management of Safety and Quality in Health Care (SP-SQS) Expert Group on Safe Medication Practices, Glossary of terms related to patient and medication safety. http://wcd.coe.int/ViewDoc.jsp?id=1005439&BackColor Internet=9999CC&BackColorIntranet= FFBB55&BackColorLogged=FFAC75 (03.10.2006)

[18] SImPatIE, Safety Improvement for Patients In Europe. Vocabulary & Indicators (WP 4) Draft Paper. http://www.simpatie.org/Main/wp1114620957/wp1121871078 (3.10.2006)

[19] Council of Europe, Committee of Ministers. Recommendation Rec (2006) 7 of the Committee of Ministers to member states on management of patient safety and prevention of adverse events in health care. https://wcd.coe.int/ViewDoc.jsp?id= 1005439&BackColorInternet=9999CC& BackColorIntranet=FFBB55&BackColor-Logged=FFAC75 (3.10.2006)

[20] Bleich S (2005) Medical Errors: Five Years After the IOM Report. New York, The Commenwealth Fund

[21] Thomeczek C et al., Das Glossar Patientensicherheit – Ein Beitrag zur Definitionsbestimmung und zum Verständnis der Thematik „Patientensicherheit" und „Fehler in der Medizin". Gesundheitswesen (2004), 66, 833–840

[22] Europäische Union, Eurobarometer Spezial: Medical Errors. http://ec.europa.eu/public_opinion/archives/ebs/ebs_241_en.pdf. (3.10.2006)

[23] Europäische Union, Eurobarometer Spezial: Medizinische Fehler. http://ec.europa.eu/public_opinion/archives/ebs/ebs_241_de.pdf (3.10.2006)

[24] Rohe J, Beyer M, Gerlach F (2005) Begriffe und Definitionen. In: Holzer E et al. (Hrsg), Patientensicherheit – Leitfaden für den Umgang mit Risiken im Gesundheitswesen. Facultas, Wien

2 Zur Häufigkeit von Medizinschadensfällen[1]

Matthias Schrappe, Constanze Lessing

Seit Veröffentlichung der Harvard Medical Practice Study Anfang der 1990er Jahre ist das Auftreten von unerwünschten Ereignissen und Schäden wiederholt zum Gegenstand epidemiologischer Studien gemacht worden [25]. Seit Mitte der 1990er Jahre werden die Zusammenhänge zwischen unerwünschten Ereignissen, Fehlern und Schäden in moderne Konzepte der Fehlerentstehung und -prävention integriert [68]. Seitdem ist eine Vielzahl von Veröffentlichungen erschienen, die die Häufigkeiten von unerwünschten Ereignissen, Fehlern und Schäden untersuchen.

Vorhandene Übersichtsarbeiten fassen die Ergebnisse dieser Studien zusammen, fokussieren jedoch auf einzelne Fragestellungen, z.B. die Häufigkeit entweder von Fehlern oder von unerwünschten Ereignissen [9–13]. Deshalb war es unser Ziel, einen übergreifenden Überblick über die Häufigkeit von unerwünschten Ereignissen (englisch: adverse events), Schäden (englisch: preventable adverse events), Behandlungsschäden (englisch: negligent adverse events), Fehlern (englisch: errors) und Beinahe-Schäden (englisch: near misses) in internationalen Studien seit 1995 zu geben und die Verteilung nach Erhebungsmethoden, Ländern, medizinischen Fächern und Kategorien darzustellen. Für Deutschland stellt sich die Frage, ob die vorhandenen Studien genügen, Aussagen über die zu erwartenden Häufigkeiten der genannten Ereignisse zu treffen. Im Rahmen der Forschungsstelle des Aktionsbündnis Patientensicherheit wurde daher ein systematischer Review zu Häufigkeit von Fehlern, unerwünschten Ereignissen und Schäden angefertigt.

2.1 Methodik

Studiendesign

Systematischer Review der internationalen Literatur zur Häufigkeit von unerwünschten Ereignissen, Schäden, Behandlungsschäden, Fehlern und Beinahe-Schäden und Behandlungsfehlern von 1995 bis 2005 mit deskriptiver Darstellung von Ergebnissen und Einflussfaktoren

Einschlusskriterien der Studien

Alle folgenden Kriterien mussten erfüllt sein:

◢ Originalarbeit mit Veröffentlichungsdatum zwischen Januar 1995 und Dezember 2005
◢ basierend auf Primärdaten
◢ durchgeführt an einem definierten Patientenkollektiv
◢ Erhebung mindestens einer der folgenden Beobachtungsendpunkte: unerwünschte Ereignisse, Schäden, Behandlungsschäden, Fehler, Beinahe-Schäden
◢ die Studie musste klare Aussagen über die Erhebungsmethode enthalten
◢ die berichteten Ereignishäufigkeiten waren in Form von Proportionen, Raten oder Inzidenzraten anzugeben

Aus Studien mit Interventionsmaßnahmen z.B. zur Fehlerprävention wurden nur Ereignishäufigkeiten vor der Intervention einbezogen. Eine Veröffentlichung wurde mit einer Studie gleichgesetzt; wenn verschiedene Patientenpopulationen untersucht und getrennt dokumentiert wurden, konnte in Ein-

---

1 gekürzt und modifiziert nach [1]

zelfällen eine Veröffentlichung mehrere Studien enthalten. Bei multiplen Publikationen wurde nur die Erstveröffentlichung als Studie berücksichtigt. Spätere Publikationen mit Ergebnissen aus derselben Studie wurden nur insofern zusätzlich herangezogen, als dass sie ergänzende Untersuchungsgegenstände enthielten. Ein Beispiel wäre eine Erstveröffentlichung zu unerwünschten Ereignissen und eine Folgepublikation zu Fehlern. In diesem Fall wurden beide Publikationen zu einer Studie zusammengezogen.

Ausschlusskriterien

Studien wurden ausgeschlossen, wenn die Messung von Häufigkeiten nach einer Interventionsmaßnahme durchgeführt wurde. Weiterhin wurden Veröffentlichungen ausgeschlossen, die spezielle Behandlungsverfahren oder Prozessschritte in der Behandlung untersuchten, z.B. Verschreibungs-, Verabreichungs- oder Einnahmefehler bei Medikamenten, Transfusionsmedizin oder andere spezialisierte Teilfachrichtungen, einzelne therapeutische Verfahren oder Krankheitsbilder.

Suchstrategie

Der systematische Review erstreckte sich auf die Datenbanken Pubmed und Embase im Zeitraum von Januar 1995 bis Dezember 2005. Unser Ziel war es, möglichst alle verfügbaren Studien in die weitere Auswertung einzubeziehen. Deshalb verfolgten wir die Strategie, den Untersuchungsgegenstand nicht weiter zu begrenzen und alle Suchbegriffe durch „Oder-Verknüpfungen" in der Suchanfrage zu verbinden. Suchbegriffe wurden trunkiert, um alle Singular- und Pluralbenennungen zu berücksichtigen. Gesucht wurden Studien der Humanmedizin, alle Datenbankeinträge wurden in den Feldern „Title" und „Abstract" durchsucht.

Suchbegriffe waren: „adverse event*", „preventable adverse event*", „negligent adverse event*", „adverse medical device event*", „medication error*", „medical error*", „near miss*", „adverse drug event*", „iatrogenic illness*". Andere Suchbegriffe erwiesen sich in einer Vorrecherche als entweder nicht relevant[2] oder zu unspezifisch[3].

Formale Berücksichtigung fanden Studien, die über das Internet oder den Fernleihverkehr der deutschen Universitätsbibliotheken beschaffbar waren und in englischer, deutscher, französischer, spanischer, portugiesischer, dänischer oder norwegischer Sprache verfasst waren. Anderssprachige Studien wurden berücksichtigt, wenn sie über einen englischen Abstract verfügten, der die für unsere Analyse notwendigen Angaben enthielt.

Abschließend wurden die Literaturverzeichnisse der eingeschlossenen Studien im Sinne einer Handrecherche analysiert.

Beobachtungsendpunkte

Die Beobachtungsendpunkte waren
- ⊿ unerwünschte Ereignisse (AE = adverse events)
- ⊿ Schäden (PAE = preventable adverse events)
- ⊿ Behandlungsschäden (NAE = negligent adverse events)
- ⊿ Fehler (E = errors)
- ⊿ Beinahe-Schäden (NM = near misses)

In Anlehnung an die internationale epidemiologisch orientierte Literatur wurden folgende Definitionen zugrunde gelegt:
- ⊿ Ereignis (event, incident): unerwünschtes Ereignis und/oder Fehler
- ⊿ unerwünschtes Ereignis (adverse event): negatives Ergebnis bedingt eher durch

---

2 Diese Suchbegriffe wurden durch andere mit abgebildet oder ergaben für unseren Untersuchungsgegenstand keine relevanten Treffer: latent failure, active failure, organisational failure, sentinel event, negligent care, substandard care, critical incident.

3 Diese Suchbegriffe erwiesen sich als nicht geeignet, die gesuchten Texte konzis zu ermitteln: unexpected outcome, injury, mistake, complication, malpractice.

die Behandlung als durch den Krankheitsverlauf
- Fehler (error): Regelverletzung oder falscher Plan
- Beinahe-Schaden (near miss): Fehler, bei dem kein unerwünschtes Ereignis aufgetreten ist
- Schaden (preventable adverse event): unerwünschtes Ereignis, das auf einen Fehler zurückzuführen ist
- Behandlungsfehler (negligent adverse event): Schaden, bei dem eine Verletzung der Sorgfaltspflicht vorliegt

Erhebungsmethoden
Einer gesonderten Analyse wurden die Erhebungsmethoden zur Erfassung von Häufigkeiten unterzogen. Insgesamt sieben Verfahren erwiesen sich dabei als relevant:
- retrospektiver Chartreview
- prospektiver Chartreview
- computergestützte Meldung
- direkte Beobachtung
- freiwillige Meldung
- freiwillige Meldesysteme (englisch: Critical incident report systems, abgekürzt: CIRS)
- Befragungen

Wurden in einer Veröffentlichung verschiedene Erhebungsmethoden verwendet und die Ergebnisse gemeinsam berichtet, so wurde die Veröffentlichung als eine Studie gesehen. Wurden die Ergebnisse der Erhebungsmethoden getrennt angegeben, so wurde die Erhebungsmethode mit der höchsten Häufigkeit als Studie in den systematischen Review aufgenommen.

Datenerhebung und statistische Analyse
Die Erfassung und Analyse aller Studien erfolgte in einer Access-Datenbank. Unser Vorgehen war deskriptiv. Neben populationsbezogenen Häufigkeitsnennungen von unerwünschten Ereignissen, Fehlern, Schäden, Behandlungsschäden und Beinahe-Schäden

wurden alle relevanten Daten zum Setting und zur Methodik der Studien erfasst. Die Beobachtungsendpunkte wurden in die Kategorien a) alle, b) Medikamente, c) Prozeduren unterteilt.

In unsere Datenbank fanden Häufigkeitsnennungen in absoluten und relativen Zahlen Eingang. Dem Grundsatz nach beschränkte sich die Dateneingabe auf die veröffentlichten Ergebnisse, ohne dass eigene Berechnungen angestellt wurden. Wir erfassten folgende statistische Verfahren:
1. Patient mit Ereignis/100 Patienten;
2. Ereignis/100 Patienten
3. Ereignis/1000 Patiententage
4. Ereignis/100 Patienten at risk
5. Ereignis/1000 Prozeduren

„Patienten" wurden mit „Fällen" gleichgesetzt. Genauere Differenzierungen z.B. zwischen stationären Aufnahmen oder Entlassungen blieben unberücksichtigt. Die Analyse hinsichtlich verschiedener Einflussfaktoren, wie der Größe der Patientenstichprobe, der verwendeten Erhebungsmethoden, der Länder, medizinischer Fächer und Ereigniskategorien, wurde ausschließlich anhand von Studien ausgeführt, die ihre Ergebnisse als Proportionen der betroffenen Patienten ausdrückten.

2.2 Ergebnisse

Eingeschlossene Studien
Mit der oben beschriebenen Suchstrategie erhielten wir eine 25 771 Veröffentlichungen umfassende Literaturliste. Davon wurden 25 663 Veröffentlichungen ausgeschlossen, 108 entsprachen unseren Einschlusskriterien. Deren Literaturverzeichnisse wurden nach weiteren relevanten Veröffentlichungen durchsucht. Im Ergebnis erhielten wir 139 Veröffentlichungen. Diese 139 Veröffentlichungen enthielten 151 Studien. Drei Veröffentlichungen enthielten zwei Studien, drei

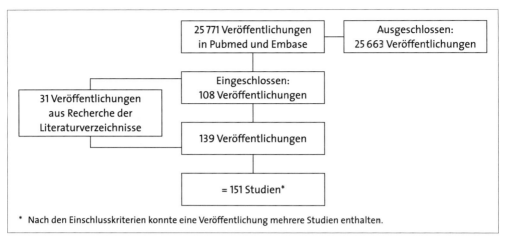

Abb. 2.1: Eingeschlossene Veröffentlichungen

Veröffentlichungen enthielten drei Studien, eine Veröffentlichung enthielt vier Studien.

2.3 Allgemeine Angaben

Die gefundenen 151 Studien wurden in insgesamt 25 Ländern durchgeführt. Die Gesamtzahl aller untersuchten Patienten betrug 7 686 166, wobei die kleinste Stichprobe 31 Patienten umfasste [14] und die größte 2 457 653 Patienten [15]. 132 Studien untersuchten den stationären, 18 Studien den ambulanten Bereich und eine Studie die Patientenversorgung in Pflegeheimen. 28 Studien untersuchten alle Abteilungen der beteiligten Einrichtungen. Wir fanden Studien aus zehn verschiedenen medizinischen Fächern, wobei eine Studie mehrere Fächer einschließen konnte. Die Auswahl der medizinischen Fächer war zumeist durch die Organisation der Fachabteilungen im Krankenhaus bedingt. 53 Studien beschränkten ihre Untersuchung auf ein medizinisches Fach. Davon wurden 30 Studien in der Inneren Medizin und 14 Studien in der Chirurgie durchgeführt. Die übrigen neun Studien verteilten sich auf die übrigen medizinischen Fächer.

Tabelle 2.1 zeigt die Anzahl von Studien nach Ländern. Von den 151 Studien wurden allein 57 in den Vereinigten Staaten von Amerika durchgeführt. Die Studienzahlen aller übrigen Länder liegen weit darunter. Mit jeweils sieben Studien teilen sich Deutschland und die Schweiz den sechsten Platz.

Von den 151 Studien untersuchten 130 unerwünschte Ereignisse (AE = adverse events), 59 Schäden (PAE = preventable adverse events), 22 Fehler (E = errors), sieben Beinahe-Schäden (NM = near misses) und nur zwei Behandlungsschäden (NAE = negligent adverse events). Bei den beiden letztgenannten Studien handelt es sich um Erhebungen in zwei US-amerikanischen Bundesstaaten, die im Zuge derselben Untersuchung durchgeführt wurden [16] und nach dem Design der sogenannten Harvard Medical Practice Study konzipiert waren. Andere Studien, die dasselbe Studiendesign verwenden, ersetzen den Untersuchungsgegenstand des Behandlungsschadens (NAE) durch den des Schadens (PAE) [17–24]. Deshalb finden Behandlungsschäden in der weitergehenden Analyse keine Berücksichtigung mehr.

Von den 151 Studien konnten wir 148 den von uns definierten Ereigniskategorien zuordnen. Von diesen untersuchten 48 Studien unerwünschte Ereignisse, Schäden, Behandlungsschäden, Fehler oder Beinahe-Schäden im Allgemeinen, 85 Studien unter-

Tab. 2.1: Ranking der Länder nach Anzahl der Studien (151 Studien)

Platz	Anzahl Studien	Land
1	57	USA
2	12	Australien (AUS)
3	11	Frankreich (F)
4	10	Kanada (CDN)
5	8	Spanien (E)
6	7	Schweiz (CH)
	7	Deutschland (D)
7	6	Großbritannien (GB)
8	4	Italien (I)
	4	Norwegen (N)
9	3	Niederlande (NL)
	3	Vereinigte Arabische Emirate (UAE)
	3	Libanon (RL)
10	2	Israel (IL)
	2	Neuseeland (NZ)
	2	Schweden (S)
11	1	Chile (RCH)
	1	Indien (IND)
	1	Dänemark (DK)
	1	Brasilien (BR)
	1	Finnland (FIN)
	1	Saudi Arabien (SA)
	1	Portugal (P)
	1	Japan (J)
	1	USA + Kanada
	1	Großbritannien + Republik Irland

suchten Medikamente und 15 Studien Prozeduren, wobei es sich in der Regel um operative Eingriffe handelte.

95 Studien verwendeten ein und 56 Studien zwei oder mehr Erhebungsverfahren. Von den 95 Studien, die eine einzige Erhebungsmethode anwandten, führten 37 Studien einen retrospektiven Chartreview durch,

16 Studien einen prospektiven Chartreview, acht Studien bedienten sich des Mittels der Befragung, sechs Studien der freiwilligen Meldung und jeweils fünf Studien eines CIRS, computergestützter Warnmeldungen bzw. direkter Beobachtung, und 13 Studien verwandten andere Verfahren.

Verschiedene Studien benutzten unterschiedliche Häufigkeitsmaße, das Auftreten von Ereignissen in relativen Zahlen darzustellen. Tabelle 2.2 zeigt die Verteilung der Studien nach verschiedenen Methoden der Berechnung. Deutlich zu erkennen ist, dass unerwünschte Ereignisse (AE), Schäden (PAE), Fehler (E) und Beinahe-Schäden (NM) zumeist als Prozentsatz der betroffenen Patienten gemessen werden. Bei dieser Berechnungsmethode bleiben Mehrfachereignisse bei demselben Patienten unberücksichtigt, weshalb zu erwarten ist, dass die gemessenen Prozentwerte unter denen von Ereignissen pro 100 Patienten liegen. In der Regel handelt es sich bei diesen Prozentsätzen um Prävalenzquoten, nur drei Veröffentlichungen errechneten jährliche Inzidenzraten [16, 18, 25]. Die Anzahl von Ereignissen pro 1000 Patiententage ist geeignet, die Relation zwischen Ereignishäufigkeiten und der Dauer einer medizinischen Behandlung auszudrücken. In Relation gesehen, kam diese Berechnungsmethode vor allem bei der Messung von Fehlern (E) und Beinahe-Schäden (NM) zur Anwendung. Nur selten wurde das Auftreten von Ereignissen pro 1000 Prozeduren (Medikationen, Operationen usw.) gemessen. Wir fanden schließlich keine Studien, die nach eigenen Aussagen Häufigkeiten als Ereignisse pro hundert Patienten unter Risiko berechneten.

Ereignishäufigkeit

Tabelle 2.2 zeigt die Verteilung von Studien nach den gemessenen Häufigkeiten der Beobachtungsendpunkte und unter Berücksichtigung der verwendeten Berechnungsmaße.

Tab. 2.2: Berechnungsmaß in Häufigkeitsclustern für die Beobachtungsendpunkte (Anmerkung: Eine Studie kann verschiedene Berechnungsmaße und Beobachtungsendpunkte angeben.)

Berechnungsmaß	Häufigkeits-cluster	AE (Studien)	PAE (Studien)	NAE (Studien)	E (Studien)	NM (Studien)	Summe
Patienten mit Endpunkt/ 100 Patienten (Proportion)	0,1–10	50	40	2	0	1	93
	> 10–20	30	7	0	2	2	41
	> 20–30	14	1	0	2	0	17
	> 30–40	4	1	0	1	0	6
	> 40–50	6	0	0	2	0	8
	> 50–60	1	0	0	0	0	1
	> 60–70	0	0	0	1	0	1
	> 70–80	0	0	0	0	0	0
	> 80–90	1	0	0	0	0	1
	> 90	0	0	0	0	0	0
Summe		106	49	2	8	3	168
Endpunkte/100 Patienten (Rate)	0,1–10	21	4	0	0	1	26
	> 10–20	2	7	0	0	0	9
	> 20–30	2	1	0	2	0	5
	> 30–40	1	1	0	0	0	2
	> 40–50	0	0	0	0	0	0
	> 50–60	0	0	0	1	0	1
	> 60–70	0	0	0	0	0	0
	> 70–80	0	0	0	0	0	0
	> 80–90	0	0	0	0	0	0
	> 90	0	0	0	2	0	2
Summe		26	13	0	5	1	45
Endpunkte/1000 Patiententage (Inzidenzrate)	0,1–10	5	5	0	6	3	19
	> 10–20	1	1	0	0	0	2
	> 20–30	1	0	0	0	0	1
	> 30–40	1	1	0	0	0	2
	> 40–50	0	0	0	0	0	0
	> 50–60	0	0	0	0	0	0
	> 60–70	0	0	0	1	0	1
	> 70–80	0	0	0	0	0	0
	> 80–90	1	0	0	0	0	1
	> 90	0	0	0	5	0	5
Summe		9	7	0	12	3	31
Endpunkte/1000 Prozeduren (spezifische Inzidenzrate)	0,1–10	5	1	0	1	0	7
	> 10–20	1	0	0	0	1	2
	> 20–30	1	0	0	0	0	1
	> 30–40	0	0	0	0	0	0
	> 40–50	0	0	0	0	0	0
	> 50–60	0	0	0	2	0	2
	> 60–70	0	0	0	0	0	0
	> 70–80	0	0	0	0	0	0
	> 80–90	0	0	0	0	0	0
	> 90	3	0	0	2	0	5
Summe		10	1	0	5	1	17
Gesamt		**151**	**70**	**2**	**30**	**8**	**261**

Die gemessenen Proportionen unerwünschter Ereignisse liegen größtenteils im Bereich zwischen 0,1% und 30%. Auch die Raten von unerwünschten Ereignissen pro 100 Patienten bewegen sich in vergleichbarem Rahmen, wobei die Zahl von Studien, die eine Häufigkeit zwischen 0,1 und 10 angeben, hier überwiegt. Inzidenzraten pro 1000 Patiententage befinden sich größtenteils im Bereich zwischen 0,1 und 10. Die Berechnung von unerwünschten Ereignissen als spezifische Inzidenzrate pro 1000 Prozeduren zeigt deutliche Divergenzen mit fünf Studien, die Werte zwischen 0,1 und 10 messen, und drei Studien, die Werte über 90 messen.

Von den Studien, die Schäden untersuchten, maßen die meisten Proportionen zwischen 0,1% und 10%. Wurden die Ergebnisse als Schäden pro 100 Aufnahmen ausgedrückt, bewegten sie sich zumeist zwischen 0,1 und 20. Unter den Studien, die Häufig-

keiten als Schäden pro 1000 Patiententage ausdrückten, überwogen die mit einer Häufigkeit von 0,1 bis 10. Nur eine Studie gab ihre Ergebnisse als pro 1000 Prozeduren an.

Leicht höhere Tendenzen zeigen Studien, die Fehlerhäufigkeiten untersuchten. So kamen die meisten Studien zu Ergebnissen zwischen 10% und 50% betroffener Patienten. Die Verteilung der Häufigkeiten nach anderen Berechnungsmethoden ergibt ein divergentes Bild. Hier bewegt sich die Anzahl der Studien, die Häufigkeiten am unteren und oberen Rand messen, auf etwa gleichem Niveau.

Nur wenige Studien untersuchen die Häufigkeit von Beinahe-Schäden. Alle gemessenen Werte liegen im unteren Bereich.

Streuung der Häufigkeit und Studiengröße
Von den 151 in den Review eingeschlossenen Studien drückten 119 ihre Ergebnisse als Prozentsatz betroffener Patienten aus, sodass

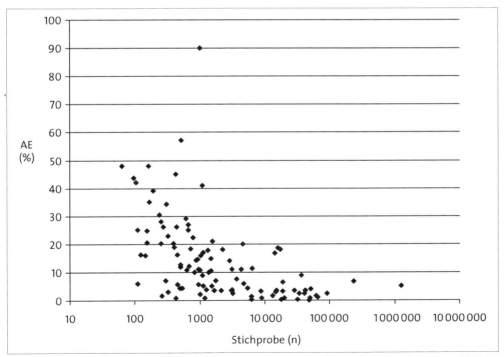

Abb. 2.2: Unerwünschte Ereignisse in Prozent nach Stichprobengröße (logarithmische Skalierung, 106 Studien)

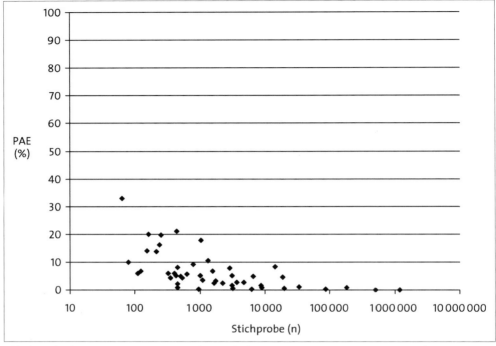

Abb. 2.3: Schäden in Prozent nach Stichprobengröße (logarithmische Skalierung, 48 Studien)

eine explorative Analyse des Einflussfaktors Studiengröße durchgeführt werden konnte. Es zeigt sich, dass bei unerwünschten Ereignissen und Schäden (PAE) kleinere Studien mit weniger als 1000 Patienten eine deutlich größere Streuung als größere Studien aufweisen (Abb. 2.2 und 2.3).

Weitere Einflussfaktoren

In weiteren deskriptiven Analysen wurden die Einflussfaktoren Art der Erhebungsmethodik (an 95 Studien, die lediglich eine Methode verwendeten), Zahl der parallel verwendeten Erhebungsmethoden, Land der Durchführung und medizinische Fachdisziplin untersucht. Zusammenhänge mit der Häufigkeit von AE und PAE ließen sich nicht nachweisen.

2.4 Diskussion

In unserem systematischen Review betrachteten wir 151 Studien zur Häufigkeit von unerwünschten Ereignissen, Schäden, Behandlungsschäden, Fehlern und Beinahe-Schäden in der Medizin. Frühere Reviews wurden unter ähnlicher Fragestellung veröffentlicht, beschränkten sich jedoch auf die gesonderte Betrachtung von unerwünschten Ereignissen und Schäden oder von Fehlern und bezogen deshalb eine wesentlich kleinere Anzahl von Studien in ihre Analysen mit ein. Das von uns betrachtete Material erwies sich aufgrund seines Umfangs als geeignet, Streuungen von Ereignishäufigkeiten darzustellen und mögliche Einflussfaktoren auf die gemessenen Ergebnisse zu untersuchen. Damit weitet die vorliegende Übersichtsarbeit die Ansätze vorheriger Veröffentlichungen dahin gehend aus, dass sie eine Vielzahl von Studiendesigns auf ihre Vergleichbarkeit hin überprüft.

Die überwiegende Mehrzahl von Studien zu unerwünschten Ereignissen, Schäden, Behandlungsschäden, Fehlern und Beinahe-Schäden wurde im stationären Bereich durchgeführt. Dagegen erwiesen sich Studien zu ambulanten und pflegerischen Einrichtungen als vergleichsweise selten. Eine besonders gute Studienlage fand sich in den Vereinigten Staaten von Amerika. Hier wurde gut ein Drittel aller Studien durchgeführt, während sich die übrigen zwei Drittel auf insgesamt 24 Länder verteilen. Deutschland nahm zusammen mit der Schweiz den sechsten Platz ein. Die Verteilung nach Kategorien ließ außerdem erkennen, dass die Erforschung von Ereignissen im Zusammenhang mit Medikamenten einen gewichtigen Schwerpunkt aller Studien darstellt.

Die verschiedenen Beobachtungsendpunkte wurden unterschiedlich häufig untersucht. Während die überwiegende Mehrzahl aller Studien unerwünschte Ereignisse erhob, fanden sich nur sieben Studien zu Beinahe-Schäden. Weiterhin ließ sich feststellen, dass der seiner Herkunft nach juristische Begriff des Behandlungsschadens in der epidemiologischen Forschung seit 1995 gegenstandslos geworden ist. Zu dem gleichen Ergebnis kam vor uns eine Übersichtsarbeit [11].

Die Mehrzahl der von uns analysierten Studien zeigte vergleichbare Ereignishäufigkeiten. Andere Reviews beurteilten die Studienlage als weniger aussagekräftig, schlossen jedoch eine geringere Anzahl von Studien in ihre Analyse mit ein [11, 13]. Von den von uns gefundenen Studien schätzen 50, dass 0,1% bis 10% Patienten im Laufe ihrer Behandlung ein unerwünschtes Ereignis erleiden, 30 Studien gingen von einem Prozentsatz zwischen 10% und 20% aus. Die gemessenen Schadenshäufigkeiten bewegten sich in 40 Studien zwischen 0,1%–10%. Die Studienlage zur Häufigkeit von Fehlern und Beinahe-Schäden erwies sich als weniger aussagekräftig, doch gingen insgesamt sieben

Studien von einer Fehlerhäufigkeit zwischen 10% und 50% aus.

Wir stellten fest, dass die gemessenen Häufigkeiten in Abhängigkeit zur Studiengröße standen. Studien mit Patientenkollektiven bis zu 1000 Patienten wiesen eine große Streuung auf, während sich die Werte in größeren Studien stabilisierten. Dabei sanken die Werte von unerwünschten Ereignissen bei Patientenstichproben von mehr als 1000 Patienten deutlich unter 20% und ab Stichprobengrößen von 16 000 Patienten unter 10%. Die Häufigkeiten von Schäden sanken ab Stichprobengrößen von ca. 1000 Patienten deutlich unter 10%. Die konstatierte Abhängigkeit der Häufigkeitswerte von der Stichprobengröße kann als indirektes Indiz dafür gewertet werden, dass die Validität und Reliabilität der Studien insgesamt hoch ist.

Verschiedene Methoden waren zur Erhebung bestimmter Beobachtungsendpunkte besonders geeignet. Vorherige Reviews kamen zu vergleichbaren Ergebnissen [10, 11]. Unerwünschte Ereignisse und Schäden wurden zumeist mittels einer Durchsicht von Patientenunterlagen gemessen, während Fehler und Beinahe-Schäden eher durch freiwillige Meldungen und direkte Beobachtungen erhoben wurden. Die beobachtete Abhängigkeit des Beobachtungsendpunktes von der Erhebungsmethode erschwert eine Aussage über die Vergleichbarkeit der jeweils gemessenen Werte. Jedoch ließ sich feststellen, dass die Häufigkeitswerte von unerwünschten Ereignissen bei Befragungen tendenziell höher sind, bei freiwilligen Meldungen dagegen sehr niedrig lagen. Wir konnten nicht feststellen, dass die Zahl der gleichzeitig verwendeten Erhebungsmethoden einen Einfluss auf die gemessenen Häufigkeitswerte ausübte.

Ein Einfluss des Landes, in dem die Studie durchgeführt wurde, auf die gemessene Ereignishäufigkeit ließ sich nicht feststellen. Die Ergebnisse deutscher Studien lagen im Bereich der zu erwartenden Streuung. Die

Beobachtung lässt den vorläufigen Schluss zu, dass in Deutschland mit ähnlichen Häufigkeiten von unerwünschten Ereignissen, Schäden, Fehlern und Beinahe-Schäden zu rechnen ist, wie sie in epidemiologischen Studien anderer Länder gemessen wurden.

Die Aussagekraft der Studien zu weiteren Einflussfaktoren erwies sich als begrenzt. So genügte das vorhandene Material nicht für eine vergleichende Analyse zwischen den medizinischen Fachdisziplinen. Verhältnismäßig viele Studien wurden in der Inneren Medizin durchgeführt, was mit der großen Bedeutung der Arzneimittelstudien zusammenhängt. Auch die Verteilung nach Kategorien erbrachte kein eindeutiges Ergebnis. Für eine weiterführende Analyse wären präzise Angaben über die Organisationsstrukturen der beteiligten Häuser vonnöten, um die verhältnismäßige Verteilung von Patientengruppen unter besonderer Berücksichtigung ihres jeweiligen Risikos, ein unerwünschtes Ereignis, Schaden, Fehler oder Beinahe-Schaden zu erleiden, berücksichtigen zu können. Die Verteilung nach Fächern und Kategorien in den beteiligten Einrichtungen wurde in früheren Reviews beschrieben, beschränkte sich jedoch auf eine überschaubarere Anzahl von Studien [13].

Die Aussagekraft unseres systematischen Reviews ist durch mehrere Faktoren limitiert. Wir beschränkten unsere Literaturrecherche auf zwei Datenbanken und ließen die so genannte graue Literatur unberücksichtigt. Zudem waren wir bei unserer Analyse darauf angewiesen, die komplexe Struktur der Studien auf verallgemeinerbare Aussagen zu reduzieren. Der Vergleichbarkeit der von uns eingeschlossenen Studien steht somit eine hohe Diversität des jeweiligen Studiendesigns gegenüber. Eine weitere Einschränkung besteht darin, dass wir in unserer Analyse der Einflussfaktoren nur Studien berücksichtigten, die die gemessenen Ereignishäufigkeiten als Prozentsätze betroffener Patienten ausdrückten, weil die Zahl der Studien, die Ra-

ten oder Inzidenzraten berichteten, gering war. Schließlich ließen es die von uns gefundenen Studien nicht zu, vergleichende Aussagen über den stationären, ambulanten und pflegerischen Bereich zu machen.

Für die Schätzung von Häufigkeiten unerwünschter Ereignisse (AE), Schäden (PAE), Fehler (E) und Beinahe-Schäden in Deutschland bilden die internationalen Arbeiten eine gute Ausgangslage. Die von uns gefundenen Ereignishäufigkeiten weisen in ihrer Verteilung der gemessenen Werte nach Studiengröße, Erhebungsmethoden und Ländern Merkmale auf, die darauf schließen lassen, dass die internationalen Daten auf Deutschland übertragbar sind. Gleichwohl bedarf es einer weiteren Analyse von Systemfaktoren der verschiedenen Gesundheitssysteme, um diese Frage abschließend zu beantworten.

Literatur

[1] Schrappe, M et al. (2006) Agenda Patientensicherheit. Selbstverlag, Witten
[2] Howard HH et al., A study of medical injury and medical malpractice. An overview. N Engl J Med (1989), 321, 480–484
[3] Troyen AB et al., Incidence of adverse events and negligence in hospitalized patients. Results of the Harvard Medical Practice Study I. N Engl J Med (1991), 324, 370–376
[4] Lucian L et al., The nature of adverse events in hospitalized patients. Results of the Harvard Medical Practice Study II. N Engl J Med (1991), 324, 377–384
[5] Localio AR et al., Relation between malpractice claims and adverse events due to negligence. Results of the Harvard Medical Practice Study III. N Engl J Med (1991), 325, 245–251
[6] Wilson RM et al., The Quality in Australian Health Care Study. Med J Aust (1995), 163, 458–471
[7] Bates DD et al., Incidence of Adverse Drug Events and Potential Adverse Drug Events. JAMA (1995), 274, 29–34.
[8] Leape LL et al., System Analysis of Adverse Events. JAMA (1995), 274, 35–43

[9] Elder NC, Dovey SM, Classification of medical errors and preventable adverse events in primary care: a synthesis of the literature. J Fam Pract (2002), 51, 927–932

[10] Hofer TP, Kerr EA, Hayward RA, What is an Error? Eff Clin Pract (2000), 3, 261–269

[11] Laue NC, Schwappach DLB, Koeck CM, The epidemiology of medical errors: A review of the literature. Wien Klin Wochenschr (2003), 115, 318–325

[12] Sandars J, Esmail A, The frequency and nature of medical error in primary care: understanding the diversity across studies. Fam Pract (2003), 20, 231–236

[13] Aranaz JM et al., Effectos adversos en la assistencia hospitalaria. Una revisón crítica. Med Clin (2004), 123, S. 21–25

[14] Capuzzo M et al., Reporting of unintented events in an intensive care unit: comparison between staff and observer. MNC Emergency Medicine (2005), 5, 3–9

[15] Vila H et al., Comparative outcomes analysis of procedures performed in physician offices and ambulatory surgery centers. Arch Surg (2003), 138, 991–995

[16] Thomas EJ et al., Incidence of Adverse Events and Negligent Care in Utah and Colorado. Med Care (2000), 38, 261–271

[17] Wilson RM et al., The Quality in Australian Health Care Study. Med J Aust (1995), 163, 458–471

[18] Davis P et al., Adverse events in New Zealand public hospitals I: occurrence and impact. N Z Med J (2002), 115, 271ff.

[19] Davis P et al., Adverse events in New Zealand public hospitals II: preventability and clinical context. N Z Med J (2003), 116, S. 624ff.

[20] Vincent C, Neale G, Woloshynowych M, Adverse events in British hospitals: preliminary retrospective record review. BMJ (2001), 322, 517–519

[21] Schioler T et al., Incidence of adverse events in hospitals. A retrospective study of medical records. Ugeskr Laeger (2001), 163, 5370–5378

[22] Baker GR et al., The Canadian Adverse Events Study: the incidence of adverse events among hospital patients in Canada. CMAJ (2004), 170, 1678–1686

[23] Michel P et al., Comparison of three methods for estimating rates of adverse events and rates of preventable adverse events in acute care hospitals. BMJ (2004), 328, 199–203

[24] Aranaz JM et al., Incidencia e impacto de los efectos adversos en dos hospitales. Rev Calidad Asistencial (2005), 20, 53–60

[25] Veehof LJ et al., Adverse drug reactions and polypharmacy in the elderly in general practice. Eur J Clin Pharmacol (1999), 55, 533–536

3 Tätigkeit der Gutachterkommissionen und Schlichtungsstellen in Deutschland

Barbara Berner

3.1 Einleitung

„Schlichten ist besser als richten." Mit diesem Auftrag sind in der Bundesrepublik Deutschland in vielen Bereichen außergerichtliche Gütestellen tätig. Zu den anerkannten Einrichtungen gehören auch die bei den Landesärztekammern seit 1975 sukzessiv errichteten Gutachterkommissionen und Schlichtungsstellen. Die Ärzteschaft hat bereits früh erkannt, dass es wichtig ist, den Patienten in seinem Begehren zu unterstützen, einen Sachverhalt aufzuklären, der sein höchstes persönliches Gut, nämlich seine Gesundheit betrifft. Der Patient, der einen gesundheitlichen Schaden erlitten hat, steht vor einem zweifachen Dilemma. Zum einen ist er in seinem Vertrauen in die Tätigkeit eines Arztes gestört, denn nach wie vor fällt es jedem schwer zu akzeptieren, dass nicht jede Heilbehandlung zu einem Erfolg führen kann. Des Weiteren ist er allein aufgrund seiner schlechteren Position im Hinblick auf medizinisches Wissen benachteiligt. In solchen Situationen ist es hilfreich, eine Institution zu kennen, an die man sich wenden kann, um sachkundige Unterstützung zu erhalten. Aber nicht nur der in seiner Gesundheit geschädigte Patient ist einer Verunsicherung ausgesetzt, auch der von einem Behandlungsfehlervorwurf betroffene Arzt wird dadurch persönlich und häufig auch beruflich starken Nachteilen ausgesetzt. Somit liegt es im Interesse beider, eine möglichst objektive Klärung herbeizuführen.

„Eine Krähe hackt der anderen kein Auge aus." Dieses Sprichwort steht immer im Mittelpunkt der Diskussion, wenn es um die Objektivität der Tätigkeit der Gutachterkommissionen und Schlichtungsstellen geht. Dahinter stehen zum einen mögliche Eigeninteressen anderer Beratungspersonen oder Organisationen, daneben aber auch die Befürchtung, die bei den Landesärztekammern angesiedelten Gütestellen seien nicht objektiv tätig. Dies wird häufig geprägt durch das Nichtwissen über das Verfahren, die Besetzung der Gutachterkommissionen und Schlichtungsstellen sowie die Auswahl der Gutachter. Dieser Beitrag soll u.a. dazu beitragen, den Vorurteilen möglichst fundierte Fakten des tatsächlichen Ablaufs vor den Gutachterkommissionen und Schlichtungsstellen entgegenzusetzen. Versteht man die Zielsetzung, die sich aus den Verfahrensordnungen ergibt, und erkennt man, mit welchem hohen qualitativen und personellen Aufwand die außergerichtliche Streitschlichtung betrieben wird, können derartige Vorurteile ausgeräumt werden. Letztlich dient auch noch die gemeinsame bundeseinheitliche Statistik der Gutachterkommissionen und Schlichtungsstellen dazu, deren Tätigkeit in der Öffentlichkeit transparenter zu gestalten. Diese gemeinsame statistische Erhebung dient zum einen der Qualitätsverbesserung der Gremien untereinander sowie der Fortbildung der Ärzte durch gezielte Auswertung der erhobenen Behandlungsfehlervorwürfe. Auch hierzu wird in einem eigenen Kapitel in diesem Beitrag berichtet. Zunächst folgt eine Kurzdarstellung der Gremien.

3.2 Verfahrensordnungen/ Statuten

Die bei den Landesärztekammern eingerichteten Gutachterkommissionen und Schlichtungsstellen sind nach landesgesetzlichen Vorschriften tätig. Dort ist vorgeschrieben, welches Verfahren in dem jeweiligen Land Anwendung findet. So sieht z.B. §15 Berliner Kammergesetz vor, dass zur Schlichtung von Streitigkeiten, die sich aus Berufsverhältnissen ergeben, die Kammern Schlichtungsausschüsse einsetzen. Nach §6 Abs. 1 Nr. 9 Heilberufsgesetz NRW ist es Aufgabe der Kammer, die Errichtung von Stellen zur Begutachtung von Behandlungsfehlern vorzusehen. Demzufolge regeln die Verfahrensordnungen oder Statuten der jeweiligen Gremien, in welcher Form (z.B. Schlichtungsstelle oder Gutachterkommission) sie tätig werden. Die unterschiedliche Bezeichnung deutet auf verschiedene Verfahrensweisen hin, wenngleich die meisten Verfahrensabläufe in den Gremien vergleichbar sind. Gutachterkommissionen sind in Baden-Württemberg, Nordrhein, Saarland und Westfalen-Lippe gegründet worden. Bei der Bayerischen und der Sächsischen Landesärztekammer besteht eine Gutachterstelle. Eine Gutachter- und Schlichtungsstelle ist bei der Landesärztekammer Hessen errichtet worden. In der Schlichtungsstelle für Arzthaftpflichtfragen der Norddeutschen Ärztekammern haben sich die Ärztekammern Berlin, Brandenburg, Bremen, Hamburg, Mecklenburg-Vorpommern, Niedersachsen, Sachsen-Anhalt, Schleswig-Holstein und Thüringen zu einer Arbeitsgemeinschaft zusammengeschlossen. Darüber hinaus besteht noch ein Schlichtungsausschuss zur Begutachtung ärztlicher Behandlungen bei der Landesärztekammer Rheinland-Pfalz. Mitglieder dieser Gremien sind Ärzte und Juristen. Nur in Rheinland-Pfalz sind nach dem Heilberufsgesetz auch Dritte, nämlich Patienten zu beteiligen. Die Gutachterkommissionen entscheiden in der Besetzung mit einem Mitglied, das

die Befähigung zum Richteramt haben muss (Vorsitzender), und in der Regel mit zwei ärztlichen Mitgliedern, von denen mindestens ein ärztliches Mitglied in dem gleichen Gebiet tätig ist wie der betroffene Arzt. Die Gutachterkommission erstattet ein schriftliches Gutachten zu der Frage, ob ein dem Arzt vorwerfbarer Behandlungsfehler festgestellt werden kann, durch den der Patient einen Gesundheitsschaden erlitten hat (oder erleiden wird). Den Schlichtungsstellen gehören als Mitglieder ein Arzt als Vorsitzender und ein Jurist mit der Befähigung zum Richteramt sowie weitere ärztliche Mitglieder an. Die Schlichtungsstelle klärt den Sachverhalt auf und gibt auf der Grundlage eines Gutachtens schriftlich einen Vorschlag zur Behebung der Streitigkeit ab. Während somit die Schlichtungsstelle in ihrer Stellungnahme den zivilrechtlichen Schadensersatzanspruch und damit die Haftungsfrage dem Grunde nach beurteilt, wird bei den Gutachterkommissionen das ärztliche Handeln als solches begutachtet. Gemeinsam ist den Verfahren, dass sie für den Patienten kostenfrei sind und alle Beteiligten mit der Durchführung einverstanden sein müssen. Damit ist gewährleistet, dass dieses freiwillige Verfahren mit der notwendigen Akzeptanz aller Betroffenen durchgeführt wird.

3.3 Anerkennung im Sinne der europäischen Anforderungen

Nach dem Urteil des Europäischen Gerichtshofes vom 13.05.2003 (Rechtssache C-385/99) steht fest, dass Versicherte der gesetzlichen Krankenkassen das Recht haben, sich in jedem anderen Mitgliedsstaat der Europäischen Union ambulant behandeln zu lassen. Damit rückt auch die Frage in den Vordergrund, ob im Falle eines Behandlungsfehlervorwurfes die in Deutschland eingerichteten Gremien zur außergerichtlichen Streitschlichtung europäischen Maßstäben genügen.

Nach den Empfehlungen der Kommission vom 30.03.1998 betreffend die Grundsätze für Einrichtungen, die für die außergerichtliche Beilegung von Verbraucherrechtsstreitigkeiten zuständig sind (98/257/EG), sind bestimmte Mindestkriterien einzuhalten, damit Einrichtungen anerkannt werden können. Wesensbedingtes Merkmal der meisten Streitigkeiten ist das Missverhältnis zwischen dem, was bei einer Rechtssache wirtschaftlich auf dem Spiel steht, und den Kosten für eine Einigung auf dem Rechtsweg. Dies kann geeignet sein, Verbraucher davon abzuhalten, ihre Rechte einzufordern. Es ist daher eine Alternative für Verbraucher, eine außergerichtliche Beilegung ihres Streites zu verfolgen, sofern durch die Wahrung bestimmter Grundsätze gewährleistet ist, dass für beide Seiten akzeptable Ergebnisse erzielt, Verfahrenskosten gesenkt und Verfahrensfristen verkürzt werden. Folgende Voraussetzungen müssen durch die Verfahrensordnungen eingehalten werden:

Unabhängigkeit
◢ besondere Kompetenz der genannten Personen
◢ ausreichende Amtszeit
◢ Unparteilichkeit im Hinblick auf den bestellenden Verband oder das bestellende Unternehmen

Die für die Gutachterkommissionen und Schlichtungsstellen tätigen ärztlichen und juristischen Mitglieder weisen sich durch hohe fachliche Kompetenz aus. Sie sind bei ihrer Tätigkeit unabhängig und an Weisungen nicht gebunden. Für die ärztlichen Mitglieder gilt darüber hinaus die Berufsordnung, die sie verpflichtet, bei der Ausstellung ärztlicher Gutachten und Zeugnisse mit der notwendigen Sorgfalt zu verfahren und nach bestem Wissen ihre ärztliche Überzeugung auszusprechen (§ 25 (Muster-) Berufsordnung). Die Amtsdauer in den Gremien beträgt bei einigen Kommissionen vier bis fünf Jahre, die meisten Mitglieder sind aufgrund ihrer besonderen Kenntnisse über viele Jahre tätig, sodass hier Kontinuität gewährleistet ist. Problematisch ist es in den Augen der Betroffenen häufig, dass die Gutachterkommissionen und Schlichtungsstellen über die Kammerbeiträge der Ärzteschaft finanziert werden und teilweise auch eine Kostenpauschale von den Haftpflichtversicherern erhalten. Hierzu wird der Vorwurf geäußert, die Haftpflichtversicherer hätten durch die finanzielle Unterstützung Einfluss auf das Begutachtungsverfahren. Dass dieser Vorwurf nicht gerechtfertigt ist, zeigt die hohe Quote bejahter Behandlungsfehler, die bei ca. 30% liegt. Nur wenn die Haftpflichtversicherer selbst von der Güte des Verfahrens überzeugt sind – und nur in einem solchen Fall würden sie sich finanziell beteiligen –, ist sichergestellt, dass die ergangenen Bescheide auch im Hinblick auf ihr Ergebnis durch die Haftpflichtversicherer akzeptiert werden. Eine Beeinflussung ist gleichwohl ausgeschlossen.

Transparenz
◢ Übermittlung bestimmter Informationen, z.B. Anzahl der Streitigkeiten, Verfahrenskosten
◢ Geschäftsbericht

Durch die Veröffentlichung der Geschäftsberichte der Gremien und der jährlichen Statistik im Tätigkeitsbericht der Bundesärztekammer ist gewährleistet, dass ausreichende Informationen über die Gutachterkommissionen und Schlichtungsstellen bestehen. Der Antragsteller selber erhält eine schriftliche Zusammenfassung des Begutachtungsverfahrens und kann nachlesen, aus welchen Gründen das Gremium zu welchem Ergebnis gelangt ist.

Kontradiktorische Verfahrensweise
◢ Möglichkeit der betroffenen Parteien, ihre Standpunkte darzulegen

Die Möglichkeit der Patienten, ihre Standpunkte darzulegen, wird in den Eckpunkten zur Verbesserung der Verfahrensabläufe vor den Gutachterkommissionen und Schlichtungsstellen garantiert. Alle Verfahrensbeteiligten haben danach das Recht, Einsicht in die Verfahrensakten zu nehmen. Sie haben die Möglichkeit, zu jedem Zeitpunkt des Verfahrens vorzutragen, und erhalten vor Vergabe eines Gutachtenauftrages Gelegenheit, Stellung zu nehmen. Darüber hinaus sehen einige Verfahrensordnungen vor, den Sachverhalt mündlich mit den Beteiligten zu erörtern.

Effizienz
◢ Z.B. Unentgeltlichkeit oder moderate Kosten
◢ Rasche Verfahrensabwicklung

Das Verfahren vor den Gutachterkommissionen und Schlichtungsstellen ist unentgeltlich. Die Gremien sind bemüht, die Verfahren so zügig wie möglich abzuschließen, dabei hängt allerdings die Dauer des Verfahrens von der Möglichkeit der Gutachter ab, so rasch wie möglich eine Stellungnahme abzugeben.

Rechtmäßigkeit
◢ Kein Verlust des Rechtsschutzes

Die Entscheidungen der Gutachterkommissionen und Schlichtungsstellen sind Feststellungen und Empfehlungen. Ist ein Patient oder ein Arzt mit der Entscheidung nicht einverstanden, kann er den ordentlichen Rechtsweg beschreiten, der durch die außergerichtliche Tätigkeit der Gutachterkommissionen und Schlichtungsstellen nicht ausgeschlossen wird.

Handlungsfreiheit
◢ Einwilligung in das Verfahren

Es handelt sich um ein freiwilliges Verfahren, jede Seite bestimmt allein darüber, ob sie ein Verfahren einleitet oder der Einleitung zustimmt. Ein Arzt, der dem Verfahren nicht zustimmt, darf berufsrechtlich nicht zur Verantwortung gezogen werden, da er im Einzelfall rechtliche Gründe haben kann, diesem nicht beizutreten. Des Weiteren besteht die Möglichkeit, dass der Haftpflichtversicherer aufgrund der eindeutigen Sach- und Rechtslage eine Beteiligung abgelehnt hat.

Vertretung
◢ Vertretungsmöglichkeit durch Dritte

Es besteht die Möglichkeit, dass sich Antragsteller und Antragsgegner z.B. durch einen Rechtsanwalt vertreten lassen können.

Als Fazit kann festgestellt werden, dass die Verfahren vor den Gutachterkommissionen und Schlichtungsstellen nach europäischen Maßstäben den Interessen eines hohen Verbraucherschutzniveaus und einer Stärkung des Schutzes der Patienten gerecht werden. Jedoch sollen die Verfahren nicht nur dem Einzelnen dienen, vielmehr kann durch eine sorgfältige Analyse der Ursachen der geltend gemachten Behandlungsfehler ein Datenschatz für die Allgemeinheit gehoben werden.

3.4 Statistik

Bundesweit werden jährlich ca. 10 000 Ansprüche wegen vermuteter Behandlungsfehler vor den Gutachterkommissionen und Schlichtungsstellen geltend gemacht. Daneben werden ca. 10 000 Ansprüche gerichtlich geltend gemacht, ca. 10 000 Fälle werden durch die Haftpflichtversicherer direkt reguliert und weitere ca. 10 000 Fälle durch den Medizinischen Dienst der Krankenversicherung bearbeitet. Damit werden gut ein Viertel aller vermuteten Arzthaftungsfälle durch die Gutachterkommissionen und Schlichtungsstellen bewertet. Seit 1979 werden diese Daten erfasst und in einer bundesweiten statistischen Erhebung zusammengeführt. Diese Statistik wird jährlich im Tätigkeitsbericht der Bundesärztekammer veröffentlicht. Die Statistik informiert jedoch lediglich über Anzahl der geltend gemachten Ansprüche und Entscheidungen. Bislang traf die Statistik keine Aussagen zum Inhalt der erhobenen Anträge. Im Jahre 2003 hat die Ständige Konferenz der Gutachterkommissionen und Schlichtungsstellen entschieden, die Daten künftig nach bundeseinheitlichen Parametern mittels eines elektronischen Statistikbogens zu sammeln. Diese neue bundeseinheitliche Statistik mittels des Medical Error Reporting Systems (MERS) ermöglicht es künftig, präzise Abfragen zu stellen, z.B. ist es möglich aufzuzeigen, welche Krankheiten zu welchen Ansprüchen führten und welche Fachgebiete beteiligt waren. Die neue Statistik kann künftig Aussagen über kategorisierte Vorwürfe der Patienten, über durchgeführte medizinische Maßnahmen, über kategorisierte ärztliche Fehler, über iatrogene Schäden (klassifiziert nach Schweregrad), über die Diagnosen, die zum Anspruch führten, und über den Ort der Behandlung treffen. Diese Erhebung, die neben den quantitativen Aspekten auch qualitative Auswertungen ermöglicht, verfolgt sowohl interne als auch externe Ziele. Die Gutachterkommissionen und Schlichtungsstellen profitieren von dieser Art der Zusammenarbeit, da durch die strukturierte Vernetzung der abgeschlossenen Begutachtungsverfahren eine vergleichende Betrachtung der Gremien untereinander möglich ist. Dies dient der internen Qualitätssicherung. Weiterhin ist die Auswertung der Bescheide der Gutachterkommissionen und Schlichtungsstellen eine aussagekräftige Datenquelle für die ärztliche Fortbildung und Qualitätssicherung, da aus Behandlungsfehlerschwerpunkten Fehlervermeidungsstrategien entwickelt werden können. Neben der Behandlungsfehlerprophylaxe und dem Erkennen risikobehafteter Prozeduren ist die neue Statistik ein wichtiger Beitrag dazu, Patientensicherheit und Patientenzufriedenheit zu steigern.

3.5 Fazit

Die Tätigkeit der Gutachterkommissionen und Schlichtungsstellen ist ein wichtiger Baustein im Rahmen der außergerichtlichen Streitschlichtung. Der Patient erhält ein effizientes und kostenfreies Verfahren, mit dem er klären kann, ob sein Behandlungsfehlervorwurf gerechtfertigt ist. Die Tätigkeit der Gutachterkommissionen und Schlichtungsstellen dient aber nicht nur der Befriedung des Arzt-Patienten-Verhältnisses, sondern leistet auch einen Beitrag zur Vermeidung gerichtlicher Auseinandersetzungen. Evaluationen, die in der Vergangenheit bei verschiedenen Gutachterkommissionen und Schlichtungsstellen durchgeführt wurden, haben gezeigt, dass in ca. 90% die Entscheidungen der Gutachterkommissionen und Schlichtungsstellen von beiden Parteien akzeptiert wurden. In den Fällen, in denen doch der Rechtsweg beschritten wurde, sind die Gutachten überwiegend bestätigt worden. Auf diesem Erfolg ruhen sich die Gremien jedoch nicht aus, sondern sind bemüht, im Interesse der Patienten durch Auswertung und Veröffentlichung der bei ihnen gesammelten Daten zur Patientensicherheit beizutragen. Ziel der neuen bundeseinheitlichen Statistik mittels MERS ist es, Fehlerhäufigkeiten zu erkennen und Fehlerursachen auszuwerten, um sie für die Fortbildung und Qualitätssicherung zu nutzen. Neben der Etablierung von Beinahe-Fehler-Berichtssystemen dienen die bei den Landesärztekammern eingerichteten Gutachterkommissionen und Schlichtungsstellen der Verbesserung der Patientenversorgung.

4 Behandlungsfehlervorwürfe und Regulierungspraxis der Haftpflichtversicherer

Patrick Weidinger

4.1 Die Haftpflichtversicherung

Deckung und Haftung

Die Frage, ob jemand haftet und Schadensersatz leisten muss, ist eine völlig andere als diejenige, ob für diesen Schadensersatzanspruch eine Haftpflichtversicherung besteht. Haftung und Deckung haben grundsätzlich nichts miteinander zu tun. Ob Arzt und/oder Krankenhaus haften, ist unabhängig davon zu entscheiden, ob ein Berufs- oder Betriebshaftpflichtversicherer existiert. Deshalb muss ein Patient seine Ansprüche gegenüber dem Arzt bzw. gegenüber dem Krankenhaus geltend machen. Dies gilt auch für den Fall eines Zivilprozesses. Einen Direktanspruch gegen den Versicherer gibt es nicht.

Gegenstand der Haftpflichtversicherung

Gemäß § 1 Nr. 1 AHB der Allgemeinen Versicherungsbedingungen für die Haftpflichtversicherung (AHB) gewährt der Haftpflichtversicherer dem Versicherungsnehmer Versicherungsschutz für den Fall, „dass der Versicherungsnehmer wegen eines während der Wirksamkeit der Versicherung eingetretenen Schadensereignisses, das den Tod, die Verletzung oder die Gesundheitsschädigung eines Menschen (Personenschaden) oder die Beschädigung oder Vernichtung von Sachen (Sachschaden), oder, soweit vereinbart, einen (direkten) Vermögensschaden zur Folge hatte, für diese Folgen aufgrund gesetzlicher Haftpflichtbestimmungen privatrechtlichen Inhalts von einem Dritten auf Schadensersatz in Anspruch genommen wird".

Entsprechend ist in § 3 II 1 AHB die Hauptaufgabe der Haftpflichtversicherung definiert durch die Regulierung berechtigter und die Abwehr unberechtigter Ansprüche.

Diese allgemeinen Regeln der Haftpflichtversicherung gelten auch für die Arzt- und Krankenhaushaftpflicht.

Aufgaben der Heilwesen-Haftpflichtversicherung

Die Beschreibung der Kernpflichten des Versicherers gibt nicht vor, wie das Versicherungsverhältnis gelebt wird. In der Arzt- und Krankenhaushaftpflicht kommt aber gerade der Qualität des Versicherungsschutzes besondere Bedeutung zu.

Qualitätsmerkmale der Schadensbearbeitung sind:

- rechts- und medizinkompetente Erstberatung bei Schadensmeldung
- deeskalierende Steuerung der Entscheidungsfindung
- kurzfristige Sachverhaltsermittlung
- richtige Einschätzung der Haftungssituation
- eine Befriedung durch zeitnahe Regulierung oder für den Patienten nachvollziehbares Zurückweisen der Ansprüche

Eine weitere Qualitätsaufgabe des Heilwesenversicherers ist die Schadensprophylaxe. Sie erfordert das Erkennen von Haftungspotenzial und das Gegensteuern. Schadensprophylaxe erfordert eine offene Diskussion konkreter und allgemeiner Gefahrenpotenziale.

Erstversicherer und Riskmanagement

Riskmanagement können leisten sowohl ein Erstversicherer, also der Versicherer des Endkunden, als auch ein Rückversicherer, also der Versicherer des Erstversicherers für bestimmte Schäden oder Schadensvolumina. Der Erstversicherer hat insoweit die besseren Möglichkeiten. Er sieht jeden behaupteten oder tatsächlichen Haftpflichtfall seiner Versicherungsnehmer. Diese sind durch die Versicherungsbedingungen (§ 5 AHB) verpflichtet, ihm unverzüglich alle Sachverhalte anzuzeigen, welche Haftpflichtansprüche zur Folge haben könnten.

4.2 Behandlungsfehler

Der versicherungstechnische Schadensfall

Versicherungsvertragliche Anzeigepflicht

Für den Versicherer sind Sachverhalte, die einen Haftpflichtanspruch zur Folge haben können, Schadensfälle. Arzt und Krankenhaus haben ihm entsprechende Tatbestände anzuzeigen. Dies sind:

◢ alle iatrogenen Schäden (unabhängig davon, ob Ansprüche gestellt worden sind oder nicht)

◢ konkrete Vorwürfe (unabhängig davon, ob sie berechtigt sind oder nicht)

◢ Schadensersatzforderungen (unabhängig davon, ob sie berechtigt sind oder nicht)

Deckungs- und Haftungsprüfung

Die Schadensbearbeitung beginnt mit der Deckungsprüfung, also der Frage, ob der Versicherer zeitlich und sachlich zuständig ist. Für die zeitliche Zuständigkeit ist der Eintritt des Schadensereignisses maßgebend, für die sachliche insbesondere das im Versicherungsantrag bezeichnete versicherte Risiko. In der Regel ist der Vorgang dem zuständigen Versicherer angezeigt, sodass noch am selben Tag die Klärung der Haftungssituation eingeleitet werden kann. Der einschlägig qualifizierte Versicherer hat die fachliche Kompetenz, den Sachverhalt medizinisch und rechtlich angemessen zu bewerten. Die medizinische Bewertung wird durch eigene Konsiliarärzte geschehen, die rechtliche durch seine spezialisierten Juristen. Diese Spezialisierung ist notwendig, weil das Arzthaftpflichtrecht nicht kodifiziert, sondern „Richterrecht" und deshalb ständig zu beobachten ist.

Emotionale Kompetenz

Die Juristen einer Heilwesen-Schadensabteilung müssen nicht nur über fundierte rechtliche und grundlegende medizinische Kenntnisse verfügen, sondern auch über menschliche Reife und über emotionale Kompetenz. Ein Patient befindet sich immer in einer Ausnahmesituation, wenn er einen Behandlungsfehler vermutet. Eine wirkliche Befriedung gelingt nur, wenn der Patient sich ernst genommen fühlt, gleich, ob seine Vorwürfe berechtigt sind oder nicht. Gerade im letzten Fall ist eine sachliche fundierte und gleichzeitig einfühlsame Kommunikation notwendig. „Es besteht keine Haftung, wir verweisen Sie auf den Rechtsweg" ist die schlechteste Alternative, die ein Versicherer wählen kann.

Vorurteile

Oft begegnet der Patient dem Arzt oder dem Versicherer oder beiden mit Vorurteilen. Einige dieser Vorurteile werden immer wieder aufgegriffen, auch wenn sie der Realität in der Regel nicht entsprechen.

Pflicht des Arztes zur Fehlerverheimlichung.
Eine solche Pflicht besteht nicht und wird auch nicht von den Versicherern mit Hinweis auf ansonsten drohenden Verlust des Versicherungsschutzes erzwungen. Richtig ist, dass Ärzte nicht grundsätzlich zu einer Fehleroffenbarung verpflichtet sind wie etwa Rechtsanwälte, Steuerberater und Architek-

ten. Im Einzelnen ist zu differenzieren: Hat der Arzt einen Fehler begangen, welcher zu einer behandlungsbedürftigen Körperverletzung führt, muss er den Patienten zwar nicht auf den Fehler, aber auf die Behandlungsbedürftigkeit hinweisen. Dies ergibt sich aus der Garantenstellung des Mediziners, aus der ihm obliegenden Schadensminderungspflicht sowie aus den Grundsätzen der therapeutischen Aufklärung. Eine Gefährdung des Patienten darf ein Arzt auf keinen Fall hinnehmen. Indiziert der ärztliche Fehler keine Folgebehandlung, so ist eine Offenbarungspflicht nicht gegeben. Dies ergibt sich zunächst aus dem Grundsatz „nemo tenetur", nach welchem niemand verpflichtet ist, sich durch Selbstanzeige einer Strafverfolgung (hier wegen fahrlässiger Körperverletzung, § 229 StGB) auszusetzen.

Verletzungen versicherungsvertraglicher Obliegenheiten sind in §§ 5 und 6 AHB (Allgemeine Versicherungsbedingungen für die Haftpflichtversicherung) geregelt. Nach § 5 Abs. 5 AHB ist der Versicherungsnehmer nicht berechtigt, ohne vorherige Zustimmung des Versicherers einen Haftungsanspruch ganz oder zum Teil oder vergleichsweise anzuerkennen oder zu befriedigen. Bei Zuwiderhandlung ist der Versicherer von der Leistungspflicht frei, es sei denn, dass der Versicherungsnehmer nach den Umständen des Einzelfalles die Befriedigung oder Anerkennung nicht ohne offenbare Unbilligkeit verweigern konnte. Nach § 6 AHB besteht Leistungsfreiheit des Versicherers nicht, wenn die Verletzung weder auf Vorsatz noch auf grober Fahrlässigkeit beruht. Das Anerkenntnisverbot soll den Versicherer davor schützen, dass der Versicherungsnehmer dem Geschädigten zulasten des Versicherers eine Schadensersatzleistung zusagt, ohne dass der Versicherer deren Berechtigung dem Grunde oder auch der Höhe nach prüfen kann. Gäbe es das Anerkenntnisverbot nicht, könnte ein Versicherungsnehmer den Versicherer für einen völlig unberechtigten Anspruch zur Leistung ver-

pflichten. Die bloße wahrheitsgemäße Mitteilung eines Sachverhaltes stellt aber kein Anerkenntnis dar, alleine deshalb darf der Versicherungsschutz nicht versagt werden.

Im Übrigen hat ein Versicherungsnehmer nach § 5 Ziff. 3 AHB unter Beachtung der Weisungen des Versicherers für die Abwendung und Minderung des Schadens zu sorgen. Unter diesem Gesichtspunkt kann ein Arzt zur Information über eine iatrogen notwendig gewordene Folgebehandlung sogar versicherungsvertraglich verpflichtet sein.

Versicherungsrechtlich darf der Arzt also den Patienten über die den Behandlungsfehler begründenden Tatsachen informieren, aber er darf das Prüfungsrecht des Versicherers nicht dadurch unterlaufen, dass er die Kausalität des Fehlers für den geltend gemachten Schaden oder seine grundsätzliche Einstandspflicht bestätigt.

Krähentheorie. Nach ihr sollen medizinische Gutachter nicht bereit sein, Fehler ihrer Ärztekollegen zu bestätigen. Eine Auswertung von Medizinschadensfällen hat diese Annahme eindeutig widerlegt. In der Regel legen Gutachter sehr strenge Maßstäbe an, und ihre Voten halten in der Regel einer gerichtlichen Überprüfung stand.

Versicherer verzögern bewusst die Schadensregulierung. Dass Versicherer Patienten wider besseres Wissen durch alle Instanzen treiben, um eine Schadensregulierung zu verzögern, ist oft zu hören. Dabei wäre dies das falscheste, das ein Versicherer tun kann.

◢ Dies würde dem Versicherer ausschließlich finanzielle Nachteile bringen. Zum einen würden die Prozess- und Anwaltskosten ganz erheblich steigen, und zum anderen würde ein Gericht das Schmerzensgeld mit der Begründung einer bewussten Verzögerung deutlich erhöhen.

◢ Der Versicherer würde Gefahr laufen, in den Medien (zu Recht) an den Pranger gestellt zu werden,

◢ er würde das Risiko negativer Publizität auch für seinen Kunden, den Arzt oder das Krankenhaus, eingehen,

◢ und er würde sich unmoralisch verhalten, wenn er trotz Kenntnis eines eindeutigen Behandlungsfehlers mit irrealen Hoffnungen einen Prozess führt.

Der Patient kann ohnehin nichts beweisen. Zu Behandlungs- und Aufklärungsfehlern hat die Rechtsprechung Regeln entwickelt, welche über Ursachensphären (zu denen z.B. die „beherrschbaren Risiken" wie das Geräteversagen gehören) und Beweislastverteilung (z.B. bei der Patientenaufklärung, bei grobem ärztlichen Fehler oder bei Dokumentationsversäumnis) den Patienten in besonderem Maße schützen. Exemplarisch ist eine Entscheidung des BGH vom 27.04.2004 – VI ZR 34/03: Es besteht eine Haftung wegen des einfachen Diagnosefehlers einer übersehenen Beckenringfraktur für eine Pseudoarthrose und für dauerhafte Schmerzen, selbst wenn laut Sachverständigem diese Beschwerden mit 90%iger Wahrscheinlichkeit auch bei korrekter Diagnose eingetreten wären.

Dass der Patient rechtlich umfassend geschützt ist, bestätigte die Arbeitsgruppe zum Thema „Patientenrechte in Deutschland: Fortentwicklungsbedarf und Fortentwicklungsmöglichkeiten", welche sich in den Jahren 2000/2001 mit der Arzthaftung und einem eventuellen Novellierungsbedarf auseinandergesetzt hat. Die Arbeitsgruppe war mit Vertretern von Ärzten und Patienten, Richtern und Anwälten, der Versicherungswirtschaft und der Landesjustizverwaltungen ausgewogen besetzt und sah das Richterrecht, welches weitaus besser auf die konkreten Umstände des Einzelfalles eingehen könne, gegenüber einem starren Gesetzesrecht als deutlich überlegen an. Allerdings wurden in der Arbeitsgruppe in einzelnen Bereichen Informations- und Vollzugsdefizite festgestellt. Solche Informations- und Vollzugsdefizite seien nicht durch Gesetzesänderungen zu beheben. Wirksamer erscheinen der Arbeitsgruppe andere Wege, nämlich die Transparenz dieser Rechte, so wie sie zum Beispiel durch die Patientencharta „Patientenrechte in Deutschland" unterstützt wird.

In Deutschland passieren jährlich über 500 000 Behandlungsfehler. Publizierte Vermutungen gehen von 400 000 bis 680 000 Behandlungsfehlern pro Jahr aus (Vgl. z.B. DIE WELT vom 28.04.2006: „Patienten erleiden bis zu 680 000 Schäden durch Fehler in Klinik"). Da diese geschätzten Zahlen fast jährlich steigen, ist damit zu rechnen, dass bald die Millionengrenze überschritten wird. Sie sind wissenschaftlich nicht haltbar, sondern sie basieren auf bloßen Behauptungen oder auf einer Übertragung von Statistiken des Auslandes oder auf einer Verwechslung der Begriffe „unerwünschte Ereignisse", „Schäden", „Behandlungsschäden" und „Behandlungsfehler". Schon eine Kontrollrechnung unter Berücksichtigung der Verfahren der Gutachter- und Schlichtungsstellen oder der Fälle der Ärzteversicherer würde eine wesentlich niedrigere Dimension ergeben. Jeder ärztliche Fehler ist ein Fehler zuviel. Gleichwohl sollten keine ungesicherten Schlagzeilen in die Öffentlichkeit getragen werden.

Regulierungsergebnisse

Die DBV-Winterthur-Versicherung veröffentlicht regelmäßig ihre Ergebnisse des Heilwesensegmentes. Für das Jahr 2005 ergaben sich folgende Daten:

◢ Berufshaftpflichtversicherte Ärzte: 122 000
◢ Schadensmeldungen: 4 583
◢ Berechtigte Vorwürfe: 47%
◢ (nachgewiesen) unberechtigte Vorwürfe: 53%
◢ Anteil Schlichtungsverfahren: 34%
◢ außergerichtlich erledigt: 92%
◢ Zivilprozesse: 8%; von diesen vom Arzt „verloren": 6% (= 0,48% aller Fälle).

Hierzu im Einzelnen:

Berechtigte/unberechtigte Ansprüche
Um festzustellen, zu welchem Prozentsatz Vorwürfe gegen Ärzte berechtigt sind, wurden endgültig abgeschlossene Vorgänge ausgewertet. Hiernach zeigte sich über Jahre stets die Mehrzahl der Vorwürfe als nachgewiesen unberechtigt. Die Ursache für den hohen Anteil nur vermeintlicher Fehler lässt sich nicht sicher feststellen. Vermutet werden tatsächliche Fehleinschätzungen, eine hohe Erwartungshaltung hinsichtlich des Heilerfolges, ein ausgeprägtes Anspruchsdenken und vieles mehr. Solche Interpretationen sind allerdings spekulativ.

Gutachter- und Schlichtungsverfahren
Die Landesärztekammer Bayern und der HUK-Verband gründeten im April 1975 die erste Schlichtungsstelle, im Dezember desselben Jahres folgte dann die Gutachterkommission bei der Ärztekammer Nordrhein und im April 1976 die Schlichtungsstelle für Arzthaftpflichtfragen der norddeutschen Ärztekammern. Als die Gutachter- und Schlichtungsstelle der Ärztekammer des Saarlandes 1978 ihre Arbeit aufnahm, hatten alle Ärztekammern der damaligen Bundesrepublik entsprechende Institutionen. Nach der Wiedervereinigung 1990 traten die Ärztekammern der neuen Bundesländer mit Ausnahme der Sächsischen Landesärztekammer der norddeutschen Schlichtungsstelle bei. Die Sächsische Landesärztekammer gründete eine eigene Schlichtungsstelle. Die Verfahren vor den Gutachterkommissionen und Schlichtungsstellen sind für die Beteiligten gebührenfrei. Soweit der Gesamtverband der Versicherungswirtschaft (GdV) mit Landesärztekammern eine Kostenbeteiligung vereinbart hat, übernimmt diese das über den versicherten Arzt involvierte Mitgliedsunternehmen des GdV; dieses erhält im Schadensfall von der Gutachter- und Schlichtungsstelle eine Rechnung mit einer Kostenpauschale und/oder den konkreten Gutachtenkosten. Hierbei handelt es sich lediglich um eine buchhalterische Maßnahme ohne eine Einflussnahme des Versicherers auf die Sachentscheidung.

Die Befriedungsfunktion der Gutachter- und Schlichtungsstellen ist mit über 90% akzeptierter Verfahrensergebnisse hervorragend und entspricht derjenigen eines qualifizierten Arzthaftpflichtversicherers, wenn dieser entsprechenden Aufwand betreibt, also etwa in Absprache mit der Patientensei-

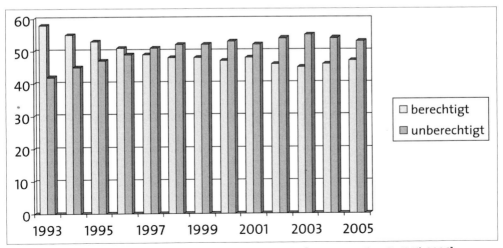

Abb. 4.1: Ergebnisstatistik: berechtigte/unberechtigte Ansprüche [DBV-Winterthur-Statistik 2006]

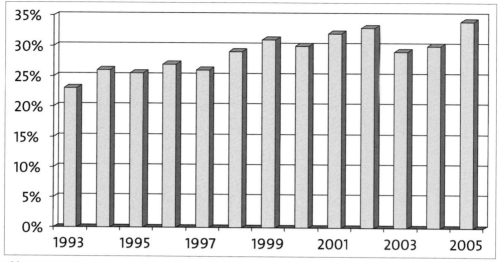

Abb. 4.2: Anteil Verfahren vor Gutachter- und Schlichtungsstellen [DBV-Winterthur-Statistik 2006]

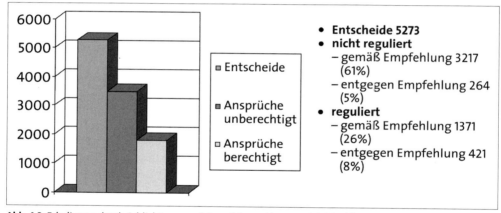

Abb. 4.3: Erledigung durch Schlichtungsverfahren (abgeschlossene Schäden) [DBV-Winterthur-Statistik 2006]

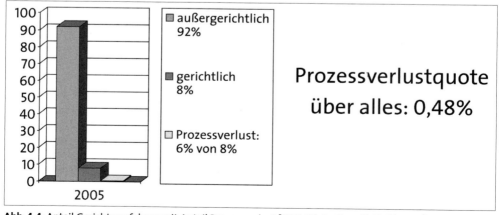

Abb. 4.4: Anteil Gerichtsverfahren mit Anteil Prozessverlust [DBV-Winterthur-Statistik 2006]

te dezidierte Gutachtenaufträge an neutrale medizinische Sachverständige erteilt.

Gerichtlich/außergerichtlich
Die meisten Arzthaftpflichtfälle werden außergerichtlich erledigt. Wenn für einen Versicherer der Zivilrechtsstreit Ultima Ratio ist und Haftpflichtfälle außergerichtlich beigelegt werden, droht dem Arzt in der Regel kein Prozessverlust. Zu einem Gerichtsverfahren wird es unter diesen Voraussetzungen nur dann kommen, wenn der Patient oder sein Anwalt entweder die vorausgegangene Gutachterentscheidung nicht akzeptieren will oder man sich nicht über die Anspruchshöhe einigen kann oder wenn bedingungslose Klagebereitschaft besteht.

4.3 Qualitätsmanagement des Versicherers

Das Qualitätsmanagement eines Heilwesenversicherers hat vielfältige Ausrichtungen. Es umfasst nicht nur Schadensmanagement und Schadensprophylaxe, sondern auch wesentliche Elemente der allgemeinen Patientensicherheit.

Schadensmanagement
Schadensmanagement ist mehr als bloße Schadensbearbeitung. Über die beschriebenen Qualitätsmerkmale der Schadensbearbeitung hinaus sind wesentliche Bestandteile das Personenschadensmanagement mit Sondierung und gegebenenfalls Unterstützung einer möglichen Rehabilitation sowie das Einbringen der Schadenserfahrung in das konkret versicherungsnehmerbezogene oder in das allgemeine Riskmanagement.

Riskmanagement in Deutschland
Riskmanagement soll in Krankenhaus und Praxis Gefahrenquellen für mögliche Haftungsschuldner (wie Krankenhausträger, Ärzte, Pflege- und Hilfspersonal) verringern.

Es erfordert die Überzeugung, etwas zugunsten des Patienten bewegen zu können. Denn eine entsprechende gesicherte Prognose wird es in der Regel nicht geben. Zum einen ist es nicht möglich, nicht eingetretene Schäden zu erfassen, zum anderen handelt es sich bei Arzthaftpflichtschäden um Spätschadensrisiken, die oft erst Jahre nach Eintritt des Schadensfalles bekannt werden. Riskmanagement ist ein Prozess, in welchem relevante Daten und Informationen (Rechtsprechung, Änderung von Standards, Schäden) umgehend für Analysen und Entscheidungen zur Verfügung stehen. Controlling muss die Schadensauswertung zur Ableitung von Maßnahmen sicherstellen. Die Durchführung der Maßnahmen muss einer eigenen Ergebnissicherung unterliegen. In der Praxis wird Riskmanagement von Versicherern direkt oder von Drittanbietern erbracht. In Facherhebungen und Audits wird der Praxis- oder Krankenhausstandard abgefragt, und es werden nach Analyse Verbesserungsvorschläge unterbreitet. Am einfachsten und zeitnah zu korrigieren sind formal beherrschbare Tatbestände (Dokumentation, Aufklärung, Leitlinien). Am schwierigsten zu beeinflussen ist das subjektive Fehlverhalten im Einzelfall. Als Instrumente haben sich Zielvereinbarungen und Kommunikationsseminare bewährt.

Neben der Potenzialermittlung in Strukturqualität (apparative Ausstattung, Personalqualifikation), Prozessqualität (Dokumentation) und Ergebnisqualität (Behandlungserfolg, Rezidivquote) bietet sich die summarische Auswertung bekannter Schäden an. Auf diesem Weg konnte z.B. die „Accessoriusparese nach Lymphknotenexstirpation" durch Rundschreiben an die Versicherungsnehmer mit entsprechenden Verhaltenshinweisen insbesondere zur Patientenaufklärung gegen Null bewegt werden.

Riskmanagement in den USA

In den USA ist Riskmanagement nach den Versichererkrisen von 1969 und 1974 etabliert. Sein Nachweis ist für amerikanische Versicherer, die zum Teil eigene Early-Warning-Systems und Risk- Management-Manuals entwickelt haben, Zeichnungsvoraussetzung. Trotzdem und ungeachtet der Selbstbehalte von mittlerweile $ 800 000 und mehr ist die Entwicklung in den USA nicht befriedigend: Im Jahr 1995 wurden 15,6 Milliarden US$ für iatrogene Schäden gezahlt, zuzüglich 736,5 Millionen US$ an Prozess- und Anwaltskosten für abgewiesene Klagen; der Patient erhält wegen der Kostenbesonderheiten des amerikanischen Deliktsrechts durchschnittlich nur 50% der Schadensersatzsumme.

In den USA ist die Meldung von Beinahe-Schäden ein standardisiertes Frühwarnsystem. Dieses sogenannte Ereignis-Meldesystem soll alle Auffälligkeiten und Abweichungen in der medizinischen Versorgung erfassen. In der Theorie ist es das wirksamste Mittel, Potenziale zu ermitteln.

In Deutschland zeigt sich die Umsetzung eines solchen incident-reporting als schwierig. Einheitliche Datenbanken können zwar geschaffen werden, aber die Akzeptanz der Betroffenen ist nur schwer herzustellen. Hierarchische Strukturen und fehlende Bereitschaft zu einer Selbstbezichtigung werden es nur nach zeitaufwendiger Schaffung eines offenen und sanktionsfreien Klimas zulassen, dass Krankenschwestern die Klinikverwaltung über einen persönlichen Fehler des Chefarztes informieren, wenn mit viel Glück gar kein Schaden eingetreten ist.

Ein Allheilmittel ist incident-reporting nicht. Effizienz besteht nur dann, wenn systemische Fehler oder Potenziale mit Wiederholungsgefahr aufgedeckt werden.

Aufzeigen von Potenzialen

Der in der Heilwesenhaftpflicht spezialisierte Haftpflichtversicherer beobachtet weltweit die medizinische Entwicklung und ist in ständigem Kontakt mit der Wissenschaft, um seine Erkenntnisse neuer Möglichkeiten, aber auch neuer Potenziale einzubringen und zur Diskussion zu stellen. Auf diesem Weg kann er Sensibilität erzeugen dafür, dass auch gesicherte Behandlungsstandards oder Qualitätskriterien regelmäßig überprüft werden. Die Auseinandersetzung mit diesem Thema erfordert den Verzicht auf

- emotionale Wertung,
- interessengeprägte Wahrnehmung,
- Vorurteile,
- wissenschaftlichen Absolutheitsanspruch,
- Aktionismus, auch wenn das Fehlen medizinischer Möglichkeiten als inakzeptabel empfunden wird.

Der Haftpflichtversicherer erfährt im Rahmen der Schadensbearbeitung allerdings auch von Fehlentwicklungen, die zwar keine Haftungstatbestände sind, für die Volksgesundheit aber eine ungleich höhere Gefahr darstellen als individuelle Behandlungsfehler. Wie bei der Betrachtung von Standardpotenzialen ist auch hier eine konstruktive Diskussion nur aus neutraler Perspektive möglich. Sie erfordert, dass man

- die Welt nicht über Anspruchshaltung statt über Eigenverantwortung wahrnimmt,
- alternative Ansätze nicht von vornherein ausschließt sowie
- der Ethik und der Menschenwürde Priorität vor Ökonomie einräumt.

Beispiel Hörsturz. Bei Diagnosefehlern ist für die Feststellung eines Kausalzusammenhangs zum Personenschaden entscheidend, ob die Krankheit hätte geheilt werden können. In einem konkreten Fall wurde dem HNO-Arzt vorgeworfen, einen Hörsturz nicht erkannt zu haben. Der Patient trug vor, dass er bei rechtzeitiger Behandlung keinen dauerhaften Schaden behalten hätte. Da der Gutachter einen ärztlichen Fehler feststellte, leistete die Versicherung Schadensersatz. Der Gutachter hatte formuliert: „Ich gehe von einem Arztfehler aus. Auch wenn es eigentlich keine sichere Therapie des Hörsturzes gibt, so lässt sich doch ein therapeutischer Nihilismus nicht vertreten." Dies heißt im Ergebnis nichts anderes, als dass der Arzt dafür haften soll, nicht sofort irgendetwas, vielleicht auch etwas völlig Sinnloses, getan zu haben. Der Grund für diesen Aktionismus liegt wohl darin, dass die Chancen einer Heilung mit der Dauer des Hörsturzes sinken. Dies ändert aber nichts an der Tatsache, dass es laut Gutachter keine gesicherte Behandlungsform gibt und die praktizierten Methoden wegen teilweise gravierender Nebenwirkungen umstritten sind. Deshalb heißt es im Spiegel 35/2005 auf Seite 138 wohl zu Recht: „Die teure Prozedur hat gar keine pharmakologische Wirkung, kann aber tödliche Infektionen bewirken. Bis zu 90% der Hörsturzpatienten genesen von allein."

Beispiel Brustkrebsdiagnostik. Auch bei der Brustkrebsdiagnostik gibt es möglicherweise Unsicherheiten im Standard. Die übliche und durch die Medizin für richtig befundene Reihenfolge der Diagnosemaßnahmen ist:
◢ Palpation
◢ falls positiver Tastbefund: Mammographie
◢ danach u.U. Ultraschall
◢ falls positives Untersuchungsergebnis oder weiterhin verdächtiger Tastbefund oder sonstige Hinweise: Stanzbiopsie
◢ falls positiver Befund: Therapie

Zu dieser Reihenfolge hatte ein Gutachter in einem Schadensfall festgestellt: „Ich würde die Sonographie (Ultraschall) der Mammographie immer vorziehen, denn dann könnte ich kostengünstiger und ohne Strahlenbelastung nicht operationsbedürftige Tumore wie Zysten feststellen. Und bei Malignitätsverdacht würde ich auch keine Stanze machen, denn es ist nicht auszuschließen, dass

ich das bösartige Gewebe verfehle oder dass Krebszellen verschleppt werden; ich würde lieber den Tumor im Gesunden entfernen."

Beispiel Mammographie-Screening. Auf der Grundlage eines Bundestagsbeschlusses vom 28.01.2002 wurde zur Brustkrebs-Früherkennung bei 50–69-jährigen Frauen eine Mammographie-Reihenuntersuchung (Mammographie-Screening) eingerichtet. Der „Programmverantwortliche Arzt" (PVA) organisiert die Doppelbefundung der Mammographie-Aufnahmen, nimmt die abschließende Beurteilung vor und führt eine Drittbefundung bei unterschiedlichen Beurteilungsergebnissen durch. Zudem organisiert er die Abklärungsdiagnostik einschließlich des Sammelns und der Weiterleitung der Dokumentationsdaten. Das Reihenscreening wird als effiziente Früherkennungsmaßnahme dargestellt. Ob es diesem Anspruch gerecht wird, wird man lobbyneutral erst in vielen Jahren feststellen können. Auf der einen Seite gibt es einen sehr hohen Qualitätsstandard, auf der anderen aber auch Einwände, die beachtlich sein könnten. Solche Einwände beziehen sich auf die Unsicherheit des Datenmaterials, welches zur Einführung des Screenings geführt hat, auf eine durch das Reihenscreening nicht zu beeinflussende Gesamtbrustkrebssterblichkeit, auf zu erwartende falsch-positive Befunde sowie auf mit Sicherheit eintretende screeninginduzierte Mammakarzinome.

Beispiel Sectio caesarea. Sectio und Vaginalgeburt haben für Mutter und Kind jeweils unterschiedliche Risiken. Die jeweils höheren Risiken sind
◢ bei der vaginalen Entbindung Schäden für das Kind (Trauma, Cerebralschäden), Störungen beim Sexualverkehr, Beckenbodenschäden sowie Harninkontinenz,
◢ beim Kaiserschnitt eine höhere Müttersterblichkeit (insbes. Sekundärsectio), Uterusruptur, Sekundärheilung, Narbe, Placenta accreta.

Haftungsschwerpunkt in geburtshilflichen Schadensfällen ist der Vorwurf einer zu späten Schnittentbindung. Dagegen spielen Vorwürfe wegen Entscheidung gegen eine Vaginalgeburt kaum eine Rolle. Unter diesem Aspekt ist es fragwürdig, wenn in Qualitätssicherungsprogrammen eine niedrige Sectiofrequenz als erstrebenswert dargestellt wird (z.B. Sächsische Perinatal- und Neonatalerhebung 1999/Tab. 7; http://slaek.arzt.de/wir/40arbgru/peri/1999/1999.html, 02.07.2002).

Beispiel Heparin und Thrombose. In einem Fall nahm der Patient einen Arzt auf Schadensersatz in Anspruch mit dem Vorwurf, durch das Unterlassen einer Heparinisierung („Blutverdünnung") eine Thrombose verursacht zu haben, in deren Folge dem Patienten die rechte Hand teilweise amputiert werden musste. Der Mediziner behauptete dagegen, alles lege artis, also ordnungsgemäß, getan zu haben; er habe die Medikamentengabe auch vorschriftsmäßig dokumentiert. Der Gutachter schloss sich der Meinung des Patienten an: Die Dokumentation könne nicht richtig sein, denn bei entsprechender Medikamentengabe wäre es nicht zu einer Thrombose gekommen. Alle weiteren Gutachten exkulpierten den Arzt. Schließlich räumte auch der Erstgutachter ein, die entscheidende Ursache gar nicht in Betracht gezogen zu haben. Im konkreten Fall handelte es sich nämlich nicht um eine Thrombose durch das Unterlassen einer Heparinisierung, sondern um eine Thrombose durch Heparin. Die sogenannte heparininduzierte Thrombozytopenie (häufig als HiT II oder als HAT II bezeichnet) kann zum Verlust von Extremitäten führen und sogar lebensbedrohend sein.

Beispiel kosmetische Eingriffe. Kosmetische Eingriffe haben ein hohes Haftungspotenzial. Zum einen handelt es sich um eine medizinisch nicht indizierte Operation mit höchsten Anforderungen an die Patienten-

aufklärung, zum anderen ist der Patient oft umgehend zu Vorhaltungen bereit, wenn das Ergebnis seiner Erwartung nicht entspricht.

Das Thema Patientenaufklärung kann durch den Mediziner sicher beherrscht werden. Es erfordert ein ausführliches Gespräch mit dem Patienten, in welchem alle nicht beherrschbaren Risiken dargestellt werden. Insbesondere muss der Arzt klarstellen, dass es, z.B. durch Entzündungen, auch zu einer deutlichen Verschlechterung des Aussehens kommen kann. Dies ist insbesondere dann mit aller Intensität darzulegen, wenn sich der Mediziner über Medien werblich darstellt und dort anschaulich den Eindruck vermittelt, dass die Behandlungsergebnisse immer positiv sind. Für den Arzt ist es immer von Vorteil, wenn er das Aufklärungsgespräch individuell und umfassend dokumentiert und sich die Einwilligung des Patienten schriftlich bestätigen lässt. Von Vorteil ist auch, wenn sich aus den erfassten Daten ergibt, dass der Patient eine angemessene Bedenkzeit hatte.

Für Schadensersatzansprüche wegen misslungenen kosmetischen Eingriffs gilt das Gleiche wie für die Ansprüche wegen sonstiger Behandlungsfehler: Sie sind überwiegend nicht berechtigt. Der Arzt haftet z.B. für eine leichtfertige Fettabsaugung bei einem krankhaft Übergewichtigen oder für falsche Techniken des Faceliftings oder der Brustvergrößerung, er haftet aber nicht dafür, dass er der Erwartung des Patienten nicht entsprechen konnte. Wie jeder Behandlungsvertrag ist auch der Vertrag über die Leistung einer kosmetischen Operation ein Dienst- und kein Werkvertrag: Der Arzt schuldet eine Behandlung gemäß medizinischem Standard, er schuldet aber kein bestimmtes Behandlungsergebnis.

In etlichen vermeintlichen Schadensfällen zeigt sich, dass das wirkliche Problem der Patienten nicht ihr Erscheinungsbild ist. Es sind dann andere Ursachen, die ihn zu einer

Operation bewogen haben, wie Probleme in der Partnerschaft oder Jugendwahn oder Unzufriedenheit über die konkrete Lebenssituation. Diese Probleme werden durch den Eingriff nicht beseitigt, vielmehr sind sie Ursache dafür, dass das nicht akzeptierte Operationsergebnis zu psychischen Problemen führt. Deshalb kann dem Arzt nur geraten werden, sich vor einer kosmetischen Operation auch mit möglichen tiefer liegenden Motiven des Patienten auseinanderzusetzen und einen Eingriff unter Umständen auch abzulehnen.

Beispiel Leitlinien. Es ist vermehrt festzustellen, dass ein Abweichen von medizinischen Leitlinien als anspruchsbegründend angesehen wird. Ein Leitlinienverstoß kann einen Behandlungsfehler begründen, muss es aber nicht. So im Falle eines zweijährigen Kindes, das einer Phimosenoperation unterzogen wurde, weil es zu erheblichen Miktionsbeschwerden gekommen war. Der Patientenanwalt hatte nun der Leitlinie entnommen, dass diese Operation erst ab dem dritten Lebensjahr vorgenommen werden soll und hieraus eine Haftung abgeleitet. Der Gutachter sah dies anders, nämlich dass ein Zuwarten eine unterlassene Hilfeleistung gewesen wäre.

Dieser Fall spiegelt das Wesen der Leitlinien wider: Sie sind unverbindliche Handlungsanleitungen, von welchen im individuellen Fall abgewichen werden kann. Damit aus diesem Abweichen kein Haftungstatbestand folgt, sollte das Abweichen mit Begründung dokumentiert werden.

Beispiel fehlende Eigenverantwortung. Als „mündiger Patient" wird gemeinhin ein Patient verstanden, der über seine Erkrankung informiert ist und im Rahmen seiner Möglichkeiten die Behandlung mitbestimmt. „Mündiger Patient" heißt aber offenbar nicht, in der persönlichen Lebensführung Krankheitsrisiken auszuschließen. Für eine

Vielzahl von Krankheiten geht die Medizin heute von beeinflussbaren Risikofaktoren aus (Bluthochdruck, Übergewicht, ungenügende Bewegung, Rauchen, Diabetes, erhöhte Fettwerte, übermäßiger Alkoholkonsum, Stress). Die Schadensregulierer der Versicherer erleben immer wieder Situationen, in denen der vermeintlich oder tatsächlich iatrogen geschädigte Patient im Behandler einen Schuldigen sucht, ohne auch nur ansatzweise seine Lebensführung als eigentliches Kausalereignis in Betracht zu ziehen. So im Falle

- ◢ eines durch uterine Mangelversorgung geschädigten Neugeborenen, dessen Mutter trotz eindringlicher Hinweise während der Schwangerschaft Kettenraucherin geblieben war;
- ◢ einer 35-jährigen Patientin mit Adipositas permagna und Nikotinabusus, die ihrem Gynäkologen eine um einen Monat verzögerte Diagnose ihres Mammakarzinoms vorwarf;
- ◢ eines 50-jährigen Kettenrauchers, bei dem ein kleinzelliges Lungenkarzinom diagnostiziert worden war und der dem Arzt eine Diagnoseverzögerung vorwarf, welche die Heilungschancen deutlich verringert habe. Eine Diagnoseverzögerung lag tatsächlich nicht vor, sie hätte aber auch keine Rolle gespielt. Der Patient war bei Erstdiagnose (wie 60% aller Patienten mit diesem Karzinom) im Stadium „Extensive Disease" (Stadium IV nach UICC), für welches es keinen kurativen, sondern lediglich noch einen palliativen Therapieansatz gibt.

Beispiel Non-Compliance. In Schadensfällen spielt immer wieder das Thema Non-Compliance, also die fehlende Therapietreue, eine Rolle. Haftungsrechtlich ist sie unter dem Gesichtspunkt des Mitverschuldens, gesundheitspolitisch unter dem Aspekt des Selbstverschuldens relevant. In einschlägigen Fällen ist offensichtlich, dass die Eigenverantwortung offenbar abhanden gekommen ist und stattdessen der Mediziner in die Pflicht genommen werden soll. Natürlich muss ein Arzt einen Patienten durch die Therapie führen, ihn anleiten und begleiten. Mittlerweile wird aber für zahlreiche Therapien überlegt, wie man auf therapieunwillige Patienten einwirken kann oder muss. In einem Schadensfall warf der Patient einem Arzt eine fehlerhafte Asthma-Behandlung vor, die zu einem lebensbedrohlichen Anfall geführt habe. Nur durch Zufall kam heraus, dass der Patient seine Medikamente nicht vorschriftsmäßig genommen hatte. Dem Arzt konnte kein Vorwurf gemacht werden, er hatte wiederholt auf die Therapienotwendigkeit hingewiesen und dies auch dokumentiert. Der Gutachter stellte fest, dass diese Komplikation kein Einzelfall sei; Non-Compliance sei mit bis zu 50% der Patienten ein grundsätzliches Phänomen bei chronischen Krankheiten und führe allein bei Asthma zu mehreren tausend Toten jährlich.

Beispiel Alternative Medizin. Ein Heilwesen-Haftpflichtversicherer hat sich unter mehreren Gesichtspunkten mit alternativer Medizin auseinanderzusetzen. Er muss entscheiden, ob er konkrete Risiken versichern will, und er hat sich mit Schadensfällen zu befassen, welche daraus herrühren, dass die alternative Medizin nicht dem schulmedizinischen Behandlungsstandard entspricht und deshalb im Schadensfall zu einer Haftung führen kann.

Aus schulmedizinischen Sachverständigengutachten ergeben sich aber immer wieder Hinweise, welche Anlass sein sollten, bisher unbekannte Wechselbeziehungen nicht von vornherein auszuschließen. Ein Aspekt ist der Zusammenhang zwischen Psyche und Krankheit, oder zwischen „Innen" und „Außen". So ist in ärztlichen Gutachten zu lesen, dass ein Hörsturz stressbedingt sein kann. Verifizierbar ist dieser Zusammenhang nicht, in Schadensfällen sind aber hauptsächlich Personen betroffen, die beruflich starkem ne-

gativen Stress (wie Existenzangst), Zeitdruck oder Unzufriedenheit ausgesetzt waren, also „etwas auf die Ohren bekommen" hatten. Analog gibt es – durch Mediziner – vermutete Ursachen des chronischen Grünen Stars („ich kann mir das Ganze nicht mehr ansehen") oder des Sudeck-Syndroms (der wehleidige Patient, der Angst hat, sich zu bewegen). Wenn es solche Zusammenhänge gibt, dann ist hier auch der Schlüssel einer Heilung zu sehen, deren Grundlage ein stimmiges Leben ist.

Ein weiteres Indiz für den Zusammenhang von Psyche und Krankheit ergibt sich aus probandengesicherten Studien, welche die enorme Bedeutung des Placeboeffektes nachweisen. In einer Vielzahl von Fällen kommt es zur Heilung allein durch die Vorstellung, ein Medikament bekommen zu haben oder in einer bestimmten Art und Weise operiert worden zu sein.

Bei Gesamtbetrachtung dieser Phänomene ist nicht auszuschließen, dass alternative Ansätze, welche Stimmigkeit und Selbstheilungskräfte des Körpers propagieren, irgendwann medizinischer Standard sein werden.

Beispiel Nosokomiale Infektion. Das eigentliche Risiko der Krankenhausbehandlung liegt nicht in den Bereichen Behandlungsfehler und Schadensersatzrecht, sondern in der nosokomialen Infektion mit multiresistenten Erregern. Eine nosokomiale Infektion ist eine Infektion, die durch Ansteckung in einem Krankenhaus oder einer anderen medizinischen Einrichtung erworben wird. Sie ist eines der wichtigsten Probleme der Hygiene. Unter anderem deshalb gilt seit Januar 2006 das neue Infektionsschutzgesetz (IfSG), nach welchem Krankenhäuser und Einrichtungen für ambulante Operationen verpflichtet sind, bestimmte Krankenhausinfektionen zu erfassen und zu bewerten. Hochrechnungen haben ergeben, dass jährlich bis zu 1 000 000 Patienten von nosokomialen Infektionen betroffen sind und häufig eine Antibiotika-

Multiresistenz auftritt. Weltweit steigt die Zahl der nosokomialen Infektionen durch antibiotikaresistente Erreger signifikant. In einigen Ländern erscheint die Situation mit einem Anteil von bis zu 60% Antibiotika resistenter Erreger kaum noch beherrschbar (z.B. in Japan und den USA). Es wäre also gesundheitspolitisch wesentlich sinnvoller, hier eine weitere Sensibilisierung und weitere Aktivitäten zu initiieren, als den Fokus überwiegend auf Einzelfälle der Behandlungsfehler zu legen.

4.4 Resümee

Der etablierte Heilwesen-Haftpflichtversicherer hat einen umfassenden Überblick über tatsächliche und potenzielle Schadensfälle.

Dies ergibt sich aus der versicherungsvertraglichen Meldepflicht der Versicherungsnehmer und unterstützenden Maßnahmen wie dem incident-reporting.

Auch wenn die tatsächliche Zahl an „echten" Behandlungsfehlern weit unter publizierten Hypothesen liegt, sollte im Sinne der Schadensprophylaxe jeder Fall Gegenstand eines Riskmanagements sein.

Führt ein Haftpflichttatbestand zu einem iatrogenen Schaden, hat der Versicherer im Interesse aller Beteiligten, also auch in seinem eigenen Interesse, der schnellen außergerichtlichen Befriedung Priorität einzuräumen.

Darüber hinaus sollte der Versicherer seine Erfahrungen zur Verbesserung der Volksgesundheit nutzen; er sollte ihm bekannt gewordene Potenziale sowohl der medizinischen Versorgung als auch des eigenverantwortlichen Patienten aufzeigen.

Der Versicherer sollte auch keine Hemmungen haben, Achtsamkeit und Nächstenliebe als die vielleicht wichtigsten Instrumente der Sicherung des Heilerfolges, aber auch der Eskalationsvermeidung, anzusprechen. Es ist immer wieder beeindruckend zu erleben, was menschliche Verbundenheit von Arzt und Patient für den Heilerfolg, aber auch für eine Deeskalation bedeutet. So sind Patienten, die sich wirklich angenommen fühlen, im Falle eines ärztlichen Fehlers meist zur Fortsetzung des Behandlungsverhältnisses bereit.

5 Behandlungsfehlervorwürfe – Begutachtung durch den MDK am Beispiel des MDK Nordrhein

Thomas Quirmbach

Mit Inkrafttreten des Gesundheitsreformgesetzes 1988 schuf der Gesetzgeber für die Gesetzliche Krankenversicherung u.a. die Möglichkeit, ihre Mitglieder bei vermuteten Behandlungsfehlern zu unterstützen.

Im Jahr 1997 beschlossen die Geschäftsführung und Ärztliche Direktion des MDK Nordrhein, die Begutachtung und Leistungsabgrenzung von medizinischen Schadensbildern zu bündeln. Das daraufhin gegründete Referat Behandlungsfehler nahm am 01.11.1997 unter der Leitung von Herrn Prof. Dr. R. Lemke (Arzt für Rechtsmedizin) seinen Betrieb auf.

Eine zunehmende Patientenorientierung im Gesundheitswesen und eine verstärkte Nachfrage dieser Unterstützungsleistung durch die Versicherten sowie die Intensivierung der Regressaktivitäten im Bereich der GKV ließen die Auftragszahlen in der Initialphase rasch emporschnellen und führten im weiteren Verlauf kontinuierlich zu steigenden Beauftragungen.

Das Aufgabenspektrum des Referates Behandlungsfehler umfasst die Beratung, Begutachtung und Leistungsabgrenzung bei medizinischen Schadensbildern. Wenngleich hierunter auch Abgrenzungskausalitäten (GKV/BG) und Zukunftsrisikoeinschätzungen zu subsumieren sind, stellt die Behandlungsfehlerbegutachtung doch die „Kerntätigkeit" des Referates dar, wie Abbildung 5.1 verdeutlicht.

Außer eigenen Mitarbeitern steht ein Stamm externer Gutachter zur Verfügung, sodass neben fachlich und zeitlich adäquater Auftragsabwicklung der MDK Nordrhein auch über Begutachtungskompetenz auf al-

len klinischen Fachgebieten verfügt. Bei den Beauftragungen wegen vermuteter Behandlungsfehler beziehen sich die Vorwürfe in überwiegender Zahl auf operative Fachgebiete.

Die Grundlagen für die Behandlungsfehlerbegutachtung durch den MDK finden sich im SGB V und SGB X. Gemäß § 66 SGB V können Krankenkassen die Versicherten bei der Verfolgung von Schadensersatzansprüchen, die bei der Inanspruchnahme von Versicherungsleistungen aus Behandlungsfehlern entstanden sind, unterstützen. § 116 SGB X regelt die Erstattungs- und Ersatzansprüche der Leistungsträger gegen Dritte, hier speziell „Ansprüche gegen Schadensersatzpflichtige".

Was bedeutet dies für die Behandlungsfehlerbegutachtung durch den MDK?

Initiator des Begutachtungsverfahrens ist die Gesetzliche Krankenversicherung, mittelbar der sich an die zuständige Krankenkasse wendende Versicherte. Das Verfahren basiert auf den Vorgaben der vorstehend zitierten Sozialgesetzbücher.

Betroffene (beschuldigte) Ärzte müssen dem Verfahren nicht zustimmen. Ein formales Regelwerk in Analogie zu Verfahren vor Gutachterkommissionen/Schlichtungsstellen der ärztlichen Standesorganisationen existiert nicht. Die Verfügungshoheit über die vom MDK erstellten Gutachten liegt ausschließlich in Händen der beauftragenden Krankenkassen (Verfahrensherr).

In der Regel wenden sich betroffene, unter Umständen schon anwaltlich vorberatene Patienten an ihre Krankenkasse „vor Ort"

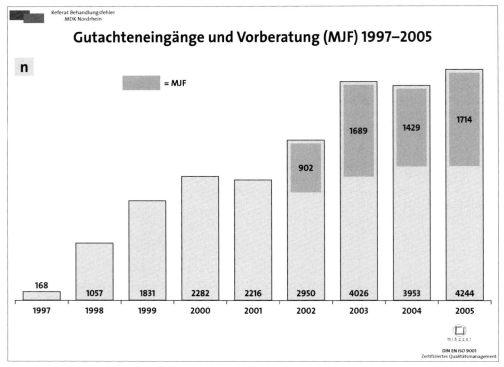

Abb. 5.1: Gutachteneingänge und Vorberatung (medizinisch-juristische Fallberatung)

und informieren über den vermuteten Behandlungsfehler. Speziell weitergebildete Kassenmitarbeiter (bei den meisten Krankenkassen bereits verwirklicht, bei anderen angestrebt) nehmen eine erste Prüfung vor. In dieser Phase wird die Medizinisch-Juristische Fallberatung (MJF), eine MDK-Beratung zu speziellen Regressthemen (Behandlungsfehler etc.), zunehmend in Anspruch genommen. Je nach Ausgang der Vorprüfung/Fallberatung legt die Krankenkasse den Vorgang mit den erforderlichen (ggf. ergänzten) ärztlichen Unterlagen zur Begutachtung vor. Im Referat Behandlungsfehler erfolgt eine weitergehende Prüfung der Unterlagen, je nach Erfordernis mit einer kurzen gutachterlichen Stellungnahme oder einem ausführlichen, wissenschaftlich begründeten Gutachten (fallbezogenes stufenweises Vorgehen).

Darüber hinaus wird Stellung zu bereits existenten Fremdgutachten (Privatgutachten, Gutachten von Schlichtungsstellen/ Gutachterkommissionen der Ärztekammern, Gerichtsgutachten) genommen. Auch auf „Gegengutachten" (in Bezug auf ein MDK-Erstgutachten) erfolgen gutachterliche Erwiderungen. Bei der Durchsetzung eigener Ersatzansprüche der Auftraggeber (außergerichtlich, gerichtlich) wird das Referat Behandlungsfehler ebenfalls beratend tätig.

Man muss sich vergegenwärtigen, dass die Behandlungsfehlerbegutachtung – unabhängig davon, welcher Arzt in welcher Institution hier tätig wird – einen äußerst sensiblen Bereich ärztlichen Handelns berührt und ein „Terrain" mit hoher Außenwirkung darstellt. Nicht selten werden diese Gutachten durch Dritte (andere Begutachtungsinstitutionen, Juristen) einer kritischen Prüfung unterzogen, insbesondere bei konstatierten Behandlungsfehlern. Neben der Selbstverständlichkeit eines immer aktuellen medizinischen Fachwissens ist daher eine fachlich kompetente und schlüssige Gutachtenerstellung eine weitere conditio sine qua non für diese äußerst anspruchsvolle ärztliche Tätigkeit.

Beim MDK Nordrhein sind vorstehende Normen integraler Bestandteil der Behandlungsfehlerbegutachtung.

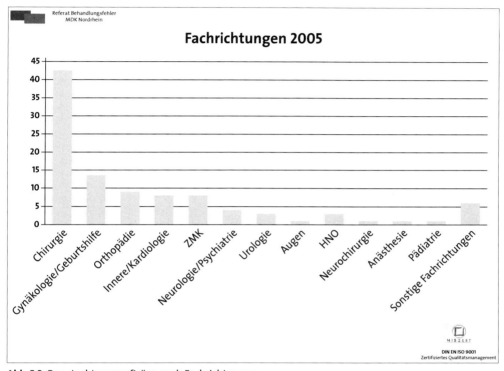

Abb. 5.2: Begutachtungsaufträge nach Fachrichtungen

	1997	1998	1999	2000	2001	2002 + MJF	2003 + MJF	2004 + MJF	2005 + MJF
Aufträge	168	1057	1831	2282	2216	2950	4026	2953	4244
Behandlungsfehlerfrage	k.A.	761	1554	1862	1684	1638	1963	2095	1923
Behandlungsfehler: ja	k.A.	27%	19%	22%	29%	26%	22%	25%	21%

k.A. = keine Angabe

Abb. 5.3: Aufträge und bestätigte Vorwürfe von Behandlungsfehlern

6 Behandlungsfehler-Management in der Gesetzlichen Krankenversicherung am Beispiel der AOK

Jörg Lauterberg, Anja Mertens

6.1 Grundlagen, Ziele und Inhalte des AOK-Behandlungsfehler-Managements

Sozialrechtliche Grundlagen für das Behandlungsfehler-Management innerhalb der Gesetzlichen Krankenversicherung (GKV) und Sozialen Pflegeversicherung (SPV) existieren derzeit im Wesentlichen durch zwei Vorschriftsbereiche:

◢ Zum einen erlaubt eine Kann-Vorschrift des § 66 SGB V den Krankenversicherungen sowie eine analoge Vorschrift im § 115 Abs. 3 Satz 7 SGB XI den Pflegeversicherungen die Beratung und Unterstützung von Versicherten im Falle eines Behandlungs- bzw. Pflegefehlerverdachts,

◢ daneben sind die gesetzlichen Kranken- und Pflegekassen nach § 116 SGB X verpflichtet, die Kosten durch drittverursachte Gesundheitsschäden zu regressieren.

Eine Reihe von Gründen hat dazu geführt, dass die seit 1989 bestehende Möglichkeit zur Unterstützung der Versicherten bei Behandlungsfehlerverdacht zunächst nur unzureichend umgesetzt wurde. Hierzu zählen neben der Formulierung als Kann-Vorschrift Schwierigkeiten der Beweisführung, Unklarheiten in Hinsicht auf Art und Umfang der Hilfen (u.a. Prozesskostenbeihilfen) sowie die bis 2001 existierende 30-jährige Verjährungsfrist der GKV für Ersatzleistungsansprüche, die nunmehr auf drei Jahre verkürzt ist.

Im Gefolge allgemeiner gesundheitspolitischer Prioritätensetzungen beschloss die AOK-Gemeinschaft im Jahr 2000 ein Rahmenkonzept zur Stärkung der Patientenrechte und des gesundheitlichen Verbraucherschutzes. Ab Herbst 2000 fand eine flächendeckende Implemetierung des AOK-Behandlungsfehler-Managements durch interdisziplinäre Service-Teams auf Basis eines Pilotmodells der AOK Rheinland bundesweit statt. Flankierend schuf das GMG 2004 günstigere Rahmenbedingungen durch Vorschriften wie die zu den Mitteilungspflichten der Ärzte und Krankenhäuser bei drittverursachten Gesundheitsschäden (gem. § 294 a SGB V). Insofern kann inzwischen im AOK-Bereich auf eine breite und mehrjährige Aufbauperiode von Aktivitäten und Erfahrungen im Bereich des Behandlungsfehler-Managements zurückgeblickt werden.

Eine Mitte 2005 vom AOK-Bundesverband durchgeführte Befragung von 17 Landes-AOKs erbrachte ein konsistentes Bild der unternehmenspolitischen Prioritäten im Bereich des Behandlungsfehler-Managements. Zunächst wurde im Mittel als erstes Ziel eindeutig die Service-Leistung in Form von Beratung und Unterstützung der Versicherten mit einem Behandlungsfehlerverdacht genannt, dann die Regressierung von Ansprüchen bei Kosten durch drittverursachte Gesundheitsschäden und an dritter Stelle der mögliche Beitrag zu Risikomanagement und Fehlerprävention. Einzelne AOKs sahen auch einen hohen Wert in aufklärender, allgemeiner Öffentlichkeitsarbeit zum Themenkomplex Medizinschäden und Behandlungsfehler. Auch aus dieser Prioritätensetzung heraus wird deutlich, dass GKV und SPV in diesem erst in jüngerer Zeit belebten Tätigkeitsfeld überwiegend noch in den Anfängen stehen dürften, was die Nutzung des gesammelten Wissens und der Erfahrung zu vermuteten und teilweise bestätigbaren Behandlungs- und Pflegefehlern für das klinische Risikomanagement betrifft.

Inhaltlich umfasst die Arbeit der AOK-Serviceteams im Behandlungsfehler-Management die Sachverhaltsaufbereitung mit Beschaffung hierfür notwendiger Unterlagen und Vorfilterung der Verdachtsfälle. Für die variabel aus Juristen, Medizinern, Sozialversicherungsfachangestellten, Sozialpädagogen und Pflegefachkräften zusammengesetzten Teams gehören Veranlassung von externen oder Gutachten des Medizinischen Dienstes (MDK) ebenso zum Tätigkeitsspektrum wie die Hilfestellung bei Antragstellungen an die Schlichtungsstellen und Gutachterkommissionen bei den Ärztekammern

und die Unterstützung bei außergerichtlichen Verhandlungen mit Haftpflichtversicherungsunternehmen. In Lotsenfunktion bahnen die Mitarbeiter mitunter Wege zu spezialisierten Rechtsanwälten oder helfen bei der Vorbereitung und Begleitung von Prozessen. Auch eine wichtige Tätigkeit ist in Einzelfällen die Kontaktvermittlung zu Selbsthilfegruppen oder Organisationen der Verbraucher- und Patientenberatung. Durchführung von Regressen sowie themen- und anlassbezogener Projekte (z.B. Dekubitus, Medizinprodukte, Arzneimittel) komplettieren ein vielseitiges Aufgabenfeld, in dem die Mitarbeiter durch die Betreuung von körperlich und oft seelisch und materiell geschädigten Klienten teilweise vor große Herausforderungen gestellt werden.

Tab. 6.1: Bearbeitete Behandlungsfehlerverdachtsfälle der AOK bis Mitte 2005

AOK	Fallzahlen kumuliert bis Mitte 2005
Baden-Württemberg	3 292
Bayern	11 283
Berlin	4 655
Brandenburg	2 094
Bremen/Bremerhaven	1 234
Hamburg	979
Hessen	3 449
Mecklenburg-Vorpommern	785
Niedersachsen	4 155
Rheinland	5 800
Rheinland-Pfalz	2 560
Saarland	356
Sachsen (bis 2004)	709
Sachsen-Anhalt	2 646
Schleswig-Holstein	1 716
Thüringen	1 500
Westfalen-Lippe	3 021
Gesamt	**50 234**

6.2 Entwicklung des AOK-Behandlungsfehler-Managements

Die Zahl von 1500 zu Beginn der bundesweiten Registrierung im Jahr 2000 bearbeiteten Fälle im AOK-Bereich hat sich bis Mitte 2005 auf über 50 000 Fälle erhöht. Tabelle 6.1 zeigt dabei die Verteilung auf die bezüglich ihrer Mitgliederzahlen unterschiedlich großen Landes-AOKs.

Seit dem Jahr 2003 stabilisiert sich mit etwa 8000 Fällen die Zahl der jährlich neu hinzu kommenden Verdachtsfälle auf das Vorliegen eines Behandlungs- oder Pflegefehlers bei AOK-Versicherten, die 2005 ungefähr einen Anteil von 36,5% der gesetzlich Kranken- und Pflegeversicherten in Deutschland ausmachten. Von den bei der AOK bearbeiteten Fällen wird für etwa jeden fünften Fall beim MDK eine gutachterliche Stellungnahme angefordert, und diese bestätigt medizinisch – ähnlich den Raten bei den Gutachterkommissionen und Schlichtungsstellen bei den Ärztekammern – bundesweit in etwa bei jedem dritten Fall das Vorliegen eines Behandlungsfehlers.

6.3 Selektion und Repräsentativität

Es stellt sich die Frage, inwiefern die Daten des GKV-Behandlungsfehler-Managements zu Zwecken der Epidemiologie von Medizinschäden und Behandlungsfehlern genutzt werden können, da nicht zuletzt die gesundheitspolitisch Verantwortlichen die Größenordnung des Problems und damit den Handlungsbedarf realistisch einschätzen müssen. Der Sachverständigenrat zur Begutachtung der Entwicklung im Gesundheitswesen [1] hat das Verhältnis von tatsächlichen Behandlungsschäden und aktenkundig gewordenen Schäden im Sinne eines Eisbergmodells wie in Abbildung 6.1 dargestellt.

Das für dieses Modell unter anderem sprechende und in der Behandlungsfehlerforschung als „litigation gap" bezeichnete Phänomen ist im US-amerikanischen, eher klagefreundlichen Raum gut untersucht [2–4]. So erbrachte eine Spezialauswertung der Harvard Medical Practice Studie [5] den Befund, dass lediglich 1,53% der Krankenhauspatienten mit einem nach Experteneinschätzung eindeutigen Behandlungsfehler mit Sorgfaltspflichtverletzung und unerwünschtem Ereignis („adverse event due to negligence" bestätigt durch Krankenhausaktenanalyse) Schadensersatzansprüche geltend gemacht hatten. Somit sind auch in Deutschland fehlerbedingte Medizin- und Pflegeschäden möglicherweise um den Fak-

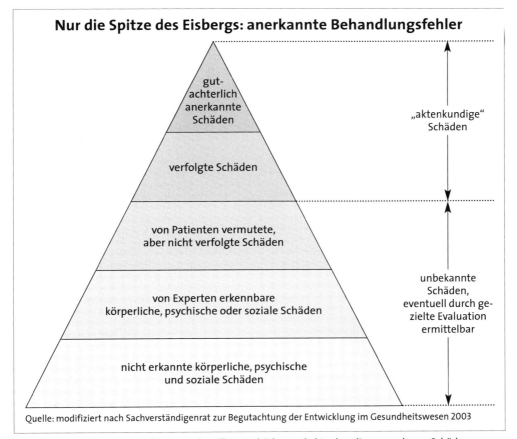

Nur die Spitze des Eisbergs: anerkannte Behandlungsfehler

gutachterlich anerkannte Schäden

verfolgte Schäden

von Patienten vermutete, aber nicht verfolgte Schäden

von Experten erkennbare körperliche, psychische oder soziale Schäden

nicht erkannte körperliche, psychische und soziale Schäden

„aktenkundige" Schäden

unbekannte Schäden, eventuell durch gezielte Evaluation ermittelbar

Quelle: modifiziert nach Sachverständigenrat zur Begutachtung der Entwicklung im Gesundheitswesen 2003

Abb. 6.1: Verhältnis von tatsächlichen Behandlungsschäden und aktenkundig gewordenen Schäden

tor 50 oder mehr häufiger als die offiziell und professionell behandelten Fälle bei Schlichtungsstellen, Haftpflichtversicherungen, Gerichten und Krankenkassen. Eine vom Robert Koch-Institut herausgegebene Expertise [6] diskutiert und berücksichtigt dieses empirisch fundierte Phänomen bei der quantitativen Problemeinschätzung für Deutschland in unzureichender Weise.

Weitere Selektionseffekte, die sich bei der Meldung eines Behandlungsfehlerverdachts ergeben und die Repräsentativität z.B. der Daten aus dem AOK-Behandlungsfehler-Management bezweifeln lassen, zeigten sich in Studien [7], die bei älteren Menschen und Patienten mit niedrigerem sozio-ökonomischen Status eine auf ein Fünftel verringerte Anzeigerate für einen Behandlungsfehlerverdacht fanden. Damit dürften entsprechend der Versichertenstruktur deutlich weniger AOK-Versicherte einen Verdachtsfall bekannt machen als bei anderen Gesetzlichen Krankenversicherungen. Im Ergebnis resultiert bei Auswertung interner AOK-Statistiken eine erhebliche Unterschätzung der realen Behandlungsfehlerzahl.

Die Motive für unterlassene Anzeigen erhellt in Teilen eine 2002 vom Unternehmen Forsa im Auftrag der Techniker-Krankenkasse durchgeführte repräsentative Befragung an 1000 Personen [8]. Von 190 Personen, die nach eigenen Angaben mindestens einmal einen medizinischen Behandlungsfehler erlitten hatten, gaben 54% an, den Verdacht für sich behalten zu haben, 38% hatten sich zur Klärung an einen Arzt und 6% an eine stationäre Einrichtung gewandt sowie lediglich 3% an eine Krankenkasse und zu je etwa 1% an eine Schlichtungsstelle, einen Rechtsanwalt oder eine Verbraucherschutzeinrichtung. Tabelle 6.2 gibt die von 96% der 190 Befragten mit Behandlungsfehlerverdacht vorgebrachten Gründe wieder, warum diese keine weiteren offiziellen Schritte unternommen hatten. Diese Umfrage beleuchtet trotz methodisch begrenzter Aussagekraft einige

Tab. 6.2: Gründe von Versicherten, einen Behandlungsfehlerverdacht nicht weiter zu verfolgen (FORSA-Befragung 2002)

Gründe für Nicht-Meldung (96% von n = 190)	% (Mehrfachnennungen)
Vermuteter Fehler war nicht so schlimm/schwerwiegend	21
„Man hat da sowieso keine Chance"	13
Unwissenheit	12
„Zu lange her"	11
„Nicht daran gedacht"	8
„Unsicher, ob Fehler Ursache war"	5
Zustand hat sich gebessert	4
„Gesundheitlich zu angeschlagen, um mich darum zu kümmern"	4
Behandlungsfehler konnte nicht bewiesen werden	3
Zu DDR-Zeiten geschehen	3

relevante Aspekte der subjektiven Patientensicht in Hinblick auf vermutete Behandlungsfehler. Sie bietet insofern teilweise Erklärungsansätze für den beobachteten „litigation gap".

Aber auch im Prozess der Aufarbeitung von Fällen mit Behandlungsfehlerverdacht wirken die Repräsentativität beeinträchtigende Selektionseffekte, die nicht auf Seiten der Versicherten, sondern in internen Geschäftsprozessen der Krankenkassen begründet sein können. So zum Beispiel haben die peripheren Geschäftsstellen der AOK – insbesondere im Vergleich der Stadtstaaten mit den Flächenländern – in der Vorfilterung von versichertenseitig vorgebrachtem Behandlungsfehlerverdacht bundesweit unterschiedlich große Kompetenzen, gefolgt von nicht exakt standardisierten Verfahrensweisen der Fallfilterung bei den Service-Teams. Vermutlich auch als Ausdruck unterschiedlicher Vorselektionsprozesse divergieren bei der AOK die Anerkennungsquoten der MDK-Behandlungsfehlergutachten zwischen den Bundesländern deutlich herum um eine bun-

desweit mittlere Quote von etwa 30%. Die beschriebenen patienten- und organisationssei-
tigen Selektionsmechanismen dürften in anderer Akzentuierung, aber ähnlichem Ausmaß bei allen Haltern von Medizinschadens-
und Behandlungsfehlerregistern ebenfalls
vorhanden sein.

Schließlich sei erwähnt, dass in die interne AOK-Statistik auch eigengenerierte Fälle
des Verdachts von Behandlungs- oder Pflege-
fehlerfällen eingehen. Hier handelt es sich
um Routineprozesse oder befristete Projekte
von Kranken- und Pflegekassen, bei denen
auch ohne vorherige Meldung des Versicherten im Rahmen von Fachprojekten Fällen
von zum Beispiel Dekubitus, Geburtsschäden oder Verbrennungen im Rahmen operativer Eingriffe prüfend nachgegangen wird,
insgesamt eine aus Patientenschutzperspek-
tive begrüßenswerte Aktivität. Zusammengefasst erhärtet sich die Vermutung, dass GKV-
Daten zu Zwecken der Behandlungsfehler-
und Medizinschadensepidemiologie nur eingeschränkt nutzbar sind.

6.4 Auswertungen im AOK-Be-handlungsfehler-Management

Abbildung 6.2 zeigt eine bundesweite Statistik der bearbeiteten AOK-Fälle eines Behandlungsfehlerverdachtes nach ärztlichem Fachgebiet. Übereinstimmend mit Statistiken der
Schlichtungsstellen und der Haftpflichtversicherungswirtschaft [9, 10] dominieren Fälle
aus den Bereichen Chirurgie und Orthopädie
sowie Gynäkologie/Geburtshilfe und der zunehmend invasiver vorgehenden Inneren
Medizin.

Bisherige Versuche der Landes-AOKs, regional einzelne wiederholt auffällige Leistungserbringer zu identifizieren, waren nach
mündlichen Angaben weitgehend ähnlich
erfolglos wie systematische Anstrengungen
von Wissenschaftlern [11], die prospektiv
auf Basis großer Datenbestände im Sinne eines „targetings" Risikoschwerpunkte identifizieren wollten. In der kumulierten AOK-
Übersichtsstatistik auf Bundesebene lassen
sich derzeit nur elf grobe, für Risikopräventionszwecke wenig nutzbare Parameter der
Geschäftsprozesse beim Behandlungsfehler-
management abbilden. Auf der Landesebene

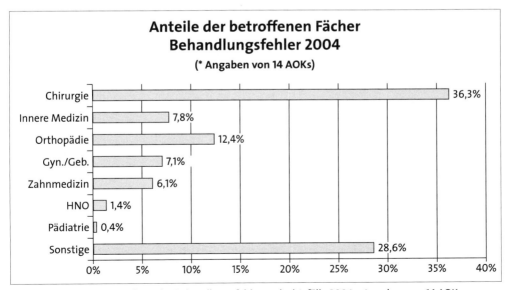

Abb. 6.2: Fachgebietsverteilung der Behandlungsfehlerverdachtsfälle 2004 – Angaben von 14 AOK

(z.B. AOK Berlin) erlauben vereinzelt sehr detaillierte EDV-Auswertungsmöglichkeiten, Fachfragen rasch und aufwandsarm zu beantworten. Diesbezüglich bewegt sich das AOK-Spektrum zwischen EDV-mäßig komfortabel unterstützten Geschäftsprozessen und solchen mit bisher marginal EDV-mäßig begleitetem Fall-Management basierend auf Papierarchiven.

6.5 Potenzial von Behandlungs- fehlerregistern

Die zuvor angedeutete Situation ist unbefriedigend in Hinblick auf Möglichkeiten der AOK-Gemeinschaft, mit ihrem großen Erfahrungsschatz bei vermuteten und bestätigten Behandlungsfehlern Beiträge zu klinischem Risikomanagement und zur Fehlerprävention zu liefern. Denn auch wenn Analysen von Behandlungsfehlerregistern nur eine unter zahlreichen Methoden des Risikomanagements bilden [12], stellen sie doch trotz Einschränkungen hochgradig sinnvolle Ansätze dar. Mit ihnen können einrichtungsübergreifend besonders latente Fehlerquellen identifiziert werden und aus der Perspektive von oft schwerwiegenderen Schadensfällen heraus relevante medizinische Risikobereiche ausgewertet werden. Analysen können auf Basis oft umfangreicher Informationen aus verschiedener Sicht (Betroffener, Jurist, Mediziner) durchgeführt werden und gezielt retrospektiv zu anerkannten, nicht nur vermuteten Fehlern stattfinden. Diese Vorteile wiegen die Nachteile von Behandlungsfehlerregistern in Hinblick auf mangelnde Repräsentativität, größeren Auswertungsaufwand und erschwerte zeitnahe Rückmeldungsmöglichkeit an die betroffenen Akteure vor Ort klar auf.

6.6 Fehlerpräventionsorientierte AOK-Aktivitäten

Die Unterstützung von Versicherten bei Behandlungsfehlerverdacht durch Kranken- und Pflegekassen stellt an sich bereits einen wirksamen, aber indirekten Beitrag zum Patientenschutz dar. Denn die Leistungserbringer im Gesundheitswesen reagieren mit wachsenden Anstrengungen im Bereich des klinischen Risikomanagements auch auf die durch das Behandlungsfehler-Management der GKV praktisch gestärkten Patientenrechte.

Die AOK hat sich im Sinne einer Doppelstrategie bereits früh parallel im Feld der Fehlerprävention engagiert, da von vermiedenen Medizin- und Pflegeschäden in erster Linie Patienten und Angehörige, aber auch Ärzte und Pflegepersonal, Versorgungseinrichtungen sowie Kostenträger erheblich profitieren. Mit der Ärztekammer Berlin gemeinsam wurde 2002 der renommierte Berliner Gesundheitspreis zum Thema „Fehlervermeidung in Medizin und Pflege" ausgelobt. Das Institut für Medizinschadenswesen der AOK Schleswig-Holstein veranstaltet öffentliche Fachtagungen mit und für medizinische Berufsgruppen, und einige Landes-AOKs stehen im Dialog mit Kliniken in ihrer Region zum Thema Behandlungsrisiken.

Eine aktive AOK-Beteiligung an den Aktivitäten zur Gründung des Aktionsbündnisses Patientensicherheit e.V. und dessen Förderung ist ebenso als Beitrag zum Thema Fehlerprävention zu werten wie die Finanzierung eines norddeutschen Verbundprojektes von elf Kinderkliniken, die seit 2005 koordiniert durch das Institut für Gesundheits- und Medizinrecht der Universität Bremen ein Critical Incident Reporting System und darauf fußendes Risikomanagement aufgebaut haben [13]. Derzeit finden darüber hinaus unternehmensinterne Beratungen statt, ob bei der Dokumentation begutachteter Behandlungsfehlerverdachtsfälle künftig ein vom Aktionsbündnis Patientensicherheit e.V. empfohlener Kerndatensatz erhoben werden soll. Dieser idealerweise von allen Haltern von Medizinschadensregistern geführte Kerndatensatz ermöglicht perspektivisch, themenbezogen geeignete Fälle in den Registern zu identifizieren und in koordinierten Analysen für Risikopräventionszwecke praktisch nutzbar zu machen [14]. Die exemplarisch erwähnten AOK-Aktivitäten dienen dem Ziel, eine neue Sicherheitskultur im deutschen Gesundheitswesen mit zu befördern.

Literatur

[1] Sachverständigenrat für die Konzertierte Aktion im Gesundheitswesen (2003) Finanzierung, Nutzerorientierung und Qualität. Band I, Bonn

[2] Brennan TA, Sox CM, Burstin HR, Relation between negligent adverse events and the outcomes of medical malpractice litigation. N Engl J Med (1996), 335, 1963–67

[3] Edbril SD, Lagasse RS, Relationship between malpractice litigation and human errors. Anesthesiology (1999), 91, 848–55

[4] Studdert DM et al., Negligent care and malpractice claiming behavior in Utah and Colorado. Med Care (2000), 38, 250–60

[5] Localio AR et al., Relation between malpractice claims and adverse events due to negligence – Results of the Harvard Medical Practice Study III. N Engl J Med (1991), 325, 245–51

[6] Robert Koch-Institut (Hrsg) Medizinische Behandlungsfehler in Deutschland. Gesundheitsberichterstattung des Bundes, (2001), Heft 4/01

[7] Burstin HR et al., Do the poor sue more? A case-control study of malpractice claims and socioeconomic status. JAMA (1993), 270, 1697–1701

[8] FORSA-Umfrage (2002) im Auftrag der Techniker Krankenkasse. Zitiert nach: Sachverständigenrat für die Konzertierte Aktion im Gesundheitswesen (2003) Finanzierung, Nutzerorientierung und Qualität. Band I, Bonn

[9] Meilwes M (2002) 40 000 erfasste Schadensfälle – ein Beitrag zur Risikoanalyse. In: Hospital Management Forum „competence". Ausg. 5, Jean Frey Fachmedien, Zürich

[10] Maier C, Arzthaftung 2000 – Behandlungsfehler aus Sicht der beratenden Mediziner eines Arzt-Haftpflichtversicherers. Versicherungsmedizin (2001), 53, 129–137

[11] Rolph JE, Kravitz RL, McGuigan K, Malpractice claims data as a quality improvement tool II. Is targeting effective? JAMA (1991), 266, 2093–97

[12] Thomas EJ, Petersen LA, Measuring errors and adverse events in Health Care. J Gen Intern Med (2003); 18, 61–67

[13] Hart D (2006) Das CIRS-Projekt der Norddeutschen Kinderkliniken. In: Madea B, Dettmeyer R (Hrsg) Medizinschadensfälle und Patientensicherheit, 275–286. Deutscher Ärzte-Verlag, Köln

[14] Lauterberg J (2006) Diversität und Kerndatensatz – Bericht aus der AG Behandlungsfehlerregister. In: Madea B, Dettmeyer R (Hrsg) Medizinschadensfälle und Patientensicherheit, 267–274. Deutscher Ärzte-Verlag, Köln

7 Zur Häufigkeit begutachteter letaler Behandlungsfehler in der Rechtsmedizin

Reinhard Dettmeyer, Johanna Preuß, Burkhard Madea

Anmerkung: Die präsentierten Auswertungen sind Teil der vom Bundesministerium für Gesundheit und Soziales (BMGS) finanzierten bundesweiten Multicenterstudie zu letalen Behandlungsfehlervorwürfen. Die Autoren danken den beteiligten Instituten für Rechtsmedizin für die Möglichkeit der Auswertung der Archivunterlagen.

7.1 Einleitung

Die falsche oder missglückte ärztliche Behandlung wurde bereits erwähnt in dem etwa 1700 v. Chr. von König Hammurapi geschaffenen Rechtsbuch, wonach dem Arzt die Hände abgeschlagen werden sollen, durch dessen Operationsmesser jemand zu Tode kommt. Die Constitutio criminalis Kaiser Karls V. unterschied in Kapitel XXIX, das dem Behandlungsfehler gewidmet ist, die fahrlässige und die vorsätzliche Begehensweise. Dort heißt es zunächst: „Item so eyn artzt ausz unfleisz oder unkunst und doch unfürsetzlich jemandt mit seiner artznei tödet ... erfindet sich dann durch die gelernten und verstendigen der artzenei, dass er die artzenei leichtfertiglich unverwegentlich missbraucht oder sich ungegründet unzulässiger artzenei die im nit gezimbt hat understanden und damit eynen zum todt ursach geben, der soll nach gestalt und gelegenheyt der sachen und nach radt der verstendigen gestrafft werde ..."

Rechtsmediziner sind seit jeher mit der Bearbeitung von Behandlungsfehlervorwürfen befasst [1, 2, 5, 9–13, 15, 17, 24, 30, 31, 36–41, 43, 44, 54, 65]. Angesichts der Schwierigkeiten bei der Beurteilung der Frage, ob ein „Kunstfehler" vorliegt, kam Christian Fahner, Königlicher Landphysikus der Grafschaft Hohenstein, in seinem zweiten Band des „Handbuchs für Richter und gerichtliche Ärzte" aus dem Jahr 1797 zu der Forderung, Behandlungsfehlervorwürfe müssten allein von einem aus Medizinern zusammengesetzten Gericht („Medicinalgericht") beurteilt werden. Der Pathologe Rudolf Virchow, Mitglied des Reichstages des Norddeutschen Bundes, schlug 1870 eine Änderung des damaligen § 198 des Strafgesetzbuches vor mit folgender Einfügung: „Approbierte Medizinal-Personen, welche in Ausübung ihres Berufes aus Mangel an gehöriger Aufmerksamkeit oder Vorsicht und zuwider allgemein anerkannter Regeln der Heilkunst durch ihre Handlungen oder Unterlassungen die Gesundheit eines ihrer Behandlung übergebenen Menschen beschädigt haben, sollen bestraft werden."

Lange bevor das Thema Medizinschadensfälle und Patientensicherheit allgemeine Aufmerksamkeit erlangte [4, 6, 22, 23, 28, 29, 46, 50, 66–69], wurden Kasuistiken zu Behandlungsfehlern bzw. Behandlungsfehlerstudien gerade von Rechtsmedizinern publiziert (s. Tab. 7.1), aber auch von Klinikern verschiedener Fachdisziplinen [z.B. 32, 60]. Der früher übliche Begriff „Kunstfehler" wurde allmählich ersetzt durch den auch von der Rechtsprechung übernommenen Begriff des „Behandlungsfehlers". Dieser Begriff wird auch in den Behandlungsfehlerstudien in einem umfassenden Sinne verstanden als jedes ärztliche Verhalten, das nach dem jeweiligen Stand der medizinischen Wissen-

Tab. 7.1: Rechtsmedizinische Untersuchungen zur Verteilung von Behandlungsfehlervorwürfen auf ausgewählte Fachgebiete; Zusammenstellung ergänzt nach [9, 54]

Autoren	Chirurgie	Innere Medizin	Allge- mein- medizin	Ortho- pädie	Gynäk. u. Geburts- hilfe	Pädiatrie	HNO
von Brandis u. Pribilla 1973	48	20	26	3	10	–	2
Eisenmenger et al. 1978	41	35	44	2	28	16	17
Figgener 1981	22	7	16	–	6	3	3
Schmidt 1982	37	8	16	–	7	3	4
Kohnle 1983	12	10	13	3	7	3	2
Mattern u. Kohnle 1984	15	11	7	3	8	3	3
Althoff u. Solbach 1984	22	9	10	4	8	4	4
Mallach 1989	214	93	124	–	58	15	15
Pluisch 1990	10	8	7	7	6	3	3
Janssen u. Püschel 1998	24	10	11	–	6	7	2
Dettmeyer u. Madea 1999	65	22	17	4	33	3	4
BMGS-Studie 2005	1266	698	22	127	150	87	74
Gesamt	**1776**	**931**	**313**	**153**	**327**	**147**	**133**

schaft unsachgemäß ist. Es soll keine Rolle spielen, ob es sich um ein Tun oder Unterlassen handelt, sich das Verhalten als Vornahme eines indizierten oder als Nichtvornahme eines gebotenen Eingriffs darstellt. Sämtliche Fehlmaßnahmen diagnostischer oder therapeutischer Art sollen erfasst sein.

Im Vordergrund rechtsmedizinischer Analysen stehen dabei Todesfälle, bei denen aus den verschiedensten Gründen ein Behandlungsfehlervorwurf zur Kenntnis der Ermittlungsbehörden gelangte und diese eine gerichtliche bzw. rechtsmedizinische Obduktion gemäß §§ 87ff. StPO (Strafprozessordnung) veranlassten [21, 42, 51]. Anknüpfend an die genannten Kasuistiken bzw. Studien wurden in einer bundesweiten, vom Bundesministerium für Gesundheit und Soziales (BMGS) geförderten Studie die in rechtsmedizinischen Instituten bearbeiteten Fälle von behaupteten letalen Behandlungsfehlern zusammengetragen und untersucht. Nach Feststellung der Grunddaten der BMGS-Studie sollen insbesondere Determinanten, die Einfluss auf die Häufigkeit von Behandlungsfehlervorwürfen haben, näher dargestellt werden.

7.2 Daten der BMGS-Studie

Für die vom Bundesministerium für Gesundheit und Soziales (BMGS) geförderte Studie zu behaupteten letalen Behandlungsfehlern und deren Begutachtung in der Rechtsmedizin wurden für den Zeitraum von 1990 bis 2000 insgesamt 101 358 Obduktionsakten ausgewertet, unter denen sich insgesamt 4450 Behandlungsfehlervorwürfe (= 4,53%) fanden [76].

Dabei handelt es sich ausschließlich um Behandlungsfehlervorwürfe bzw. Fälle mit aufgekommenem Behandlungsfehlerverdacht mit nachfolgender gerichtlicher Obduktion gemäß §§ 87ff. StPO. Neben der Entwicklung der Fallzahlen in den einbezogenen 17 deutschen Institute für Rechtsmedizin und der Analyse der Art der Behandlungsfehlervorwürfe sowie der betroffenen Fachgebiete zeigten sich bei der Aufarbeitung der Archivunterlagen weitere Einflussfaktoren auf die Häufigkeit von Strafverfahren wegen eines Behandlungsfehlervorwurfes. Allerdings kann der Eröffnung eines strafrechtlichen Ermittlungsverfahrens gegen einen benennbaren Personenkreis oder auch namentlich bekannte Ärztinnen und Ärzte ein so genanntes bloßes Todesermittlungsverfahren vorausgehen. Dieses dient gerade dazu abzuklären, ob überhaupt hinreichende tatsächliche Anhaltspunkte für eine Straftat bzw. einen vorwerfbaren ärztlichen Behandlungsfehler mit letalem Verlauf vorliegen. Insoweit dienen Todesermittlungsverfahren zunächst einmal der Informationsgewinnung, insbesondere ist hier die unter Umständen zunächst vorläufige gutachterliche Beurteilung nach Abschluss der Obduktion durch Rechtsmediziner von großer Bedeutung, auch angesichts der bekannten Diskrepanz zwischen den Angaben in den Todesbescheinigungen und den Obduktionsergebnissen [3, 7, 26, 27, 52, 62, 48].

Die ausgewerteten Archivunterlagen umfassten ausführliche Obduktionsprotokolle mit vorläufigem Obduktionsgutachten nach rechtsmedizinischer Obduktion, rechtsmedizinische Kausalitätsgutachten zur Frage des Behandlungsfehlervorwurfes und zur Kausalität des Todeseintritts, die Einbeziehung herangezogener Fachgutachten anderer medizinischer Disziplinen und auch Fälle von Exhumierung. Retrospektive multizentrische Studien der hier durchgeführten Art haben allerdings den Nachteil, dass nicht alle gewünschten und zu erfassenden Variablen vollständig dokumentiert sind.

Hinsichtlich der Behandlungsfehlervorwürfe wurde folgende Klassifikation vorgenommen:
- Behandlungsfehler verneint
- Behandlungsfehler gutachterlich möglich, Klärung erst nach weiteren Ermittlungen/Zusatzinformationen etc.
- Behandlungsfehler bejaht, Kausalität für den Tod bejaht
- Behandlungsfehler bejaht, Kausalität für den Tod verneint oder fraglich
- empfohlenes klinisches Gutachten zur Frage des Behandlungsfehlers und der Kausalität für den Todeseintritt
- Gutachten bleibt vorbehalten – das Verfahren wurde möglicherweise von den Ermittlungsbehörden nicht weiter verfolgt bzw. eingestellt

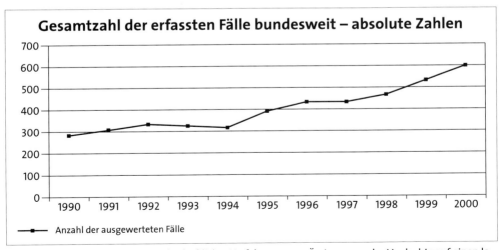

Gesamtzahl der erfassten Fälle bundesweit – absolute Zahlen

Anzahl der ausgewerteten Fälle

Abb. 7.1: Die Häufigkeit staatsanwaltschaftlicher Verfahren gegen Ärzte wegen des Verdachts auf einen letalen Behandlungsfehler zeigte in den beteiligten 17 Instituten für Rechtsmedizin von 1990 bis 2000 einen kontinuierlichen Anstieg mit einer Verdopplung der Fallzahlen im Untersuchungszeitraum.

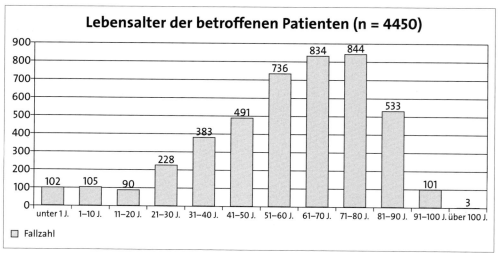

Abb. 7.2: Lebensalter der betroffenen 4450 Patienten mit einem Altersgipfel, etwa entsprechend der Altersstruktur der Patienten insgesamt

Die Entwicklung der Obduktionszahlen wegen eines behaupteten letalen Behandlungsfehlers in den 17 Instituten für Rechtsmedizin während des Untersuchungszeitraumes ist in Abbildung 7.1 dargestellt. Dabei zeigte sich ein kontinuierlicher Anstieg der Zahl der Vorwürfe mit einer Verdopplung der Fallzahlen von 1990 bis 2000, eine Entwicklung, die parallel in gleicher Weise bei den Gutachterkommissionen und Schlichtungsstellen der Ärztekammern zu beobachten war. Nach Durchsicht der Unterlagen kann die Altersstruktur der betroffenen Patienten wie in Abbildung 7.2 dargestellt werden und dürfte etwa der Altersstruktur der Patienten insgesamt entsprechen.

Anlässe für staatsanwaltschaftliche Todesermittlungsverfahren bzw. Strafverfahren gegen Ärztinnen und Ärzte

Die Ermittlungsbehörden erhalten auf sehr unterschiedlichen Wegen Kenntnis von einem Behandlungsfehler bzw. einem Behandlungsfehlerverdacht. Bei Behandlungsfehlern mit letalem Verlauf ist in erster Linie an den Vorwurf der fahrlässigen Tötung (§ 222

StGB) zu denken. Insoweit handelt es sich um ein sogenanntes Offizialdelikt, die Ermittlungsbehörden müssen nach Kenntniserlangung zwingend tätig werden.

Einflussfaktoren auf die Häufigkeit von staatsanwaltschaftlichen Verfahren wegen eines Behandlungsfehlervorwurfes sind:

◢ Anzeigebereitschaft von Patienten (zu Lebzeiten) bzw. der Hinterbliebenen

◢ Einschätzung der behandelnden Ärzte, es könne ihnen ein Fehler unterlaufen sein (Selbstanzeige)

◢ Anzeige durch einen mit- oder nachbehandelnden Arzt

◢ Meldung des Verdachts durch obduzierende Pathologen (Meldepflicht gemäß den Sektionsgesetzen aller Bundesländer)

◢ Hinweis auf einen potenziellen Behandlungsfehler in der Todesbescheinigung

◢ Anonyme Anzeigen

◢ Ermessensentscheidung des Staatsanwaltes, ob ein Todesermittlungsverfahren eingeleitet werden soll

Die Daten aus der BMGS-Studie zum Anlass des staatsanwaltschaftlichen Verfahrens zeigen zunächst, dass neben bloßen Todesermittlungsverfahren zumindest in 960 Fällen ein strafrechtliches Ermittlungsverfahren wegen fahrlässiger Tötung, in 49 Fällen wegen fahrlässiger Körperverletzung und in 4 Fällen wegen Körperverletzung mit Todesfolge eröffnet wurde. Die Anlässe zu den insgesamt untersuchten 4450 staatsanwaltschaftlichen Verfahren wegen eines als hinreichend begründet angesehenen Behandlungsfehlervorwurfes sind in Tabelle 7.2 angegeben.

Die Verteilung der Behandlungsfehlervorwürfe auf verschiedene medizinische Disziplinen orientierte sich an der Weiterbildungsordnung der Landesärztekammern. Dabei fand sich eine Verteilung der Behandlungsfehlervorwürfe, wie sie bereits aus früheren Studien bekannt war und mit kleinen Unterschieden auch insbesondere von den Gutachterkommissionen und Schlichtungsstellen der Landesärztekammern berichtet wird [49, 58]. Der Tabelle 7.3 kann die Verteilung der Behandlungsfehlervorwürfe auf die einzelnen medizinischen Fachgebiete entnommen werden.

Eine weitere Untergliederung des Fachgebietes Chirurgie findet sich in Tabelle 7.4.

Von besonderer Bedeutung war einerseits die Frage der Strukturierung bzw. Klassifikation von Behandlungsfehlervorwürfen und

Tab. 7.2: Anlässe der Ermittlungsverfahren

Anlässe	Zahl	%
Angabe der Todesart in der Todesbescheinigung als „ungeklärt" bzw. „nicht natürlich"	1715	38,5
Anlass der Ermittlung ist nicht zu klären	1303	29,3
Vorwürfe / Strafanzeige durch die Angehörigen (einschl. Freunde, Betreuer)	831	18,7
Anzeige eines mit- oder nachbehandelnden Arztes	271	6,1
Strafanzeige der Angehörigen und gleichzeitig Angabe in der Todesbescheinigung	190	4,3
Kein formelles Ermittlungsverfahren, nur Todesermittlungsverfahren	73	1,6
Selbstanzeige des Arztes/der Ärzte	21	0,5
Anzeige der Patienten selbst noch zu Lebzeiten	18	0,4
Anzeige durch nicht ärztliche Mitarbeiter (insbes. Pflegepersonal)	10	0,2
Anonyme Strafanzeige	9	0,2
Sonstiges	9	0,2

Tab. 7.4: Innerhalb des Gebietes Chirurgie betroffene chirurgische Spezialdisziplinen

Fachgebiet	Anzahl der Fälle n=1266	Prozentanteil aller 4450 Fälle	Prozentanteil aller 1266 Fälle aus der Chirurgie
Allgemeinchirurgie	522	11,7	41,2
Unfallchirurgie	456	10,2	36,0
Neurochirurgie	106	2,4	8,4
Gefäßchirurgie	88	2,0	7,0
Herzchirurgie	69	1,6	5,5
Kinderchirurgie	11	0,3	0,8
Mund-Kiefer-Gesichtschirurgie	9	0,2	0,7
Kosmetische Chirurgie	5	0,1	0,4

Tab. 7.3: Verteilung der Behandlungsfehlervorwürfe auf die einzelnen medizinischen Fachgebiete (Auswahl mit Konzentration auf die am häufigsten betroffenen Fächer)

Fachgebiet	Fallzahl	%-Anteil
Chirurgie (Gesamtzahl)	1266	28,5
Innere Medizin	698	15,7
Unbekannt/Nicht zuzuordnen	534	12,0
Hausarzt/praktischer Arzt	434	9,7
Notdienstarzt – verschiedene Fächer	254	5,7
Anästhesiologie	157	3,5
Orthopädie	127	2,8
Notarzt	108	2,4
Gynäkologie	88	2,0
Pädiatrie	87	2,0
Hals-Nasen-Ohren-Heilkunde	74	1,7
Psychiatrie	68	1,5
Urologie	67	1,5
Geburtshilfe	62	1,4
Radiologie	50	1,1
Neurologie	49	1,1
Notaufnahme	45	1,0
Allgemeinmedizin	22	0,5
Zahnmedizin	18	0,4
Naturheilverfahren	16	0,4
Augenheilkunde	10	0,2
Strahlentherapie	9	0,2
Dermatologie	7	0,2
Manuelle Medizin/Chirotherapie	3	0,06
Hygiene	1	0,02
Tropenmedizin	1	0,02

andererseits die Begutachtung der Kausalität zwischen einem festgestellten Behandlungsfehler und dem Eintritt des Todes. Anknüpfend an eine vorangegangene kleinere Studie [9] wurden die Behandlungsfehler zunächst differenziert nach den in Tabelle 7.5 genannten Typen, aus der sich dann die Verteilung der Behandlungsfehlervorwürfe ergibt.

Gruppe 1 – Vorwurf des Unterlassens medizinisch gebotener Maßnahmen

◢ Vorwurf mangelnder Diagnostik (z.B. unterlassenes Röntgen nach Schädel-Hirn-Trauma mit nachfolgendem Tod an einem nicht erkannten subduralen Hämatom bzw. einer Hirnblutung, kein EKG trotz kardialer Symptomatik, deshalb unter-

blieb die Diagnose eines Herzinfarktes usw.)
◢ Verspätete Reaktion auf postoperative Komplikationen (z.B. verspätetes Erkennen einer postoperativen Peritonitis – Bauchfellentzündung – nach einer Hysterektomie – Gebärmutterentfernung – mit Verletzung der Darmwand, zu späte Entfernung des Gipses – z.B. bei Kompartment-Syndrom – trotz Beschwerden des Patienten usw.)
◢ Vorwurf unzureichender Überwachung von Berufsanfängern (z.B. unzureichende Behandlung von Patienten auf Grund eigener Unkenntnis und weil kein Facharzt zur Seite stand; mangelnde Kontrolle von Berufsanfängern bei – vermeintlich – einfachen operativen Eingriffen usw.)
◢ Sonstiges (verspätete Einweisung in ein Krankenhaus, Überwachung nur auf einer Normalstation statt auf der Intensivstation usw.)

Gruppe 2 – Komplikationen bei bzw. nach operativen Eingriffen
◢ Intraoperative Komplikationen (z.B. fehlerhafte Verletzung benachbarter Organe bzw. anatomischer Strukturen) mit späterem Versterben (z.B. Darmperforation bei endoskopischen Eingriffen wie Adhäsiolyse oder Endoskopisch-Retrograder Cholangio-Pankreatikographie – ERCP)
◢ Exitus in tabula bzw. Mors in tabula (z.B. Versterben auf dem Operationstisch nach einer vermeidbaren Verletzung der Bauchaorta mit akuter Blutung usw.)
◢ Komplikationen bei endoskopischen Eingriffen (Gastroskopie – Magenspiegelung, Laparoskopie – Bauchspiegelung, z.B. diagnostische Gewebepunktion mit anschließender nicht mehr beherrschbarer Blutung; Koronarangiographie mit Gefäßwandruptur und Blutung oder lokaler Thrombose usw.)
◢ Postoperative Komplikationen (z.B. chirurgische Nachblutung bei Nahtinsuffi-

zienz, nicht-erkannte Darmwandverletzung mit nachfolgender letaler eitriger Peritonitis – Bauchfellentzündung, letale Osteomyelitis – Knochenmarkentzündung – nach Frakturbehandlung)

Gruppe 3 – Falschbehandlung
◢ Transfusionszwischenfall (z.B. fehlerhafte Kontrolle der Blutkonserve auf Inkompatibilität und Gabe einer Bluttransfusion mit der falschen Blutgruppe)
◢ Telefondiagnostik: Diagnostik und Therapieempfehlung allein nach der telefonischen Schilderung von Symptomen (z.B. telefonische Beratung trotz geschilderter schwerster kardialer Beschwerden bei einem Patienten mit bekanntem Herzinfarktrisiko usw.)
◢ Sonstige Falschbehandlung (z.B. im Operationsgebiet verbliebene Fremdkörper – Schere, Bauchtuch –, Vorwurf falscher Behandlung trotz zutreffender Diagnose, z.B. konservative Therapie statt operativem Vorgehen)

Gruppe 4 – Vorwürfe fehlerhafter Medikation
Die Vorwürfe der fehlerhaften Medikation umfassten ein unterschiedliches Spektrum:
◢ unzulässige Rezeptierung einer Medikamentenkombination (z.B. Flunitrazepam bei gleichzeitiger Methadon-Substitution)
◢ falsches Medikament (z.B. Medikamentenverwechslung)
◢ falsche Dosierung (Fehler in der Berechnung der Wirkstoffkonzentration, Über- oder Unterdosierung)
◢ falsche Applikationsart (z.B. intrathekale statt intravenöse Gabe eines Zytostatikums)

Gruppe 5 – Pflegefehler
Der Pflegefehlervorwurf wurde teils gegen den zuständigen Arzt bzw. die zuständige Ärztin erhoben, häufig aber auch allein oder zusätzlich gegen die verantwortlichen Pfle-

gepersonen. Häufiger wurden folgende Behandlungsfehler behauptet:

◢ Lagerungsfehler (z.B. Lagerungsschäden durch falsche Lagerung bei einer Operation)

◢ mangelnde Thromboseprophylaxe (z.B. unzureichende Heparinisierung)

◢ unzureichende Dekubitusprophylaxe – mangelnde Pflege mit der Folge der Entstehung von Druckgeschwüren, insbesondere über der Steißregion

◢ unzureichende Kontrakturprophylaxe – zunehmende Steifigkeit von Gelenken infolge unzureichender krankengymnastischer Versorgung

◢ sonstiger Pflegefehlervorwurf (z.B. unzureichende bzw. fehlende Flüssigkeitsbilanz, das heißt unzureichende Kontrolle von Einfuhr und Ausfuhr; unterlassene Zerkleinerung der Nahrung bei bekannten Schluckstörungen mit Bolustod bei der Mahlzeit usw.)

Gruppe 6 – Behandlungsfehlervorwurf nicht konkretisiert

Sicherlich ist eine weitergehende Differenzierung möglich. So wurden etwa Fälle von bewusster falscher Information des Patienten, um dessen Einwilligung in einen ärztlichen Eingriff zu erlangen, so genannte Indikationsmanipulation, unter die Rubrik „Falschbehandlung" subsumiert. Auch Medikamentenzwischenfälle können weitergehend differenziert werden (falsches Medika-

ment, falsche Applikationsart, Überdosierung etc. [20, 59]). Komplikationen bei oder nach ärztlichen Eingriffen umfassten ebenfalls weitergehend zu betrachtende Untergruppen wie z.B. Fälle von vermeintlich oder tatsächlich zu spät erkannter postoperativer Peritonitis, Blutungskomplikationen, Fälle von Exitus in tabula, Zwischenfälle bei oder zeitnah nach Koronarangiographien. Auch in der Literatur häufiger genannte Behandlungsfehlersachverhalte wurden registriert: Vorwurf unzureichender Diagnostik, fehlerhafte Medikation, Zurücklassen von Fremdkörpern im Operationsgebiet, Verwechseln von Patienten, Verwechseln der Seitenlokalisation bei Operationen (z.B. Entfernung der linken statt der rechten Niere,) falsche Lagerung während der Operation, Ablehnen eines Hausbesuchs, Nichtbestehen auf Erscheinen in der Arztpraxis, verspätete Krankenhauseinweisung, fehlerhafte Injektionen, Infusionen, Transfusionen, Diagnosefehler, falsche Indikationsstellung, therapeutische Beratungs- oder Hinweisfehler. Häufigere Vorwürfe sind auch: unzureichende Dekubitusprophylaxe (Pflegefehler), unzureichende Thromboseprophylaxe, übersehener Myokardinfarkt. Nicht selten wurden aber auch eher diffus begründete und aus medizinischer Sicht in keinster Weise konkretisierte Vorwürfe erhoben, deren ermittlungsseitige Verfolgung nicht erforderlich gewesen wäre. Bei diesen nicht substanziell begründeten Behandlungsfehlervorwürfen gelangte die

Tab. 7.5: Klassifikation von Behandlungsfehlertypen in der BMGS-Studie (Mehrfachnennungen möglich)

Art des Vorwurfes	Häufigkeit (absolut)	Prozentanteil (n=4450)
Vorwurf des Unterlassens medizinisch gebotener Maßnahmen	2158	48,5%
Komplikationen bei bzw. nach operativen Eingriffen	1472	33,1%
Falschbehandlung	766	17,2%
Medikamentenzwischenfall	557	12,5%
Pflegefehler	320	7,2%
Vorwurf nicht näher konkretisiert	153	3,4%

Staatsanwaltschaft überwiegend wohl nur deshalb zur Eröffnung eines Ermittlungsverfahrens gegen behandelnde Ärzte, weil dort im Moment der Entscheidung medizinischer Sachverstand nicht herangezogen wurde. Dabei ist zuzugeben, dass gerade bei Behandlungsfehlervorwürfen mit letalem Verlauf nach dem Tode des Patienten innerhalb kürzester Zeit eine Entscheidung über die Durchführung einer Obduktion zu treffen ist. Immerhin gab es auch wenige derart konkret begründete Vorwürfe, dass diese die Anordnung einer Exhumierung rechtfertigten. Allerdings wurde in den Fällen, in denen der Behandlungsfehlervorwurf nicht hinreichend konkretisiert werden konnte, in keinem Fall ein Behandlungsfehler gutachterlich festgestellt, vielmehr in 136 Fällen explizit verneint.

Die Analyse der erhobenen Daten ergibt eine Verteilung der Behandlungsfehlervorwürfe auf verschiedene Ärzte und weitere Berufsgruppen im Gesundheitswesen (Pflegepersonal, Heilpraktiker, Rettungssanitäter, Rettungsassistenten). Dabei handelt es sich um jene Personen, die nach Aktenlage als Beschuldigte im Sinne der Strafprozessordnung betrachtet wurden. Die ermittelte Verteilung der Vorwürfe auf die Berufsgruppen ergibt sich aus Tabelle 7.6.

Die Ergebnisse der Behandlungsfehlerbegutachtung wurden entsprechend der oben genannten Differenzierung erfasst. Von besonderem Interesse ist die Korrelation eines bejahten Behandlungsfehlers mit dem Fachgebiet und dem Tätigkeitsort (s. Tab. 7.7).

Am Ende konnten u.a. folgende Feststellungen getroffen werden:

◢ In 446 Fällen (10%) wurde ein ärztlicher Behandlungsfehler bejaht.
◢ In 189 von insgesamt 3319 abschließend begutachteten Fällen wurde auch die

Tab. 7.6: Verteilung der Behandlungsfehlervorwürfe (n = 4450) auf verschiedene Arztgruppen bzw. Berufsgruppen sowie der prozentuale Anteil an der Gesamtzahl der Behandlungsfehlervorwürfe

Ermittlungsverfahren gegen	Fallzahl	Prozentualer Anteil an der Gesamtfallzahl (%)
Krankenhausärzte	2809	63,1
Niedergelassene Ärzte	877	19,7
Notdienstärzte	253	5,8
Pflegepersonal	172	3,9
Notärzte	108	2,4
Nicht zu klären	58	1,3
Einen Arzt (Klärung der Berufsgruppe nicht möglich)	57	1,3
Mehrere Ärzte (Klärung der Berufsgruppe nicht möglich)	50	1,1
Rettungssanitäter/-assistenten	23	0,5
Belegarzt	14	0,3
Heilpraktiker	12	0,3
Sonstige	8	0,2
AiPler	6	0,1
Apotheker	2	0,04
PJ-Studentin/PJ-Student	1	0,02
Summe	**4450**	**100**

Tab. 7.7: Ergebnis der Behandlungsfehlerbegutachtung bezogen auf die medizinischen Fachgebiete einschließlich der Klärung der Frage der Kausalität zwischen einem festgestellten Behandlungsfehler und dem Eintritt des Todes (in Klammern prozentualer Anteil (%) an der Gesamtzahl der Fälle des jeweiligen Fachgebietes)

Fach	Anzahl (Gesamt)	Behand-lungsfehler verneint	Behand-lungs-fehler möglich	Nicht ent-scheidbar	Behand-lungs-fehler bejaht	Kausali-tät bei bejahtem Behand-lungs-fehler verneint	Kausali-tät des Behand-lungs-fehlers bejaht
Chirurgie (insgesamt)	1266	885 (69,9)	257 (20,3)	38 (3,0)	86 (6,8)	47 (3,7)	39 (3,1)
Innere Medizin	698	446 (63,9)	144 (20,6)	36 (5,2)	72 (10,3)	37 (5,3)	35 (5,0)
Unbekannt	534	360 (67,4)	102 (19,1)	30 (5,6)	42 (7,9)	29 (5,4)	13 (2,4)
Hausarzt/Praktischer Arzt	434	270 62,2)	86 (19,8)	14 (3,2)	64 (14,8)	43 (9,9)	21 (4,8)
Notdienstarzt + Belegarzt*	254	179 (70,5)	35 (13,8)	9 (3,5)	31 (12,2)	20 (7,9)	11 (4,3)
Andere Fachrichtungen	195	110 (56,4)	32 (16,4)	13 (6,7)	40 (20,5)	21 (10,8)	19 (9,7)
Anästhesiologie	157	79 (50,3)	55 (35,0)	4 (2,6)	19 (12,1)	9 (5,7)	10 (6,4)
Orthopädie	127	84 (66,1)	28 (22,0)	11 (8,7)	4 (3,2)	1 (0,8)	3 (2,4)
Notarzt	108	74 (68,5)	20 (18,5)	4 (3,7)	10 (9,3)	5 (4,6)	5 (4,6)
Gynäkologie	88	52 (59,1)	24 (27,3)	4 (4,5)	8 (9,1)	4 (4,5)	4 (4,5)
Pädiatrie	87	42 (48, 3)	26 (29,9)	6 (6,9)	13 (14,9)	10 (11,5)	3 (3,4)
HNO	74	42 (56,8)	24 (32,4)	3 (4,1)	5 (6,7)	1 (1,4)	4 (5,4)
Psychiatrie	68	48 (70,6)	9 (13,2)	5 (7,4)	6 (8,8)	0	6 (8,8)
Urologie	67	45 (67,1)	16 (23,9)	4 (6,0)	2 (3,0)	0	2 (3,0)
Geburtshilfe	62	25 (40,)	26 (41,9)	5 (8,1)	6 (9,7)	2 (3,2)	4 (6,5)
Radiologie	50	27 (54,0)	15 (30,0)	2 (4,0)	6 (12,0)	4 (8,0)	2 (4,0)
Neurologie	49	28 (57,1)	8 (16,3)	5 (10,2)	8 (16,4)	8 (16,4)	0
Notambulanz	45	29 (64,5)	6 (13,3)	2 (4,4)	8 (17,8)	7 (15,5)	1 (2,2)
Allgemeinmedizin	22	13 (59,1)	3 (13,6)	1 (4,6)	5 (22,7)	3 (13,6)	2 (9,1)
Zahnmedizin	18	11 (61,1)	5 (27,8)	0	2 (11,1)	2 (11,1)	0
Naturheilverfahren	16	9 (56,3)	1 (6,2)	0	6 (37,5)	4 (25,0)	2 (12,5)
Augenheilkunde	10	8 (80,0)	1 (10,0)	1 (10,0)	0	0	0
Strahlentherapie	9	2 (22,2)	3 (33,3)	4 (44,5)	0	0	0
Dermatologie	7	4 (57,1)	2 (28,6)	0	1 (14,3)	0	1 (14,3)
Chirotherapie	3	1 (33,3)	0	0	2 (66,7)	0	2 (66,7)
Hygiene	1	0	1 (100,0)	0	0	0	0
Tropenmedizin	1	0	1 (100,0)	0	0	0	0
Gesamtzahl	**4450**	**2873 (64,6)**	**930 (20,9)**	**201 (4,5)**	**446 (10,0)**	**257 (5,8)**	**189 (4,2)**

* Belegarzt als Bereitschaftsarzt

Kausalität des Behandlungsfehlers für den Eintritt des Todes bejaht (5,7%).

◢ Überdurchschnittlich häufig wurde ein Behandlungsfehler bejaht bei Vorwürfen gegen niedergelassene Ärzte und gegen das Pflegepersonal, unterdurchschnittlich häufig bei Chirurgen.

Wenn in zahlreichen Fällen zwar ein Behandlungsfehler gutachterlich festgestellt, dessen Kausalität für den Todeseintritt aber verneint wurde, ist auch zu berücksichtigen, dass die Begutachtung im Hinblick auf die strengen Beweisanforderungen des Strafrechts erfolgte. In anderen Verfahren (Zivilgerichte, Gutachterkommissionen und Schlichtungsstellen [19, 49, 58], Medizinischer Dienst der Krankenkassen (MDK) [63], Regulierung durch Versicherer [61, 75]) ist – dies zeigen die publizierten Zahlen – von einer höheren Zahl der Fälle auszugehen, in denen auch die Kausalität des bejahten Behandlungsfehlers für den Eintritt des Todes bejaht wurde. Zugleich sei darauf hingewiesen, dass bei weitem nicht alle Behandlungsfehlervorwürfe zur Kenntnis der Ermittlungsbehörden gelangen dürften, dass bei den vielfältigen Einflüssen auf die Kenntniserlangung durch die Ermittlungsbehörden u.U. sogar bei rechtshängigen Verfahren weniger Behandlungsfehler bejaht wurden als bei nicht rechtshängigen Behandlungsfehlervorwürfen.

Anzeigebereitschaft der Patienten bzw. Hinterbliebenen

Die Anzeigebereitschaft der Patienten bzw. der Hinterbliebenen und damit die Häufigkeit von in der Rechtsmedizin bearbeiteten Behandlungsfehlervorwürfen wird von zahlreichen Faktoren beeinflusst; hier sind folgende Punkte zu nennen:

◢ bei letalem Verlauf naturgemäß nur selten bereits Strafanzeige des Patienten zu Lebzeiten (18-mal)

◢ trotz angenommenen letalen Behandlungsfehlers Verzicht auf eine Strafanzeige aus unterschiedlichen Motiven, u.a. wegen Aussichtslosigkeit („Man kann ja doch nichts beweisen") – evtl. Beschränkung auf zivilrechtliche Forderungen

◢ Verzicht auf Strafanzeige, da die komplexen medizinischen Zusammenhänge von dem Patienten als medizinischem Laien nicht beurteilt werden können

◢ die Qualität der Kommunikation zwischen Arzt, Patient und Hinterbliebenen beeinflusst zumindest die Bereitschaft, strafrechtliche Sanktionen zu verlangen

Der Verzicht auf eine Strafanzeige trotz eines vom Patienten bzw. den Hinterbliebenen angenommenen letalen Behandlungsfehlers kann verschiedene Gründe haben. Für die Patienten als in der Regel medizinische Laien kann es schwer sein zu beurteilen, ob tatsächlich ein Behandlungsfehler bzw. ein Verstoß gegen anerkannte Regeln der ärztlichen Wissenschaft vorgekommen ist. Selbst wenn dies durch den Patienten bzw. die Hinterbliebenen bejaht würde, wäre auch noch die Kausalität des Behandlungsfehlers für den Eintritt des Todes darzulegen. Hinzu kommt – wie sich aus Schreiben von Patienten bzw. Hinterbliebenen in den eingesehenen Unterlagen ergibt –, dass auch die Frage der Beweisbarkeit eines letalen Behandlungsfehlers von großer Bedeutung ist. Unter dem Gesichtspunkt der Beweisbarkeit dürften zudem die Chancen eines Patienten bzw. seiner Hinterbliebenen in einem Zivilprozess zur Erlangung von Schmerzensgeld und Schadensersatz aussichtsreicher sein im Vergleich zu einem Strafverfahren mit den dort geltenden strengeren Beweisanforderungen. Allerdings ließen sich den eingesehenen Unterlagen nicht selten Stellungnahmen entnehmen, die den Rückschluss erlauben, dass die Kommunikation zwischen Arzt, Patient und Hinterbliebenen gestört war. Nicht selten gab es bereits vor dem Todeseintritt Missverständnisse, Unstimmigkeiten und Vorwürfe gegen das Pflegepersonal sowie die behandelnden Ärzte (das Essen sei schlecht gewesen oder kalt serviert worden, der Tonfall am Telefon sei ruppig gewesen, das Pflegepersonal habe ärztliche Anweisungen unzureichend umgesetzt, Hinweise von Besuchern bzw. Angehörigen seien ignoriert worden etc.). Eine derart gestörte Kommunikation dürfte die Bereitschaft steigern, einen als möglich erachteten Behandlungsfehler mit letalem Verlauf nicht nur zivil-, sondern auch strafrechtlich verfolgt zu sehen.

Im Falle eines behaupteten Behandlungsfehlers mit letalem Verlauf kommen strafrechtliche Sanktionen und zivilrechtliche Ansprüche der Hinterbliebenen nur in Betracht, wenn der Sachverhalt, also die Todesursache, aufgeklärt wurde. Grundsätzlich mag zwar eine Beweisführung vor Gericht ohne Rückgriff auf die Ergebnisse einer Obduktion im Einzelfall denkbar und möglich sein, im Regelfall sind jedoch erst die Obduktionsbefunde vor dem Hintergrund des klinischen Behandlungsgeschehens die Grundlage für die Prüfung und gegebenenfalls Bejahung eines Behandlungsfehlers. Insbesondere kommen im Falle der Verweigerung einer Zustimmung zu einer Obduktion keine Beweiserleichterungen zugunsten der Kläger in Betracht, wie dies sonst in Arzthaftungsverfahren möglich ist [25]. Entsprechend heißt es im Leitsatz zu einem Urteil des LG Köln, NJW 1991, 2974: „An sich in Betracht kommende Beweiserleichterungen zugunsten des für die Kausalität zwischen Arztfehler und Tod Beweispflichtigen können nicht zum Tragen kommen, wenn der Begünstigte „ermessensfehlerhaft" die Zustimmung zu einer Sektion zwecks näherer Aufklärung der Todesursache verweigert."

Es gibt darüber hinaus auch keine gesetzliche oder standesrechtliche Pflicht zur Offenbarung eines Behandlungsfehlers gegenüber dem Patienten und/oder seinen Angehörigen. Eine solche Offenbarungspflicht nur gegenüber dem Patienten kommt dann in Betracht, wenn dies für die weitere Lebensführung bzw. ärztliche Behandlung des Patienten von Bedeutung ist [33, 45, 53, 55, 70–72, 74]. Dieser Aspekt kann nicht mehr von Bedeutung sein, wenn der Behandlungsfehler als potenzielle Ursache für den Tod des Patienten in Betracht kommt.

Kenntniserlangung von einem möglichen Behandlungsfehler durch die Todesbescheinigung

Der Leichenschauarzt ist verpflichtet, eine Todesbescheinigung auszustellen [34]. Dabei hat er die Todesart zu klassifizieren als natürlich, ungeklärt, nicht natürlich. Die Definitionsansätze zum Begriff des nicht natürlichen Todes stellen regelmäßig auf ein von außen verursachtes, ausgelöstes oder beeinflusstes Geschehen ab. Gelegentlich wird noch das Merkmal der rechtlich bedeutsamen äußeren Faktoren herangezogen. Dabei wird auf § 159 StPO verwiesen [51].

§ 159 Abs. 1 StPO (Unnatürlicher Tod) lautet:

1) Sind Anhaltspunkte dafür vorhanden, dass jemand eines nichtnatürlichen Todes gestorben ist, oder wird der Leichnam eines Unbekannten gefunden, so sind die Polizei- und Gemeindebehörden zur sofortigen Anzeige an die Staatsanwaltschaft oder an das Amtsgericht verpflichtet.

2) Zur Bestattung ist die schriftliche Genehmigung der Staatsanwaltschaft erforderlich.

Daher ist kritisch zu fragen, wann „Anhaltspunkte" für einen Behandlungsfehler vorhanden sind. Weniger problematisch ist die Entscheidung, dass ein ärztlicher Behandlungsfehler mit letalem Verlauf als nicht natürlicher Tod zu klassifizieren ist. Explizit formuliert ist dies jedoch nur im thüringischen Bestattungsgesetz vom 19. Mai 2004 (GVBl. S. 505). § 6 Abs. 2 Satz 2 des thüringischen Bestattungsgesetzes lautet: „Als nichtnatürlich ist ein Tod anzunehmen, der durch Selbsttötung, einen Unfall, einen ärztlichen Behandlungsfehler oder durch sonstige äußere Einwirkung, bei der ein Verhalten eines Dritten ursächlich gewesen sein könnte (Tod durch fremde Hand), eingetreten ist."

Ergeben sich somit für den Leichenschauarzt Anhaltspunkte für einen nicht natürlichen Tod, und sei es als Folge eines Behandlungsfehlers, so muss er in der Todesbescheinigung zumindest eine ungeklärte Todesart ankreuzen. Diese Todesartkategorie führt ebenso wie die Angabe eines nicht natürlichen Todes zu einer Meldung an die Ermittlungsbehörden, welche gegebenenfalls Maßnahmen der Beweissicherung einschließlich der Anordnung einer Obduktion einleiten können.

In der überwiegenden Zahl der Fälle kann für den Leichenschauarzt lediglich der Verdacht auf einen Behandlungsfehler mit letalem Verlauf Anlass sein, einen ungeklärten oder auch nicht natürlichen Tod anzukreuzen. Problematisch ist diese Situation, wenn der Leichenschauarzt zugleich der behandelnde Arzt war. Behandelnde Ärzte sind selbstverständlich nicht verpflichtet, sich selbst einem strafrechtlich relevanten Verdacht, nämlich dem Vorwurf der fahrlässigen Tötung, auszusetzen. Dazu heißt es in einer Entscheidung des Bundesgerichtshofes (BGH, MDR 1984, 220): „Der mögliche Schädiger, auch wenn es sich um einen Arzt handelt, der zu dem Patienten in einem besonderen Vertrauensverhältnis gestanden hat, handelt nicht treuwidrig, wenn er, ohne Tatsachen zu verdecken oder zu verschweigen, ein schuldhaftes Fehlverhalten leugnet."

Eine wesentliche Schlussfolgerung kann daher nur lauten, dass bei Todesfällen im Zusammenhang mit ärztlichen Maßnahmen die Todesbescheinigung nicht von den behandelnden Ärztinnen und Ärzten ausgefüllt werden sollte. In diesem Zusammenhang sieht der Entwurf der Bundesärztekammer (BÄK) für eine Gesetzgebung zur ärztlichen

Leichenschau- und Todesbescheinigung neben den drei klassischen Todesarten (nicht natürlich, ungeklärt, natürlich) als vierte Möglichkeit den „unerwarteten Tod im Rahmen medizinischer Maßnahmen" vor und führt weiter aus: „Ein ‚unerwarteter Tod im Rahmen medizinischer Maßnahmen' liegt vor, wenn diagnostische Maßnahmen oder eine Therapie durchgeführt worden sind, die prinzipiell (d.h. ggf. auch ohne Vorliegen eines Behandlungsfehlers) Schäden setzen können und der Tod nicht oder nicht zu dieser Zeit aufgrund der behandelten Erkrankungen oder Verletzungen zu erwarten war."

Meldepflicht des Obduzenten bei Anhaltspunkten für einen nicht natürlichen Tod

Mittlerweile schreiben nahezu alle Bestattungsgesetze der Bundesländer eine Meldepflicht des Obduzenten vor bei Anhaltspunkten für einen nicht natürlichen Tod [47, 57, 73]. So heißt es im nordrhein-westfälischen Bestattungsgesetz vom 17.03.2003 (GVOBl. Nr. 29, S. 313) in § 10 Abs. 3: „Stellt die obduzierende Ärztin oder der obduzierende Arzt abweichend von der Todesbescheinigung Anhaltspunkte für einen nicht-natürlichen Tod fest, ist nach § 9 Abs. 5 zu verfahren."

Der Verweis auf § 9 Abs. 5 verlangt den Abbruch der Obduktion, die unverzügliche Unterrichtung der Polizeibehörde und den Verzicht auf weitere Veränderungen am Leichnam. Diese Meldepflicht des Obduzenten bei Anhaltspunkten für einen letalen Behandlungsfehler war jahrzehntelang umstritten. Es gab die Befürchtung, die klinische Sektion werde zum Tribunal umfunktioniert und Pathologen würden in die Rolle von Denunzianten gedrängt. In der Diskussion wurde argumentiert, dass im Zweifelsfalle eben auf eine klinische Obduktion verzichtet werde und Pathologen ggf. entsprechende Obduktionsanträge vorsichtshalber zurückweisen würden. Nach nunmehr geltendem Recht sind Anhaltspunkte für einen nicht natürlichen Tod einschließlich eines poten-ziell tödlichen ärztlichen Behandlungsfeh-lers meldepflichtig. In der Praxis wird den Obduzenten ein Ermessensspielraum zuge-standen werden müssen. In Kenntnis der Vorgeschichte und der bereits erhobenen Obduktionsbefunde kann ein Behandlungs-fehlerverdacht als hinreichend konkretisiert angesehen werden. Die bloße theoretische Möglichkeit eines letalen Behandlungsfeh-lers lässt sich mit ärztlicher Phantasie sicher-lich häufig konstruieren. Insofern sind bei ei-ner Meldung durch die Obduzenten an die Polizeibehörde zumindest ansatzweise kon-krete Anhaltspunkte für einen tödlichen Be-handlungsfehler zu fordern. Entsprechend heißt es in Kommentaren zur Strafprozess-ordnung zum Beispiel [77]: „Der Tod nach Operation fällt nur unter § 159 StPO, wenn wenigstens entfernt konkrete Anhaltspunkte für einen Kunstfehler oder für sonstiges Ver-schulden des behandelnden Personals vorlie-gen. Die Anhaltspunkte für einen unnatürli-chen Tod müssen konkret sein und wenigs-tens auf eine entfernte Möglichkeit einer Straftat hinweisen …"

Anonyme Strafanzeigen

In der BMGS-Studie spielten anonyme Straf-anzeigen, in denen ein Behandlungsfehler mit tödlichem Verlauf behauptet wurde, kei-ne große Rolle. Die inhaltliche Qualität der wenigen Strafanzeigen lässt jedoch vermu-ten, dass Insider-Kenntnisse vorhanden sind, also unmittelbar oder mittelbar bei der Be-handlung des Patienten beteiligte bzw. an-wesende Personen Informationen erlangt haben, die ihrer Ansicht nach den Vorwurf einen letalen Behandlungsfehlers begrün-den. Die anonymen Strafanzeigen waren in-haltlich ausnahmslos sehr konkret, und in einem Fall wurde gutachterlich sowohl ein Behandlungsfehler als auch dessen Kausali-tät für den Todeseintritt bejaht. Zu denken ist auch an eine anonyme Strafanzeige durch ärztliches Hilfspersonal aus motivationalen

Zusammenhängen, die mit dem behaupte-ten Behandlungsfehler in keinem Zusam-menhang stehen (verprellte Mitarbeiter, sich ungerecht behandelt fühlende Mitarbeiter, ehemalige Mitarbeiter mit Rachegefühlen). Dennoch darf im Einzelfall die Tatsache der Anonymität einer Strafanzeige nicht dazu verleiten, diese von vornherein als unbe-gründet zu qualifizieren. In einem derartigen Fall kann auch gerade der von dem Vorwurf betroffene Arzt ein Interesse an einer voll-ständigen Aufklärung des Sachverhalts ha-ben, um Gerüchten entgegentreten zu kön-nen.

7.3 Ermessensentscheidung der Staatsanwaltschaft nach Kenntnis eines Behandlungsfehlervorwurfes

Wie dargelegt, können die Ermittlungsbe-hörden auf durchaus sehr unterschiedlichen Wegen Kenntnis von einem Behandlungs-fehlervorwurf mit behauptetem, letalem Ver-lauf erlangen. Die bloße Behauptung, ein solcher Behandlungsfehler sei meist nament-lich benannten Ärzten unterlaufen, kann zu einem staatsanwaltschaftlichen Verfahren führen, muss dies aber nicht [42, 51].

Bei Durchsicht der Behandlungsfehler-vorwürfe in den Archivunterlagen der in die BMGS-Studie einbezogenen rechtsmedizini-schen Institute zeigte sich, dass die Qualität erhobener Behandlungsfehlervorwürfe er-hebliche Schwankungen aufwies. Einerseits fanden sich Behandlungsfehlervorwürfe in der Form, dass lediglich ausgeführt wurde, der Angehörige XY sei verstorben, also müs-se den behandelnden Ärzten ja wohl ein Feh-ler unterlaufen sein, der diesen Tod verur-sacht habe. Andere Behandlungsfehlervor-würfe ließen medizinisches Wissen des Anzeigeerstatters erkennen und enthielten teilweise sehr konkrete Angaben zu Ort, Zeit-punkt und Art des unterlaufenen Behandlungsfehlers sowie zu den Reaktionen von Ärzten und Pflegepersonal auf diesen Fehler. In Abhängigkeit von der Qualität des Behandlungsfehlervorwurfes werden die Ermittlungsbehörden unterschiedlich reagieren können:

◢ Zurückweisung des Behandlungsfehlervorwurfes wegen des fehlenden Verdachts einer Straftat im Sinne des § 160 Abs. 1 StPO

◢ Einleitung eines sogenannten Todesermittlungsverfahrens zur Klärung der Frage, ob sich der Verdacht einer Straftat erhärten lässt. Wesentliche Entscheidungsgrundlage ist hier die rechtsmedizinische Obduktion und deren Ergebnis vor dem Hintergrund der zum Tode führenden Krankengeschichte

◢ sofortige Einleitung eines strafrechtlichen Ermittlungsverfahrens gegen namentlich bekannte Ärztinnen bzw. Ärzte wegen des Verdachts einer Straftat, im Regelfall wegen fahrlässiger Tötung (§ 222 StGB), gleichzeitige Einleitung von Maßnahmen der Beweissicherung (Antrag auf Anordnung einer Obduktion, Beschlagnahme der Krankenunterlagen).

Die Auswertung der Archivunterlagen und die rechtsmedizinische Erfahrung im Berufsalltag zeigen, dass der Umgang der Staatsanwaltschaften mit Behandlungsfehlervorwürfen vielfältigen Einflüssen unterliegt und einerseits im Interesse einer effizienten Bearbeitung, andererseits aber auch zur angemessenen Aufklärung von Vorwürfen verbesserungsbedürftig ist. Nicht zuletzt die Problematik der Bejahung eines Anfangsverdachts auf eine Straftat seitens der Staatsanwaltschaft ist eine Erklärung für den zum Teil extrem schwankenden Anteil von Behandlungsfehlervorwürfen im rechtsmedizinischen Obduktionsgut (s. Tab. 7.8). So lag der prozentuale Anteil derartiger Vorwürfe im Untersuchungszeitraum im Institut für Rechtsmedizin in Leipzig bei 1,4%, in Köln

Tab. 7.8: Schwankender Prozentanteil von Obduktionen wegen behaupteter letaler Behandlungsfehler in einzelnen ausgewählten rechtsmedizinischen Instituten

Institut	Schwankungsbreite
München	1,6%–6,1%
Hannover	8,1%–19,7%
Köln	4,9%–45,7%

aber bei 20%. Im Mittelwert werden 5,5% aller rechtsmedizinischen Obduktionen wegen eines aufgekommenen Behandlungsfehlerverdachts durchgeführt.

Für die Arbeit der Staatsanwaltschaft gilt:

◢ Ermessensspielräume der Staatsanwaltschaft werden offenbar unterschiedlich genutzt.

◢ Staatsanwältinnen und Staatsanwälte brauchen häufig medizinischen Rat schon bei der Frage, ob der Behandlungsfehlervorwurf überhaupt hinreichend substanziiert ist.

◢ Die „Qualität" der Strafanzeigen ist sehr unterschiedlich, was deren angemessene Beurteilung zusätzlich erschwert.

◢ Nicht immer bearbeiten mit der Behandlungsfehlerproblematik erfahrene Staatsanwältinnen und Staatsanwälte die Vorwürfe.

Entsprechend kommt es immer wieder zu Anfragen von Staatsanwaltschaften an rechtsmedizinische Institute mit der Bitte um Beratung, ob denn in einem konkreten Fall überhaupt Anhaltspunkte für einen nicht-natürlichen Tod als Folge eines vorwerfbaren Behandlungsfehlers gegeben sind. Dabei soll kein ausführliches Zusammenhangsgutachten erstellt werden, sondern nach Durchsicht von Angaben eines Anzeigeerstatters und häufig bereits teilweise zur Verfügung stehenden Krankenunterlagen eine kurze Stellungnahme formuliert werden, ob der Anzeigevorwurf Anhaltspunkte enthält, die weitere Ermittlungen rechtfertigen. Auf diesem Wege können aus medizinischer Sicht offensichtlich unbegründete Behandlungsfehlervorwürfe bereits in einer frühen Phase erkannt werden, das Verfahren wird dann regelmäßig kurzfristig eingestellt.

In den Richtlinien für das Strafverfahren und das Bußgeldverfahren (RiStBV) [56] ist unter Punkt 4 Nr. 33 als eine Voraussetzung für die Erforderlichkeit einer Obduktion die Nichtausschließbarkeit einer Straftat genannt; ein vorwerfbarer Behandlungsfehler mit letalem Verlauf wird von dieser Regelung erfasst. Diese lautet im Wortlaut unter Punkt 4.33.II: „Lässt sich auch bei der Leichenschau eine Straftat als Todesursache nicht ausschließen oder ist damit zu rechnen, dass die Feststellungen später angezweifelt werden, so veranlasst der Staatsanwalt grundsätzlich die Leichenöffnung."

Unter Punkt 4.33.IV ist weiter geregelt: „Der Staatsanwalt nimmt an der Leichenöffnung nur teil, wenn er dies nach seinem pflichtgemäßen Ermessen im Rahmen einer umfassenden Sachaufklärung für geboten erachtet. Eine Teilnahme des Staatsanwalts wird in der Regel in Betracht kommen in Kapitalsachen, nach tödlichen Unfällen, zur Rekonstruktion des Unfallgeschehens, bei Todesfällen durch Schusswaffengebrauch oder in Verfahren, die ärztliche Behandlungsfehler zum Gegenstand haben."

Zu Obduktionen in Krankenhäusern heißt es unter Punkt 4.37: „Besteht der Verdacht, dass der Tod einer Person, die in einem Krankenhaus gestorben ist, durch eine Straftat verursacht wurde, so haben der Staatsanwalt und seine Hilfsbeamten darauf hinzuwirken, dass die Leiche nicht von den Krankenhausärzten geöffnet wird. Da die Krankenhausärzte indes an der Leichenöffnung vielfach ein erhebliches wissenschaftliches Interesse haben, empfiehlt es sich, ihnen die Anwesenheit zu gestatten, sofern nicht gewichtige Bedenken entgegenstehen."

Die aufgezeigten Einflussfaktoren bzw. Unwägbarkeiten bei der Kenntniserlangung

von einem Behandlungsfehlervorwurf durch die Staatsanwaltschaft legen grundsätzlich die Annahme nahe, dass durchaus häufiger bei dem Patienten bzw. seinen Angehörigen der Verdacht auf einen Behandlungsfehler aufkommt. Die Abschätzung eines Dunkelfeldes von zwar aufgekommen und teilweise auch substanziell begründeten Verdachtsmomenten für einen letalen Behandlungsfehler, die jedoch nicht zur Kenntnis der Ermittlungsbehörden gelangen, ist zuverlässig kaum möglich. Zwar mag die Überlegung nahe liegen, dass im Falle eines letalen Verlaufes die Meldung an die Polizei bzw. Staatsanwaltschaft eher erfolgt als bei aus Sicht der Patienten bzw. Angehörigen gegebenem Behandlungsfehlerverdacht mit weniger gravierenden und u.U. auch nur passageren gesundheitlichen Schäden. Diesbezügliche Studien, z.B. durch Befragung einer hinreichend repräsentativen sowie großen Zahl von Patienten, liegen nicht vor.

7.4 Schlussfolgerungen

Die sich aus den dargelegten Daten und der damit verbundenen Behandlungsfehlerproblematik ergebenden Schlussfolgerungen betreffen unterschiedliche Aspekte:

Geradezu kurios ist aus juristischer Sicht, dass der Arzt, dem ein möglicherweise letaler Behandlungsfehler unterlaufen sein könnte, auch berechtigt ist, den Tod des Patienten festzustellen und die nach Landesrecht verbindliche Todesbescheinigung auszustellen [16]. Da der Arzt nicht verpflichtet ist, sich selbst der Gefahr einer Strafverfolgung auszusetzen, darf er in der Todesbescheinigung alle auf einen tödlichen Behandlungsfehler hinweisenden Informationen verschweigen. Eine gesetzliche Regelung, wonach der zuletzt behandelnde Arzt nicht die Todesbescheinigung ausstellen soll oder darf, gibt es nicht.

Die Befassung mit der Problematik der Kenntniserlangung von Behandlungsfehlervorwürfen durch die Staatsanwaltschaft führt zu der Frage, ob im Falle eines letalen Behandlungsfehlervorwurfes, dessen Aufklärung im Regelfall eine Obduktion erfordert, der Weg in das Strafrecht unvermeidlich ist. Wird eine klinische Sektion veranlasst, so trifft den Obduzenten im Falle schon des Verdachts eines ärztlichen Behandlungsfehlers die Pflicht zur Meldung an die Ermittlungsbehörden, wenngleich dies in der Praxis selten vorkommt. Verzichten die Angehörigen trotz Verdacht auf einen letalen Behandlungsfehler auf eine Strafanzeige, so kommt es nicht zur Obduktion, und der Vorwurf ist auch in einem Zivilverfahren praktisch nicht beweisbar, insbesondere auch im Hinblick auf den Ausschluss alternativer Todesursachen. Andere Wege zu einer Obduktion sieht das derzeitige Obduktionsrecht kaum vor, die Sektion gemäß Infektionsschutzgesetz und die sozialversicherungsrechtliche Obduktion kommen nicht in Betracht, eine sogenannte Feuerbestattungssektion wäre denkbar, aber auch bei diesen Sektionsarten würde die Meldepflicht des Obduzenten wieder ins Strafrecht führen. Dabei darf keineswegs unterstellt werden, dass der (verstorbene) Patient bzw. dessen Hinterbliebene keine Bedenken gegen diesen Weg hätten. Schmerzensgeld- und Schadensersatzansprüche können durchaus eingefordert werden, deshalb müssen Betroffene den behandelnden Arzt nicht bestraft sehen wollen.

Eine sogenannte Verwaltungssektion zur Aufklärung der Todesursache gibt es trotz langjähriger, besser jahrzehntelanger Forderungen seitens der Ärzteschaft noch immer nicht und dort, wo vergleichbare Obduktionsarten rechtlich etabliert sind (Bremen, Hamburg), ist keineswegs festgeschrieben, dass es den Hinterbliebenen überlassen bleiben soll, ob sie im Falle des Verdachts auf einen tödlichen Behandlungsfehler Strafanzeige erstatten oder sich auf zivilrechtliche Ansprüche beschränken [8, 35]. Hinterbliebene,

die bei entsprechendem Verdacht sogleich einen medizinrechtlich versierten Rechtsanwalt konsultieren, werden kaum noch den Weg einer Strafanzeige gehen, gilt doch der Weg in das Strafrecht bei Behandlungsfehlervorwürfen gegen Ärzte als „juristischer Kunstfehler". Im Regelfall verhärten die Fronten spätestens dann, wenn der Arzt sich neben zivilrechtlichen Forderungen auch noch mit einer drohenden Bestrafung konfrontiert sieht. So kann, wie sich teilweise auch aus den eingesehenen Unterlagen ergeben hat, nicht verwundern, dass nach einer Strafanzeige die Kommunikationsbereitschaft des Arztes und dessen Bereitschaft, an einer Aufklärung des Geschehens, auch im Sinne einer künftigen Fehlervermeidung, mitzuwirken, gegen Null tendiert.

Schließlich zeigte sich, dass einerseits offensichtlich unbegründete Behandlungsfehlervorwürfe nicht als solche erkannt und schon vor Einleitung einer Obduktion zurückgewiesen wurden, weil auch der Staatsanwalt medizinischer Laie ist. Andererseits wurden substanziell begründete Behandlungsfehler wegen der optisch wie sprachlich verunglückten Form der Strafanzeige ignoriert, obwohl medizinischer Sachverstand rasch den begründeten Verdacht bestätigt hätte. Hier kann die Zuweisung von Behandlungsfehlervorwürfen an mit der Problematik erfahrene Staatsanwälte zu einer adäquateren Bearbeitung führen. Die Notwendigkeit dieses Vorgehens zeigt die Tatsache, dass rechtsmedizinische Gutachter immer wieder gebeten werden, sich doch zunächst zu der Frage zu äußern, ob denn der Vorwurf gegen einen Arzt überhaupt einen Anfangsverdacht für einen Behandlungsfehler begründen kann. Wird diese Frage bejaht und ist der Patient verstorben, dann ist zwischenzeitlich im Regelfall ein Zeitraum verstrichen, nach dem eine Obduktion entweder ersichtlich aussichtslos ist (je nach Fragestellung bzw. Vorwurf) oder es muss eine Exhumierung veranlasst werden.

7.5 Fazit

Die Zahl staatsanwaltschaftlicher Verfahren wegen eines behaupteten letalen Behandlungsfehlers ist seit Jahren langsam steigend und wird von zahlreichen Faktoren beeinflusst. Dominierend ist die Angabe der Todesart durch den die Todesbescheinigung ausstellenden Arzt (38,5%), gefolgt von Strafanzeigen durch die Hinterbliebenen (18,7%). Vor der Einleitung eines staatsanwaltschaftlichen Verfahrens stehen Ermessensentscheidungen: Bei den Hinterbliebenen, ob ein Behandlungsfehlervorwurf überhaupt erhoben werden soll, beim Leichenschauarzt, ob Anhaltspunkte für einen letalen Behandlungsfehler bzw. nicht natürlichen Tod tatsächlich hinreichend substanziiert vorhanden sind, beim Obduzenten, ob die Anhaltspunkte für einen letalen Behandlungsfehler in Kenntnis der Obduktionsbefunde für eine Meldung ausreichend sind, und schließlich bei den Ermittlungsbehörden, ob ein Verfahren überhaupt eingeleitet werden soll, ein bloßes Todesermittlungsverfahren oder ein strafrechtliches Ermittlungsverfahren wegen einer konkret benennbaren Straftat gegen ebenfalls konkret benennbare Ärztinnen und Ärzte. Die sich summierenden Unwägbarkeiten im Rahmen der zu treffenden Ermessensentscheidungen lassen den Schluss zu, dass straf- wie zivilrechtlich relevante Behandlungsfehler auch mit letalem Verlauf nur begrenzt bekannt werden, das Ausmaß des Dunkelfeldes ist jedoch schwer quantifizierbar. Die häufigsten von einem Behandlungsfehlervorwurf betroffenen Fachgebiete waren in der BMGS-Studie die Chirurgie (28,5%), die Innere Medizin (15,7%) und Hausärzte bzw. praktische Ärzte (9,7%). Innerhalb der Chirurgie sind insbesondere die Allgemeinchirurgie (41,2%) und die Unfallchirurgie betroffen (36,0%). Am häufigsten wurde der Vorwurf erhoben, medizinisch gebotene Maßnahmen seien unterlassen worden (48,5%) bzw. es sei als Folge einer Behandlungsfehlers zu Komplikationen bei bzw. nach ärztlichen Eingriffen gekommen (33,1%). Mit 63,1% waren Krankenhausärzte am häufigsten Betroffene eines Behandlungsfehlervorwurfes bzw. staatsanwaltschaftlichen Verfahrens. In 446 von 4450 Fällen wurde schließlich ein ärztlicher Behandlungsfehler bejaht (10%), jedoch nur in 189 von 3319 abschließend begutachteten Fällen auch die Kausalität des Behandlungsfehlers für den Eintritt des Todes (5,7%). Überdurchschnittlich häufig wurde ein Behandlungsfehler bejaht bei Vorwürfen gegen niedergelassene Ärzte und das Pflegepersonal, unterdurchschnittlich häufig bei Chirurgen.

Die aus rechtsmedizinischer Sicht vorrangig anzustrebenden Verbesserungen zur Erfassung von Behandlungsfehlern bzw. Behandlungsfehlervorwürfen betreffend ärztliche Fehler mit letalem Verlauf sind unter anderem:

◢ Die Todesbescheinigung sollte in Verdachtsfällen von einem neutralen Leichenschauarzt ausgefüllt werden.

◢ Die Einführung einer sogenannten Verwaltungssektion zur Klärung von Grundleiden und Todesursache muss angestrebt werden, auch um den frühzeitigen Weg in das Strafrecht zu vermeiden [8, 16, 14, 18].

◢ Die Bearbeitung von Behandlungsfehlern sollte auf diesem Gebiet erfahrenen Staatsanwälten überlassen werden.

Literatur

[1] Althoff H, Solbach T, Analyse arztstrafrechtlicher Ermittlungsverfahren der Staatsanwaltschaft Aachen zwischen 1978 und 1981. Z Rechtsmed (1984), 93, 273–282

[2] Berg S (1992) Unerwartete Todesfälle in Klinik und Praxis. Springer, Berlin, Heidelberg, New York

[3] Bove KE, Iery C, The Role of the Autopsy in Medical Malpractice Cases, I+II. Arch of Path and Lab Med (2004), 126, 1023–1035

[4] Bratzke HJ, Parzeller M, Köster F, Deutsches Forensisches Sektionsregister startet – Ein Beitrag zur Qualitätssicherung. Deutsches Ärzteblatt (2004), 18, B1036–B1038

[5] Breitmeier D et al., Rechtsmedizinische Begutachtung von Behandlungsfehlervorwürfen zu Todesfällen nach schwieriger Intubation. Rechtsmedizin (2005) 363–370

[6] Brennan TA, Sox CM, Burstin HR, Relation between negligent adverse events and the outcomes of medical-malpractice ligitation. N Engl J Med (1996), 335, 1963–1967

[7] Bundesärztekammer. Stellungnahme zur „Autopsie". Kurzfassung: Deutsches Ärzteblatt (2005), 102, B2993–B3001. Langfassung: http://www.bundesaerztekammer.de/30/Richtlinien/Wb/index.html

[8] Dettmeyer, R (1999) Die verfassungsrechtlichen Grenzen für die gesetzliche Einführung einer Verwaltungssektion bei medizinisch unklaren Todesfällen. Jur. Diss. Reihe Bochumer Schriften zum Sozialrecht (BOSS), Bd. 3. Europäischer Verlag der Wissenschaften, Frankfurt/M.

[9] Dettmeyer R, Madea B, Rechtsmedizinische Gutachten in arztstrafrechtlichen Ermittlungsverfahren. MedR (1999), 533–539

[10] Dettmeyer R (2006) Behandlungsfehler. Medizin & Recht für Ärzte, 2. Aufl., 337–369. Springer, Berlin, Heidelberg, New York

[11] Dettmeyer R, Madea B (2003) Iatrogene Schäden, Behandlungsfehler und Behandlungsfehlerbegutachtung. In: Handbuch der Rechtsmedizin, Bd. 2. Springer, Berlin, Heidelberg, New York, Tokio

[12] Dettmeyer R, Madea B, Zum Beitrag „Teenager stirbt durch Injektionsfehler". Dtsch Med Wschr (2001), 14, 26

[13] Dettmeyer R et al., Fatal myeloencephalopathy due to accidental intrathecal vincristin administration – a report of two cases. For Sci Int (2001), 60–64

[14] Dettmeyer R, Madea B, Obduktionen – Unsichere und uneinheitliche Rechtslage. Deutsches Ärzteblatt (2002), 99, B-1973–1976

[15] Dettmeyer R, Madea B (2003) Behandlungsfehler mit Todesfolge (iatrogener Tod). In: Handbuch Gerichtliche Medizin, Band 2, 1471–1481. Springer, Berlin, Heidelberg, New York

[16] Dettmeyer R, Madea B, Regelungsdefizite im Leichenschau- und Obduktionsrecht

der Bundesrepublik Deutschland. Kritische Vierteljahresschrift (2004), 359–370

[17] Dettmeyer R, Egl M, Madea B, Medical malpractice charges in Germany – role of the forensic pathologist in the preliminary criminal proceeding. J Forensic Sci (2005), 423–427

[18] Dettmeyer R, Schmidt P, Madea B, Rechtsgrundlagen und Ermessensspielräume bei der amtsärztlich angeordneten Obduktion (Verwaltungssektion). Gesundheitswesen (2000), 62, 25–29

[19] Eissler M, Die Ergebnisse der Gutachterkommissionen und Schlichtungsstellen in Deutschland – ein bundesweiter Vergleich. MedR (2005), 280–282

[20] Grandt D, Friebel H, Müller-Oerlinghausen B, Arzneitherapie(un)sicherheit. Notwendige Schritte zur Verbesserung der Patientensicherheit bei medikamentöser Therapie. Deutsches Ärzteblatt (2005), 8, B431–B437

[21] Günter HH, Staatsanwaltschaftliche Ermittlungen gegen Ärzte bei Verdacht eines „Kunstfehlers". DRiZ (1978), 326–334

[22] Hansis ML, Hansis DE, Der ärztliche Behandlungsfehler. ecomed Landsberg

[23] Hansis ML, Hart D, Medizinische Behandlungsfehler in Deutschland. Gesundheitsberichterstattung des Bundes (2001) 1–15

[24] Holzer FJ, Gerichtsmedizinische Gutachten zur Klärung ungerechtfertigter Anschuldigungen gegen Ärzte. Zschr Rechtsmed (1973) 332–336

[25] Jansen C, Unterbliebene Sektion und Umkehr der Beweislast im Arzthaftpflichtprozess. Pathologe (1993), 68ff.

[26] Janssen W, Püschel K, Zur Frage der Gutachter-Kompetenz in der Beurteilung ärztlicher Behandlungsfehler (sog. Kunstfehler). Medizinrecht (1998), 119–121

[27] Juvin P et al., Postoperative death and malpractice suits: is autopsy useful? Anesth Analg (2000), 91, 344–346

[28] Kaufmann M et al., Computerbasiertes anonymes Critical Incident Reporting: ein Beitrag zur Patientensicherheit. Schweizerische Ärztezeitung (2002), 2554–2558

[29] Kohn L, Corrigan J, Donaldson M (2000) To err ist human. Committee on Quality of Health Care in America. Institute of Medicine. National Academy Press, Washington DC

[30] Leithoff H, Die Problematik der Aufklärung der Patienten über ärztliche Fehlbe-

handlung. Geburtsh u. Frauenheilk (1978), 247–254

[31] Lignitz E, Mattig W (1989) Der iatrogene Schaden. Akademie, Berlin

[32] Link J (1985) Das Anästhesierisiko. Komplikationen, Herzstillstände und Todesfälle. Edition Medizin. VCH, Weinheim

[33] Lippert HD, Die Mitwirkungspflicht von Ärzten bei der Schadensaufklärung nach Fehlbehandlungen im Krankenhaus. Medizinrecht (1987), 176–178

[34] Madea B (Hrsg) (2006) Die ärztliche Leichenschau, 2. Aufl. Springer, Berlin, Heidelberg, New York

[35] Madea B et al., Verwaltungssektionen. Inhalt, Zweck, Notwendigkeit, gesetzliche Regelungen. Rechtsmedizin (2006), 16, 13–22

[36] Madea B (1996) Rechtliche Aspekte der Arzneimitteltherapie – Aufklärung über Arzneimittel – Neben- und Wechselwirkungen. Innere Medizin und Recht, 28–49. Blackwell Wissenschaftsverlag, Berlin, Wien

[37] Madea B, Schmidt P (1996) Behandlungsfehler in der Inneren Medizin aus der Sicht der Rechtsmedizin. Innere Medizin und Recht, 72–81. Blackwell Wissenschaftsverlag, Berlin, Wien

[38] Madea B et al. (1996) Innere Medizin und Recht. Blackwell Wissenschaftsverlag, Berlin, Wien

[39] Madea B, Dettmeyer R, Patient tot – Hausarzt in Not. Verhalten bei fraglich iatrogenen Todesfällen in der Praxis. Der Allgemeinarzt (1998), 624–630

[40] Madea B, Dettmeyer R, Rechtliche Aspekte der Arzneimittelbehandlung. Med Welt (1998), 84–88

[41] Madea B, Vennedey C, Dettmeyer R, Ausgang strafrechtlicher Ermittlungsverfahren gegen Ärzte wegen Verdachts eines Behandlungsfehlers. Dtsch Med Wschr (2006), 131, 2073–2078

[42] Maiwald M, Zur Ermittlungspflicht des Staatsanwalts in Todesfällen. NJW (1978), 561 ff

[43] Mattern R, Kohnle S, Begutachtung ärztlicher Behandlungsfehler am Institut für Rechtsmedizin Heidelberg 1978 bis 1980. Beitr gerichtl Med (1983), 17–22

[44] Metter D, Greilich-Rahbari H, Sektionsergebnis und Kunstfehler-Gutachten. Versicherungsmedizin (1990), 117–121

[45] Miltner E, Ärztliche Konflikte bei der Leichenschau. DMW (1986), 191–195

[46] Müller MP et al., Vom Fehler zum Zwischenfall – Strategien zur Erhöhung der Patientensicherheit in der Anästhesie. Anästh Intensivmed (2006), 13–25

[47] Mueller B, Wie verhält sich der Pathologe unter Berücksichtigung des bundesdeutschen Rechts, wenn sich bei der klinischen Sektion Anhaltspunkte für einen nicht-natürlichen Tod ergeben? Verh Dtsch Ges Path (1974), 91–98

[48] Nichols L, Aronica P, Babe C, Are autopsies obsolete? Am J Clin Pathol (1998), 110, 210–218

[49] Neumann G, Gutachterkommissionen und Schlichtungsstellen – Eine Evaluation der Ergebnisse. MedR (1998), 309–315

[50] Orben S (2004) Rechtliche Verantwortung für Behandlungsfehler. Hallesche Schriften zum Recht, Band 19

[51] Parzeller M, Die sofortige Anzeige nach § 159 StPO bei tödlichem ärztlichen Behandlungsfehler. Sportorthopädie – Sporttraumatologie (2003), 53–54

[52] Perkins GD et al., Discrepancies between clinical and postmortem diagnoses in critically ill patients: an observational study. Critical Care (2003), 7, R129–R132

[53] Peters TA, Verhaltensempfehlungen für Ärzte nach einem Behandlungszwischenfall. Der Arzt und sein Recht (1998), 7–10

[54] Pluisch F (1990) Die rechtsmedizinische Begutachtung von „Behandlungsfehler"-Vorwürfen. Med. Diss., Bonn

[55] Ratzel R, Verhalten in Schadensfällen. Gynäkologe (1989), 406–410

[56] Richtlinien für das Strafverfahren und das Bußgeldverfahren (RiStBV) 2006 In: Kleinknecht/Meyer-Goßner, Kommentar zur Strafprozeßordnung, 49. Auflage. Beck, München

[57] Saeger W, Püschel K, Das Hamburger Sektionsgesetz vom 9. Februar 2000. Der Pathologe (2000), 4, M333–M336

[58] Scheppokat KD, Held K, Ergebnisse von 903 Schlichtungsverfahren in der Inneren Medizin. Dtsch Med Wschr (2002), 253–259

[59] Schnurrer JU, Fröhlich CJ, Zur Häufigkeit und Vermeidbarkeit von tödlichen unerwünschten Arzneimittelwirkungen. Internist (2003), 889–895

[60] Schwenzer Th, Beck L, Behandlungsfehler bei gynäkologischen Operationen. Gynäkologe (1994), 239–248

[61] Sethe R, Krumpaszky HG, Arzthaftung und Qualitätsmanagement in der Medizin

– Pilotauswertung von Behandlungsfehler-vorwürfen. VersR (1998), 420–430

[62] Shojania KG et al., Changes in rates of au-topsy-detected diagnostic errors over time: a systematic review. JAMA (2003), 289, 2849–2856

[63] Sikorski R, Die Begutachtung von Behand-lungsfehlern durch den MDK. Medizin-recht (2001), 188–190

[64] Start RD, Cross SS, Pathological investiga-tion of deaths following surgery, anesthe-sia, and medical procedures. J Clin Pathol (1999), 52, 640–652

[65] Spann W, Todesfälle im Zusammenhang mit ärztlichen Maßnahmen. Dtsch Med Wschr (1980), 1705–1706

[66] Studdert DM et al., Claims, errors, and compensation payments in medical mal-practice litigation. N Engl J Med (2006), 354, 2024–2033

[67] Studdert DM et al., Negligent care and malpractice claiming behavior in Utah and Colorado. Med Care (2000), 38, 247–249

[68] Thomeczek C et al., Das Glossar Patien-tensicherheit – Ein Beitrag zur Definitions-bestimmung und zum Verständnis der Thematik „Patientensicherheit" und „Feh-ler in der Medizin". Gesundheitswesen (2004), 833–840

[69] Tiebe S (2004) Strafrechtlicher Patienten-schutz – die Bedeutung des Strafrechts für die individuellen Patientenrechte. Peter Lang. Europäischer Verlag der Wissen-schaften, Frankfurt a.M.

[70] Ulsenheimer K, Ein gefährlicher Beruf: Strafverfahren gegen Ärzte. Medizinrecht (1987), 207–216

[71] Ulsenheimer K, Bock RW, Verhalten nach einem Zwischenfall/Der juristische Not-fallkoffer. Chirurg (2001), 217–223

[72] Ulsenheimer K, „Wenn der Staatsanwalt kommt …" – Rechte und Pflichten des Arztes bei einer Durchsuchungsaktion. Anaesthesist (2003), 254–258

[73] Wegener R, Rummel J, Nichtnatürliche Todesfälle – Was der Pathologe wissen muss. Verh Dtsch Ges Path (2001), 109–117

[74] Weltrich H, Allgemeine Offenbarungs-pflicht bei ärztlichen Behandlungsfeh-lern? Rheinisches Ärzteblatt (2001), 18–19

[75] Weidinger P, Aus der Praxis eines Heilwe-senversicherers: Aktuelle Entwicklungen in der Arzt- und Krankenhauspflicht. Me-dizinrecht (2004), 289–295

[76] Preuß J, Dettmeyer R, Madea B (2005) Be-gutachtung behaupteter letaler und nicht-letaler Behandlungsfehler im Fach Rechts-medizin. Bundescenter-Studie im Auftrag des Bundesministeriums für Gesundheit und Soziales (BMGS). http://www.bmgs. de/deu/gra/publikationen/p forschung. php

[77] Kleinknecht, Meyer-Goßner (2006) StPO-Kommentar. 49. Aufl. § 159 Rdnr. 2 und 5

II   Medizinschadensfälle und ihre Begutachtung

8 Die Behandlungsfehlerbegutachtung bei den Gutachterkommissionen und Schlichtungsstellen der Landesärztekammern

Heinz-Dieter Laum

8.1 Einleitung

Die Behandlungsfehlerbegutachtung bei den Gutachterkommissionen und Schlichtungsstellen der Landesärztekammern, die ich zusammenfassend als ärztliche Gütestellen bezeichnen möchte, geht über das Leitthema unseres Abschnitts des Symposiums „Medizinschadensfälle und ihre Begutachtung" insoweit hinaus, als es bei den ärztlichen Gütestellen nicht nur um die Begutachtung, sondern auch um die Streitschlichtung geht. Das Interesse an außergerichtlichen Methoden der Streitbeilegung nimmt in Deutschland und in Europa seit Jahren ständig zu, vor allem angesichts der wachsenden Belastung der staatlichen Gerichte, der Höhe der dort entstehenden Kosten, der langen Dauer gerichtlicher Verfahren und ihrer begrenzten Eignung zur Befriedung von Konflikten. Die Wirtschaft lässt immer mehr Streitigkeiten durch Schiedsgerichte entscheiden, der Bürger interessiert sich zunehmend für die Mediation. Ein dritter Weg wird bei Arzthaftungsstreitigkeiten beschritten: Konflikte zwischen Arzt und Patient werden nicht durch Schiedsgerichte entschieden oder – wie bei einer erfolgreichen Mediation – durch einen für alle Beteiligten tragbaren Kompromiss einverständlich gelöst, sondern durch Aufklärung und sachverständige Beurteilung des Sachverhalts beigelegt. Dieser Aufgabe unterziehen sich Gutachterkommission und Schlichtungsstellen für ärztliche Behandlungsfehler. Ihre Arbeitsweise möchte ich am Beispiel der Gutachterkommission Nordrhein im Einzelnen darstellen und dabei insbesondere auch auf die Beiträge einge-

hen, die ärztliche Gütestellen zur Verbesserung der Datenlage zu Medizinschadensfällen und zur Behandlungsfehlerprophylaxe leisten.

8.2 Zunahme der Arzthaftungssachen

Arzthaftungssachen sind inzwischen – übrigens nicht nur in Deutschland, sondern auch in Österreich und Italien – recht häufig geworden. Die damit verbundenen Risiken für den Arzt werden aber oft überschätzt. Wir haben neulich ermittelt, dass im Bezirk der Ärztekammer Nordrhein im Durchschnitt nur sechs von der Gutachterkommission festgestellte Behandlungsfehler auf eine Million ambulante oder stationäre Behandlungen fallen. Immerhin gehen aber sachverständige Schätzungen davon aus, dass in Deutschland jährlich etwa 10 000 Arzthaftungsklagen erhoben und an die 3000 Strafanzeigen wegen fahrlässiger Körperverletzung oder Tötung gegen Ärzte erstattet werden. Das Robert Koch-Institut und der Sachverständigenrat für die Konzertierte Aktion im Gesundheitswesen (nachfolgend: „Sachverständigenrat") gehen sogar von 40 000 „angezeigten" ärztlichen Behandlungsfehlern pro Jahr aus.

8.3 Problematik von Schadensersatzklagen und Strafanzeigen

Dabei sind Haftungsklagen und Strafanzeigen für Arzt und Patient durchaus problematisch. Schadensersatzklagen sind teuer und wegen der Überlastung der Gerichte und Sachverständigen und des Instanzenzuges langwierig. Strafanzeigen führen zwar selten zur Anklageerhebung oder gar zur Bestrafung des Arztes, aber häufig zur Einleitung von Ermittlungsverfahren, durch die der Arzt persönlich stark belastet und gelegentlich auch großen beruflichen und wirtschaftlichen Nachteilen ausgesetzt wird, selbst wenn ihn kein oder nur ein geringes Verschulden trifft. Problematisch ist die Strafanzeige aber auch für den Patienten. Er ist meist nicht an der Bestrafung des Arztes, sondern nur an der Aufklärung des Sachverhalts, der Sicherung der Beweise sowie daran interessiert, ohne Übernahme eines Kostenrisikos die gegnerische Haftpflichtversicherung zum Ersatz des geltend gemachten Schadens zu veranlassen. Dafür aber ist das Strafverfahren denkbar ungeeignet, weil es eine gütliche Regelung des Streits fast immer blockiert.

8.4 Klärende Gespräche gefährden nicht den Versicherungsschutz

Allen Schwierigkeiten würde man aus dem Wege gehen, wenn es gelänge, den Streit schon im Keim zu ersticken. Da bleiben viele Möglichkeiten ungenutzt. Nach einem Zwischenfall dürfen Patienten nicht – wie oft beklagt wird – beim Arzt auf eine Mauer des Schweigens stoßen. Der Arzt sollte vielmehr dem Gespräch mit dem Patienten, seinen Angehörigen oder Hinterbliebenen nicht ausweichen, es auch nicht auf nachgeordnetes Personal delegieren, sondern es offen führen, über den Behandlungsverlauf vollständig Auskunft erteilen und auf Wunsch die Krankenpapiere einsehen lassen.

Viele Ärzte scheuen solche Gespräche, weil sie befürchten, durch wahrheitsgemäße Beantwortung der vom Patienten aufgeworfenen Fragen ihren Versicherungsschutz zu gefährden. Das ist völlig unangebracht.

Wahrheitsgemäße Erklärungen des Arztes über Tatsachen des Behandlungsverlaufs sind nicht verboten. Der Arzt gefährdet seinen Versicherungsschutz sogar dann nicht, wenn er von sich aus dem Patienten oder seinen Angehörigen einen ihm unterlaufenen Behandlungsfehler offenbart [1]. § 5 Ziff. 5 Satz 1 AHB verbietet dem Versicherungsnehmer nur, ohne vorherige Zustimmung seines Versicherers einen Haftpflichtanspruch ganz oder teilweise anzuerkennen oder zu befriedigen. Das hat uns der Gesamtverband der deutschen Versicherungswirtschaft e.V. mit Schreiben vom 30.10.2002 ausdrücklich bestätigt.

Durch Verweigerung ärztlicher Gespräche nach Zwischenfällen gehen viele Chancen zur Vermeidung von Konflikten verloren. Sogar nach Feststellung eines ärztlichen Behandlungsfehlers oder Aufklärungsmangels verzichten viele Patienten auf die Verfolgung von Schadensersatzansprüchen. Diese auf den ersten Blick überraschende Erfahrung haben alle ärztlichen Gütestellen gemacht. Eine Evaluation unserer Gutachterkommission Nordrhein hat sogar ergeben, dass nicht weniger als ein Viertel der Patienten nach Feststellung einer fehlerhaften oder eigenmächtigen Behandlung von dem belasteten Arzt keinen Ausgleich ihrer materiellen oder immateriellen Schäden verlangt haben. Offensichtlich kommt es auch heute noch manchem Patienten nicht auf materielle Vorteile, sondern auf Genugtuung und Respektierung seiner Persönlichkeit an. Das sollte dem Arzt Ansporn sein, nach Beanstandung einer Behandlung den Dialog mit dem Patienten zu suchen.

8.5 Vorzüge des Verfahrens vor ärztlichen Gütestellen

Die zweitbeste Lösung für die Befriedung von Konflikten zwischen Arzt und Patient ist nach meiner Überzeugung die Anrufung einer ärztlichen Gütestelle. Sie bieten Arzt und Patient die Möglichkeit, ihren Streit ohne Diskriminierung des Arztes und ohne Kostenrisiko beizulegen. Angesichts solcher Vorteile ist es nicht verwunderlich, dass die ärztlichen Gütestellen immer mehr in Anspruch genommen werden. Ihr Geschäftsanfall ist seit ihrer Gründung vor mehr als einem Vierteljahrhundert stetig angestiegen. Im Jahre 2005 sind bei den ärztlichen Gütestellen in Deutschland 10 551 Anträge auf Überprüfung ärztlicher Behandlungen neu eingegangen und 10 975 der insgesamt anhängigen Anträge erledigt worden; der Bestand noch nicht erledigter Verfahren ist also vermindert worden. Ärztliche Gütestellen werden also nach dem freien Willen von Patient und Arzt ungefähr in dem gleichen Umfang angerufen wie die staatlichen Gerichte. Darin liegt ohne Zweifel ein schlagender Beweis für das Vertrauen, das sie sich bei Ärzten und bei Patienten erworben haben.

8.6 Erfolge der ärztlichen Gütestellen

Zudem hat ihre Arbeit sehr oft zur endgültigen Erledigung des Streits geführt. In Düsseldorf und Hannover haben Evaluationen ergeben, dass durch ihre Arbeit in etwa 90% der Fälle eine gerichtliche Auseinandersetzung vermieden wurde. Ähnlich erfolgreich war auch die Gutachterkommission in Münster. Das bedeutet, dass in den weitaus meisten Fällen bei Verneinung eines Behandlungsfehlers der Patient den Arzt nicht verklagt hat und dass bei Feststellung eines Behandlungsfehlers die Ansprüche des Patienten von der Haftpflichtversicherung des Arztes zufriedenstellend reguliert wurden. Von der gutachtlichen Beurteilung abweichende Gerichtsentscheidungen waren sehr selten. Fast nie schloss sich an das Verfahren vor der ärztlichen Gütestelle ein Strafverfahren an. Vorwürfe, die medizinischen Sach-

verständigen ließen sich von Standesrücksichten leiten, haben sich als nicht gerechtfertigt erwiesen. Das Robert Koch-Institut und der Sachverständigenrat schätzen, dass jährlich auf 40 000 Verfahren 12 000 anerkannte ärztliche Behandlungsfehler (also 30% der Vorwürfe) fallen; demnach beträgt die allgemeine Behandlungsfehlerquote nur 30%. Bei den meisten Gütestellen endet ebenfalls etwa ein Drittel der Verfahren mit der Feststellung eines ärztlichen Behandlungsfehlers. Das ist ein „unverdächtiger" Wert. Auch deshalb werden die Bescheide der ärztlichen Gütestellen von Patienten, Ärzten und ihren Haftpflichtversicherungen in aller Regel akzeptiert.

Mündliche Erörterung ist fakultativ. Eine mündliche Erörterung der Sache ist bei den meisten ärztlichen Gütestellen nur fakultativ vorgesehen. Regelmäßig praktiziert wird sie nur in Baden-Württemberg mit selbstständig arbeitenden – also dezentralisierten – Kommissionen in Freiburg, Karlsruhe, Stuttgart und Tübingen, bei denen der Geschäftsanfall verhältnismäßig gering ist. Auch in Rheinland-Pfalz soll die Schlichtungsstelle die Beteiligten persönlich anhören. Bei den anderen ärztlichen Gütestellen ist sie wegen des starken Geschäftsanfalls schon aus zeitlichen Gründen nicht möglich. Gerade in diesem Punkt stoßen die Bemühungen der Ständigen Konferenz der Gutachterkommissionen und Schlichtungsstellen um Vereinheitlichung der Statuten auf unüberwindliche regionale Unterschiede.

8.7 Obligatorische mündliche Verhandlung?

Trotzdem wird von den ärztlichen Gütestellen – neuerdings auch durch den Sachverständigenrat – gefordert, nur aufgrund einer mündlichen Verhandlung zu entscheiden. Das haben wir gemäß einer Empfehlung der

7. Landesgesundheitskonferenz vor einiger Zeit praktisch erprobt. Vorteile hat dieses Verfahren nicht gebracht. Schon die Krankenunterlagen der beschuldigten sowie der vor- und nachbehandelnden Ärzte und der übereinstimmende Tatsachenvortrag der Beteiligten ließen eine hinreichende Klärung des Sachverhalts zu. Durch die mündliche Verhandlung wurden die Möglichkeiten zur Ermittlung relevanter Tatsachen nicht erweitert, weil wir – wie alle ärztlichen Gütestellen – nicht durch Zeugen- oder Parteivernehmung Beweis erheben können. Die gutachtliche Würdigung des erhobenen Vorwurfs wurde nicht gefördert, weil es dem Patienten an der erforderlichen medizinischen Sachkunde fehlte und der anstelle des unabkömmlichen Chefarztes erschienene Arzt zur Zeit der Behandlung noch gar nicht in der Klinik tätig war und nur das vortragen konnte, was bereits schriftlich vorgetragen war.

Unabhängig von dem geschilderten Einzelfall lässt sich sagen, dass eine gütliche Regelung im Termin kaum möglich ist. Der Arzt kann die Ansprüche des Patienten nicht vergleichsweise anerkennen, ohne seinen Versicherungsschutz zu gefährden. Den Patienten im Termin zur Rücknahme seines Antrages zu bewegen, kann sehr problematisch sein. In einem von uns zur Erprobung gestellten Fall ist die Erledigung des Verfahrens durch die mündliche Verhandlung nicht beschleunigt, sondern erheblich verzögert worden.

Auch bei fast allen anderen ärztlichen Gütestellen hat es sich als zweckmäßig erwiesen, das Verfahren grundsätzlich schriftlich durchzuführen. Regelmäßige mündliche Verhandlungen würden zudem bei den meisten ärztlichen Gütestellen ohne Verbesserung der Qualität die Arbeitskraft ihrer in der Regel ehrenamtlich tätigen Mitglieder und ihre Bereitschaft zu weiterer Tätigkeit überfordern. Sehr schwierig wäre es auch, die Termine mit den Fachgutachtern, den beschuldigten Ärzten, den Patienten und den Mit-

gliedern der jeweiligen ärztlichen Gütestelle zeitlich abzustimmen. Zuweilen erforderlich ist wohl eine persönliche Untersuchung des Patienten durch ein ärztliches Mitglied der Gütestelle oder einen auswärtigen Fachsachverständigen. Davon wird auch nicht selten Gebrauch gemacht.

8.8 Beteiligung von Patientenvertretern?

Das Postulat, Verbandsvertreter der Patienten an den Bescheiden der ärztlichen Gütestellen mitwirken zu lassen, ist auf der 72. Gesundheitsministerkonferenz im Juni 1999 und jetzt auch vom Sachverständigenrat aufgestellt worden. Davon haben aber – mit Ausnahme von Rheinland-Pfalz – alle Landesärztekammern abgesehen, und zwar nach meiner Überzeugung zu Recht. Die Erfolge der ärztlichen Gütestellen beruhen darauf, dass sie den Vorwurf eines Behandlungsfehlers objektiv begutachten. Das erfordert medizinischen und juristischen Sachverstand. Dementsprechend bestehen die ärztlichen Gütestellen fast überall nur aus medizinischen und juristischen Sachverständigen. Nur in Rheinland-Pfalz setzt sich der Schlichtungsausschuss zur Beurteilung ärztlicher Behandlungen neuerdings aus zwei Ärzten, zwei Patientenvertretern und einem Juristen als Vorsitzenden zusammen. Ich halte dies für einen Irrweg.

Patientenvertreter verfügen in der Regel nicht über medizinischen oder juristischen Sachverstand. Zudem bestehen Zweifel an ihrer Legitimation, solange sie nicht von den Patienten gewählt worden sind. Nicht von der Hand zu weisen ist auch die Gefahr oder mindestens der Anschein, dass sie die Begutachtung parteilich beeinflussen, sodass die gutachtlichen Bescheide bei Ärzten und deren Haftpflichtversicherern an Akzeptanz verlieren könnten. Dadurch würde die hohe außergerichtliche Befriedungsquote der ärztlichen Gütestellen nachhaltig infrage gestellt. Aus diesen Gründen habe ich im Jahre 2000 bei mehreren Expertenanhörungen im Bundesjustizministerium die Beteiligung von Patientenvertretern am Begutachtungsverfahren entschieden abgelehnt. Die gleiche Auffassung hat auch die Ständige Konferenz der Gutachterkommissionen und Schlichtungsstellen im Juli 2000 vertreten.

8.9 Vereinheitlichung der Verfahrensordnungen

Bemühungen der Ständigen Konferenz der Gutachterkommissionen und Schlichtungsstellen, ihre Statuten und Verfahrensregelungen zu vereinheitlichen, sind – wie bereits erwähnt – auf unüberwindliche regionale Unterschiede gestoßen. Es sind aber Eckpunkte vereinbart worden, die gewährleisten, dass die unterschiedlichen Verfahren überall in rechtsstaatlicher Weise durchgeführt werden. Die Beteiligten erhalten Akteneinsicht, rechtliches Gehör und vor Abschluss des Verfahrens Kenntnis von eingeholten Gutachten. Sachverständige werden im Benehmen mit den Beteiligten bestellt. Bei ihrer Auswahl wird darauf geachtet, dass sie der Disziplin des beschuldigten Arztes angehören, damit nicht dem Einzelfall unangemessene Maßstäbe angelegt werden. Die Sachverständigen erhalten die gesamten Verfahrensakten. Soweit sie für das Gutachten eine Untersuchung des Patienten für sachdienlich halten, werden sie um diese Untersuchung gebeten.

8.10 Einbindung von Institutionen zur Qualitätssicherung

Die ärztlichen Gütestellen sehen eine besonders wichtige Aufgabe auch darin, zur künftigen Vermeidung von Behandlungsfehlern beizutragen und dadurch die Institutionen zur Qualitätssicherung zu unterstützen. Angestrebt wird, dass alle ärztlichen Gütestellen in Deutschland ihr statistisches Material detailliert nach gleichen Kriterien erfassen, um der Ärzteschaft und der medizinischen Wissenschaft aussagekräftige Daten aus einem größtmöglichen Pool zur Verfügung stellen zu können. Ziel ist es, die systematische Auswertung aller Verfahren der ärztlichen Gütestellen zu ermöglichen und dadurch einen wichtigen Beitrag zur Medizinschadensforschung und zur Entwicklung von Strategien zur Vermeidung von Behandlungsfehlern zu leisten. Dadurch wird die Datenlage zu Medizinschadensfällen, d.h. wirklichen oder vermeintlichen Behandlungsfehlern, wesentlich verbessert.

Die Gutachterkommission leistet ihren spezifischen Beitrag zur Schadensprophylaxe, indem sie ihren umfangreichen Bestand an gutachtlichen Bescheiden, welcher derzeit über 23 000 Fälle umfasst, gezielt zu besonders häufigen oder schwerwiegenden Schadensfällen auswertet. Die Ergebnisse macht sie den Ärzten z.B. in den Tätigkeitsberichten an die Kammerversammlung (§ 1 Abs. 3) und in warnenden Hinweisen im Rheinischen Ärzteblatt zugänglich [2].

Seit 1994 sind in Zusammenarbeit mit dem Institut für Qualität im Gesundheitswesen Nordrhein insgesamt 31 Fortbildungsveranstaltungen zu Schwerpunktthemen aus vielen Bereichen der Medizin durchgeführt worden. Diese Veranstaltungen stoßen auf reges – auch überregionales – Interesse fortbildungsinteressierter Ärztinnen und Ärzte. Im März 2006 hat in Hannover eine erste gemeinsame Fortbildungsveranstaltung der Schlichtungsstelle für Arzthaftungsfragen der norddeutschen Ärztekammern und der Gutachterkommission Nordrhein stattgefunden, die im November 2006 Köln wiederholt worden ist.

Seit 2000 werden alle zwei Monate Einzelfälle von allgemeinem Interesse regelmäßig im Rheinischen Ärzteblatt dargestellt.

Mittlerweile liegen 38 Folgen vor; der überwiegende Teil ist in einer von der Ärztekammer Nordrhein mittlerweile in zweiter Auflage herausgegebenen Broschüre zusammengefasst und auch im Internet abrufbar. In der Ständigen Konferenz haben sich die ärztlichen Gütestellen in Deutschland darauf verständigt, zukünftig eine bundesweit einheitliche Dokumentation der Verfahrensergebnisse vorzunehmen und dabei auch inhaltliche Aussagen beispielsweise darüber zu treffen, welche Arten von Behandlungsfehlern am häufigsten festgestellt werden. Die angestrebte Kompatibilität der Daten, ihr wechselseitiger – anonymer – Austausch und die Möglichkeit zu einer zentralen Auswertung werden noch bessere Aussagen über die Art und Häufigkeit ärztlicher Behandlungsfehler zulassen und Maßnahmen zu ihrer künftigen Vermeidung erleichtern. Allerdings befassen sich die ärztlichen Gütestellen vorwiegend mit der Frage, ob die ärztliche Behandlung dem medizinischen Standard entsprach und deshalb fehlerhaft war. Tiefere Ursachen von Behandlungsfehlern, beispielsweise Übermüdung, Kommunikationsmängel sowie unzureichende Ausstattung mit Personal oder sachlichen Mitteln, entziehen sich vielfach ihren Ermittlungsmöglichkeiten. Diese Ursachen zu ermitteln, bleibt den neu entwickelten Fehlermeldesystemen vorbehalten.

8.11 Zusammenfassung

Zusammenfassend ist festzustellen, dass die ärztlichen Gütestellen auf einem sehr schwierigen Gebiet gleichermaßen den berechtigten Interessen der Patienten und der Ärzte dienen, indem sie durch objektive Begutachtung ärztlichen Handelns beiden eine Möglichkeit bieten, Konflikte schnell beizulegen. Dies gelingt ihnen in der weit überwiegenden Zahl der Fälle. Sie vermeiden dadurch viele langwierige Prozesse, ohne die Beteiligten und den Steuerzahler mit Kosten zu belasten. Außerdem tragen sie in erheblichem Umfang zur Verbesserung der Datenlage auf dem Gebiet der Medizinschadensfälle und durch zahlreiche Aktivitäten sehr wirksam zur Schadensprophylaxe und damit zur Qualitätssicherung bei. Es ist sehr erfreulich, dass sie seit Jahrzehnten gleichermaßen das Vertrauen der Patienten und der Ärzte genießen.

Literatur

[1] Smentkowski K, Behandlungsfehlervorwurf – wie offen darf der Arzt sein? – Rheinisches Ärzteblatt (2003), 1, 20
[2] Laum HD, Smentkowski K, Ärztliche Behandlungsfehler – Statut der Gutachterkommission, Kurzkommentar, 2. Auflage 2006

9 Zivilrechtliche Aspekte der Gutachterauswahl im Arzthaftpflicht-Verfahren

Karl-Otto Bergmann

9.1 Wesen des Sachverständigenbeweises

Die gerechte Lösung von Medizinschadensfällen und die Wahrung der Patientensicherheit – so das Thema dieses Sammelbandes – hängt auch von der Auswahl des Sachverständigen in Zivilverfahren ab. Der Sachverständige hat den Schadensfall zu begutachten, Ursachen des Schadens, Verantwortlichkeit für den Schaden, Schadensverlauf und Umfang und Auswirkungen des Schadens festzustellen. Um die Patientensicherheit zu gewährleisten, hat die Auswahl des Sachverständigen in justizförmigen Bahnen, nach festen Regeln und genau umschriebenen Qualitätsanforderungen stattzufinden.

Allgemein wird der Sachverständige definiert „als eine natürliche Person, die auf einem abgrenzbaren Gebiet der Geistes- oder Naturwissenschaften, der Technik, der Wirtschaft, der Kunst oder in einem sonstigen Bereich über überdurchschnittliche Kenntnisse und Erfahrungen verfügt und diese besondere Sachkunde jedermann auf Anfrage persönlich, unabhängig, unparteilich und objektiv zur Verfügung stellt." [1]

Der gerichtliche Sachverständige hat sodann die Aufgabe, als prozessual zulässiges Beweismittel – neben dem Zeugenbeweis, dem Urkundsbeweis, dem Augenschein und der Parteieinvernahme – dem Gericht das fehlende Fachwissen zur Beurteilung der für die Entscheidung des Prozesses maßgebenden Beweisfragen zu erschließen. Er kann Erfahrungssätze vermitteln, aufgrund seiner Sachkunde Tatsachen feststellen, diese ermittelten Tatsachen beurteilen und aus diesen

Tatsachen bestimmte Schlussfolgerungen ziehen. Im Zivilprozess ist der Sachverständige an das vom Gericht gestellte Beweisthema, welches das Gericht im Beweisbeschluss formuliert hat, gebunden (§ 404a Abs. 3 ZPO). Der Beweisbeschluss bestimmt seinen Auftrag. Gerade im Arzthaftungsprozess aktualisiert sich aber auch die Pflicht des Sachverständigen, das Gericht als den Auftraggeber auf Lücken im Beweisthema aufmerksam zu machen und auf eine Ergänzung oder Richtigstellung des Beweisthemas zu drängen [1]. Der Sachverständige darf also zwar nicht von sich aus den Auftrag überschreiten, aber das Gericht, wie sehr häufig in Arzthaftpflichtprozessen, um die notwendige Erweiterung seines Auftrages bitten. Insofern erscheint der gerichtliche Sachverständige im Arzthaftungsverfahren oft als der omnipotente Prozessbeteiligte, für die Parteien bisweilen also als der eigentliche Richter, der den Rechtsstreit in die eine oder andere Richtung entscheidet. Umso mehr kommt der Auswahl des Sachverständigen entscheidende Bedeutung zu.

9.2 Zur Auswahl des Sachverständigen

Die Auswahl geeigneter Sachverständiger obliegt gemäß § 404 Abs. 1 ZPO dem Gericht. Die Auswahl des im Verfahren zu bestimmenden Sachverständigen, auch die Bestimmung ihrer Anzahl, hat gemäß § 404 Abs. 1 ZPO das Gericht vorzunehmen, und zwar erscheint der Sachverständige im Zivilprozess in einer der Ziffern des Beweisbeschlusses, in dem richtigerweise auch das Beweisthema konkret bezeichnet wird.

Dass die Parteien hierauf Einfluss nehmen können, zeigt bereits § 404 Abs. 4 ZPO, wonach die Parteien sich vor Erlass eines Beweisbeschlusses auf einen, gegebenenfalls mehrere Gutachter einigen können, woran das Gericht dann gebunden ist. Viele Sachverständige werden vom Gericht aber auch heute in erheblichem Umfange „blind" bestellt. Das Gericht verlässt sich auf die Sachkunde Dritter und beauftragt die zuständige Ärztekammer mit der Benennung von Sachverständigen. Das andere Extrem ist, dass das Gericht sogenannte Hausgutachter hat, bei denen das Risiko besteht, dass diese sich bei dieser Kammer oder diesem Senat als quasi omnipotente Gutachter betätigen oder ihre Gutachten auf die Frageweise und das darin anklingende gewünschte Ergebnis früh einstellen.

Im Rahmen staatsanwaltschaftlicher Ermittlungsverfahren werden zur Begutachtung behaupteter Behandlungsfehler häufig Gutachten eines Rechtsmedizinischen Instituts eingeholt, mit dem die jeweilige Staatsanwaltschaft ohnehin zusammenarbeitet. Erst in zweiter Linie wird ein Fachgutachter ausgesucht. In zivilrechtlichen Arzthaftpflichtverfahren werden rechtsmedizinische Behandlungsfehlergutachten viel seltener in Auftrag gegeben. Da häufig ein fachmedizinisches Privatgutachten, Fachgutachten in einem selbstständigen Beweisverfahren, in einem Schlichtungsverfahren oder im Rahmen außergerichtlicher Regulierung mit dem Versicherer eingeholt worden ist, bleibt es auch in den Zivilverfahren in der Regel beim Fachgutachten ohne Einschaltung der Rechtsmedizin.

Die persönlichen Erfahrungen bestätigen die Auffassung von Madea und Dettmeyer [2], dass die Rechtsmediziner eher mit den Denk- und Argumentationsstrukturen der Juristen wie auch mit den Beweisanforderungen im Strafrecht, aber auch im Zivilrecht

vertraut sind und den Rechtsmedizinern möglicherweise auch eher die erforderliche Neutralität zuzubilligen sein dürfte. Eines der größten Probleme ist, dass die Mediziner im Rahmen ihrer Ausbildung und Weiterbildung kaum oder gar nicht auf ihre spätere Rolle als Sachverständige vorbereitet werden [3]. Dies ist besonders misslich, wenn – wie häufig anzutreffen – pauschale und wenig präzise Fragestellungen dem Gutachter vorgelegt werden. Auch hier kommt dem Rechtsmediziner zugute, dass er im Rahmen der Weiterbildung zum Arzt für Rechtsmedizin entsprechend der Weiterbildung der Landesärztekammern anders als die klinischen Kollegen auf seine Rolle als medizinischer Sachverständiger vorbereitet wird. Allerdings muss der Rechtsmediziner die Fähigkeit haben, bei schwierigen Behandlungsfehlervorwürfen die eingeschränkte Kompetenz zu bekennen und auf die Notwendigkeit eines zusätzlichen Gutachtens hinzuweisen. Bis heute wird die Frage der Beauftragung eines rechtsmedizinischen Gutachtens oder einer Benennung des medizinischen Sachverständigen allein nach seiner fachlichen Zuständigkeit kontrovers diskutiert. Bei der gegenwärtig noch verbesserungswürdigen Ausbildung der Ärzte zum gerichtlichen Sachverständigen wäre idealiter häufig ein rechtsmedizinisches Gutachten mit fachmedizinischem Ergänzungsgutachten wünschenswert, darüber hinaus bei der Feststellung und Interpretation von Endzuständen auf der Grundlage von Obduktionsergebnissen unerlässlich [4].

Bei der Auswahl des Sachverständigen sollte das Gericht daher unterschiedliche Kriterien beachten.

Medizinische Kompetenz und forensische Erfahrung

In der Regel benennt das Gericht entweder aus seinem eigenen Fundus oder auf Vorschlag der Ärztekammer einen leitenden Arzt, gegebenenfalls sogar einen Abteilungsdirektor von Fachabteilungen der Großkrankenhäuser oder Universitätskliniken. Das Gericht sollte aber beachten, dass Abteilungsdirektoren kurz vor der Pensionierung bzw. Emeritierung in der Regel nur mit Leitungsfunktionen, wissenschaftlichen oder berufsständischen Fragen befasst sind und das klinische Tagesgeschehen nur noch eingeschränkt bewerten können. Ist die medizinische Leistung eines Arztes der niedrigeren Versorgungsstufe zu bewerten, kann es sich empfehlen, einen Arzt dieser Versorgungsstufe zu benennen. Bei niedergelassenen Ärzten empfiehlt sich die Benennung eines niedergelassenen Gutachters, sofern spezielle Probleme ambulanter Versorgung zu bewerten sind.

In einem Beschluss vom 13.03.2006 (3 U 239/05) stellte das OLG Hamm klar, dass der Sachverständige im Arzthaftungsprozess zwar grundsätzlich dem medizinischen Fachgebiet angehören solle, auf welchem der in Anspruch genommene Arzt tätig war, die Abweichung von diesem Grundsatz führe jedoch nicht zwangsläufig zur Unverwertbarkeit des Gutachtens, sondern sei von einer Bewertung im Einzelfall abhängig [5, 6].

Bei Beauftragung von Begutachtungsinstituten ist zu berücksichtigen, dass der Patientenanwalt eine vertragliche Nähe zu Großauftraggebern wie Versicherern oder Großkanzleien befürchten muss. Auch ist die klinische Erfahrung zu hinterfragen, wenn der betreffende Arzt dieses Begutachtungsinstitutes nicht mehr über die notwendige praktische Erfahrung zu verfügen scheint.

Hansis [7] äußert zu Recht Skepsis bei der Auswahl von Begutachtungsinstituten als Sachverständigen. Er vermisst häufig die klinische Erfahrung einerseits und bemerkt die notwendige Abhängigkeit bei der Akquisition von Gutachtenaufträgen andererseits. Hier kann sehr leicht eine informelle oder vertragliche Nähe zu Großauftraggebern, z.B. Versicherungsgesellschaften, Berufsgenossenschaften oder bestimmten Anwaltskanzleien, entstehen. Dies gilt natürlich nicht für konsiliarische Zusammenschlüsse klinisch tätiger qualifizierter Fachärzte in einem Institut, die sich jeweils auf ihre eigenen wissenschaftlichen und aktuellen klinischen Bereiche beschränken. Auch Gerichte machen hier vor Fehlern nicht halt. So hat der Verfasser es einmal als Höhepunkt eines Auswahlfehlers erlebt, dass ein Thüringisches Gericht kurz nach der Wende das juristische Gutachteninstitut Dr. Giese, bekannt durch Akquisition bei Patienten, als Obergutachter für eine schwierige medizinische Frage beauftragte.

Fachkammern haben hier oft einen besseren Blick als die nicht ständig mit Arzthaftungssachen befassten Spruchkörper, die Rechtsanwälte der Parteien sollten also insbesondere bei Richtern von Nicht-Fachspruchkörpern besondere Aufmerksamkeit walten lassen und erforderlichenfalls auf potenzielle Auswahlmängel hinweisen.

Ein Fehler des Gerichtes ist es, einen Sachverständigen ohne forensische Erfahrung auszuwählen. Gerade im Arzthaftungsprozess ist es unerlässlich, dass der Sachverständige die Grundbegriffe des Arzthaftungsprozesses beherrscht. So werden Gutachten häufig falsch, wenn der Sachverständige den Begriff des „groben Behandlungsfehlers" verkennt. Nach der Rechtsprechung des BGH und der ihm folgenden Instanzgerichte setzt ein grober Behandlungsfehler einen Verstoß gegen bewährte elementare Behandlungsregeln und/oder gegen gesicherte grundlegende Erkenntnisse der Medizin voraus; es muss um Fehler gehen, die aus objektiver Sicht nicht mehr verständlich sind, weil sie einem Arzt schlechterdings nicht unterlaufen dürfen [8]. Die daraus folgende Beweislastumkehr beschreibt der BGH wie folgt [9]: „Die Arztseite haftet auch dann, wenn zwar eine alleinige Ursächlichkeit des Behandlungsfehlers äußerst unwahrscheinlich ist, dieser aber zusammen mit anderen Ursachen den Gesundheitsschaden herbeigeführt haben kann und eine solche Mitursächlichkeit nicht äußerst unwahrscheinlich ist."

Während also der Mediziner in der Klinik nach einer ausreichenden Erklärung für eine bestimmte Pathogenese sucht und andere Ursachen als sekundär und bedeutungslos ausscheidet, muss der Sachverständige im Arzthaftungsprozess bei Vorliegen eines groben Behandlungsfehlers genau umgekehrt diese in der Praxis bedeutungslosen anderen potenziellen Ursachen in den Mittelpunkt seines Gutachtens stellen [10]. Der Auswahl des forensisch erfahrenen Sachverständigen kommt daher, wie nicht nur dieses Beispiel zeigt, große Bedeutung zu.

Öfter als bisher auch von den Tatrichtern angenommen, ergibt sich das Problem der notwendigen Begutachtung durch Fachgutachter zweier Fachgebiete. Deutlich wird dies z.B. bei einer Nervenläsion. Zwei medizinische Fachgebiete sind berührt, nämlich das operative Fach sowie die Neurologie oder Neuropathologie. Zur Ermittlung des medizinischen Standards und der guten praktischen Übung ist beispielsweise der Orthopäde oder Chirurg als Gutachter zu bestellen, zur speziellen Frage schwieriger Ursachenzusammenhänge oder besonderer Schadenslasten bedarf es der ergänzenden Begutachtung durch einen Neurologen. Es ist wichtige Aufgabe der Parteien, das Gericht auf das Erfordernis doppelter Begutachtung hinzuweisen. Erkennt das Gericht nicht die Notwendigkeit solcher Begutachtung, hat es nicht den Streitstoff ausgeschöpft. Oft zeigt sich noch in der mündlichen Verhandlung, dass der bisherige gerichtliche Fachgutachter nicht in der Lage ist, die besonders schwierigen Probleme des Kausalzusammenhanges, insbesondere der hypothetischen Kausalität, zu bewerten, sodass der Anwalt der beweisbelasteten Partei unbedingt den Antrag auf Erstattung eines weiteren Gutachtens der anderen Fachrichtung zu stellen hat; das Gericht hat dann diesen Beweisanträgen nachzukommen [11].

Mit den Schwierigkeiten der Auswahl eines Sachverständigen aus einer interdisziplinären medizinischen Fachrichtung beschäftigte sich das OLG des Landes Sachsen-Anhalt in seinem Urteil vom 25.05.2005 (1 U 59/03, OLGR Naumburg 2005, 900): Wenn der Gegenstand eines Arzthaftungsprozesses eine gynäkologische Behandlung (hier: Entfernung eines Ovarialkarzinoms) sei, der Behandlungsfehlervorwurf jedoch in eine andere medizinische Fachrichtung (hier: Gastroenterologie – Nichterkennen eines weiteren, kolorektalen Karzinoms) falle, so könne die Auswahl des gerichtlichen Sachverständigen aus einer interdisziplinären medizinischen Fachrichtung (hier: Viszeralchirurgie; auch Onkologie) geboten sein. Jedenfalls sei sie regelmäßig nicht zu beanstanden.

Ebenfalls mit dem Sachverständigenbeweis befasste sich das OLG Karlsruhe in seinem Urteil vom 23.04.2004 (7 U 1/03) [12]. Die Klägerin hatte die Angaben des Sachverständigen über die Wachstumsgeschwindigkeit des streitgegenständlichen Tumors wegen des Fehlens wissenschaftlich gesicherter Erkenntnisse in Zweifel gezogen. Das Gericht führte jedoch aus, dass selbst wenn wissenschaftliche Untersuchungen zum Wachstum eines Tumors fehlten, weil es angesichts der besonderen Gefährlichkeit dieses Tumors nicht verantwortet werden könne, zur Gewinnung entsprechender Kenntnisse betroffene Kinder zu beobachten statt sofort zu therapieren, eine sachgerechte Beurteilung erfolgen könne. Das Gericht könne nämlich auch die klinischen Erfahrungen des Sachverständigen zur Überzeugungsbildung heranziehen.

Ferner ist es Aufgabe des Gerichts, bei der Auswahl des Sachverständigen die allgemeinen Anforderungen an die Qualifikation des Sachverständigen zu überprüfen und gegebenenfalls zu hinterfragen [13].

Bei der Auswahl des Sachverständigen sollte auch auf die Befähigung des Sachverständigen zur Weiterbildung geachtet werden. So beauftragt beispielsweise die Gutachterkommission bei der Ärztekammer Westfalen-Lippe regelmäßig nur Gutachter mit Weiterbildungsbefugnis [14].

Insbesondere für den Anwalt des Patienten ergeben sich aus diesem Anforderungsprofil oft konkrete Zusatzfragen:

◢ Gibt es enge persönliche, berufliche oder berufspolitische Verbindungen zwischen Arzt und Sachverständigem? Gemeinsame Publikationen? Lehrer/Schülerverhältnis? Gleiche Anstellungskörperschaft?

◢ Ist der Sachverständige mehr als fünf Jahre im Ruhestand?

◢ War der Sachverständige mit einem ähnlich gelagerten Fall schon selbst als Betroffener befasst?

Diese Fragen leiten zu dem die Sachverständigenauswahl oft beherrschenden Problem der Ablehnung wegen Besorgnis der Befangenheit über. Bei der Auswahl des Sachverständigen wird das Gericht trotz der grundsätzlichen gesetzlichen Pflicht zur Übernahme von Begutachtungen (§ 407 ZPO) beachtliche Verweigerungsgründe des Gutachters von vornherein berücksichtigen, so insbesondere Befangenheitsgründe, z.B. die frühere Behandlung des Patienten durch den Gutachter.

Ablehnung des Sachverständigen

Die Frage nach einer Ablehnung des Sachverständigen stellt sich sicherlich mehr der Patientenanwalt als der Arztanwalt, aber auch für den Arztanwalt wird die Frage der Ablehnung des Sachverständigen durchaus gelegentlich virulent. Die Ablehnung ist gemäß § 406 Abs. 1 ZPO unter den gleichen Voraussetzungen möglich, die zur Ablehnung eines Richters berechtigen [15], also neben dem Ausschluss kraft Gesetzes wegen der Besorgnis der Befangenheit. Diese Besorgnis besteht gemäß § 42 Abs. 2 ZPO, wenn ein Grund vorliegt, der geeignet ist, Misstrauen gegen die Unparteilichkeit zu begründen. Ob ein solcher Antrag gestellt wird, sollte sich der Anwalt sorgfältig überlegen. Der Antrag ver-

schlechtert naturgemäß das Klima im Prozess nicht unwesentlich und kann sich je nach Souveränität des Sachverständigen, aber auch je nach vermeintlicher Hilfebedürftigkeit des Sachverständigen als Bumerang erweisen. Die Prozessparteien sollten sich daher über die Ablehnungsgründe des § 406 i.V.m. § 42 ZPO und die Notwendigkeit ihrer Glaubhaftmachung nach § 294 ZPO sehr sorgfältig informieren. Das Gericht hat die Ablehnungsgründe, soweit sie ihm bekannt sind, schon bei der Auswahl des Sachverständigen zu beachten.

Problem des „einseitigen" Gutachtens. Die Frage nach der Ablehnung eines Sachverständigen stellt sich für den Anwalt häufig dann, wenn das Gutachten einseitig zuungunsten seines Mandanten ausgefallen ist. Hier ist der Anwalt im Einvernehmen mit seinem Mandanten geneigt, die Einseitigkeit des Sachverständigen „herbeizusuchen" oder zu „unterstellen". Die Rechtsprechung stellt hier zu Recht strenge Anforderungen an den Ablehnungsgrund.

Das Sprichwort des Macrobius: „Cornix cornici nunquam oculos effodit" ist durch § 15 Satz 2 BOÄ ausdrücklich außer Kraft gesetzt, wenn es heißt: „Die Verpflichtung des Arztes nach § 12 Satz 1, in einem Gutachten auch, soweit es die Behandlungsweise eines anderen Arztes betrifft, nach bestem Wissen seine ärztliche Überzeugung auszusprechen, bleibt unberührt." Weder kollegiale Rücksichtnahme noch Rivalität dürfen das Gutachten beeinflussen.

Nur eine vorsätzliche Würdigung des Vortrages einer Partei deutlich zu Lasten dieser Partei ist bei Zugrundelegung eines objektiven Maßstabes nicht mehr hinnehmbar und rechtfertigt einen Ablehnungsgrund [16]. Sicherlich reicht es nicht für die Ablehnung aus, wenn der Sachverständige das Vorbringen einer Partei kritisch würdigt und beispielsweise den Vortrag aus rein medizinischen Gründen für wenig glaubhaft erachtet.

Berücksichtigt ein Sachverständiger hingegen substanziierten Parteivortrag nicht, kann ebenso ein Befangenheitsgrund vorliegen [17] wie bei Umformulierung des Beweisthemas [18]. Hat der Sachverständige in derselben Sache bereits für eine Partei ein entgeltliches Privatgutachten erstattet, ist er als befangen abzulehnen [19, 20].

Enthält, wie nicht selten, das Gutachten eigene Rechtsausführungen des Sachverständigen, so folgt hieraus nicht zwangsläufig seine Befangenheit [21]. Dies gilt auch für Fälle, in denen die Untersuchung des klagenden Patienten ohne Benachrichtigung bzw. in Abwesenheit des beklagten Arztes stattgefunden hat [22, 23].

In einem Hinweisbeschluss gemäß § 522 Abs. 1 ZPO vom 07.11.2005 (7 U 101/05) nahm das OLG Hamm zur Schweigepflicht und Haftung eines von der Gutachterkommission beauftragten Sachverständigen Stellung. Ein solcher Sachverständiger sei vertraglich primär der Gutachterkommission als seinem Auftraggeber verpflichtet. Er verletze weder seine ärztliche Schweigepflicht noch das Persönlichkeitsrecht der zu begutachtenden Person, wenn er gegen deren Willen von ihm angefertigte Fotos der zu begutachtenden Person vollständig an die Gutachterkommission weiterleite.

Problem des „übereifrigen" Gutachters. In die Nähe eines Ablehnungsgrundes stellt sich der Sachverständige, wenn er die Grenzen des Streitstoffes deutlich ausdehnt und über die Vorgaben des Beweisbeschlusses oder auch über den Sachvortrag der Parteien hinaus aus dem Prozessstoff entscheidungserhebliche Befundtatsachen ermittelt und in sein Gutachten übernimmt. Andererseits ist es aber gerade Aufgabe des Sachverständigen, zum Beispiel Widersprüche zwischen Dokumentation und Parteivortrag aufzudecken und Plausibilitätserwägungen anzustellen. Im Allgemeinen rechtfertigt also diese oft sehr weitgehende Tätigkeit des Sachver-

ständigen keine Besorgnis der Befangenheit. Auch hier sollte das Gericht Tendenzen zur Einseitigkeit beachten und immer prüfen, ob der Sachverständige seine neutrale Position beibehält. So ergibt sich die Frage, ob z.B. bei dem eigenmächtigen Abweichen vom Gutachtenauftrag der Sachverständige sich auf die Seite einer Partei stellt und Besorgnis der Befangenheit rechtfertigt [24].

Der Sachverständige hat nach § 404a Abs. 3 i.V.m § 407a Abs. 3 ZPO bei Zweifeln über Inhalt und Umfang des Auftrags diese Zweifel zu klären. Bevor die Gutachter jedoch über den Gutachtenauftrag hinausgehen, sollten sie beim Gericht nachfragen, ob auch andere medizinische Anknüpfungstatsachen in die Bewertung einbezogen werden dürfen [25].

Keinesfalls darf sich der Sachverständige an die Stelle des Richters setzen und beispielsweise Aussagen einer Partei werten, ohne hierzu aufgefordert zu sein. Hier hat vielmehr der Sachverständige das Gericht aufzufordern mitzuteilen, von welchen Tatsachen er ausgehen soll und darf. Notfalls hat er das Gutachten alternativ zu erstatten.

Nach einem Beschluss des OLG Nürnberg vom 12.06.2006 (5 W 980/06) kann ein Sachverständiger wegen der Besorgnis der Befangenheit abgelehnt werden, wenn er für sein Gutachten einen bestimmten Geschehensablauf als praktisch ausgeschlossen behandelt, obwohl ihm das Gericht eigens aufgegeben hatte, bei seiner gutachterlichen Stellungnahme von einer diesen Geschehensablauf bestätigenden Zeugenaussage auszugehen (OLGR Nürnberg 2006, 800).

Nähe zu einer Partei. Also bleiben in der Regel als Ablehnungsgründe nur die Fälle übrig, in denen besondere Verbindungen zwischen dem Sachverständigen und einer der Parteien im Laufe des Verfahrens evident werden. So hat das OLG Celle z.B. ständige Geschäftsbeziehungen des Sachverständigen zu einer Partei als Ablehnungsgrund ausreichen lassen [26]. Das OLG Hamm hat hingegen keinen Grund zur Besorgnis der Befangenheit gesehen, wenn der Sachverständige über den Anwalt des Klägers seit längerer Zeit Privatgutachten erstellen lässt, anders das Landessozialgericht Bremen bezüglich der Arbeit für einen Versicherer [27] und das OLG Celle bei ständigen Geschäftsbeziehungen des Sachverständigen zu einer Partei [28]. Im Beschluss vom 29.09.2005 (5 W 1834/05) stellt das OLG Nürnberg fest, dass es in der zivilprozessualen Rechtsprechung und Literatur schon seit jeher allgemeiner Meinung entspreche, dass die Besorgnis der Befangenheit gegenüber Arbeitnehmern einer Partei in der Regel berechtigt sei [29]. Dieser Grundsatz gelte auch hinsichtlich beamteter Hochschullehrer.

Andererseits hat das OLG Hamm in seinem Beschluss vom 09.05.1997 (1 W 48/97) es nicht als Ablehnungsgrund ausreichen lassen, wenn der gerichtliche Sachverständige bereits Mitglied der Gutachterkommission gewesen ist, welche den Fall negativ zu Lasten des Patienten bewertet hat.

Die Besorgnis der Befangenheit war auch Gegenstand eines Beschlusses des OLG Düsseldorf vom 24.02.2004 (I-8 U 102/02) [30]. Ein Befangenheitsgrund sei nicht schon darin zu sehen, dass der Sachverständige an einer multizentrischen klinischen Studie mitgewirkt habe, an der auch der beklagte Arzt beteiligt war. Etwas anderes könne im Falle einer engeren wissenschaftlichen und insbesondere persönlichen Zusammenarbeit des Sachverständigen mit dem beklagten Arzt gelten. Die gemeinschaftliche Mitwirkung an Fachpublikationen, die Mitgliedschaft in den medizinischen Fachgesellschaften sowie die Referententätigkeit eines Sachverständigen auf einer von dem beklagten Arzt geleiteten Jahrestagung einer Fachgesellschaft weist nicht auf persönliche Beziehungen der Beteiligten hin, die geeignet wären, die Unparteilichkeit des Gutachters infrage zu stellen. Vielmehr sind entsprechende Kontakte im wissenschaftlichen Bereich als selbstverständlich anzusehen.

Immer häufiger vor Gutachtenerstattung lesen wir schriftsätzliche Ausführungen des Klägervertreters dahin, der Sachverständige möge Auskunft geben über bestehende berufliche Beziehungen, persönliche Kontakte zu einer der Parteien und sonstige Verbindungen, die seine Neutralität berühren könnten. Eine solche allgemeine Anfrage ist nicht unbedenklich, da dies unter Umständen eine Selbstablehnung des Sachverständigen provoziert, obwohl sachlich kein Befangenheitsgrund besteht [31].

9.3 Pflicht zur persönlichen Gutachtenerstattung

Gemäß § 407a Abs. 2 ZPO darf der Sachverständige den Gutachtenauftrag nicht auf einen anderen Sachverständigen übertragen, wenngleich dies häufig in der Praxis geschieht. Der vom Gericht bestimmte Sachverständige hat sein Gutachten in eigener Person zu erstatten [32, 33]. Der Idealfall jedoch, dass das Gutachten ohne jeden Abstrich durch den beauftragten Fachsachverständigen persönlich innerhalb der vorgegebenen Zeit abgegeben und in mündlicher Verhandlung erläutert wird, ist nicht die Regel. Vielmehr teilen manche Gerichte schon im Auftragsschreiben dem Sachverständigen mit, dass der Sachverständige gegebenenfalls einen ärztlichen Mitarbeiter mit den Vorbereitungsarbeiten betrauen und bei der Ausarbeitung des Gutachtens heranziehen kann. Auf die Grenzen dieser „Fremdbegutachtung" ist noch einzugehen.

Schickt der Klinikdirektor ohne Ankündigung in der mündlichen Verhandlung seinen Assistenzarzt, um die Leistung eines anderen ordinierten Chefarztes zu überprüfen, ist es selbstverständlich Aufgabe des Gerichts, auf persönlicher Gutachtenerstattung zu bestehen und notfalls einen anderen

Sachverständigen zu bestellen, da Bedenken gegen die Unbefangenheit des beauftragten Sachverständigen bestehen.

Wird hingegen ein fachkundiger Oberarzt geschickt, entsteht die Frage, ob das Gericht diesen Sachverständigen, der sicherlich auch wesentliche Teile, wenn nicht das gesamte schriftliche Gutachten verfasst hat, anstelle des vorher beauftragten Sachverständigen zum Gutachter bestellen kann.

Ist am Ende des Gutachtens lediglich vermerkt „einverstanden", so fehlt es ersichtlich an der persönlichen Gutachtenerstattung [34]. Gleiches gilt für den Vermerk „dem Gutachten stimme ich zu" [35]. Ferner können das Diktatzeichen, der Kopfbogen oder auch die Bankverbindung auf die Urheberschaft des Gutachtens hinweisen. „Hilfsdienste von untergeordneter Bedeutung" im Sinne des § 407a Abs. 2 Satz 2 ZPO, die der Sachverständige übertragen darf, sind beispielsweise Internetrecherchen oder die Anfertigung von Röntgenaufnahmen. In der Praxis wird allerdings Anamneseerhebung, Nachbefundung von technischen Aufzeichnungen und Bildern sowie die Aufbereitung vorhandener Krankenunterlagen häufig dem ärztlichen Mitarbeiter überlassen, ohne dass dies äußerlich erkennbar wird. Hier sollte das Gericht nachfragen, insbesondere, wenn es am Ende des Gutachtens heißt „einverstanden aufgrund eigener Überzeugungsbildung". Dies lässt regelmäßig auf ein Fremdgutachten und fehlende Autorenschaft des bestellten Gutachters schließen. Es wird dann im Wesentlichen darauf ankommen, dass der beauftragte Sachverständige auch in mündlicher Verhandlung die volle Verantwortung übernimmt und erkennen lässt, dass er die schriftlichen Ausführungen zur Grundlage seiner eigenen Überzeugung macht.

Wenn der Sachverständige hier die volle Verantwortung übernimmt und an seiner Qualifikation keine Zweifel angebracht sind, ist dies nach Auffassung des Bundesgerichtshofs nicht zu beanstanden [36]. Hier wird es

wesentlich Aufgabe des beweisbelasteten Prozessvertreters sein. Zweifel an dieser „Kehrtwendung" zu verdeutlichen und die Notwendigkeit eines weiteren Gutachtens zur Überzeugungsbildung des Gerichtes vorzutragen.

Sollte anstelle des benannten Gutachters tatsächlich ein anderer das Gutachten angefertigt haben, besteht die Möglichkeit, diesen nachträglich zum gerichtlichen Sachverständigen zu bestellen [37]. Denn nach § 404 Abs. 1 Satz 3 ZPO kann das Gericht jederzeit einen anderen Sachverständigen anstelle des zuerst ausgewählten ernennen. Will das Gericht das Gutachten, das ein anderer als der im Beweisbeschluss benannte Sachverständige schriftlich erstattet hat, entgegen der Rüge einer Partei verwerten, muss es das vorher unmissverständlich mitteilen, damit die Parteien sich darauf einstellen können; das Gutachten kann, sofern es angegriffen wird, in der Regel auch im Wege des Urkundenbeweises nicht eine weitere Beweisaufnahme ersetzen [38, 39].

Das Bundesverwaltungsgericht hat in einer grundlegenden Entscheidung wörtlich ausgeführt [40]: „Ordnet das Gericht die schriftliche ... Begutachtung des Klägers an, so überschreitet es sein Ermessen bei der Auswahl des Sachverständigen, wenn es anstelle des ursprünglich zum Sachverständigen bestellten leitenden Arztes einer ... Universitätsklinik nachträglich einen noch in der Weiterbildung zum Facharzt ... befindlichen Assistenzarzt zum Sachverständigen ernennt."

Hier begeben sich die Zivilgerichte häufig auf eine gefährliche Gratwanderung. In der forensischen Praxis hat man es nicht selten erlebt, dass der Klinikleiter bestellt worden ist, das Gutachten sodann von seinem Mitarbeiter verfasst worden ist und das Gericht vom richterlichen Ermessen Gebrauch machen will und sodann anstelle des Klinikleiters den Mitarbeiter zum Sachverständigen bestellt.

9.4 Bestellung eines neuen Gutachters

Das Gesetz, nämlich § 412 ZPO führt ausdrücklich aus, dass es im Ermessen des Gerichtes liegt, ein neues Gutachten einzuholen, wenn es ein Gutachten für ungenügend erachtet. Die Einholung eines weiteren Gutachtens kommt in Betracht, wenn

◢ das erste Gutachten mangelhaft ist,

◢ das erste Gutachten von falschen tatsächlichen Voraussetzungen ausgeht,

◢ der Sachverständige erkennbar oder erklärtermaßen nicht die notwendige Sachkunde hat,

◢ die sog. Anschlusstatsachen sich durch neuen Sachvortrag ändern oder

◢ ein anderer Sachverständiger über überlegene Forschungsmittel oder Erfahrung verfügt [41].

Allein der Schritt in die zweite Instanz führt nicht zwingend zur Beauftragung eines neuen Gutachters. Die Zivilprozessordnung sieht dies nicht vor. Sinn und Zweck einer zweiten Instanz ist aber, auch die Richtigkeit des Erstgutachtens der Objektivität halber zu überprüfen. Nicht ohne Grund beauftragen sogar einige Gutachterkommissionen jeweils zwei unabhängige Sachverständige. Das Berufungsgericht sollte daher das ihm eingeräumte Ermessen dahin gehend ausüben, bei einem erstinstanzlich erkennbar oberflächlichen und den Sachverhalt nicht erschöpfenden Gutachten oder in höchst problematischen Fällen einen neuen Gutachter zu beauftragen. Von dieser Möglichkeit, einen neuen Gutachter zu bestellen, wird von den Berufungsgerichten sehr unterschiedlich Gebrauch gemacht.

9.5 Ausblick

Der schon vor vielen Jahren emeritierte hervorragende Proktologe und Sachverständige

Prof. Friedrich Stelzner aus Bonn hat in seinem lesenswerten Beitrag „Der lästige Sachverständige" über einen neuen Weg der Qualitätssicherung in den USA geschrieben [42]. Große Kliniken haben in den USA Qualitätssicherungskommissionen, die sich aus ärztlichem und nicht ärztlichem Personal zusammensetzen. Entdecken diese einen schweren Zwischenfall, wird ein schonungsloses Sachverständigengutachten erstellt. Dieses Gutachten darf per Gesetz nie von einem Gericht herangezogen werden. Wird es der Justiz heimlich zugespielt, darf es dieses nicht verwerten. Die Klinik zieht daraus Folgerungen – bis zur Entschädigung. Gerichte, falls angerufen, müssen auf andere Gutachter zurückgreifen. Der Verfasser kann aus seiner über 30-jährigen arzthaftungsrechtlichen Tätigkeit in Zivilprozessen diesen Einwand Stelzners nur bestätigen. Auch der unverzichtbaren Sachverständigentätigkeit im Zivilprozess kommt letztlich nur begrenzter Erkenntniswert zu. Alle Verantwortlichen sollten noch mehr als bisher daran arbeiten, Kompetenz, Sachkunde und Objektivität der Sachverständigen in die Qualitätssicherung, die Fehlererkenntnis und Fehlervermeidung einzubringen.

Die eingerichteten Weiterbildungsmodule der Ärztekammern und die Zertifizierungskurse der Universität Köln in Verbindung mit dem Rückversicherer GenRe kennzeichnen den in jeder Hinsicht förderungswürdigen Weg des Sachverständigen zu einem kompetenten und forensisch erfahrenen Helfer des Gerichts.

Der Sachverständige sollte sich immer bewusst sein, dass er nicht selbst den Zivilprozess entscheiden darf, sondern als Helfer des Gerichts in völlig objektiver und unparteiischer Grundhaltung und absoluter Neutralität die Grundlagen des Urteils zu schaffen hat.

Literatur

[1] Schlund G In: Laufs A, Uhlenbruck W, Handbuch des Arztrechts, 2. Auflage 1999, § 116 Rn. 2, Rn. 11
[2] Dettmeyer, Madea, Rechtsmedizinische Gutachten in arztstrafrechtlichen Ermittlungsverfahren. MedR (1999), 538
[3] Ulsenheimer, Der Frauenarzt (1997), 1003, 1007
[4] Janssen, Püschel, MedR (1998), 118, 120
[5] MedR (2006), 10
[6] ZMGR (2006), 110.
[7] Hansis (2002) In: Stegers et al., Der Sachverständigenbeweis im Arzthaftungsrecht, 8, Heidelberg
[8] Steffen, Dressler Arzthaftungsrecht, 10. Aufl. 2006, Rn. 522.
[9] BGH VersR (1997), 362
[10] Schulte (2002) Die Neutralität des Sachverständigen. In: Waffengleichheit, Das Recht in der Arzthaftung, Berlin-Heidelberg
[11] OLG Zweibrücken AHRS, 6180, 124
[12] VersR (2005), 1246
[13] Ratajczak, Der medizinische Sachverständige In: Stegers et al., Rn. 59ff., 61ff.
[14] Stegers (2006) Der Sachverständigenbeweis im Arzthaftungsrecht – Neue Entwicklungen. In: Ratajczak, Stegers, Arzthaftungsrecht – Rechtspraxis und Perspektiven, 142. Berlin, Heidelberg
[15] Stegers et al., Rn. 81ff.
[16] Stegers et al., Rn. 93
[17] OLG Bamberg, MedR (1993), 351
[18] Musielak, Zivilprozeßordnung, § 406 Rn. 9
[19] BGH NJW (1972), 1133
[20] OLG Hamm, VersR (2000), 998
[21] OLG Karlsruhe, MDR (1994), 725
[22] OLG Stuttgart, VersR (1991), 1305
[23] Zöller, Zivilprozeßordnung, 26. Auflage 2007, § 406 Rn. 9.
[24] OLG Bamberg, MedR (1993), 351
[25] Schlund G In: Laufs A, Uhlenbruck W, Handbuch des Arztrechts, 2. Auflage 1999, § 116 Rn. 2, Rn. 11
[26] OLG Celle, NJW-RR (1996), 1086
[27] LSG Bremen, NJW (1972), 72
[28] OLG Celle, NJW RR (1996), 1086
[29] ZMGR (2006), 112
[30] MedR (2005), 42
[31] Stegers et al., Rn. 100
[32] OLG Zweibrücken, VersR (2000), 605
[33] BVerwG, NJW (1969), 1591
[34] vgl. BSG, NJW (1973), 1438
[35] BSG, VersR (1990), 992
[36] BGH, VersR (1994), 610f.
[37] BayObLG, NJW (2003), 216
[38] BGH, MDR (1985), 923
[39] BGH, VersR (1985), 361
[40] BVerwG, NJW (1984), 2645ff.
[41] Zöller, Zivilprozeßordnung, 26. Auflage 2007, § 412 Rn. 1
[42] Chirurg BDC, (2001), 2, 38ff.

10 Begutachtung von Behandlungsfehlervorwürfen im Strafverfahren

Burkhard Madea, Johanna Preuß, Christoph Vennedey, Reinhard Dettmeyer

10.1 Einleitung

Zur Inzidenz von Behandlungsfehlervorwürfen in der Bundesrepublik Deutschland liegen bis heute keine validen Daten vor [9, 10, 13, 22, 28–30]. Ältere Schätzungen gehen von 10 000 Schadensersatz- und Schmerzensgeldklagen sowie 3000 staatsanwaltschaftlichen Ermittlungsverfahren wegen eines Behandlungsfehlers aus. Jüngere Schätzungen rechnen bei 40 000 Behandlungsfehlervorwürfen mit 12 000 nachgewiesenen Behandlungsfehlern [10]. Dabei würden strafrechtliche Vorwürfe gegenüber zivilrechtlichen Ansprüchen sowie den bei den Gutachterkommissionen und Schlichtungsstellen anhängigen Verfahren nur einen Bruchteil ausmachen. Es darf jedoch nicht übersehen werden, dass gerade das strafrechtliche Ermittlungsverfahren für den Arzt besonders belastend ist, häufig aufgrund begleitender, negativer Berichterstattung in der Presse [30].

So lückenhaft die Datenlage zu juristisch verfolgten Behandlungsfehlervorwürfen gegen Ärzte ist, so schütter ist auch die Datenlage zum Verfahrensausgang. Während für die Gutachterkommissionen und Schlichtungsstellen verlässlich dokumentierte Daten vorliegen, nach denen Vorwürfe der Patienten in einem Drittel der Fälle bestätigt werden, liegen für den zivil- und strafrechtlichen Bereich nur wenige Untersuchungen vor. Die rechtstatsächliche Untersuchung von Seehafer zum Verfahrensausgang zivilrechtlicher Arzthaftungsprozesse wies nach, dass 46% aller rechtskräftig abgeschlossenen Verfahren (Urteile und Vergleiche) zuguns-

ten des Klägers/Patienten ausgehen [22]. Ob diese lokal für Bremen erhobenen Daten auch für andere Bundesländer oder gar die ganze Bundesrepublik gelten, ist ungewiss. Für strafrechtliche Ermittlungsverfahren gegen Ärzte ist bekannt, dass Behandlungsfehlervorwürfe gegen Ärzte regionale Unterschiede aufweisen. Die von Orben auf regionaler Basis erhobenen Befunde zur Verfahrenswirklichkeit des Arztstrafrechtes wiesen z.B. nach, dass im Landgerichtsbezirk Aachen mit 32 Anzeigen pro eine Million Einwohner zu rechnen sei, im Landgerichtsbezirk Osnabrück oder im Landgerichtsbezirk Münster dagegen nur mit je neun bzw. acht Anzeigen pro eine Million Einwohner [20]. Dabei weisen die Städte Aachen und Münster bei vergleichbarer Größe eine ähnliche Klinikstruktur mit je einem Universitätsklinikum auf. Für das Jahr 1996 wurden für den Landgerichtsbezirk Düsseldorf 41 neu anhängige Ermittlungsverfahren gegen Ärzte wegen eines Behandlungsfehlerverdachtes registriert, im benachbarten Landgerichtsbezirk Köln dagegen 303 [21]. Diese Daten zu regionalen Unterschieden strafrechtlicher Ermittlungsverfahren gegen Ärzte dürfen jedoch nicht überinterpretiert werden, da sich manche Unterschiede durch gerade anhängige außergewöhnlich umfangreiche Ermittlungsverfahren mit mehreren Beschuldigten und mehreren 100 vermeintlich Geschädigten erklären, die sich bei Vergleichen zwischen den Landgerichtsbezirken im Längsschnitt nivellieren. So war im genannten Zeitraum 1995/1996 bei der Staatsanwaltschaft Köln der sogenannte „Diätpillenskandal" anhängig, in dem gegen mehrere Apotheker und einen Arzt wegen Körperverletzung, fahrlässiger Tötung und Verstoß gegen das Arzneimittelgesetz bei Verordnung von selbst hergestellten Diätpillen in einer Vielzahl von Fällen ermittelt wurde.

Da strafrechtliche Ermittlungsverfahren wegen Verdachts eines Behandlungsfehlers von Ärzten nach wie vor als sehr stigmatisierend empfunden werden, sollen im Folgenden – auch um ein realistisches Bild von der „Bedrohung" durch strafrechtliche Behandlungsfehlervorwürfe zu vermitteln – die in einer empirischen Analyse [16] erhobenen Daten zum Verfahrensausgang staatsanwaltschaftlicher Ermittlungsverfahren gegen Ärzte dargestellt und mit anderen Datenquellen verglichen werden.

10.2 Charakterisierung des Untersuchungskollektivs

Der folgenden Darstellung liegt eine retrospektive Analyse von 210 staatsanwaltschaftlichen Ermittlungsverfahren zwischen 1989 und 2003 zugrunde, bei denen entweder der Vorwurf eines ärztlichen (oder pflegerischen) Fehlers Anlass für eine gerichtliche Obduktion nach § 87 StPO war oder bei geschädigten Patienten eine Gutachtenerstattung durch das Institut für Rechtsmedizin der Universität Bonn erfolgte [16]. Einbezogen in die

Analyse wurden die vorliegenden Obduktionsprotokolle und weiterführenden Gutachten des Institutes für Rechtsmedizin sowie die staatsanwaltschaftlichen Ermittlungsakten, um Verfahrensanlass, Begutachtungsergebnisse und Verfahrensausgang miteinander zu korrelieren. Bei den 210 staatsanwaltschaftlichen Ermittlungsverfahren handelt es sich um 171 Ermittlungsverfahren mit insgesamt 183 Tatvorwürfen sowie um 39 Todesermittlungsverfahren ohne Beschuldigte und konkreten juristischen Tatvorwurf (s. Tab. 10.1). In 170 Ermittlungsverfahren wurde nur ein Tatvorwurf erhoben, in einem 13. Insgesamt gab es 210 Beschuldigte sowie 236 medizinische Fehlervorwürfe. Bei den 171 Ermittlungsverfahren mit konkreten Tatvorwürfen wurde 144-mal der Vorwurf der fahrlässigen Tötung erhoben, gefolgt von Vorwürfen der fahrlässigen Körperverletzung, dem Verstoß gegen das BtMG sowie der unterlassenen Hilfeleistung. Der gegenüber anderen Datenquellen zu arztstrafrechtlichen Ermittlungsverfahren (Unterlagen der Staatsanwaltschaften, spezialisierter Rechtsanwälte) häufigere Vorwurf der fahrlässigen Tötung ergibt sich aus der Aufgabenstellung eines rechtsmedizinischen Institutes: Beim Vorwurf, durch einen Behandlungsfehler den Tod eines Menschen verursacht zu haben, müssen zunächst durch eine gerichtliche Obduktion zweifelsfrei Grundleiden und

Tab. 10.1: Staatsanwaltschaftliche Ermittlungsverfahren

Untersuchungsgut
210 staatsanwaltschaftliche Ermittlungsverfahren
171 Ermittlungsverfahren mit 183 Tatvorwürfen • fahrlässige Körperverletzung, § 229 StGB • fahrlässige Tötung, § 222 StGB (n=144) • Verstoß gegen das BtmG, §§ 29, 30 BtMG • unterlassene Hilfeleistung, § 323c StGB
39 Todesermittlungsverfahren ohne Beschuldigte und konkreten juristischen Tatvorwurf
In 170 Ermittlungsverfahren ein Tatvorwurf, in einem 13
210 Beschuldigte
Insgesamt 236 medizinische Fehlervorwürfe

Todesursache geklärt werden; erst auf dieser Basis kann dezidiert zur Frage eines Behandlungsfehlers und seiner Kausalität für den Todeseintritt Stellung genommen werden.

Die rechtsmedizinische Begutachtung hat dabei in ihrem Duktus jeweils zu prüfen, ob überhaupt ein Schaden vorliegt und ob dieser auf eine Verletzung ärztlicher Sorgfaltspflichten zurückzuführen ist, und den Grad des Zusammenhanges zwischen Pflichtverletzung und Schaden festzustellen. Problemfälle stellen hierbei multimorbide Patienten dar sowie konvergierende und komplexe Sterbenstypen, bei denen für den Todeseintritt relevante Schädigungen in mehreren Organsystemen vorliegen [14]. Eine besondere Problematik stellen darüber hinaus die Fälle dar, bei denen die Vorverlagerung des Todeszeitpunktes durch Behandlungsfehler zu überprüfen ist.

Im Folgenden ist zu beachten, dass sich bei der Analyse des eigenen Materials unterschiedliche Bezugsebenen ergeben: Jedes Ermittlungsverfahren erhält ein Aktenzeichen. In einem Ermittlungsverfahren, das heißt unter einem Aktenzeichen, können mehrere Beschuldigte zusammengefasst sein. Unter einem Aktenzeichen können sich jedoch auch mehrere juristische Tatvorwürfe gegen einen oder mehrere Beschuldigte verbergen. Daher sind begrifflich immer

◢ Ermittlungsverfahren,
◢ Beschuldigte,
◢ juristische Tatvorwürfe und
◢ medizinische Fehlervorwürfe

zu trennen.

10.3 Ergebnisse

171 Ermittlungsverfahren mit 183 konkreten Tatvorwürfen richteten sich gegen insgesamt 210 Beschuldigte. In 145 Verfahren gab es jeweils nur einen Beschuldigten, in 17 Verfahren zwei, in sechs Verfahren drei, in zwei Verfahren vier, in einem Verfahren fünf Beschuldigte. Anlass der insgesamt 210 staatsanwaltschaftlichen Ermittlungsverfahren war dabei überwiegend die Qualifikation der Todesart in der Todesbescheinigung als ungeklärt bzw. nicht natürlich (s. Tab. 10.2). In 33,8% lagen Strafanzeigen der Angehörigen vor, in 5,7% neben Strafanzeigen der Angehörigen zugleich eine Qualifikation der Todesart als ungeklärt oder nicht natürlich. Die Meldung eines ungeklärten/nicht natürlichen Todes ging dabei überwiegend vom behandelnden bzw. einem nachbehandelnden Arzt aus (s. Tab. 10.3), in 29,1% vom Notarzt, in anderen Fällen von dem die zweite amtsärztliche Leichenschau vor Feuerbestattung

Tab. 10.2: Anlass der 210 Ermittlungsverfahren

Anlass der Ermittlungen	absolut	in %
Qualifikation der Todesart als ungeklärt/nicht natürlich	105	50,0
Vorwurf/Strafanzeige der Angehörigen	71	33,8
Vorwurf/Strafanzeige der Angehörigen und Qualifikation der Todesart	12	5,7
Anzeige eines mit- oder nachbehandelnden Arztes	9	4,3
Anzeige des Patienten noch zu Lebzeiten	7	3,3
Sonstiges	3	1,4
Von Amts wegen	2	1,0
Anonyme Strafanzeige	1	0,5
Gesamt	210	100,0

Tab. 10.3: Verteilung der Meldungen eines ungeklärten/nicht natürlichen Todes

Meldung eines ungeklärten/nicht natürlichen Todes (n=117)		
Meldung durch	Anzahl	in %
behandelnden oder nachbehandelnden Arzt	61	52,1
Notarzt	34	29,1
Standesamt	11	9,4
Kremationsleichenschau	7	6,0
Gesundheitsamt	3	2,6
Bestatter	1	0,8
Gesamt	117	100,0

Tab. 10.4: Verteilung der juristischen Tatvorwürfe (n = 183)

	absolut	in %
Fahrlässige Tötung	144	78,7
Körperverletzungsdelikte	29	15,8
Unterlassene Hilfeleistung	9	5,0
Mord	1	0,5
Gesamt	183	100,0

Tab. 10.5: Verteilung der medizinischen Fehlervorwürfe (n = 236)

Fehlervorwurf	absolut	in %
Nicht konkretisiert	66	28,0
Unterlassen	48	20,3
Komplikation bei/nach operativem Eingriff	27	11,4
Fehlbehandlung	27	11,4
Medikationsfehler	25	10,6
Pflegefehler	17	7,2
Fehldiagnose	16	6,8
Aufklärungsfehler	5	2,1
Nichterscheinen	4	1,7
Nichtbehandlung trotz Anwesenheit	1	0,5
Gesamt	236	100,0

durchführenden Arzt bzw. dem Gesundheitsamt, dem die Überprüfung der Todesbescheinigung und Kodierung der Todesursachen für medizinalstatistische Zwecke obliegt. Bei den juristischen Tatvorwürfen in den 171 Ermittlungsverfahren mit 183 Tatvorwürfen handelt es sich überwiegend um den der fahrlässigen Tötung (§ 222 StGB), gefolgt von den Körperverletzungsdelikten etc. (s. Tab. 10.4). In einem Fall wurde sogar der Vorwurf des Mordes (§ 211 StGB) von mitbehandelnden Kollegen gegen einen Arzt bei Abbruch lebensverlängernder Maßnahmen erhoben. Korreliert man den juristischen Tatvorwurf mit dem Anlass des Ermittlungsverfahrens, waren bei den Vorwürfen der fahrlässigen Tötung (n=144) 69-mal die Qualifikation der Todesart als ungeklärt/nicht natürlich, 55-mal Strafanzeigen der Angehörigen sowie 10-mal die Qualifikation der Todesart und

eine Strafanzeige Anlass des Ermittlungsverfahrens. Auch hierin spiegelt sich wider, dass der häufig gegen Ärzte erhobene Vorwurf des „Pfuschens und Vertuschens" [26] nicht gerechtfertigt ist, sondern viele Ermittlungsverfahren durch eine korrekte Qualifikation der Todesart angestoßen werden.

Die Verteilung der Fehlervorwürfe ergibt sich aus Tabelle 10.5. Häufig ist der Fehlervorwurf überhaupt nicht näher konkretisiert; auch in Anzeigen von Angehörigen liest man nicht selten, dass sich der Vorwurf allein auf die Tatsache des Todeseintritts im Krankenhaus, also unter ärztlicher Obhut, stützt. Es folgen dann Vorwürfe des Unterlassens gebotener Maßnahmen, des Eintritts von Komplikationen bei oder nach operativen Eingriffen, der Fehlbehandlung und des Medikations- und Pflegefehlers.

Vorwürfe richten sich überwiegend gegen im Krankenhaus tätige Ärzte, erst in zweiter Linie gegen niedergelassene Kollegen (Abb. 10.1).

Das arztstrafrechtliche Ermittlungsverfahren ist ein Gutachterverfahren, eigenständige Ermittlungen der Staatsanwalt-

Abb. 10.1: Verteilung der Wirkungsorte der Beschuldigten

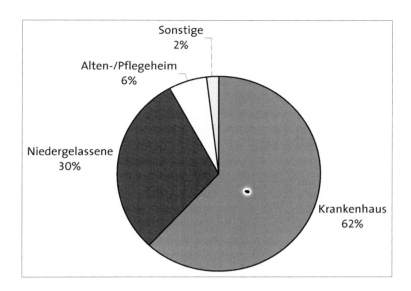

schaft und der Polizei spielen eine untergeordnete Rolle. Von den insgesamt 210 Ermittlungsverfahren war lediglich in 108 Verfahren (51,4%) ein Anwalt beteiligt, 102 Verfahren (48,6%) verliefen ohne Beteiligung eines Anwalts. In 41,7% der Fälle waren nur die Verletzten bzw. die Hinterbliebenen anwaltlich vertreten, in 22,2% nur die beschuldigten Ärzte, in 36,1% sowohl Hinterbliebene als auch beschuldigte Ärzte (s. Tab. 10.6). Korreliert man hier wieder den Anlass der Ermittlungen mit der Beteiligung eines Anwalts, ergibt sich, dass bei Strafanzeigen der Angehörigen oder Anzeige eines mit- bzw. nachbehandelnden Arztes Beschuldigte häufiger anwaltlich vertreten waren als in den Fällen, in denen das Ermittlungsverfahren durch die Qualifikation der Todesart als

nicht geklärt bzw. nicht natürlich seinen Anlass fand (s. Tab. 10.7).

Bei den beteiligten Disziplinen steht erwartungsgemäß – wie auch in anderen Statistiken zu Behandlungsfehlervorwürfen (Gutachterkommissionen und Schlichtungsstellen, zivilrechtliche Behandlungsfehlervorwürfe, Datenmaterial der Haftpflichtversicherer) – die Chirurgie an der Spitze, gefolgt von Innerer Medizin sowie praktischen Ärzten.

Als Basis für die Bewertung der Obduktionsergebnisse sowie als Grundlage für weiterführende Gutachten wurden in 81,9% aller Ermittlungsverfahren die Krankenunterlagen sichergestellt bzw. beschlagnahmt, in 18,1% war eine Sicherstellung oder Beschlagnahme nicht notwendig, da ein Behand-

Tab. 10.6: Anzahl der Ermittlungsverfahren mit Beteiligung eines Anwalts

Anzahl der Ermittlungsverfahren mit Beteiligung eines Anwalts	davon Ermittlungsverfahren nur Verletzte/Hinterbliebene mit anwaltlicher Vertretung		davon Ermittlungsverfahren nur Beschuldigte mit anwaltlicher Vertretung		davon Ermittlungsverfahren sowohl Beschuldigte als auch Verletzte/Hinterbliebene mit anwaltlicher Vertretung	
Gesamt	absolut	in %	absolut	in %	absolut	in %
108	45	41,7	24	22,2	39	36,1

Tab. 10.7: Korrelation der anwaltlichen Vertretung zum Anlass der Ermittlungen

Anlass der Ermittlungen	Absolut	Beschuldigter mit anwaltlicher Vertretung		Beschuldigter nicht anwaltlich vertreten	
		absolut	in %	absolut	in %
Angabe Todesart ungeklärt/nicht natürlich	105	20	19,0	85	81,0
Vorwurf/ Strafanzeige der Angehörigen	71	31	43,7	40	56,3
Vorwurf/ Strafanzeige der Angehörigen und Angabe in der Todesbescheinigung	12	3	25,0	9	75,0
Anzeige eines mit-, bzw. nachbehandelnden Arztes	9	5	55,6	4	44,4
Sonstige	13	4	30,7	9	69,3
Gesamt	**210**	**63**	**30,0**	**147**	**70,0**

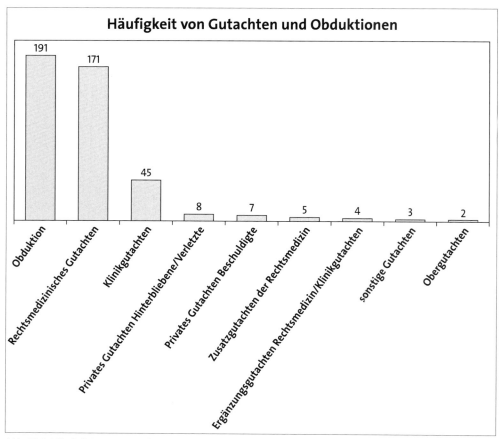

Abb. 10.2: Häufigkeit von Gutachten und Obduktionen

lungsfehlervorwurf durch die Obduktion bereits ausgeräumt war. Vernehmungen spielen im arztstrafrechtlichen Ermittlungsverfahren eine vergleichsweise untergeordnete Rolle, bei insgesamt 210 Ermittlungsverfahren wurden nur in 97 Fällen (46,2%) Vernehmungen durchgeführt, in 113 Fällen (53,8%) nicht. Vernommen wurden dabei überwiegend die Angehörigen (29,5%), nur selten die Beschuldigten (10%), die sich dabei in der Hälfte der Fälle auf ihr Aussageverweigerungsrecht beriefen. Demgegenüber wird das arztstrafrechtliche Ermittlungsverfahren von Gutachten dominiert (Abb. 10.2).

In einer Vielzahl der Fälle schloss sich an die Obduktion noch ein rechtsmedizinisches Fachgutachten nach Auswertung der Krankenunterlagen und Durchführung der notwendigen Anschlussuntersuchungen (Histologie/Toxikologie) an, in ca. einem Viertel der Fälle ein klinisches Fachgutachten, in denen häufig von Rechtsmedizinern vorformulierte Fragestellungen beantwortet wurden. Die reinen Todesermittlungsverfahren bei Qualifikation der Todesart als nicht geklärt bzw. nicht natürlich und ohne namentliche Nennung eines Beschuldigten waren in nahezu

der Hälfte der Fälle bereits mit dem Obduktionsergebnis abschließend bearbeitet, bei den sonstigen Ermittlungsverfahren war demgegenüber in 86,5% der Fälle noch ein weitergehendes Gutachten notwendig (s. Tab. 10.8).

Überwiegend konnte auf der Basis des ersten weiterführenden Gutachtens das Verfahren abgeschlossen werden, in einigen Fällen schlossen sich jedoch noch ein zweites, drittes oder mehrere Gutachten an (s. Tab. 10.9). Die überwiegende Anzahl der Gutachten konnte innerhalb eines Zeitraums von zwölf Monaten erledigt werden; korreliert man die durchschnittliche Dauer von Gutachten mit dem Gutachtenerstatter, fällt auf, dass die rechtsmedizinischen Gutachten in der Regel deutlich früher erstattet wurden als klinische Gutachten. Es fällt jedoch auch auf, dass sich 41% der Verfahren über mehr als ein Jahr hinzogen (Abb. 10.3).

Nahezu 80% der Ermittlungsverfahren wurden nach § 170 Abs. 2 StPO (mangels Tatverdachtes) eingestellt bzw. weil eine Kausalität eines Behandlungsfehlervorwurfes für den Todeseintritt nicht beweisbar war. 14 Verfahren wurden gegen Zahlung einer Geldbuße erledigt, in fünf Fällen erfolgte

Tab. 10.8: Gutachten im Ermittlungsverfahren

Ermittlungsverfahren	absolut	mit Gutachtenauftrag		ohne Gutachtenauftrag	
		absolut	in %	absolut	in %
Todesermittlungsverfahren	39	20	51,3	19	48,7
Sonstige Ermittlungsverfahren	171	148	86,5	23	13,5
Gesamt	210	168	80,0	42	20,0

Tab. 10.9: Anzahl der Gutachten im Ermittlungsverfahren

Ermittlungsverfahren mit Gutachten	Anzahl der Gutachten im Verfahren				
	1 Gutachten	2 Gutachten	3 Gutachten	4 Gutachten	≥ 5 Gutachten
Todesermittlungsverfahren n=20	17 85%	3 15%	0	0	0
Sonstige Ermittlungsverfahren n=148	100 67,6%	35 23,6%	6 4,1%	5 3,4%	2 1,3%
Gesamt 168	117 69,6%	38 22,6%	6 3,6%	5 3,0%	2 1,2%

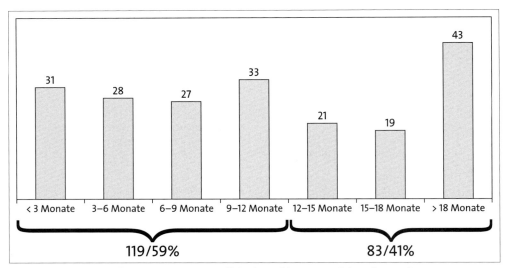

Abb. 10.3: Dauer der Verfahren in Monate gestaffelt, abgeschlossene Verfahren (n = 202)

Freispruch, in drei Fällen erging ein Strafbefehl, nur in einem Fall kam es zu einer Verurteilung (s. Tab. 10.10). Betrachtet man das Gesamtkollektiv von 210 Ermittlungsverfahren, kam es nur in acht Fällen zur Anklageerhebung und Durchführung einer Hauptverhandlung. Vier Ermittlungsverfahren endeten mit einem Freispruch, ein Ermittlungsverfahren mit einer Verurteilung, mehrere Fälle wurden durch Strafbefehl erledigt. Den durch Strafbefehl bzw. mit einer Verurteilung endenden Verfahren lagen Fallkonstellationen wie zu spät erkannte Peritonitis nach intraoperativer Darmverletzung bzw. Seitenverwechslung mit versehentlicher Nephrektomie der gesunden Niere mit postoperativer Urämie zugrunde. Interessant ist schließlich die Korrelation bejahter Behandlungsfehler mit dem Tätigkeitsort des Beschuldigten (s. Tab. 10.11). Zwar richten sich die überwiegenden Verfahren gegen Krankenhausärzte, hier wurden jedoch nur in 8,1% der Fälle sowohl der Behandlungsfehler als auch die Kausalität des Fehlers für den Todeseintritt bejaht, bei niedergelassenen Ärzten demgegenüber in 17,7%. Hierdurch werden auch Ergebnisse anderer Studien bestätigt, die im niedergelassenen Bereich eine

höhere Frequenz von Behandlungsfehlern konstatieren.

Die Mehrzahl der Ermittlungsverfahren wurde mangels nachweisbaren Behandlungsfehlers eingestellt, weil die Kausalität eines Fehlers für den Schadenseintritt nicht nachweisbar war (§ 170 Abs. 2 StPO) bzw. nach Erfüllung der Auflagen (§ 153a Abs. 1 StPO). Andere Einstellungsbegründungen traten demgegenüber in den Hintergrund (s. Abb. 10.4).

Die Verfahrenseinstellung basierte überwiegend auf dem Ergebnis der Obduktion bzw. des weiterführenden rechtsmedizinischen Gutachtens. Nur ausnahmsweise spielten klinische Fachgutachten für die Einstellungsbegründung eine Rolle. Hierbei soll zumindest ein Fall erwähnt werden, bei dem es nach einer postoperativen Hyperkaliämie trotz nachgewiesener Aktenmanipulation (s. Abb. 10.5) zu einer Verfahrenseinstellung nach § 170 Abs. 2 StPO kam, da ein klinisches Gutachten im Gegensatz zur nachgewiesenen Hyperkaliämie hypothetisch eine andere Todesursache (natürlicher Tod) in den Raum stellte. Sämtliche reinen Todesermittlungsverfahren, die ihren Ausgang in der Qualifikation der Todesart als nicht natür-

Tab. 10.10: Ausgang der Ermittlungsverfahren bezogen auf die Beschuldigten

Erledigung	Beschuldigte absolut	in %
Einstellung gemäß § 170 Abs. 2 StPO	167	79,4
§ 153 a Abs. 1 StPO	14	6,7
Nicht abgeschlossen	9	4,3
Freispruch	5	2,4
§ 153 Abs. 1 StPO ohne Auflage	4	1,9
§ 153 a Abs. 1 StPO nach Anklageerhebung	5	2,4
Strafbefehl	3	1,4
§ 154 Abs. 2 StPO vorläufig	1	0,5
Teileinstellung	1	0,5
Verurteilung	1	0,5
	210	100,0

Tab. 10.11: Ergebnis der Begutachtung in Abhängigkeit vom Tätigkeitsort des Beschuldigten

Wirkungsort	abs.	BF nein	BF mögl. K nein	BF ja K nein	BF ja K ja	G offen EV eing. abs. rel.	G offen EV offen abs.rel.	BF nicht zu klären EV eing. abs. rel.
Krankenhaus	135	90 66,7%	9 6,7%	12 8,9%	11 8,1%	4 3,0%	8 5,9%	1 0,7%
Niedergelassen	62	32 51,6%	5 8,1%	6 9,7%	11 17,7%	5 8,1%	1 1,6%	2 3,2%
Alten-/Pflegeheim	13	6 46,2%	3 23,1%	1 7,6%	2 15,5%	–	–	1 7,6%
Gesamt	210	128 61,0%	17 8,1%	19 9,0%	24 11,4%	9 4,3%	9 4,3%	4 1,9%

BF = Behandlungsfehler
K = Kausalität (für den Todeseintritt)
G = Gutachten
EV = Ermittlungsverfahren

lich/nicht geklärt nahmen, wurden – in der Hälfte der Fälle direkt nach der Obduktion – nach § 170 Abs. 2 StPO eingestellt.

10.4 Diskussion

In Tabelle 10.12 sind vorliegende Untersuchungen zum Ausgang strafrechtlicher Ermittlungsverfahren gegen Ärzte wegen eines Behandlungsfehlerverdachtes vergleichend zusammengefasst. Danach zeigt sich übereinstimmend, dass in einem hohen Prozentsatz die Fälle nach § 170 Abs. 2 StPO eingestellt wurden oder ein Freispruch erfolgt, in einem vergleichsweise geringerem Prozentsatz erfolgte eine Verurteilung oder eine Einstellung des Verfahrens nach § 153a StPO gegen Zahlung einer Geldbuße. Unterschiede zum Verfahrensausgang zwischen einzelnen Autoren ergeben sich aus der Rekrutierung des Stichprobenkollektivs: Im eigenen Mate-

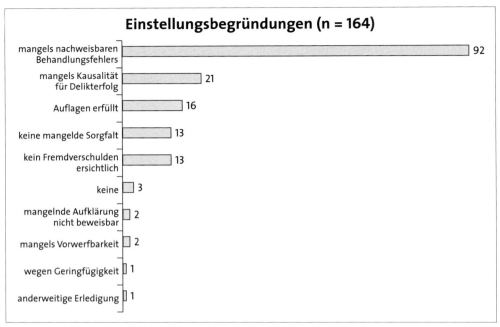

Abb. 10.4: Einstellungsbegründungen (n = 164)

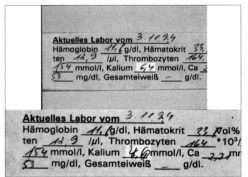

Abb. 10.5: Postoperativ erhielt ein Patient bei der Verlegung von der Herzchirurgie in die Innere Medizin trotz bereits bestehender Hyperkaliämie weiterhin Kaliuminfusionen. Bei einem Kaliumwert über 9 mmol/l kam es zum Kreislaufzusammenbruch, später zum Tod des Patienten. Von den zuletzt behandelnden Ärzten, die die Hyperkaliämie bemerkten und entsprechend therapierten, wurde natürlicher Tod bescheinigt. Einige Jahre später kam es aus dem Umfeld der behandelnden Klinik zu einer anonymen Strafanzeige, die sich insbesondere gegen die überweisende Klinik richtete. Obwohl hier inzwischen eine Aktenmanipulation vorgenommen worden war (unten, Kaliumkonzentration von 6,4 mmol/l wird in 4,6 mmol/l geändert, im Original in der weiterbehandelnden Klinik konnte diese Aktenmanipulation nicht mehr vorgenommen werden) wurde das Ermittlungsverfahren aufgrund eines klinischen Gutachtens, dass hypothetisch eine andere Todesursache als die Hyperkaliämie favorisierte, eingestellt, ohne dass die Staatsanwaltschaft die nachgewiesene Aktenmanipulation und die sich widersprechenden Gutachtenergebnisse zum Anlass weiterer Ermittlungen nahm.

rial sowie bei Althoff und Solbach [1] und Mallach et al. [17, 18] handelt es sich um die Auswertung rechtsmedizinischer Untersuchungskollektive, bei denen der Vorwurf der fahrlässigen Tötung prävaliert [s.a. 4–7, 19]. Peters [21] und Orben [20] werteten das Material von Staatsanwaltschaften aus: Hier finden sich in nicht geringer Frequenz auch rein querulatorische Anzeigen, die sich aus

der lokalen Kliniklandschaft erklären. So stehen bei Peters [21] als hauptsächlich betroffene Ärztegruppe Psychiater im Vordergrund, ein Befund, der in anderen Studien nicht repliziert werden konnte. Ursache hierfür ist, dass sich im Einzugsgebiet der Staatsanwaltschaft Düsseldorf mehrere psychiatrische Kliniken befinden, aus denen häufig Beschwerden gegen behandelnde Ärzte wegen

Freiheitsberaubung oder auch mit eindeutig psychotischem Hintergrund eingehen. Eine ähnliche Verzerrung konnten Althoff und Solbach [1] für das Material der Staatsanwaltschaft Aachen belegen. Unter 318 Ermittlungsverfahren der Staatsanwaltschaft Aachen der Jahre 1978 bis 1981 handelte es sich um 192 Verfahren, die aufgrund von Anzeigen psychiatrisch behandelter und untergebrachter Patienten wegen Folter und Freiheitsberaubung geführt wurden, darunter stammten 137 Anzeigen allein von einem Patienten. Hieraus ergibt sich die etwas höhere Frequenz von Verfahrenseinstellungen im Gutachtenmaterial der Staatsanwaltschaften gegenüber den in rechtsmedizinischen Instituten erhobenen Daten, da derartige Fälle hier in der Regel gar nicht erst zur Begutachtung gelangen.

Dass im Beobachtungsgut eines spezialisierten Arztstrafverteidigers Verfahrenseinstellungen einen geringeren, Verurteilungen oder Einstellungen nach § 153a StPO einen höheren Stellenwert einnehmen, erklärt sich ebenfalls aus der Zusammensetzung der Fälle: Im Mandantenstamm finden sich nicht die reinen Todesermittlungsverfahren, sondern eher gravierendere Fälle [28, 29].

Insgesamt ist nach einer Hochrechnung von Orben [20] – basierend auf einer Analyse einer repräsentativen Stichprobe bundesdeutscher Staatsanwaltschaften – in der Bundesrepublik Deutschland pro Jahr mit ca. 1500 strafrechtlichen Ermittlungsverfahren wegen eines Behandlungsfehlers zu rechnen bzw. ein Ermittlungsverfahren auf 60 000 Einwohner oder eine Strafanzeige auf 90 000 Einwohner. Bei insgesamt acht Anklagen mit Hauptverhandlung kommt es zu vier Freisprüchen und nur vier Verurteilungen. Demnach ist bei den strafrechtlichen Ermittlungsverfahren gegen Ärzte kein „Boom" wie bei zivilrechtlichen Auseinandersetzungen zu befürchten, sie haben jedoch in den letzten Jahren eindeutig zugenommen. Dies ergibt sich auch aus der für das Bundesministerium für Gesundheit und Soziales durchgeführten multizentrischen Studie zur Analyse von Vorwürfen letaler Behandlungsfehler in den Jahren 1990 bis 2000: In den kooperierenden Instituten konnte für diesen Zeitraum eine Verdopplung der Fallzahlen von 300 auf 600 Fälle pro Jahr verzeichnet werden.

Im eigenen Interesse sollten Ärzte bei unklaren Todesfällen oder Todesfällen im Zusammenhang mit ärztlichen Maßnahmen immer auf eine objektive Todesursachenklärung durch gerichtliche Obduktion drängen, da die Obduktionsergebnisse in einem hohen Prozentsatz exkulpierend sind [14, 15]. Auch in Zeiten einer zunehmenden Techni-

Tab. 10.12: Ausgang von Behandlungsfehlerverfahren

	Ulsen-heimer	Althoff/Sol-bach 1984 (Aachen)	Mallach et al. 1993 (Tübingen)	Peters 2000 (Düsseldorf)	Orben 2004	Bonn 2005*
Gesamt	245	90	410	194 (mit 297 Beschuldigten)	601 (mit 751 Beschuldigten)	210 Beschuldigte
Einstellung des Verfahrens oder Freispruch	162 (66,1%)	80 (88,9%)	358 (87,3%)	89%	709 (94,4%)	183 (87,1%)
Verurteilung oder Einstellung des Verfahrens nach § 153a StPO	66 (26,9%)	10 (11,1%)	52 (12,7%)	6%	42 (5,6%)	16 (7,6%)

* Teilweise wurden die Verfahren anderweitig erledigt bzw. waren zum Zeitpunkt der Datenerhebung noch nicht abgeschlossen

sierung der Medizin mit zunehmend verfeinerter Diagnostik durch klinisch-chemische, molekularbiolgische und bildgebende Verfahren trifft auf die Todesursachendiagnostik noch immer der Satz zu, den der französische Philosoph Michel Foucault in seinem Buch „Die Geburt der Klinik" für den Paradigmenwechsel der Medizin vom 17. zum 18. Jahrhundert geprägt hat, dass erst durch die Obduktion die Krankheit vom Dunkel des Lebens in das Licht des Todes tritt. Daher sollte die Todesart bei Todesfällen im Zusammenhang mit ärztlichen Maßnahmen zumindest als nicht geklärt qualifiziert werden. Die Befürchtung, dass Obduktionsergebnisse den Arzt belasten, trifft auch nach internationalen Studien [2, 3, 23–25] eindeutig nicht zu. Eine amerikanische Metaanalyse [23] zu Obduktionsergebnissen als Ursache für Behandlungsfehlervorwürfe kam zum Ergebnis, dass bei durch Obduktionen aufgedeckten diagnostischen Irrtümern nur in einem Fall Ansprüche gegen Ärzte geltend gemacht wurden, und in diesem Fall wurden die Ansprüche bereits vor dem Ableben des Patienten vorgetragen [12]. Damit bestätigt sich die Einschätzung von Rechtsmedizinern und klinischen Pathologen, dass Obduktionsergebnisse kaum zur Formulierung von Behandlungsfehlervorwürfen herangezogen werden. Eine Bestätigung dieser Einschätzung kann auch darin gesehen werden, dass trotz der inzwischen in den meisten Obduktionsgesetzen der Bundesländer formulierten Meldepflicht klinischer Pathologen bei Hinweisen auf nicht natürlichen Tod kaum Meldungen an die Staatsanwaltschaften erfolgen.

Selbst bei eindeutig nachgewiesenen Behandlungsfehlern ist darüber hinaus häufig die Kausalität für den Todeseintritt aufgrund der Multimorbidität des Patienten nicht nachweisbar. Auch Erfahrungen aus den USA, basierend auf 14 700 Behandlungsunterlagen, ergaben eine geringe Korrelation zwischen Sorgfaltspflichtverletzungen und Behandlungsfehlervorwurf [25]. Als paradoxes Untersuchungsergebnis ergab sich, dass Ärzte häufig gerade für nicht sorgfaltspflichtwidrige Behandlung in Anspruch genommen wurden.

Aufgrund der überwiegenden Verfahrenseinstellungen beim Vorwurf eines strafrechtlich relevanten Behandlungsfehlers wurde wiederholt eine Entkriminalisierung des Arztstrafrechtes vor dem rechtstatsächlichen Hintergrund als rechtspolitisch wünschenswert und möglich bezeichnet, zumal Patienten durch andere Rechtsbereiche effektiverer Rechtsschutz gewährt werden könne [11, 20, 21, 31]. So wurde z.B. empfohlen, Strafbarkeit erst bei „Leichtfertigkeit" als unterer Schwelle einsetzen zu lassen. Dem ist jedoch entgegenzuhalten, dass viele Einstellungen nach § 153a StPO dem Gebot der „Prozessökonomie" folgen und sich auch hinter Einstellungen nach § 170 Abs. 2 StPO mögliche Behandlungsfehler, allerdings ohne belegbare Kausalität für den Schadenseintritt, verbergen (ca. 17% im Material von Althoff wie im eigenen Gutachtenmaterial). Die Entscheidung, ob Leichtfertigkeit vorliegt oder nicht, wäre im Einzelfall darüber hinaus durch einen Sachverständigen zu überprüfen, sodass auf diesem Weg kaum eine Entkriminalisierung des Arztstrafrechtes erzielt werden könnte. In Analogie zur Einschätzung eines Staatsanwaltes [8], der in der lege artis verfügten Einstellung eines Ermittlungsverfahrens kein rechtliches oder qualitatives Minus gegenüber der Erhebung der öffentlichen Anklage sieht, ist auch aus gutachterlicher Sicht das eingestellte Verfahren nicht ineffizient oder nutzlos, dient es doch der Identifizierung von Fehlerquellen, der Fehleranalyse, dem Riskmanagement und letztlich der Patientensicherheit, wobei die in der praktischen Begutachtung gesammelten Erfahrungen künftig in Kliniken und Praxen zurückfließen müssen, um auch von dort zu einer Diskussion über Fehlervermeidung beizutragen. Für die Zukunft sollte das

Bewusstsein dafür geschärft werden, dass die Fehleranalyse auch für die Fehlerprophylaxe genutzt werden soll; jenseits individueller Schuld im Rahmen staatsanwaltschaftlicher Ermittlungsverfahren offenbar gewordene Schwachstellen der medizinischen Betreuung zur Risikoidentifizierung und -vermeidung offenzulegen, sollte auch ein Beitrag der Rechtsmedizin zur Erhöhung der Patientensicherheit sein.

Die Strafanzeige eines anwaltlich beratenen Patienten gegen einen Arzt in der Vorstellung, sich durch ein staatsanwaltschaftliches Ermittlungsverfahren eine bessere Position für zivilrechtliche Auseinandersetzungen gegen den beschuldigten Arzt zu verschaffen, wird zu Recht häufig als „anwaltlicher Kunstfehler" bezeichnet. So richtig diese Einschätzung bei Medizinschadensfällen an lebenden Patienten ist, so anders stellt sich die Situation bei Todesfällen dar. Die nach wie vor großen Diskrepanzen zu Grundleiden und Todesursache zwischen klinischen Diagnosen und Obduktionsbefund lassen umgekehrt das bei Todesfällen ohne objektive Abklärung von Grundleiden und Todesursache geführte Verfahren als anwaltlichen Kunstfehler erscheinen, insbesondere von Seiten des Arztstrafverteidigers. Diskrepanzen zwischen klinischer und autoptisch festgestellter Todesursache werden heute in Haupt- und Nebenfehler differenziert [14, 23, 24]. Als Hauptfehler 1 (major mistake, class 1) werden dabei klinisch nicht erkannte Diagnosen, die sich während der Obduktion als Grundleiden und/oder einen Hauptbefund für den Tod des Patienten erweisen, bezeichnet. Wäre also die Diagnose rechtzeitig erkannt worden, so hätte das Leben des Patienten zumindest zeitweilig verlängert werden können. Hauptfehler 1 mit möglichen Auswirkungen auf das Überleben des Patienten finden sich nach verschiedenen Studien in elf bis 25% der Fälle. Daher sollte bei Todesfällen kein allein auf klinischen Angaben zur Todesursache gestütztes Verfahren geführt werden.

10.5 Fazit

Staatsanwaltschaftliche Ermittlungsverfahren gegen Ärzte wegen Verdachts eines Behandlungsfehlers haben in den letzten Jahren zwar zugenommen, es ist jedoch kein „Boom" zu verzeichnen wie bei zivilrechtlichen Auseinandersetzungen gegen Ärzte. Der überwiegende Anteil der Ermittlungsverfahren wird mangels Tatverdachtes oder fehlender Kausalität für den Todeseintritt eingestellt. Bei Todesfällen im Zusammenhang mit ärztlichen Maßnahmen sollten Ärzte im eigenen Interesse durch Qualifikation der Todesart als nicht geklärt den Weg zu einer behördlichen Todesursachenermittlung inklusive gerichtlicher Obduktion ebnen, da die Obduktionsergebnisse in einem hohen Prozentsatz entlastend sind. Die im Rahmen arztstrafrechtlicher Ermittlungsverfahren aufgedeckten Fehlerquellen sollten künftig auch zur Fehlervermeidung genutzt werden. Zwar rangieren Krankenhausärzte hinsichtlich der Häufigkeit von Behandlungsfehlervorwürfen vor niedergelassenen Kollegen, hier ist jedoch eine höhere Rate bejahter Behandlungsfehler zu verzeichnen. Daher sollten Maßnahmen zur Fehlerprophylaxe gerade im ambulanten Bereich ansetzen.

Literatur

[1] Althoff H, Solbach T, Analyse arztstrafrechtlicher Ermittlungsverfahren der Staatsanwaltschaft Aachen zwischen 1978 und 1981. Z Rechtsmed (1984), 93, 273–282

[2] Bove KE, Iery CL, The role of the autopsy in medical malpractice cases I. Arch Pathol Lab Med (2004), 126, 1023–1031

[3] Bove KE, Iery CL, The role of the autopsy in medical malpractice cases II. Arch Pathol Lab Med (2004), 126, 1032–1035

[4] Dettmeyer R, Madea B, Rechtsmedizinische Gutachten in arztstrafrechtlichen Ermittlungsverfahren. Medizinrecht (1999) 12, 533–539

[5] Dettmeyer R et al., Fatal myeloencephalopathy due to accidental intrathecal vin-

cristin administration – a report of two cases. For Sci Int (2001), 122, 60–64

[6] Dettmeyer R, Egl M, Madea B, Medical Malpractice Charges in Germany – Role of the Forensic Pathologist in the Preliminary Criminal Proceeding. Journal of Forensice Sciences (2005), 50, 423–427

[7] Eisenmenger W, Liebhardt E, Neumaier R, Ergebnisse von „Kunstfehlergutachten". Beitr gerichtl Med (1978), 36, 215–221

[8] Günter HH, Staatsanwaltschaftliche Ermittlungen gegen Ärzte bei Verdacht eines „Kunstfehlers". DRiZ (1978), 60, 326–334

[9] Hansis ML, Hansis DE (2001) Der ärztliche Behandlungsfehler, 2. Aufl. ecomed, Landsberg

[10] Hansis ML, Hart D, Medizinische Behandlungsfehler in Deutschland. Gesundheitsberichterstattung des Bundes (2001), 4, 1–15

[11] Jürgens O (2005) Die Beschränkung der strafrechtlichen Haftung für ärztliche Behandlungsfehler. Peter Lang, Frankfurt a.M.

[12] Juvin P et al., Anesth Postoperative death and malpractice suits: is autopsy useful? Anesth Analg (2000) Aug. 91(2), 344–346

[13] Krumpaszky HG, Sehte R, Selbmann HK, Die Häufigkeit von Behandlungsfehlervorwürfen in der Medizin. Vers R (1997), 420–427

[14] Madea B (Hrsg) (2006) Die ärztliche Leichenschau. Rechtsgrundlagen, praktische Durchführung, Problemlösungen, 2. Aufl. Springer, Berlin, Heidelberg, New York

[15] Madea B, Dettmeyer R, Ärztliche Leichenschau und Todesbescheinigung. Dtsch Ärztebl (2003), 100, A3161–A3179

[16] Madea B et al., Ausgang strafrechtlicher Ermittlungsverfahren gegen Ärzte wegen Verdachts eines Behandlungsfehlers. Dtsch Med Wochenschr (2006), 131, 2073–2078

[17] Mallach HJ, Ärztliche Kunstfehler. Beitr Gerichtl Med (1984), XLII, 425–433

[18] Mallach HJ, Schlenker G, Weiser A (1993) Ärztliche Kunstfehler. G. Fischer, Stuttgart

[19] Mattern R, Kohnle S, Begutachtung ärztlicher Behandlungsfehler am Institut für Rechtsmedizin Heidelberg 1978 bis 1980. Beitr Gerichtl Med (1983), 42, 17–22

[20] Orben S (2004) Rechtliche Verantwortung für Behandlungsfehler. In: Hallesche Schriften zum Recht, Bd. 19. Carl Heymanns, Köln

[21] Peters TA (2000) Der strafrechtliche Arzthaftungsprozess. Eine empirisch dogmatische Untersuchung in kriminalpolitischer Hinsicht. Pro Universitate, Pforzheim

[22] Seehafer W, Der Arzthaftungsprozess in der Praxis. Medizinrecht (1989), 123–127

[23] Shojania K et al. (October 2002) The autopsy as an outcome and performance measure. Evidence report/technology accessment no. 58 (prepared by the University of California at San Francisco – Standford evidence based practice center under contract no. 290-97-0013) AHRQ publication no. 03-E002. Rockville, MD, Agency for Health Care Research and Quality

[24] Shojania KG et al., Changes in rates of autopsy-detected diagnostic errors over time: a systematic review. JAMA (2003) 289, 2849–2856

[25] Studdert DM et al., Negligent care and malpractice claiming behavior in Utah and Colorado. Med Care (2000), 38, 250–260

[26] Taupitz J, Aufklärung über Behandlungsfehler: Rechtspflicht gegenüber dem Patienten oder ärztliche Ehrenpflicht? NJW (1992), 12, 713–771

[27] Thomas EJ et al., Incidence and types of adverse events and negligent care in Utah and Colorado. Med Care (2000) 38, 261–271

[28] Ulsenheimer K, Aus der Praxis des Arztstrafrechts. Med R (1984), 2, 161–167

[29] Ulsenheimer K, Ein gefährlicher Beruf: Strafverfahren gegen Ärzte, Erfahrungen, Schwerpunkte, Tendenzen. Med R (1987), 5, 207–216

[30] Ulsenheimer K (1998) Arztstrafrecht in der Praxis, 2. Aufl. C.F. Müller, Heidelberg

[31] Wever C, Überlegungen zur Entkriminalisierung ärztlicher Fahrlässigkeitstat. ZMG (2006), R5/06, 121–125

11 Unerwünschte Arzneimittelwirkungen und -schäden

Daniel Grandt

11.1 Begriffsbestimmung

Der Begriff unerwünschte Arzneimittelwirkung (UAW) bezeichnet die nicht beabsichtigte und dem therapeutischen Ziel entgegenstehende Wirkung eines zugelassenen Arzneimittels. Von einer unerwünschten Arzneimittelwirkung spricht man nur dann, wenn die Nebenwirkung bei bestimmungsgemäßem Gebrauch des Medikamentes auftritt, d.h. das Arzneimittel entsprechend seiner Indikation, in der zugelassenen Dosierung und unter Berücksichtigung der in den Fachinformationen aufgeführten Kontraindikationen eingesetzt wird. Will man neben denjenigen Wirkungen, die bei bestimmungsgemäßem Gebrauch eines Arzneimittels auftreten, auch die einschließen, die bei Off-Label-Use oder Abweichen von der zugelassenen Dosierung oder bei Medikationsfehlern auftreten, muss man von unerwünschten Arzneimittelereignissen (UAE) sprechen. Unter Medikationsfehlern wiederum fasst man allgemein alle vermeidbaren Abweichungen von der für den individuellen Patienten nach aktuellem Wissensstand sinnvollen Arzneitherapie zusammen. Diese können ihre Ursachen auch auf Patientenseite haben:

◢ Bewusste oder versehentliche Fehler bei der Einnahme verordneter Medikamente
◢ Begleitumstände, wie die Einnahme frei verkäuflicher Arzneimittel oder Nahrungs- und Genussmittel, die mit der Wirkung oder Sicherheit der verordneten Therapie interferieren

Ursachen auf der Seite des Arztes können sein:

◢ Verordnungsfehler, d.h. die nicht adäquate Berücksichtigung bekannter oder nicht bekannter Informationen zu Patient und/oder Medikament (Errors of commission)
◢ Die Nichtverordnung notwendiger Medikamente in Anbetracht der Erkrankungskonstellation des Patienten (Errors of omission)

Gegenstand dieser Ausführungen sind Verordnungsfehler, d.h. Errors of commission. Fehler durch Nichtverordnung von notwendigen Medikamenten oder Fehler, die durch den Patienten induziert werden, sind nicht Thema, obwohl auch diese eine große Bedeutung für die Arzneitherapiesicherheit haben.

Verordnungsfehler, der Fokus dieses Artikels, gehen sowohl auf vom Arzt zu vertretende fehlerhafte Entscheidungen als auch auf systemimmanente Defizite des Medikationsprozesses zurück. Da der Fehler im üblichen Sprachgebrauch ein schuldhaftes Abweichen (hier des Arztes von der sinnvollen Verordnung) impliziert, wird nachfolgend statt des Begriffs Verordnungsfehler der Begriff inadäquate Verordnungsentscheidung benutzt.

Der Bericht des amerikanischen Institute of Medicine „To err is human" hat nicht nur die Häufigkeit von vermeidbaren unerwünschten Arzneimittelereignissen aufgezeigt, sondern auch den Fokus vom persönlichen Verschulden des Arztes auf Fehler implizierende Systembedingungen als wesentliche Ursache vermeidbarer UAE gelenkt. Wie trotz ärztlicher Qualifikation und Sorgfalt inadäquate Verordnungsentscheidungen entstehen können, zeigt am besten ein Beispiel:

Ein 56-jähriger Patient wird von seinem Hausarzt zur Durchführung einer Vorsorge-koloskopie bewegt. Diese entdeckt ein lokal fortgeschrittenes Kolonkarzinom, welches durch eine Operation vollständig entfernt werden kann. Der Patient erholt sich rasch von der Operation. Postoperativ tritt erstmalig ein thorakaler Herpes Zoster auf, der vom Hautarzt diagnostiziert und für zehn Tage mit Brivudin (Zostex) behandelt wird. Drei Wochen später stellt sich der Patient erneut bei seinem Hausarzt vor. Weltweiter Standard für die Nachbehandlung eines lokal fortgeschrittenen Kolonkarzinoms ist eine Chemotherapie zur Verminderung des Rezidivrisikos des Tumors. Diese erfolgt bei dem Patienten unter Einschluss von 5-Fluoroura-cil, nachdem sich der Arzt durch Studium der Fachinformationen davon überzeugt hat, dass keine Kontraindikation für diesen Patienten bestehen. Auch eine Interaktion mit dem seit zwei Wochen nicht mehr einge-nommenen Brivudin wird in der Fachinfor-mation nicht erwähnt. Praktiker mögen an dieser Stelle einwenden, dass es de facto auf-grund des Zeitmangels und der nicht immer gegebenen Verfügbarkeit von Fachinforma-tionen in praxi gar nicht möglich ist, diesen Sicherheitsschritt zu gewährleisten. Dies soll allerdings an dieser Stelle nicht diskutiert werden. Der Patient verträgt die Therapie zu-nächst gut, allerdings kommt es zu schweren Nebenwirkungen, und innerhalb kurzer Zeit verstirbt der Patient an einer allgemein als si-cher und gut verträglich beurteilten Chemo-therapie. Was war passiert? Der Gutachter konstatiert einen Behandlungsfehler und führt aus, dass Brivudin (Zostex) langfristig, d.h. bis zu vier Wochen nach Ende der Ein-nahme des Medikamentes, ein Enzym hemmt, das für den Abbau bestimmter Che-motherapeutika u.a. des 5-Fu entscheidend ist. Ein Behandlungsfehler also. Dieser ist al-

lerdings eher als Systemfehler denn als per-sönliches Verschulden des Arztes zu klassifi-zieren: Die lebensbedrohliche Interaktion zwischen Brivudin und 5-Fu ist in der Fach-information zu 5-Fu nicht enthalten, weil dieses zuerst zugelassen worden ist und eine Aktualisierung von Fachinformationen auch bei lebensbedrohlichen Wechselwirkungen mit später zugelassenen Arzneimitteln noch nicht sichergestellt ist. Hätte der Arzt in die Fachinformation von Brivudin geschaut, ei-nem Medikament, das er weder verordnet hat noch der Patient zum Vorstellungszeit-punkt einnahm, hätte er einen Hinweis auf diese lebensbedrohliche Interaktion gefun-den. Dieses Beispiel zeigt, dass auch bei best-möglicher Sorgfalt inadäquate Verordnungs-entscheidungen vom Arzt nicht sicher zu vermeiden sind.

Auch die Menge der bei der Verordnungs-entscheidung zu berücksichtigenden Daten macht dies deutlich. Mehr als 2000 rezept-pflichtige Wirkstoffsubstanzen sind in Deutschland verfügbar, 40 wirklich neue Substanzen kommen jedes Jahr hinzu. Es ist genauso „realistisch", dass der Arzt diese In-formationen zu 54 000 verschiedenen Präpa-raten auswendig parat haben kann, wie es „realistisch" anzunehmen ist, dass der Arzt die Telefonauskunft für eine Stadt wie Bonn auswendig gewährleistet. Wissenschaftliche Untersuchungen in den USA bestätigen diese Einschätzung: 263 erfahrene Klinikärzte in Kalifornien waren in der Lage, 53% der rele-vanten Interaktionen und 54% der kontrain-dizierten Kombinationen von Arzneimitteln zu erkennen [5]. Dies belegt, dass die Verfüg-barkeit des für eine sichere Verordnung not-wendigen Wissens zu Arzneimitteln ohne Hilfsmittel zum Verordnungszeitpunkt nicht zu gewährleisten ist.

In zwei Akutkrankenhäusern in England wurde prospektiv über sechs Monate die Häufigkeit von Krankenhausaufnahmen auf-grund unerwünschter Arzneimittelereignisse erfasst [8]. Es wurden alle stationären Aufnahmen mit Ausnahme der Gynäkologie und Pädiatrie untersucht. Dies waren insgesamt 18 820 Patienten. Immerhin 980 dieser Patienten, d.h. 5,2% aller Patienten, wurden wegen unerwünschter Arzneimittelereignisse stationär aufgenommen. Die Autoren haben bei diesen Patienten analysiert, ob retrospektiv die UAE bei Anwendung anerkannter Verordnungsregeln vermeidbar gewesen wären. Immerhin 71% der stationären Aufnahmen von Patienten mit UAE werden von den Autoren als vermeidbar klassifiziert und nur 29% sind gewissermaßen unvermeidbar, d.h. der Preis der Therapie. Hochgerechnet für England bedeuten diese Daten, dass kontinuierlich 5600 Krankenhausbetten durch Patienten, die wegen unerwünschter Arzneimittelereignisse aufgenommen werden, belegt sind, immerhin verantwortlich für 702 000 Millionen Euro Kosten pro Jahr. Da nicht alle diese Patienten die UAE überleben, kalkulieren die Autoren insgesamt 5700 Todesfälle jährlich in England durch diese Patientengruppe. Auch ohne Berücksichtigung von Todesfällen durch erst im Krankenhaus auftretende UAE und durch UAE, die im ambulanten Bereich auftreten und das Krankenhaus nicht erreichen, bedeutet dies, dass in England mehr Patienten durch Medikamentennebenwirkungen sterben als im Straßenverkehr. Aber nicht nur im ambulanten Bereich treten inadäquate Verordnungen auf, sondern auch im Krankenhaus. Eine Untersuchung am Hammersmith Hospital in London, einem akademischen 550-Betten-Lehrkrankenhaus mit anerkannt guter Qualität, bestätigt dies [3]. Über vier Wochen wurden alle 36 200 Verordnungen von Arzneitherapie überprüft. Hierbei fanden sich 1,5% Verordnungsfehler und 0,4% potenziell gefährliche Fehler. Dies bedeutet für dieses Krankenhaus, dass dort jede Woche 34 potenziell gefährlich inadäquate Verordnungen auftreten. Bemerkenswert ist auch, dass 54% dieser Fehler Dosierungsfehler waren. Dies stimmt mit anderen Untersuchungen zu diesem

Thema überein: Vor allem Dosierungsfehler, insbesondere bei Nichtberücksichtigung eingeschränkter Nierenfunktion, sind die Ursache inadäquater Verordnungsentscheidungen. Danach folgt die Missachtung von Kontraindikationen, erst dann die Missachtung von bekannten und relevanten Medikamenteninteraktionen. Auch bei den Medikamenteninteraktionen ist wiederum zu bemerken, dass es sich vor allem um dosisabhängig relevante Interaktionen handelt, die für inadäquate Verordnungsentscheidungen wichtig sind. Die häufig diskutierten Allergien als Ursache vermeidbarer UAE sind natürlich relevant, aber quantitativ mit weniger als 10% nachgeordnet bedeutsam.

11.2 Inadäquate Verordnung bei eingeschränkter Nierenfunktion

Auf den ersten Blick erscheint es ungewöhnlich, dass die Nichtanpassung der Dosierung bei eingeschränkter Nierenfunktion ein so häufiges Phänomen sein soll. Untersuchungen, wie die am Universitätshospital Basel bei 1 648 Patienten, bestätigen dies allerdings [4]. Hier zeigte sich, dass nur jede dritte (33%) der notwendigen Dosisanpassungen erfolgte, was neben dem Qualitäts- und Sicherheitsproblem auch ein Kostenproblem darstellt, denn dies erhöhte die Medikamentenkosten unnötigerweise um 14%. Ursachen für die Nichtanpassung der Dosierung waren, dass dem Arzt zum Verordnungszeitpunkt nicht bewusst war, dass er ein in Abhängigkeit von der Nierenfunktion zu dosierendes Medikament verordnete und dass ihm die Einschränkung der Nierenfunktion des Patienten nicht bewusst war. Auch dieser auf den ersten Blick schwer verständliche Tatbestand hat eine nachvollziehbare Erklärung.

Der Serum-Kreatinin-Wert, der üblicherweise für die Beurteilung der Nierenfunktion herangezogen wird, ist nämlich nicht nur von der Nierenfunktion, sondern auch vom Gewicht, Alter und Geschlecht abhängig. Während bei einem 20-Jährigen, 75 kg schweren Mann die eingeschränkte Nierenfunktion sehr leicht an dem Serum-Kreatinin-Wert zu erkennen ist, hat ein älterer, z.B. 77-jähriger Mann auch bei 50%-iger Einschränkung noch einen formal im Normbereich liegenden Serum-Kreatinin-Wert. Ab 65 Jahren muss daher die Nierenfunktion berechnet werden, z.B. mit der Cockcroft-Gault-Formel. Dies ist natürlich nicht mehr ohne Hilfsmittel zu gewährleisten. Wenn man sich aber vor Augen führt, dass circa 300 der mehr als 2000 zugelassenen Wirkstoffe bei eingeschränkter Nierenfunktion in der Dosis anzupassen sind und in etwa jeder dritte Patient im Krankenhaus eine eingeschränkte Nierenfunktion hat, wird die Bedeutung klar. Dass viele der Fachinformationen zu Medikamenten, die in Abhängigkeit zu der Nierenfunktion zu dosieren sind, nur inadäquate Dosierungsempfehlungen enthalten, nämlich orientiert am Serum-Kreatinin-Wert und nicht an der glomerulären Filtrationsrate GFR, zeigt die Vielschichtigkeit der Systemfehler der Arzneitherapie. Wenn man dem Arzt zum Verordnungszeitpunkt, so die Schweizer Untersuchung, sowohl die Nierenfunktion des Patienten, d.h. nicht das Kreatinin, sondern die GFR mitteilt, und ihn darauf hinweist, dass er gerade ein an die Nierenfunktion anzupassendes Medikament verordnet, wird er in mehr als 80% der Verordnungsentscheidungen eine adäquate Dosierung wählen. Entscheidend ist dabei der Automatismus, d.h. nicht der Arzt sucht nach der Information, die er benötigt, sondern die benötigte Information wird automatisch zur Verfügung gestellt.

11.3 Verbesserung der Arzneitherapiesicherheit durch elektronische Verordnungsunterstützung

Der Einsatz von Informationstechnologie zur Vermeidung von inadäquaten Verordnungen ist daher theoretisch ein sinnvoller Ansatz. Die größten praktischen Erfahrungen hat dabei die Arbeitsgruppe von Professor David Bates, Brigham and Women's Hospital, Harvard Medical School, Boston, USA. In diesem zu den zehn besten Krankenhäusern der USA zählenden Klinikum wird seit 1992 Arzneitherapie elektronisch verordnet. Patientenmerkmale und Medikation sind elektronisch erfasst und bei der über den PC erfolgenden Verordnung wird im Hintergrund die Übereinstimmung mit hinterlegten Verordnungsregeln überprüft. Der Arzt erhält eine sofortige Rückmeldung zum Verordnungszeitpunkt und ist in der Lage, etwaige Fehler zu korrigieren, bevor sie den Patienten erreichen. Dies funktioniert nicht nur in der Theorie. Im Rahmen einer methodisch exzellent angelegten Studie konnte gezeigt werden, dass im Brigham and Women's Hospital durch die Einführung dieses Verordnungssystems mit elektronischer Verordnungsunterstützung die Anzahl der Medikationsfehler um mehr als 80% verringert werden konnte [6]. Dass diese Reduktion von Medikationsfehlern zudem die Kosten der Behandlung stärker senkt, als der Einsatz des Systems kostet, ist zwar nicht der entscheidende, aber gerade in der heutigen Zeit doch ein wichtiger Aspekt. Dass elektronische Verordnung mit Verordnungsunterstützung Arzneitherapiesicherheit verbessern kann, ist ein Fakt [1]. Es ist aber falsch anzunehmen, dass dies quasi zwangsläufig aus elektronischer Verordnung und Verordnungsunterstützung resultiert. Für ein marktführendes Krankenhausinformationssystem in den USA ist gezeigt worden, dass es 22 neue Fehlertypen in den Medikationsprozess einführt und die Therapie unsicherer anstatt sicherer macht. Auch wurde gezeigt, dass parallel zur Einführung eines kommerziellen Systems zur elektronischen Verordnung (ohne Verordnungsunterstützung) an einer amerikanischen Kinderklinik die Mortalität von 2,8 auf 6,8% angestiegen ist. Dies unterstreicht eindrücklich, dass nur eine auf dem Verständnis des Medikationsprozesses, seiner Risiken und der Ursachen von inadäquaten Verordnungsentscheidungen basierende Lösung die potenziellen Vorteile elektronischer Verordnung realisieren kann. Auch muss betont werden, dass eine wissenschaftliche Begleitung von Entwicklung und Einführung solcher Systeme zwingend erforderlich ist. Dies gilt im Übrigen auch für die Gesundheitskarte, die in Deutschland aktuell eingeführt wird: Sie hat ein großes Potenzial für die Unterstützung des Arztes bei der Vermeidung von inadäquaten Verordnungsentscheidungen, wenn Ausgestaltung und Funktionalität sich an Ergebnissen wissenschaftlicher Untersuchungen zu erfolgskritischen Determinanten von Strategien zur Vermeidung von Medikationsfehlern orientieren.

Nur dann ist z.B. auch die notwendige Praxistauglichkeit elektronischer Verordnungsunterstützung sicherzustellen. Eine Arbeitsgruppe in den USA untersuchte die Häufigkeit und Akzeptanz von Interaktionswarnungen pharmakologischer Datenbanken [7]. Dies sind Datenbanken, die mit dem Ziel der Vollständigkeit alle in den Fachinformationen enthaltenen Warnungen umsetzen. Es stellte sich heraus, dass jede zehnte Verordnung durch das System gestoppt wurde, der Arzt aber 88% der Warnhinweise für klinisch irrelevant und nicht zu berücksichtigen hielt. Nach durchschnittlich weniger als zwei Tagen wurde das System vom Benutzer inaktiviert. Der hohe Anteil irrelevanter Warnungen führte zur Prägung des Begriffs „alert overkill" und zur Forderung, Warnhinweise, insbesondere bei Interaktionswarnungen, auf klinisch relevante Warnungen zu be-

schränken. Während Fachinformationen auch unter juristischen Aspekten Warnungen möglichst weit fassen, ist für den Einsatz bei elektronischer Verordnungsunterstützung eine Beschränkung auf nach ärztlicher Bewertung relevante Wechselwirkungen erforderlich.

11.4 Erfahrungen mit elektronischer Verordnungsunterstützung am Klinikum Saarbrücken

Am Klinikum Saarbrücken ist seit 2003 ein System zur elektronischen Verordnung und Verordnungsunterstützung in der Inneren Medizin im Echtbetrieb. Bereits zum Aufnahmezeitpunkt wird die Medikation der Patienten erfasst und der Arzt bei der Identifikation inadäquater Verordnung elektronisch unterstützt. Ein typisches Beispiel für die Sinnhaftigkeit eines solchen Systems ist der Fall einer 65-jährigen Patientin, die mit massiver Schwäche und Taubheitsgefühl der Extremitäten notfallmäßig stationär aufgenommen wurde. Die Laboruntersuchung zeigte eine vital bedrohliche Hyperkaliämie von 7,5 mmol/l. Die Analyse der Medikation zeigte die Kombination von drei Kalium erhöhenden Medikamenten, einem ACE-Hemmer, einem Kalium sparenden Diuretikum und einem Beta-Blocker. Dies und die dabei nicht berücksichtigte Einschränkung der Nierenfunktion der Patientin erklären die Hyperkaliämie und diese wiederum die Symptome. Die Komplexität der Beurteilung von Interaktionen und die Notwendigkeit, dies nicht post hoc, sondern zum Verordnungszeitpunkt zu bewerten, lässt sich an diesem Fall gut darstellen. Bereits 2003 wurde im British Medical Journal von einem Krankenhaus in Deutschland berichtet, das im Durchschnitt von vier Jahren jährlich jeweils elf Patienten wegen Nierenversagens und Hyperkaliämie aufgrund der Kombination von ACE-Hemmer und Kalium sparendem Diuretikum aufgenommen hat. Der Reflex, hier die Kombination von ACE-Hemmer und Kalium sparendem Diuretikum grundsätzlich als inadäquat zu klassifizieren, ist allerdings falsch. Die RALES-Studie hat 1999 gezeigt, dass durch diese Kombination bei Patienten mit schwerer Herzinsuffizienz und normaler Nierenfunktion eine signifikante Reduktion der Sterblichkeit erreicht werden kann – normale Nierenfunktion und niedrige Dosierung des Kalium sparenden Diuretikums vorausgesetzt [9]. Die Berücksichtigung der Relevanz von Wechselwirkungen kann daher nur in Abhängigkeit von Dosierung, Organfunktion und Erkrankung des Patienten erfolgen und dementsprechend zum Verordnungszeitpunkt und nicht erst bei der Abgabe des Medikamentes.

100 konsekutive Patienten, die in der Medizinischen Notaufnahme des Klinikums Saarbrücken vorstellig und stationär aufgenommen wurden, wurden bezüglich der Risikokonstellation der Arzneitherapie untersucht. Hierbei zeigte sich, dass 34% der Patienten eine eingeschränkte Nierenfunktion mit einer GFR kleiner 50 ml pro Minute haben, was sehr genau den Ergebnissen amerikanischer Untersuchungen entspricht. Dass die meisten der Patienten mit eingeschränkter Nierenfunktion, nämlich 29% aller Patienten, auch ein bei Nierenfunktionseinschränkung anzupassendes Medikament erhalten, zeigt das Risikopotenzial der Therapie und bestätigt die Relevanz dieser Konstellation für inadäquate Verordnungsentscheidungen. Es zeigte sich zudem, dass ein Drittel der Patienten Medikamente mit klinisch relevantem Interaktionspotenzial erhält. Dies ist nicht gleichzusetzen mit inadäquaten Verordnungsentscheidungen, da es zum Teil – siehe die Kombination von ACE-Hemmer und Kalium sparendem Diuretikum – notwendig ist, potenziell interagierende Medikamente zu kombinieren, um wichtige therapeutische Ziele zu erreichen. Immerhin

3% der aufgenommenen Patienten erhielten gleichzeitig einen ACE-Hemmer und ein Kalium sparendes Diuretikum, auch das in Übereinstimmung mit den berichteten Daten zur quantitativen Relevanz dieser Interaktion.

11.5 Zusammenfassung

Inadäquate Verordnungen sind häufig und treten trotz Qualifikation und Sorgfalt des Arztes auf, denn nicht individuelles Versagen, sondern Systemversagen ist die entscheidende Ursache des Problems. Inadäquate Verordnungen sind zu einem großen Teil vermeidbar, wenn man sie als Systemfehler versteht und angeht. Die Vermeidung von Medikationsfehlern muss zum Verordnungszeitpunkt ansetzen. Elektronische Hilfsmittel wie elektronische Verordnung mit elektronischer Verordnungsunterstützung können hierbei eine wichtige Rolle spielen, vorausgesetzt, dass sie auf dem Verständnis der Ursachen von Medikationsfehlern basieren, die Ergebnisse von Untersuchungen zu erfolgsdeterminierenden Faktoren zur Vermeidung von Medikationsfehlern berücksichtigen und bei Implementierung und Betrieb bezüglich ihres Einflusses auf die Ergebnisqualität wissenschaftlich begleitet und validiert werden. Forschung zu Ursachen von inadäquaten Verordnungen und zur Entwicklung und Implementierung von Strategien und Werkzeugen zur Vermeidung von inadäquaten Verordnungen ist zwingend erforderlich, wenn die Arzneitherapiesicherheit flächendeckend verbessert werden soll.

Literatur

[1] Bates DW, Gawande AA, Improving safety with information technology. N Engl J Med (2003), 348, 2526–2534

[2] Cockcroft DW, Gault MH, Prediction of creatinine clearance from serum creatinine. Nephron (1976), 16, 31–41

[3] Dean B et al., Prescribing errors in hospital inpatients: their incidence and clinical significance. Qual Saf Health Care (2002), 11, 340–344

[4] Falconnier AD et al., Drug dosage in patients with renal failure optimized by immediate concurrent feedback. J Gen Intern Med (2001), 16, 369–375

[5] Glassman PA et al., Improving recognition of drug interactions: benefits and barriers to using automated drug alerts. Med Care (2002), 40, 1161–1171

[6] Kuperman G J et al., Patient safety and computerized medication ordering at Brig-

ham and Women's Hospital. Jt Comm J Qual Improv (2001), 27, 509–521

[7] Payne TH. et al., Characteristics and override rates of order checks in a practitioner order entry system. Proc AMIA Symp (2002), 602–606

[8] Pirmohamed M. et al., Adverse drug reactions as cause of admission to hospital: prospective analysis of 18 820 patients. BMJ (2004), 329, 15–19

[9] Pitt B et al., The effect of spironolactone on morbidity and mortality in patients with severe heart failure. Randomized Aldactone Evaluation Study Investigators. N Engl J Med (1999), 341, 709–717

12 Spezielle Fallgruppen aus der BMGS-Studie: Exitus in tabula

Johanna Preuß, Reinhard Dettmeyer, Burkhard Madea

12.1 Einleitung

Bei jedem medizinischen Eingriff kann es selbst bei Einhaltung aller Sorgfaltsregeln zu tödlichen Komplikationen kommen, ohne dass der Tod per se Folge einer fehlerhaften Behandlung ist. Die Mehrzahl aller durch eine Operation, ein diagnostisches Verfahren oder eine Narkose bedingten oder assoziierten Zwischenfälle verläuft ohne bleibende Schäden für den Patienten. Dennoch ist bei ca. 1% dieser Patienten mit potenziell bleibenden gesundheitlichen Folgen oder vital bedrohlichen Schädigungen zu rechnen [1, 2]. In den letzten Jahren bzw. Jahrzehnten ist eine deutliche Abnahme der anästhesiologischen Mortalität u.a. durch eine Verbesserung der Voruntersuchung und Vorbereitung, die Einführung neuer Anästhesieverfahren, eine Intensivierung der intra- und postanästhesiologischen Überwachung und durch fortschreitende Qualifikation der Anästhesisten zu verzeichnen [3]. Anfang der 50er Jahre lag die Mortalität noch bei 37 pro 100 000 Anästhesien [4], 1987 bei 0,54 pro 100 000 Anästhesien [5]. Die ausschließlich anästhesiebedingte Letalität wird heute mit 0,07‰ angegeben [2].

Auch die chirurgische Mortalität hat bei verfeinerten Operationsmethoden deutlich abgenommen. Nach einer klinischen Studie aus dem Jahre 1997 fanden sich bei 200 Todesfällen aus dem operativen stationären Bereich nur 3 Fälle von Exitus in tabula [3]. Dies entspricht einem Wert von 1,5%. Eine Übersicht bietet Tabelle 12.1.

Die klassische Bedeutung des Begriffes Exitus in tabula oder Mors in tabula beinhaltet den Tod des Patienten auf dem Operationstisch oder im Operationssaal. Der Definition des Begriffes Exitus in tabula kommt auch im Hinblick auf die statistische Häufigkeit bereits eine erhebliche Bedeutung zu, da sich ein Versterben des Patienten im Operationssaal durch die heute zur Verfügung stehenden anästhesiologischen Methoden zeit-

Tab. 12.1: Häufigkeit des Exitus in tabula nach der chirurgischen Literatur, ergänzt nach [6]

Autor/Jahre	Anzahl der Operationen	Anzahl Exitus in tabula	Exitus in tabula in %
Kunz (1965) 1933–1964	102 442	61	0,06
Zukschwerdt und Horatz (1965) 1955–1963	22 835	128	0,56
Beecher und Todd 1948–1952	599 548	7987	1,33
Memery 1955–1964	69 291	1027	1,48
Fichtner und Dick 1997	200 perioperative Todesfälle	3	1,5

lich soweit hinauszögern lässt, dass der Tod erst außerhalb des Operationssaales eintritt. Pribilla definierte den Exitus in tabula als Bezeichnung für jene Fälle, bei denen der Tod des Patienten in zeitlichem Zusammenhang mit dem operativen Eingriff steht und nicht auf die Grundkrankheit oder eine ihrer Komplikationen zurückgeführt werden kann [6]. Diese Definition erscheint zu eng, da hier ohne Obduktion nicht entschieden werden könnte, wann ein Exitus in tabula vorliegt, sondern eine Einordnung aus der Sicht ex post erfolgt.

Andere Autoren subsummieren unter den Begriff Exitus in tabula die unmittelbare operationsbezogene Mortalität zwischen Hautschnitt und einem Zeitintervall von drei Stunden nach Verlegung des Patienten aus dem Operationssaal [7]. In anderen Arbeiten wurde das zeitliche Intervall zwischen Operationsende und Tod für die Klassifizierung als Exitus in tabula weiter gefasst. So umfasste dieses Zeitintervall in einer australischen Untersuchung bis zu 24 Stunden nach einer Narkose [8].

Aus der im Auftrag des Bundesministeriums für Gesundheit und Soziales durchgeführten Studie über Fälle von Behandlungsfehlervorwürfen im rechtsmedizinischen Obduktionsgut [9] sollen die Fälle von Exitus in tabula näher dargestellt werden, da hier durch eine Obduktion Grundleiden und Todesursache objektiv abgeklärt worden sind und daher eine sichere Klassifizierung der Fälle möglich ist.

In die vorliegende Untersuchung flossen sowohl die Fälle des klassischen Exitus in tabula als auch jene Fälle ein, bei denen es während der Operation zu schwerwiegenden Komplikationen kam (z.B. plötzlicher Herzstillstand mit Reanimation), auch wenn der Patient erst außerhalb des Operationssaales auf der Intensivstation oder im Aufwachraum verstarb, ohne dass es zu einer deutlichen Besserung des Zustandes (z.B. Aufwachen) gekommen war. In Anlehnung an die australi-

sche Studie [8] wurde für die Fälle der BMGS-Studie ein Zeitintervall zwischen Operationsende und Tod bis zu 24 Stunden festgelegt.

12.2 Ergebnisse

Entsprechend der obigen Definition konnten 344 von 4450 Fällen der Studie (7,7%) als Exitus in tabula klassifiziert werden. Dies entspricht einem Wert von 0,34% der Gesamtobduktionszahl (n=101358) im untersuchten Zeitraum (1990–2000) an 17 Instituten für Rechtsmedizin.

Betrachtet man die Anzahl der Fälle pro Institut, so zeigt sich, dass es deutliche Differenzen zwischen den einzelnen Instituten sowohl bei der Häufigkeit der Fälle von Exitus in tabula im Gesamtobduktionsgut des jeweiligen Institutes als auch gemessen an der Anzahl der Obduktionen wegen eines Behandlungsfehlervorwurfes gibt. Aus München flossen die meisten Fälle (n=90) in die Untersuchung ein (s. Tab. 12.2).

Der höchste prozentuale Anteil der Fälle von Exitus in tabula an der Gesamtzahl aller Obduktionen im untersuchten Zeitraum fand sich mit 0,78% in Köln. Der Prozentsatz der Exitus in tabula-Fälle an der Gesamtzahl der Obduktionen wegen des Verdachtes eines ärztlichen Behandlungsfehlers im jeweiligen Institut war in Leipzig mit 22 von 101 Fällen, entsprechend 21,8%, am höchsten.

Bei den betroffenen Patienten handelte es sich um 170 männliche und 174 weibliche Personen. Bevorzugt waren Patienten höheren Lebensalters mit einem deutlichen Gipfel bei den Frauen zwischen dem 70. und 79. Lebensjahr und bei den Männern zwischen dem 50. und 59. Lebensjahr betroffen (s. Abb. 12.1).

Der häufigste Anlass für ein Ermittlungsverfahren beim Exitus in tabula war die Angabe eines nicht natürlichen oder ungeklärten Todesfalles in der Todesbescheinigung mit 192 von 344 Fällen (55,8%). Eine Straf-

Tab. 12.2: Absoluter und prozentualer Anteil der Fälle von Exitus in tabula am Gesamtobduktionsgut der beteiligten Institute und an der Gesamtzahl der Obduktionen wegen eines Behandlungsfehlervorwurfes im Zeitraum 1990–2000

Institut	Gesamtzahl der Sektionen 1990–2000	Gesamtzahl der Sektionen wegen Behandlungsfehlervorwurf	Absolute Zahl der Fälle von Exitus in tabula	Prozent-Anteil Exitus in tabula an Gesamtobduktionen	Prozent-Anteil Exitus in tabula an Sektionen wegen Behandlungsfehlervorwurf
Aachen	3212	318	18	0,56	5,7
Berlin-Charité	6862	166	19	0,28	11,5
Bonn	2908	144	14	0,48	9,7
Düsseldorf	5399	385	12	0,22	3,1
Erlangen	7144	485	28	0,39	5,8
Frankfurt	11386	258	12	0,11	4,7
Gießen	1973	104	11	0,56	10,6
Göttingen	3590	86	6	0,17	7,0
Greifswald	3267	60	5	0,15	8,3
Hamburg	11557	505	34	0,29	6,7
Hannover	4802	619	29	0,60	4,9
Köln	1274	255	10	0,78	3,9
Leipzig	7233	101	22	0,30	21,8
Lübeck	2255	122	12	0,53	9,8
München	21233	669	90	0,42	13,5
Rostock	4204	112	16	0,38	14,3
Würzburg	3059	61	6	0,20	9,8

anzeige durch Angehörige war in nur 35 Fällen, entsprechend 10,2%, Anlass des Verfahrens, und davon war in elf Fällen ebenfalls ein nicht-natürlicher Tod von den Ärzten bescheinigt worden (s. Abb. 12.2).

Nicht verwunderlich ist die Verteilung der Vorwürfe auf die Berufsgruppen. Hierbei sind die Krankenhausärzte mit 320 von 346 Fällen naturgemäß deutlich führend.

Bei Fällen von Exitus in tabula kann man drei Gruppen unterscheiden:

◢ Fälle, bei denen es durch einen Narkosezwischenfall oder -fehler zum Tod kommt

◢ Fälle, bei denen der Tod Folge der eigentlichen operativen Maßnahmen ist

◢ Fälle, bei denen der Tod anlässlich der Operation durch die Grunderkrankung eintritt

Bei Betrachtung der Fachdisziplinen zeigt sich, dass nicht nur die klassischen operativen Fächer, sondern auch konservative Fächer betroffen waren. Die meisten Fälle (n=69, 20,1%) entfielen auf die Allgemeinchirurgie, dicht gefolgt von der Inneren Medizin mit 61 Fällen (17,7%), der Unfallchirurgie mit 52 Fällen (15,1%) und der Anästhesiologie mit 51 Fällen (14,8%) (s. Abb. 12.3).

Am häufigsten kam es während einer Laparotomie (n=74) und während der Implan-

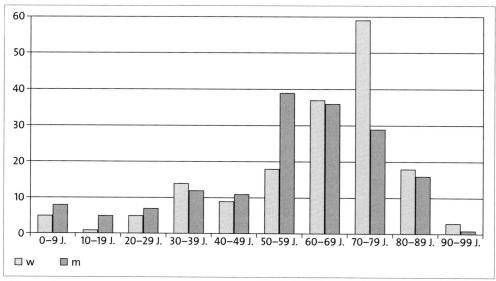

Abb. 12.1: Alters- und Geschlechtsverteilung bei den Fällen von Exitus in tabula (n = 344)

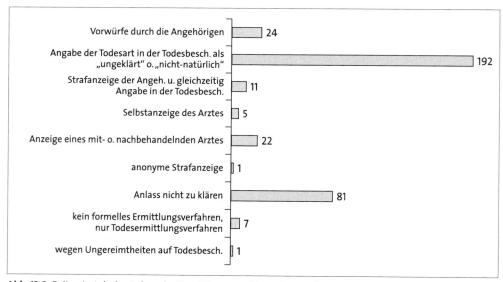

Abb. 12.2: Exitus in tabula: Anlass der Ermittlungsverfahren (n = 344)

tation von Gelenkprothesen (TEP, überwiegend Hüftgelenk, n=54) zu einem Exitus in tabula. Weiterhin kam es 49-mal bei Herzkatheteruntersuchungen zum Tod des Patienten. Immerhin zwölf Fälle betrafen endoskopische Eingriffe wie Bronchoskopie und Koloskopie bzw. Gastroskopie (s. Abb. 12.4).

Bei Auswertung der Fälle im Hinblick auf die eingetretenen Komplikationen (s. Abb. 12.5) zeigte sich, dass intraoperative Blutungen oder Gefäßverletzungen mit 137 Fällen, entsprechend 39,8%, im Vordergrund stehen. In 53 Fällen (15,4%) kam es zu einem plötzlichen Herz-Kreislauf-Stillstand bzw. -zusammenbruch während der Operation oder

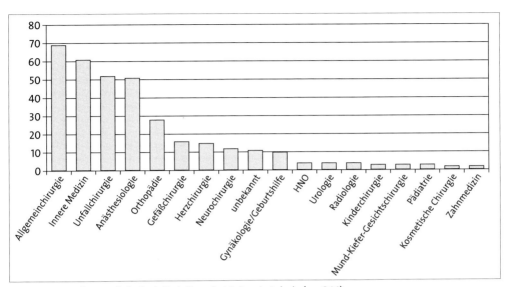

Abb. 12.3: Verteilung auf die Fachdisziplinen bei Exitus in tabula (n = 344)

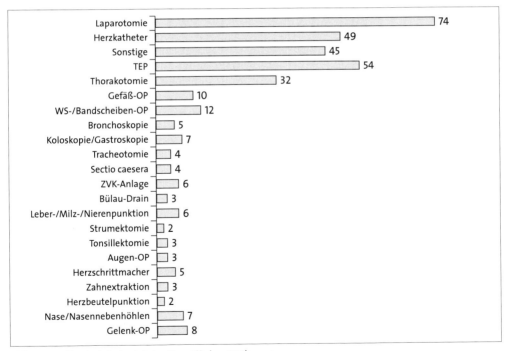

Abb. 12.4: Exitus in tabula: Art des Eingriffs (n = 344)

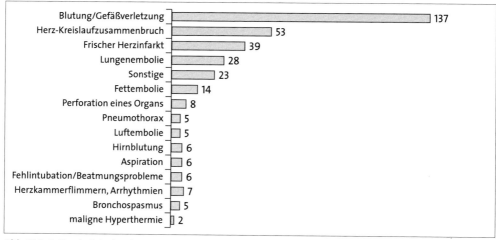

Abb. 12.5: Exitus in tabula: eingetretene Komplikationen während des Eingriffs (n = 344)

kurz danach. In 39 Fällen (11,3%) traten intraoperativ die klinischen Zeichen eines akuten Myokardinfarktes und in 28 Fällen (8,1%) die einer Lungenembolie auf.

Die autoptisch abgeklärten Todesursachen verteilen sich wie folgt: Wie bei den Komplikationen sind auch hier Blutungen deutlich führend mit 129 von 344 Fällen (=37,5%). In 34 Fällen (9,9%) fand sich eine todesursächliche Lungenembolie und in 40 Fällen (=11,6%) ein frischer Herzinfarkt. In 45 Fällen (13,1%) stellten sich hochgradige Vorerkrankungen des Herzens als plausible Todesursache dar. Herzrhythmusstörungen nach klinischen Angaben wurden 10-mal (=2,9%) als Todesursache in den Unterlagen angegeben, eine Fettembolie der Lungen 16-mal (=4,7%), eine cerebrale Hypoxie nach Kreislaufstillstand 18-mal (5,2%) und ein Herz-Kreislauf-Versagen 12-mal (=3,5%). In elf Fällen (3,2%) verblieb die Todesursache noch unklar. Dreimal fand sich ein todesursächliches Ersticken infolge Fehlintubation (0,9%) und zweimal (0,6%) war der Tod Folge einer massiven Aspiration. 24-mal (=7,0%) fanden sich anderweitige Todesursachen.

Beispielhaft sollen einige typische Konstellationen aus dem Untersuchungsgut an-

geführt werden. 54 Fälle entfielen auf Implantationen von künstlichen Gelenken (TEP), welche hauptsächlich das Hüftgelenk betrafen. Jeweils in 15 Fällen kam es hierbei intraoperativ zu einem Herz-Kreislauf-Stillstand aufgrund einer intraoperativen Lungenthrombembolie bzw. Lungenfettembolie. In einigen wenigen Fällen fand sich die Kombination mit einer Knochenmarksembolie. Zwölfmal trat bei TEP-Operationen ein akuter Herz-Kreislauf-Stillstand aufgrund schwerer Herzvorschäden bei Belastung durch Operation und Narkose ein. Siebenmal wurden bei TEP-Operationen der Hüfte die Iliakalgefäße verletzt, wodurch es zu todesursächlichen Blutungen kam.

In 49 Fällen trat der Tod während oder unmittelbar nach einer Herzkatheteruntersuchung ein. Siebenmal kam es hierbei zur Perforation einer Koronararterie mit Blutung bzw. Perikardtamponade und/oder akuter Hypoxie des Myokards. 14-mal trat während der Katheteruntersuchung ein frischer Infarkt ein, teilweise durch akute Aufbrüche von vorbestehenden Atherombeeten. Viermal kam es zur Perforation einer Lungenschlagader mit Blutung, massiven Hämoptysen und Aspiration, und ebenfalls viermal wurde durch den Katheter die Herzwand perforiert, was zu einer tödlichen Herzbeuteltamponade führte. In 14 Fällen war der Tod Folge der vorbestehenden Herzerkrankungen.

Von 32 Fällen eines Exitus in tabula bei Thorakotomien betrafen acht Fälle Lungen (-teil-)resektionen. Hierbei kam es sechsmal zu einer Gefäßverletzung mit unstillbaren Blutungen und zweimal zu unmittelbar postoperativen Nahtinsuffizienzen an Gefäßstümpfen mit tödlichen Blutungen. Bei fünf von 32 Thorakotomien handelte es sich um aortocoronare Bypassoperationen, bei denen einmal die Lunge und viermal die Aorta mit der Folge tödlicher Blutungen verletzt wurden.

Bei drei von insgesamt fünf Bronchoskopien handelte es sich um Eingriffe mit Biopsieentnahme. In diesen Fällen wurde ein Gefäß verletzt, was zur ausgedehnten Blutaspiration führte.

Bei allen fünf Fällen eines Todes während Herzschrittmacherimplantation trat als Komplikation die Verletzung großer herznaher Gefäße oder des Herzens auf. Die Todesursache in diesen Fällen war eine Perikardtamponade.

Im Untersuchungskollektiv fanden sich drei Fälle eines Todesfalles bei Punktion eines Perikardergusses. In allen drei Fällen war das Herz punktiert worden, und die Patienten starben an einer Herzbeuteltamponade.

Elf weitere Fälle eines Exitus in tabula betrafen Aortenoperationen bei Aneurysmen mit Einsatz einer Rohrprothese. In allen Fällen kam es zu tödlichen Blutungen.

Betrachtet man die Kausalität der eingetretenen Komplikation für den Tod (s. Abb. 12.6), ergibt sich, dass der Tod nach dem Ergebnis der rechtsmedizinischen Untersuchungen in 106 Fällen, entsprechend 30,8%, Folge der Grunderkrankung ist und nicht im kausalen Zusammenhang mit der ärztlichen Maßnahme bzw. Operation steht.

In 116 Fällen, entsprechend 33,7%, ist der Tod Folge der eingetretenen, aber bekannten und typischen Komplikation gewesen, ohne dass sich aus gutachterlicher Sicht Hinweise auf ein ärztliches Fehlverhalten ergeben haben.

In 34 Fällen konnte nicht mit der erforderlichen Sicherheit festgestellt werden, dass der Tod bei deutlichen Vorerkrankungen al-

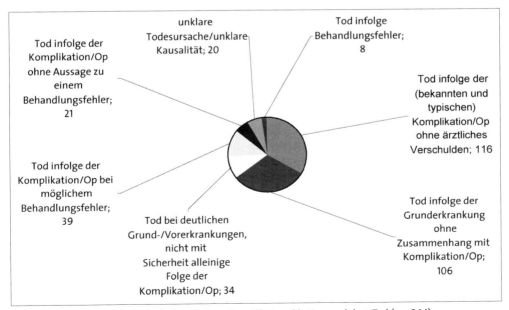

Abb. 12.6: Exitus in tabula: Kausalität zwischen Eingriff/Komplikation und dem Tod (n = 344)

lein Folge der eingetretenen Komplikation bzw. Operation gewesen ist.

In 39 Fällen wurde nach der Obduktion ein kausaler Zusammenhang zwischen der eingetretenen Komplikation bzw. dem medizinischen Eingriff festgestellt und das Vorliegen eines ärztlichen Behandlungsfehlers mit kausaler Bedeutung für den Tod nicht ausgeschlossen bzw. als möglich erachtet.

In 21 Fällen wurde lediglich die Kausalität zwischen der ärztlichen Behandlung und dem Tod bejaht, ohne dass zu einem eventuellen Behandlungsfehler Stellung genommen wurde.

In 20 Fällen blieben die Todesursache oder die Kausalität zwischen dem Tod und der ärztlichen Behandlung unklar.

Lediglich in acht Fällen, entsprechend 2,3%, ist gutachterlicherseits festgestellt worden, dass der Tod Folge eines ärztlichen Behandlungsfehlers gewesen ist. Hierbei handelte es sich z.B. um einen Fall, bei dem es durch die Anlage einer Bülaudrainage zu einer Herzverletzung und einer tödlichen Herzbeuteltamponade kam. In einem weiteren Fall war der Patient aus dem OP mit einem nicht funktionstüchtigen Beatmungsgerät auf die Intensivstation verbracht worden; durch die insuffiziente Beatmung kam es zu einer letalen zerebralen Hypoxie.

Im Ergebnis der rechtsmedizinischen Begutachtung wurde in 71,8% der Fälle (n=247) ein Behandlungsfehler verneint. Neben den acht Fällen (2,3%), in denen ein Behandlungsfehler und dessen kausale Bedeutung für den Tod bejaht wurden, wurde in weiteren drei Fällen (0,9%) zwar ein Behandlungsfehler bejaht, die Kausalität für den Tod bei schweren vorbestehenden Grunderkrankungen jedoch verneint oder als fraglich bzw. nicht sicher beweisbar angesehen. Dies betraf z.B. einen Fall, in dem es während einer Herzkatheteruntersuchung eines Patienten mit schwerer Herzkranzgefäßverkalkung zu einer Perforation der linken Kranzschlagader mit nachfolgender Einblutung in den Herzbeutel gekommen war. Beim mehrmaligen Versuch der Perikardpunktion waren nicht nur das Herz, sondern auch das Zwerchfell sowie die Leber verletzt worden. Von Seiten der Gutachter wurde hier festgestellt, dass diese Punktionen nicht den Regeln der ärzt-

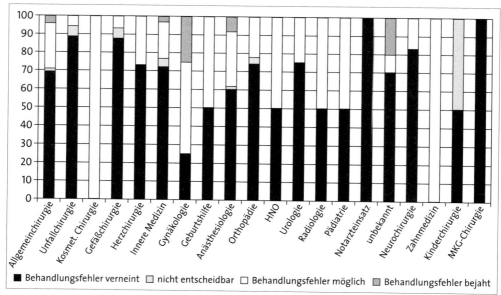

Abb. 12.7: Exitus in tabula: Ergebnis der rechtsmedizinischen Begutachtung nach Fachdisziplinen

lichen Kunst entsprachen, jedoch bei den Befunden am Herzen auch ohne die zahlreichen Punktionsversuche die Rettbarkeit des Patienten nicht mit an Sicherheit grenzender Wahrscheinlichkeit gegeben war. Bei zwei weiteren Thoraxeingriffen (einmal Punktion eines Pleuraempyems, einmal Punktion eines Herzbeutelergusses) wurde ein Behandlungsfehler bejaht. In beiden Fällen kam es zu einer Punktion des Herzens mit nachfolgender tödlicher Herzbeuteltamponade.

In insgesamt 75 Fällen (21,8%) erschien das Vorliegen eines Behandlungsfehlers möglich.

Betrachtet man das Ergebnis der rechtsmedizinischen Begutachtung aufgeschlüsselt nach den Fachdisziplinen zeigt sich, dass sich die acht bejahten Behandlungsfehler auf die vier Fachdisziplinen Gynäkologie, Allgemeinchirurgie, Innere Medizin und Anästhesiologie verteilen (s. Abb. 12.7).

Der prozentual höchste Anteil findet sich bei zugegebenermaßen geringer Fallzahl in der Gynäkologie mit einem bejahten Behandlungsfehler von vier Fällen insgesamt in diesem Fach (= 25,0%). In der Anästhesiologie wurde viermal ein Behandlungsfehler bei insgesamt 51 Fällen bejaht (= 7,8%). In der Allgemeinchirurgie und in der Inneren Medizin wurde jeweils zweimal ein Behandlungsfehler bejaht (Innere Medizin: 3,3% von 61 insgesamt; Allgemeinchirurgie: 2,9% von 69 insgesamt).

12.3 Diskussion

Mit einem Wert von 0,34% an der Gesamtzahl von 101 358 Obduktionen im ausgewerteten Zeitraum handelt es sich beim Exitus in tabula auch im rechtsmedizinischen Obduktionsgut um ein seltenes Ereignis. Vergleicht man die Ergebnisse unserer Untersuchung mit früheren Arbeiten, ergeben sich deutliche Unterschiede hinsichtlich der Häufigkeit des Exitus in tabula. In einer Untersuchung aus dem Jahre 1953 betrafen 4% aller Obduktionen Fälle von Exitus in tabula in einem rechtsmedizinischen Institut [10]. Spätere Untersuchungen zeigen Häufigkeiten für den Exitus in tabula zwischen 0,5 und 1,3% des Obduktionsgutes [6, 11]. Hier ist also eine deutlich abnehmende Frequenz des Exitus in tabula festzustellen. Eine Übersicht zeigt Tabelle 12.3.

Diese Differenz ist bedingt durch die Abnahme der anästhesiologischen und chirurgischen Mortalität. Die aus Tabelle 12.2 und weiteren Publikationen [2, 12–15] ersichtlichen erheblichen Differenzen des Anteils der Fälle von Exitus in tabula an der Gesamtzahl der Obduktionen und an der Zahl der Obduktionen wegen eines Behandlungsfehlervorwurfes an den einzelnen Instituten deuten u.a. darauf hin, dass die Ermessenspraxis bei der Bejahung eines hinreichenden Anfangsverdachts im Sinne des § 152 StPO zur Veranlassung einer Obduktion bei den lokalen Staatsanwaltschaften sehr unterschiedlich ist [16].

Tab. 12.3: Häufigkeit des Exitus in tabula im rechtsmedizinischen Obduktionsgut

Autor/Jahre	Anzahl Sektionen	Anzahl Exitus in tabula	Prozent-Exitus in tabula
Holczabek (1953) 1945–1951	3102	141	4,5
Holzer (1965) 1950–1964	6246	83	1,3
Pribilla (1972) 1947–1966	8123	42	0,5
Preuß et al. (2006) 1990–2000	101358	344	0,34

Diese Unterschiede zeigen sich auch im Vergleich mit einer Untersuchung aus dem Jahr 1995 aus Österreich, bei der 53,7% der Obduktionen wegen eines plötzlichen Todesfalles im Zusammenhang mit einer ärztlichen Behandlung Fälle von Exitus in tabula waren [17].

In der Mehrzahl der hier untersuchten Fälle erlangten die Ermittlungsbehörden Kenntnis von dem Exitus in tabula durch die behandelnden Ärzte, indem in der Todesbescheinigung eine nicht natürliche oder ungeklärte Todesart bescheinigt worden war. Nach Kenntniserlangung wurde die Angabe in der Todesbescheinigung als Anlass für die Eröffnung eines arztstrafrechtlichen Ermittlungsverfahrens bzw. eines sogenannten Todesermittlungsverfahrens genommen. Der Anteil der Vorwürfe bzw. Strafanzeigen durch die Angehörigen ist eher gering. Die Ansicht, dass beim Exitus in tabula mit höherer Wahrscheinlichkeit ein Behandlungsfehlervorwurf erhoben wird, da in diesem Falle für medizinische Laien die Annahme eines ärztlichen Behandlungsfehlers vermeintlich näher liegt als bei sonstigen Todesfällen im Krankenhaus, hat sich in der hier vorgestellten Untersuchung nicht bestätigt [1, 18, 20].

In der Untersuchung von 1953 waren 21% der Exitus in tabula-Fälle Folge der Operation bzw. einer Komplikation beim Eingriff [10]. In der hier vorgestellten Studie lag dieser Anteil mit 53,5% der Fälle, in denen der Tod zweifelsfrei Folge des medizinischen Eingriffes war, deutlich höher. Nur in 106 Fällen (30,8%) fand sich kein Zusammenhang zwischen dem Tod und dem vorangegangenen Eingriff. In der Untersuchung von Mattig starben die meisten Patienten an ihren Grundleiden, wobei der Belastung durch Operation und Narkose weniger eine ursächliche als eine auslösende Bedeutung zukam. Während in unserer Untersuchung die häufigste intraoperative Komplikation und die häufigste Todesursache Blutungen waren, berichtet Mattig nur über gelegentlich aufgetretene todesursächliche Blutungen [2].

Auffallend groß ist der Anteil der Herzkatheteruntersuchungen mit 49 von 344 Fällen, entsprechend 14,2%. In der Untersuchung von Mattig waren es acht Herzkatheteruntersuchungen von 229 Fällen (3,5%). Die Ursache hierfür wird die steigende Anzahl an Katheteruntersuchungen in den letzten Jahren sein sowie die Zunahme der diagnostischen und therapeutischen Möglichkeiten durch diesen Eingriff, welche naturgemäß auch mit einer Erweiterung der Indikationsstellung einhergehen. Derartige Todesfälle stellen sich überwiegend als letale Komplikation auf dem Boden einer Koronarsklerose bzw. allgemeinen Arteriosklerose dar. Gutachterlich ist zu klären, ob die Primärerkrankung für sich allein – also auch ohne die Koronarangiographie – zum plötzlichen Tod hätte führen können. Diese Frage lässt sich nur autoptisch klären [21].

In Bezug auf die betroffenen Fachgebiete zeichnet sich ein Panoramawechsel ab. Bei steigender Anzahl invasiver Diagnostik und Therapien in der Inneren Medizin ist dieses Fach auch häufiger von Behandlungsfehlervorwürfen in diesem Zusammenhang betroffen. Diese zunehmende Tendenz ist bereits 1996 prognostiziert worden [22]. Dies hat auch zur Folge, dass die klassische Aufteilung in operative und konservative Fächer zunehmend verwischt wird.

Häufig steht der Exitus in tabula im Zusammenhang mit der Anästhesie, allerdings nicht immer in kausaler Beziehung. Vorliegend fanden sich 51 derartige Fälle, in denen der Tod teilweise bedingt war durch das präoperativ eventuell verkannte schwere Grundleiden (z.B. Hypertonieherz, Koronararteriensklerose), teilweise durch anästhesiologische Zwischenfälle im engeren Sinne (z.B. sechsmal Fehlintubation und/oder sonstige Beatmungsschwierigkeiten, fünfmal Bronchospasmus, zweimal maligne Hyperthermie, sechsmal Aspiration).

Der Tod in den hier vorgestellten Fällen von Exitus in tabula ist überwiegend Folge der

Grunderkrankung oder Folge einer typischen bekannten Komplikation des Eingriffs. Hier hat die Obduktion eine deutlich exkulpierende Wirkung, welche die behandelnden Ärzte vor ungerechtfertigten Anschuldigungen und Vorwürfen schützt [10]. Ohne die Obduktion fehlt jedoch für die Bejahung oder Verneinung eines Behandlungsfehlers die Tatsachengrundlage [18, 19]. Daher sollte auch von Seiten der Ärzte auf die Durchführung einer Obduktion gedrängt werden, um die Umstände des Todeseintritts objektiv zu klären.

Der Anteil der zweifelsfrei belegbaren Behandlungsfehler mit sicherer Kausalität für den Tod erscheint eher gering.

Neben den strafrechtlichen Gesichtspunkten wirft der Exitus in tabula auch eine Reihe spezieller zivilrechtlicher Fragen auf [23]. So gilt nach der Rechtsprechung des BGH, dass, unabhängig von der statistischen Wahrscheinlichkeit bzw. Unwahrscheinlichkeit eines letalen Zwischenfalls bei einer Operation, immer auch über das schwerste in Betracht kommende Risiko des ärztlichen Eingriffs aufzuklären ist, soweit sich ein aufklärungspflichtiges Risiko derart akut verwirklichen kann, dass es zum Exitus in tabula kommen könnte [24]. Im Falle eines Exitus in tabula und unterstellter regelhafter medizinischer Therapie wird daher eine der ersten Fragen von juristischer Seite dahin gehen, ob der Patient im Bewusstsein des gegebenen Risikos in den ärztlichen Eingriff eingewilligt hat [1]. Daher muss die Aufklärung des Patienten umfänglich erfolgen und dokumentiert werden.

Die Klassifizierung der Todesart in „natürlich" oder „nicht natürlich" kann im Einzelfall insbesondere bei schwerwiegenden Grunderkrankungen Schwierigkeiten bereiten, da die juristischen und medizinischen Sichtweisen im Hinblick auf die Kausalität zwischen Eingriff und Tod oder Grunderkrankung und Tod differieren können [1]. Hier könnte die bundeseinheitliche Rubrik der „ungeklärten" Todesart auf der Todesbescheinigung Abhilfe schaffen. Damit würde dem die Todesbescheinigung ausfüllenden Arzt Spielraum gelassen, eine Klärung des Todesfalles herbeizuführen, ohne im Vorfeld entscheiden zu müssen, ob hinreichende, konkrete Anhaltspunkte für einen unerwünschten Zwischenfall oder ein Verschulden Dritter, in diesem Fall des Arztes/der Ärzte, vorliegen. Der die Todesbescheinigung ausfüllende Arzt muss sich nicht indirekt selbst oder einen Kollegen belasten. Ein weiterer Lösungsansatz für solche Problemfälle wie Exitus in tabula ist der Ausschluss des behandelnden Arztes/Operateurs als Leichenschauarzt oder eine weitere Rubrik in der Todesbescheinigung zur Qualifikation der Todesart, z. B. Tod im Zusammenhang mit medizinischen Maßnahmen [25–27].

12.4 Schlussfolgerung

Es zeigt sich als Folge der abnehmenden anästhesiologischen und chirurgischen Mortalität eine deutliche abnehmende Frequenz der Fälle von Exitus in tabula auch im rechtsmedizinischen Obduktionsgut.

Früher fanden sich die Fälle von Exitus in tabula ausschließlich in den chirurgischen Fächern, nunmehr ist mit steigender Anzahl invasiver Diagnostik und Therapie zunehmend auch die Innere Medizin betroffen.

Typische Eingriffe sind u.a. bauchchirurgische Operationen und Herzkatheteruntersuchungen.

Nicht beherrschbare Blutungen sind die häufigsten Komplikationen und Todesursachen.

Die Häufigkeit der Fälle von Exitus in tabula zeigt im rechtsmedizinischen Obduktionsgut deutliche regionale Unterschiede, was auch auf Ermessensspielräume der Staatsanwaltschaften hinsichtlich der Veranlassung einer gerichtlichen Obduktion zurückzuführen ist.

Die rechtsmedizinische Obduktion hat für die behandelnden Ärzte eine in hohem Grade exkulpierende Bedeutung.

Literatur

[1] Dettmeyer R, Reber A, Exitus letalis. Anästhesist (2003), 52, 1179–1190

[2] Mattig W, Fischer (1992) Tod infolge Grunderkrankung ohne Zusammenhang mit Med.-gabe, Zwischenfälle bei ärztlichen Maßnahmen. In: Berg S, Unerwartete Todesfälle in Klinik und Praxis, 219–236. Springer, Berlin, Heidelberg, New York

[3] Fichtner K, Dick W, Erhebungen zur kausalen perioperativen Mortalität. Versuch einer deutschen „CEPOD-Studie". Anästhesist (1997), 46, 419–427

[4] Link J (1985) Das Anästhesierisiko. Komplikatione, Herzstillstände und Todesfälle. VCG, Weinheim

[5] Buck N, Devlin HB, Lunn JN (1987) Confidential enquiry into perioperative deaths. Nuffield Provincial Hospitals Trust, London

[6] Pribilla O (1971) Exitus in tabula. In: Mergen A, Die juristische Problematik in der Medizin, Bd. 1, 148–169. Goldmann, München

[7] Hagl S et al., Differenzierte Qualitätssicherung in der Herzchirurgie. Dt Ärzteblatt (1997), 94, A369

[8] Faunce TA, Rudge B, Deaths on the table: Proposal for an international convention on the investigation and prevention of anaesthetic mortality. Med Law (1998), 17, 31–54

[9] Preuß J, Dettmeyer R, Madea B (2005) Begutachtung behaupteter letaler und nichtletaler Behandlungsfehler im Fach Rechtsmedizin. (Bundesweite Multicenterstudie). http://www.bmg.bund.de/cln_041/nn_59 9776/sid_6AE6056FFCE1D496E0CA-DED3A1DD998C/SharedDocs/Publikationen/Forschungsberichte/f-338-10048, param=.html__nnn=true (2.11.2006)

[10] Holczabek W, Mors in tabula. Dt Zschr gerichtl Med (1953), 42, 385–389

[11] Althoff H, Solbach T, Analyse arztstrafrechtlicher Ermittlungsverfahren der Staatsanwaltschaft Aachen zwischen 1978 und 1981. Z Rechtsmed (1984), 4, 273–282

[12] Holzer FJ, Mors in tabula. Klin Med (1965), 20, 175–189

[13] Eisenmenger W, Liebhardt E, Neumaier R, Ergebnisse von „Kunstfehlergutachten". Beitr gerichtl Med (1978), 36, 215–221

[14] Mattern R, Kohnle S, Begutachtung ärztlicher Behandlungsfehler am Institut für Rechtsmedizin Heidelberg 1978 bis 1980. Beitr gerichtl Med (1984), 49, 17–22

[15] Mallach HJ, Ärztliche Kunstfehler. Beitr gerichtl Med (1984), 49, 425–433

[16] Günter HH, Staatsanwaltschaftliche Ermittlungen gegen Ärzte bei Verdacht eines „Kunstfehlers". DRiZ (1978), 326–334

[17] Katzgraber F, Rabl W, Ambach E, Unerwartete Todesfälle bei Patienten in medizinischen Behandlung. MMW (1995), 145, 140–143

[18] Dettmeyer R, Madea B, Rechtsmedizinische Gutachten in arztstrafrechtlichen Ermittlungsverfahren. MedR (1999), 533–539

[19] Bove KE, Iery C, The role of autopsy in medical malpractice cases, I. Archives of Pathology and Laboratory medicine (2004), 126, 1023–1031

[20] Dettmeyer R, Madea B (2003) Iatrogene Schäden, Behandlungsfehler und Behandlungsfehlerbegutachtung. In: Madea B, Brinkmann B, Handbuch der gerichtlichen Medizin. Bd. 2, 1457–1492. Springer, Berlin, Heidelberg, New York

[21] Dettmeyer R, Preuß J, Madea B (2006) Behandlungsfehlervorwürfe bei Koronarangiographien. In: Kauert G, Mebs D, Schmidt P, Kausalität, 67–76. Wissenschaftsverlag, Berlin

[22] Madea B, Schmidt R (1996) Ärztliche Ursachen des Behandlungsfehlers in der inneren Medizin aus der Sicht des Rechtsmediziners. In: Madea B et al., Innere Medizin und Recht, 72–81. Blackwell Wissenschaftsverlag, Berlin

[23] Dettmeyer R (2006) Medizin und Recht. Springer, Berlin, Heidelberg, New York

[24] Bundesgerichtshof 1996, Versicherungsrecht (1996), 195

[25] Madea B (2006) Die ärztliche Leichenschau, 2. Aufl. Springer, Berlin, Heidelberg, New York

[26] Madea B, Dettmeyer R, Ärztliche Leichenschau und Todesbescheinigung. Deutsches Ärztebl (2003), 48, A3161–3179

[27] Madea B, Dettmeyer R (2004) Rechtliche Grundlagen der Leichenschau. Fortschritt und Fortbildung in der Medizin, Bd. 38, 79–89. Deutscher Ärzte-Verlag, Köln

13 Spezielle Fallgruppen aus der BMGS-Studie: Vorwurf der fehlerhaften Arzneimitteltherapie/Medikationszwischenfälle

Johanna Preuß, Reinhard Dettmeyer, Burkhard Madea

13.1 Einleitung

Die Zahl der Medikamentenverordnungen ist in den letzten Jahren stetig angestiegen. Bereits vor Jahren war nahezu jede zweite ärztliche Entscheidung eine medikamentöse Therapieentscheidung. Jede differenzierte Arzneimitteltherapie ist dabei mit dem Risiko von Nebenwirkungen, unerwünschten Wirkungen und Wechselwirkungen verbunden. Bei fortschreitender Entwicklung hochwirksamer Arzneimittel z.B. in der Krebstherapie muss das mit der medikamentösen Therapie einhergehende Risiko gegen den erwarteten Nutzen der Therapie abgewogen werden [14, 30]. Auch rückt die Aufklärungsbedürftigkeit solcher Risiken zur Wahrung des Selbstbestimmungsrechtes des Patienten immer weiter in den Vordergrund [15–17, 27].

Zu unterscheiden ist zwischen unerwünschten Arzneimittelwirkungen (UAW) und unerwünschten Arzneimittelereignissen (UAE). Erstere werden als nicht beabsichtigte und dem therapeutischen Ziel entgegenstehende Wirkungen eines zugelassenen Arzneimittels definiert, von denen man spricht, wenn die Nebenwirkungen bei bestimmungsgemäßem Gebrauch des Arzneimittels auftreten [14].

Die unerwünschten Arzneimittelereignisse umfassen neben den Medikationsfehlern alle vermeidbaren Abweichungen von der nach aktuellem Wissensstand sinnvollen Arzneitherapie für den jeweiligen Patienten, wobei diese ihre Ursache auch auf Patientenseite haben können [12, 14, 31].

Ältere Untersuchungen gehen von 10–200 unerwünschten Reaktionen bei Arzneimitteltherapie auf 1000 Patienten und etwa zwei bis 20 Todesfällen aus [15].

Studien zur Inzidenz unerwünschter Arzneimittelereignisse und -wirkungen liegen aus methodischen Gründen nahezu ausschließlich für stationär behandelte Patienten vor [1–5, 24]. Nach einer Untersuchung aus dem Jahr 1986 machten Arzneimittelunfälle 4–7% der internistisch-medizinischen Aufnahmen ins Krankenhaus aus [22]. In jüngeren Untersuchungen und Hochrechnungen wird von 5,7% unerwünschten Arzneimittelwirkungen bei stationär behandelten Patienten und 4,8% unerwünschten Arzneimittelereignissen als Grund einer Krankenhausaufnahme ausgegangen [31]. In einer amerikanischen Untersuchung aus dem Jahr 2003 wird der Anteil der medikamentenbezogenen Komplikationen mit 6,3% angegeben [30].

Es liegen nur wenige Untersuchungen zur Inzidenz tödlicher Arzneimittelwirkungen oder -ereignisse vor. Buajordet et al. geben eine Inzidenz tödlicher unerwünschter Arzneimittelwirkungen von 18,3% an [7]. Classen et al. berichteten 1997 in einer Fall-Kontroll-Studie über eine um den Faktor 2 erhöhte Sterblichkeit von Patienten mit UAW gegenüber Patienten ohne UAW [8].

Für die Jahre 1990–2000 führten wir eine multizentrische Studie zu letalen Behandlungsfehlervorwürfen durch. In diesem Zeitraum wurden in 17 Instituten für Rechtsmedizin 4450 Obduktionen wegen eines Behandlungsfehlerverdachtes durchgeführt. Dieses umfangreiche Beobachtungsgut soll auf Vorwürfe fehlerhafter Arzneimitteltherapie näher untersucht werden.

13.2 Material und Methoden

In die im Auftrag des Bundesministeriums für Gesundheit und Soziales durchgeführte multizentrische Studie zu letalen Behandlungsfehlervorwürfen an 17 bundesdeutschen Instituten für Rechtsmedizin flossen insgesamt 101 358 Obduktionen ein, von denen 4450 wegen des Verdachtes eines letalen Behandlungsfehlers durchgeführt wurden [29]. In der vorliegenden Auswertung werden alle Fälle mit Vorwürfen der fehlerhaften Arzneimitteltherapie bzw. Medikationszwischenfälle erfasst. Einbezogen in die Analyse werden dabei alle Fälle einer Arzneimitteltherapie, unabhängig von der Applikationsart, also auch Fälle, bei denen eine invasive Applikation über den Applikationsweg zu Komplikationen geführt haben kann (Infektionen). Zur Auswertung standen jeweils die Obduktionsprotokolle, ggf. weiterführende rechtsmedizinische Gutachten zur Verfügung. In der vorliegenden Analyse wurde folgenden Variablen nachgegangen: betroffene Fachdisziplinen, betroffene Medikamentengruppen, besondere Risikokonstellationen, Quote bejahter Behandlungsfehler etc. Die rechtsmedizinische Beurteilung hat sich jeweils an den strengen Beweisanforderungen des Strafrechts zu orientieren. So muss neben der Frage nach dem Vorliegen eines Behandlungsfehlers immer auch die Frage nach der Kausalität für den Todeseintritt geklärt werden, wobei der Nachweis der Kausalität mit an Sicherheit grenzender Wahrscheinlichkeit erfolgen muss.

13.3 Ergebnisse

Insgesamt wurde in 557 von 4450 Fällen der Vorwurf einer fehlerhaften Arzneimitteltherapie erhoben. Dies entspricht 12,5% des Gesamtmaterials der Studie und 0,55% des Gesamtobduktionsgutes im untersuchten Zeitraum (1990–2000). Der prozentuale Anteil der Fälle mit Vorwürfen einer fehlerhafter Arzneimitteltherapie in Bezug zu den übrigen Obduktionen wegen des Vorwurfes einer fehlerhaften ärztlichen Behandlung bleibt

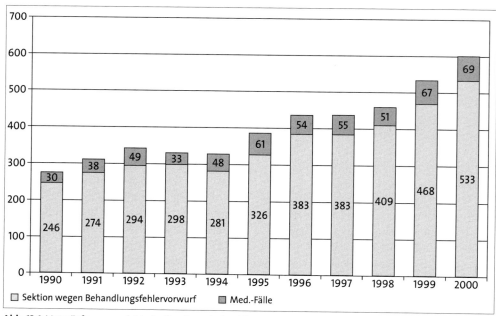

Abb. 13.1: Vorwürfe wegen fehlerhafter Arzneimitteltherapie: Anteil der Fälle an der Gesamtzahl der Obduktionen wegen eines Behandlungsfehlervorwurfs in den einzelnen Jahren

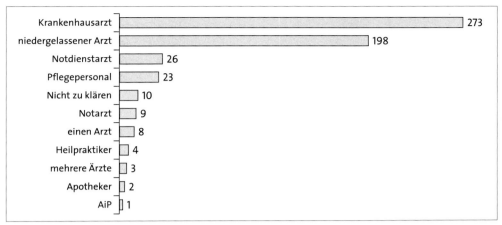

Abb. 13.2: Vorwürfe wegen fehlerhafter Arzneimitteltherapie: Verteilung auf die Berufsgruppen

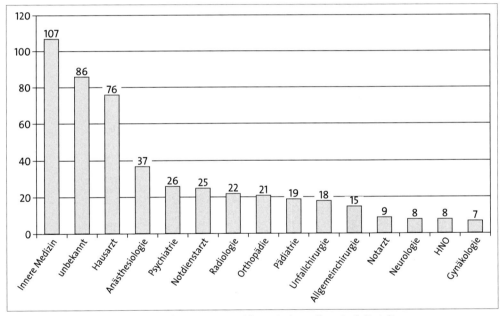

Abb. 13.3: Vorwürfe wegen fehlerhafter Arzneimitteltherapie: betroffene Fachdisziplinen

über den Untersuchungszeitraum annähernd gleich, wobei die Fallzahlen insgesamt kontinuierlich ansteigen (s. Abb. 13.1).

Hauptsächlich waren in nahezu 50% der Fälle Krankenhausärzte (n=273) von den Vorwürfen betroffen (s. Abb. 13.2).

An zweiter Stelle (198-mal, 35,5%) finden sich die niedergelassenen Ärzte. Notdienstärzte waren in 26 Fällen, entsprechend 4,7%,

Addressaten des Vorwurfes einer fehlerhaften Arzneimitteltherapie und Pflegepersonal in 23 Fällen (4,1%). 18-mal war der Adressat des Vorwurfes nicht zu klären, neunmal waren Notärzte, viermal Heilpraktiker, dreimal mehrere Ärzte, zweimal Apotheker und einmal ein Arzt im Praktikum betroffen.

Bei den Fachdisziplinen stehen erwartungsgemäß die konservativen Fächer, vor allem die Innere Medizin, im Vordergrund (s. Abb. 13.3).

Auf die Innere Medizin entfallen allein 107 von 557 Fällen, dies entspricht 19,2%. In 86 Fällen (15,4%) ließ sich die Fachdisziplin des Arztes den Unterlagen nicht entnehmen. Am dritthäufigsten waren Hausärzte und praktische Ärzte Addressaten der Vorwürfe gewesen (n=76, 13,6%).

Das Patientenkollektiv setzte sich aus 262 Männern und 295 Frauen mit Betonung des höheren Lebensalters zusammen.

Klassifiziert man die Art der erhobenen Vorwürfe (s. Abb. 13.4), findet sich eine relativ gleichmäßige Verteilung in den Rubriken „Vorwurf der Gabe eines falschen bzw. kontraindizierten Medikamentes" (n=107, 19,2%), „Vorwurf der falschen Dosierung" (n=131, 23,5%) und den Fällen, in denen das Auftreten von Nebenwirkungen der Medikation den Ärzten zum Vorwurf gemacht wurde (n=109, 19,6%). In 64 Fällen (11,5%) wurde der Vorwurf nicht konkretisiert, sondern oftmals angegeben, dass es dem Patienten nach der Medikamentengabe schlechter gegangen sei. Immerhin 72-mal (12,9%) wurde das Absetzen eines Medikamentes als fehlerhaft und todesursächlich vorgeworfen. 47-mal (8,4%) wurde der Vorwurf der fehlerhaften Medikamentenapplikation erhoben. In

dieser Gruppe finden sich auch die Fälle, in denen es nach einer Injektion zu einem Spritzenabszess gekommen war. In 27 Fällen (4,8%) wurde eine fehlerhafte Rezeptierung oder Abgabe von Medikamenten vorgeworfen.

Nach dem Ergebnis der rechtsmedizinischen Obduktion zeigt sich (s. Abb. 13.5), dass bereits in ca. 50% der Fälle (284 von 557) kein Zusammenhang zwischen der medikamentösen Therapie und dem Tod festgestellt werden konnte, da sich schlüssige Todesursachen fanden, welche mit den medikamentös behandelten Erkrankungen oder Symptomen in keinem Zusammenhang standen.

Diese 284 Fälle sollen in der weiteren Auswertung nicht berücksichtigt werden, da sich hier die Vorwürfe einer fehlerhaften Arzneimitteltherapie nicht bestätigt haben und keine ärztlichen Behandlungsfehler im Zusammenhang mit der medikamentösen Therapie feststellbar waren. In 41 Fällen war die Kausalität bzw. die Todesursache unklar geblieben.

Fälle mit kausalem Zusammenhang zwischen einer medikamentösen Therapie und dem Tod. In 232 Fällen besteht ein Zusammenhang zwischen der medikamentösen Thera-

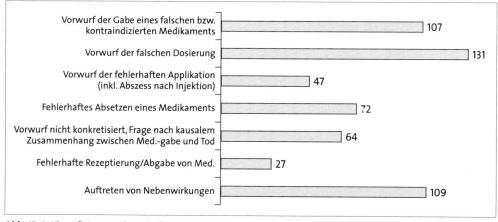

Abb. 13.4: Klassifizierung der erhobenen Vorwürfe einer fehlerhaften Arzneimitteltherapie

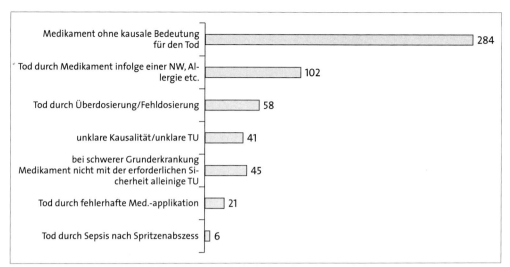

Abb. 13.5: Vorwürfe wegen fehlerhafter Arzneimitteltherapie – Ergebnis der Obduktion (n = 557)

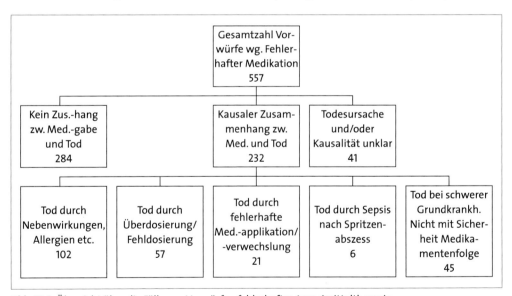

Abb. 13.6: Übersicht über die Fälle von Vorwürfen fehlerhafter Arzneimitteltherapie

pie und dem Tod, wobei in 45 Fällen bei schwerwiegenden Grunderkrankungen nicht sicher festgestellt werden konnte, dass der Tod alleinige Folge der medikamentösen Therapie gewesen ist. (s. Abb. 13.6).

Von den 232 Fällen mit kausalem Zusammenhang zwischen einer medikamentösen Therapie und Todeseintritt, ist der Tod in 102 Fällen durch bekannte Nebenwirkungen oder allergische Reaktionen mit anaphylaktischem Schock eingetreten. Sechsmal war der Tod Folge einer Sepsis nach Spritzenabszess (s. Abb. 13.5).

57-mal war der Tod Folge einer Über- bzw. Fehldosierung und 21-mal trat der Tod infolge einer fehlerhaften Medikamentenapplikation, d.h. durch fehlerhafte Gabe eines richtigen Medikamentes ein.

Tod infolge des Eintretens von Nebenwirkungen und Allergien. Betrachtet man diese 102 Fälle näher, zeigt sich, dass sie nur einen Bruchteil des rechtsmedizinischen Obduktionsgutes ausmachen (18,3% aller Fälle mit Vorwürfen einer fehlerhaften Arzneimitteltherapie (n=557)). Dies entspricht 2,3% aller 4450 erfassten Fälle wegen eines Behandlungsfehlervorwurfes in der BMGS-Studie und lediglich 0,1% aller Obduktionen im ausgewerteten Zeitraum.

Führend bei den Medikamentengruppen in dieser Rubrik waren der Einsatz von Kontrastmitteln (19-mal) und Antikoagulantien (18-mal; davon viermal Marcumar, siebenmal Heparin, siebenmal Lysetherapie), gefolgt von Antibiotika und nichtsteroidalen Antirheumatika (NSAR) mit jeweils neun Fällen. Bei den letztgenannten betrafen die unerwünschten Arzneimittelwirkungen lediglich zwei Medikamente: fünfmal Diclofenac und viermal Metamizol. Auf Lokalanästhetika entfielen sechs Fälle und auf Chemotherapeutika fünf, wovon dreimal Methotrexat betroffen war. Opiate und Opioide stellten nur einen geringen Anteil mit vier Fällen dar. Die übrigen 19 Fälle sind singulärer Natur.

Die Fälle ereigneten sich überwiegend im Krankenhaus (n=65) und an zweiter Stelle in der hausärztlichen Versorgung (n=32).

Von den unerwünschten Wirkungen waren überwiegend ältere Patienten betroffen: Zwei Drittel waren 50 Jahre alt und wiesen vorbestehende Erkrankungen, meistens Erkrankungen des Herz-Kreislauf-Systems auf.

Fälle mit tödlicher Medikamentenüber- bzw. -fehldosierung. Von den 57 Fällen einer tödlichen Medikamentenüber- oder -fehldosierung fand sich am häufigsten eine Überdosierung von Opiaten und Opioiden (n=14). Eine Intoxikation mit Benzodiazepinen, meistens in Kombination mit anderen Präparaten wie Methadon, war in zehn Fällen todesursächlich. Psychopharmaka sind in sieben Fällen fehl- bzw. überdosiert wor-

den, nichtsteroidale Antirheumatika in sechs Fällen, Herzglykoside in vier Fällen und das Chemotherapeutikum Methotrexat ebenfalls in vier Fällen. Zweimal wurde Insulin überdosiert und zweimal Natrium. Die übrigen neun Fälle waren singulärer Natur.

Diese Vorfälle ereigneten sich überwiegend in der hausärztlichen Versorgung (33-mal). Hierbei handelte es sich oftmals um die nicht korrekt kontrollierte Abgabe von Methadon oder Benzodiazepinen an Drogenabhängige.

21-mal unterlief Krankenhausärzten eine Über- oder Fehldosierung. In allen Fällen einer Methotrexatüberdosierung waren vorbestehende Nierenerkrankungen nicht beachtet worden.

Fälle mit fehlerhafter Medikamentenapplikation oder Medikamentenverwechslung. Bei den 21 Fällen, in denen gutachterlich eine fehlerhafte Medikamentenapplikation vorgelegen hat, fanden sich allein acht Fälle einer tödlichen Kaliuminfusion. Meistens waren Trockensubstanzen statt mit Natriumchlorid mit Kaliumchlorid aufgelöst worden. In einem Fall war ein zentraler Venenkatheter statt mit NaCl mit KCl gespült worden, und in einem weiteren Fall war KCL mittels fehlerhaftem Bypass zu anderen Infusionsflaschen geschaltet worden, ohne dass es zur Vermischung der Substanzen kam.

Dreimal wurde ein Chemotherapeutikum intrathekal appliziert (zweimal Vincristin, einmal Farmorubicin). Dreimal war durch das Pflegepersonal der Infusiomat bzw. Injektomat falsch eingestellt worden. In zwei Fällen war durch Chiropraktiker vor einem „Einrenken" der Halswirbelsäule eine Stellatumblockade mit Lokalanästhetika durchgeführt worden, was zu Verletzungen des Halsmarkes nach chiropraktischer Behandlung bei Ausschaltung der Schmerzempfindung geführt hat.

In jeweils einem Fall wurde Methotrexat intrathekal gegeben, ein Lokalanästhetikum über einen nicht korrekt liegenden Peridural-katheter appliziert, ein für das Inhalationsge-rät bestimmtes Medikament intravenös ge-spritzt, ein Lokalanästhetikum nicht subcu-tan, sondern intravenös gegeben, eine Infu-sion aus einer bakterienverseuchten defekten Infusionsflasche mit nachfolgender Sepsis ge-geben und Morphin nicht intravenös, son-dern ins umgebende Gewebe gespritzt.

Tödliche Sepsis nach Spitzenabszess. Bei den sechs Fällen einer Sepsis nach Spritzenabszess handelte es sich in vier Fällen um intramusku-läre Injektionen, bei denen wegen orthopädi-scher Beschwerden Schmerz- oder Rheuma-mittel, z.B. Diclofenac, gespritzt worden wa-ren. In zwei Fällen trat die Sepsis nach subcu-tanen Injektionen (sogenanntes Quaddeln) ebenfalls wegen rheumatischer oder orthopä-discher Beschwerden auf. Hier sind Lokalan-ästhetika und Cortison gespritzt worden.

Bei schweren Grunderkrankungen Tod nicht mit erforderlicher Sicherheit allein Folge der Medikamentengabe. In 45 Fällen konnte im Ergebnis der rechtsmedizinischen Untersu-chungen nicht mit der erforderlichen Sicher-heit festgestellt werden, dass die medika-mentöse Therapie beim gleichzeitigen Vor-liegen von zum Teil mehrere Organsysteme betreffenden schwerwiegenden Vorerkran-kungen alleinige Todesursache gewesen ist.

Die Grunderkrankungen der betroffen Patienten sind Tabelle 13.1 zu entnehmen. Deutlich führend sind die Erkrankungen des Herz-Kreislauf-Systems mit insgesamt 23 Fäl-len.

Führend bei den Medikamentenklassen in dieser Fallgruppe sind die Schmerzmedi-kamente. Siebenmal handelte es sich um die medikamentöse Therapie mit Opiaten und Opioiden, dreimal mit Antirheumatika und zweimal um Lokalanästhetika.

An zweiter Stelle finden sich mit sechs Fällen Antikoagulantien. Herz-Kreislauf-Mit-tel waren achtmal beteiligt, davon viermal

Herzglykoside, zweimal Antihypotonika und jeweils ein Antihypertonikum und ein Anti-arrhythmikum.

Auf Broncholytika, Antiemetika bzw. Ma-gen-Darm-Mittel, Hypnotika und Psycho-pharmaka entfielen jeweils zwei Fälle. Zwei-mal ließ sich das Medikament den Unterla-gen nicht entnehmen. Die übrigen Fälle waren singulärer Natur (jeweils einmal Vita-min K, Zytostatika, Elektrolytinfusion, Di-uretika, Appetitzügler, Insulin, Plasmaexpan-der, Antiepileptikum und Antibiotikum).

In dieser Fallgruppe zeigt sich bei einem annähernd ausgewogenen Geschlechterver-hältnis (24-mal weiblich, 21-mal männlich)

Tab. 13.1: Grunderkrankungen bei den Fällen, in denen die Medikation nicht mit der erforder-lichen Sicherheit allein todesursächlich gewe-sen ist

Grunderkrankung	Anzahl der Fälle
Koronare Herzerkrankung/ Herzinsuffizienz	15
Apoplexia cerebri/arterielle Hypertonie	5
Karzinom/Tumorleiden	3
Frühkindlicher Hirnschaden	3
Lungenembolie	2
Peritonitis	2
Generalisierte Arteriosklerose	2
Asthma bronchiale	2
Vitamin K-Mangel	1
Mitochondriopathie	1
Myokarditis	1
Pneumonie	1
Epilepsie	1
Alkoholismus	1
HIV	1
Trisomie 18	1
Cholangitis	1
Generalisierte Gefäßentzündung	1
Enteritis	1

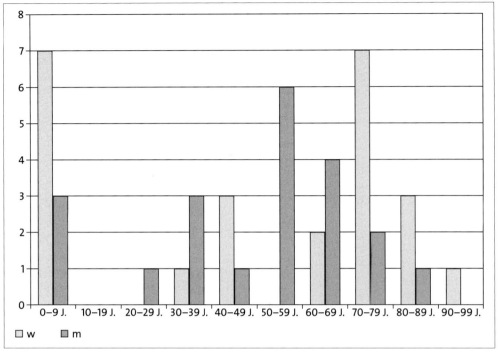

Abb. 13.7: Verteilung der Altersklassen bei den Fällen mit schwerer Grunderkrankung (n = 45)

bei den Frauen eine Betonung des höheren Lebensalters und des Kindesalters, bei den Männern eine Betonung des mittleren Alters zwischen 50 und 59 Jahre (s. Abb. 13.7).

Ergebnis der rechtsmedizinischen Begutachtung
Betrachtet man das Ergebnis der rechtsmedizinischen Begutachtung in allen 557 Fällen mit Vorwürfen einer fehlerhaften Arzneimitteltherapie, so zeigt sich, dass im weitaus größten Teil der Fälle, nämlich 366-mal (65,7%), kein Behandlungsfehler nachweisbar war.

In insgesamt 70 Fällen (12,4%) wurde ein Fehler bei der medikamentösen Therapie bejaht, davon 42-mal mit kausaler Bedeutung für den Tod und 28-mal ohne.

Tab. 13.2: Medikationszwischenfälle: Sachverhalte bei bejahten Behandlungsfehlern

	Kausalität +	Kausalität –
Gabe eines kontraindizierten Medikamentes	18	11
Falsche Applikation/Medikamentenverwechslung	11	4
(Relative) Überdosierung, Fehldosierung	7	10
Medikamentengabe per se kontraindiziert im Zusammenhang mit weiteren Maßnahmen	2	–
Indiziertes Medikament nicht gegeben	4	1
Rein symptomatische Therapie	–	2
Summe	**42**	**28**

In weiteren Fällen konnte auf der Basis der rechtsmedizinischen Untersuchungen keine abschließende Klärung der Vorwürfe erfolgen, zum Teil wurden klinische Gutachten empfohlen, deren Ergebnis den zur Verfügung stehenden Unterlagen nicht entnommen werden konnte.

Bei den Fällen eines bejahten Behandlungsfehlers fand sich die in Tabelle 13.2 dargestellte Verteilung.

Deutlich führend ist ohne Berücksichtigung eines Kausalzusammenhangs für den Todeseintritt die Gabe eines kontraindizierten Medikamentes als Behandlungsfehler bejaht worden. In 18 Fällen wurde dies als kausal für den Tod bewertet und in elf Fällen als fehlerhaft, aber nicht mit der erforderlichen Sicherheit als kausal für den Tod.

Ein Behandlungsfehler durch fehlerhafte Applikation eines Medikamentes bzw. Medikamentenverwechslung ist in 15 Fällen bejaht worden, elfmal davon mit kausaler Bedeutung für den Tod. In dieser Gruppe fanden sich auch die zwei Fälle von fehlerhafter intrathekaler Applikation von Vincristin bei gleichzeitiger Gabe eines anderen Chemotherapeutikums.

Die Verteilung der Medikamentengruppen bei den bejahten Behandlungsfehlern ist Tabelle 13.3 zu entnehmen.

Es ist eine relative Häufung bei den Chemotherapeutika und der Infusionstherapie zu beobachten.

13.4 Diskussion

Vorwürfe einer fehlerhaften Arzneimitteltherapie finden sich im untersuchten rechtsmedizinischen Obduktionsgut mit 12,4% aller Obduktionen wegen eines Behandlungsfehlerverdachtes und 0,55% aller Obduktionen im Untersuchungszeitraum in nur geringer Häufigkeit. Gemessen an der Zahl der Arzthaftungsprozesse und der strafrechtlichen Ermittlungsverfahren gegen Ärzte ist der

Tab. 13.3: Verteilung der Medikamentengruppen bei den bejahten Behandlungsfehlern

Medikamentengruppen	Kausalität +	Kausalität −
Chemotherapie	5	4
Cortikoide	2	
Lokalanästhetika	2	
Antiemetika	1	
Substitutionstherapie	5	
Antiarrhythmika	3	
Infusionstherapie	6	5
Schmerzmittel (keine Opioide)	3	1
Opioide	2	1
Antiphlogistika	1	1
Kontrastmittel	2	1
Antiparkinsonmittel	1	
Abführmittel	1	
Heparin	1	2
Digitalis	1	2
Antidepressiva	1	
Adäquate Therapie unterlassen	1	
Antibiotika	1	2
Diätpillen	1	
Betablocker	1	
Muskelrelaxanzien	1	
Spasmolytika		1
Psychopharmaka		1
ACE-Hemmer		1
Naturheilverfahren		3
Insulin		3
Antiepileptika		1

Vorwurf einer fehlerhaften Arzneimittelgabe eher selten. Auch wenn unsere retrospektive Analyse keine Aussagen zur Inzidenz strafrechtlicher Behandlungsfehlervorwürfe wegen fehlerhafter Arzneimitteltherapie erlaubt, da Daten zur Grundgesamtheit von Arzneimitteleingriffen im Beobachtungszeitraum naturgemäß nicht verfügbar sind, belegen diese Ergebnisse die geringe Häufigkeit von Vorwürfen fehlerhafter Arzneimitteltherapie.

Auf die Diskrepanz zwischen epidemiologischen Daten zu unerwünschten Arzneimittelwirkungen und -ereignissen und Behandlungsfehlervorwürfen wegen fehlerhafter Arzneimitteltherapie wurde bereits vor Jahren hingewiesen [25]. Dies bestätigt sich auch in anderen Datenquellen (Gutachterkommissionen und Schlichtungsstellen, Unterlagen der Haftpflichtversicherer sowie der Krankenkassen). Hier zeigt sich die Wichtigkeit einer Zusammenführung der verschiedenen Quellen für weitere Untersuchungen [32].

Die geringe Anzahl der Vorwürfe einer fehlerhaften Arzneimitteltherapie ist offensichtlich auch darin begründet, dass bereits für Ärzte, erst recht für medizinische Laien, die Erfassung von Zwischenfällen bei der medikamentösen Therapie Schwierigkeiten bereitet [12, 21]. So wurde in einer skandinavischen Untersuchung nur bei acht der 133 UAE-bedingten Todesfälle ärztlicherseits der Verdacht auf eine UAE geäußert (6%). In 94% der Fälle sei demgegenüber kein Verdacht aufgekommen [13]. Die Zahl strafrechtlich relevanter Arzneimittelzwischenfälle und unerwünschter Arzneimittelwirkungen dürfte daher wesentlich größer sein [6, 23, 31].

Weiterhin spiegelt sich die geringe Häufigkeit von Vorwürfen fehlerhafter Arzneimitteltherapie schließlich auch in der insgesamt noch überschaubaren Judikatur – sowohl straf- als auch zivilrechtlich – zu letalen Arzneimittelzwischenfällen wider.

Während gemessen an epidemiologischen Daten zu unerwünschten Arzneimittelereignissen sicherlich von einer Dunkelziffer nicht bekannter Behandlungsfehler wegen fehlerhafter Arzneimitteltherapie auszugehen ist, war in der eigenen retrospektiven Analyse in der Hälfte der Fälle bereits auf der Basis des Obduktionsbefundes kein Zusammenhang zwischen Medikamentengabe und dem Tod erkennbar.

Nur in 232 Fällen, d.h. 0,23% aller Obduktionen im untersuchten 11-Jahres-Zeitraum, ergab sich ein Zusammenhang zwischen der medikamentösen Therapie und dem Todeseintritt. Ursachen für unerwünschte Arzneimittelwirkungen und -ereignisse finden sich sowohl auf der Seite des Patienten, des Arzneimittels, aber auch auf der Seite des Arztes [15, 26, 27].

Besonders waren ältere Patienten mit mehreren Vorerkrankungen, vorbestehender Niereninsuffizienz sowie Mehrfachtherapie mit Medikamenten, die in klinisch-epidemiologischen Untersuchungen zu Arzneimittelzwischenfällen bereits als Risikopatienten identifiziert wurden, betroffen [7, 11, 13, 19]. Relative Überdosierungen bei vorbestehender Niereninsuffizienz wurden mehrfach als Behandlungsfehler bewertet.

Bei den betroffenen Medikamentengruppen lässt sich keine eindeutige Tendenz erkennen. Relativ häufig fanden sich Zwischenfälle bei einer Infusionstherapie und Chemotherapie. Verwechslung von Kalium- und Natriumchlorid sowie eine fehlerhafte intrathekale Injektion im Rahmen einer Chemotherapie sind dabei leider immer wieder vorkommende und einfach vermeidbare Behandlungsfehler. Die Identifikation derartiger Behandlungsfehler auch im Rahmen der rechtsmedizinischen Aufarbeitung von Behandlungsfehlervorwürfen dient auch der Prophylaxe von Medizinschadensfällen. So wurde ein Bericht über zwei Fälle versehentlicher intrathekaler Gabe von Vincristin sowie vergleichbare Fälle von der Arzneimittelkommission der Deutschen Ärzteschaft und der beteiligten Fachgesellschaften zu Empfehlungen zur Vermeidung einer Fehlapplikation aufgegriffen [9, 10].

In einer früheren Untersuchung wurden Psychopharmaka als eine besonders häufig von Behandlungsfehlervorwürfen betroffene Arzneimittelgruppe identifiziert [25]. Auch in der vorliegenden Analyse findet sich relativ häufig eine gleichzeitige fehlerhafte Verschreibung von Methadon mit Benzodiazepinen.

Zwar stehen bei den Vorwürfen fehlerhafter Arzneimitteltherapie Krankenhausärzte im Vordergrund, sie werden jedoch dicht gefolgt von niedergelassenen Ärzten. Die Quote bejahter Behandlungsfehler mit bejahter Kausalität für den Tod beträgt bei den Krankenhausärzten 6,2% und bei den niedergelassenen Ärzten 9,6%.

Die Frage eines kausalen Zusammenhanges zwischen der Medikation und dem Tod wird schwierig bei multimorbiden Patienten mit teilweise mehreren schweren Vorerkrankungen. In 45 Fällen ließ sich nicht zweifelsfrei belegen, dass die medikamentöse Therapie bzw. die eingetretene unerwünschte Arzneimittelwirkung oder auch das unerwünschte Arzneimittelereignis allein todesursächliche Bedeutung hat. Beim Blick auf die Vorerkrankungen zeigt sich eine Häufung der kardiovaskulären Erkrankungen als konkurrierende Todesursache.

Unerwünschte Arzneimittelwirkungen außerhalb des pharmakodynamischen Wirkprofils (Allergien) sind nicht per se auf einen Fehler oder eine Nachlässigkeit des Arztes zurückzuführen, wenn eine solche Allergie nicht bekannt war. Jedoch können auch unerwünschte Arzneimittelwirkungen einen Behandlungsfehler begründen, wenn bestehende Allergien nicht beachtet oder abgefragt, wenn individuell kontraindizierte Medikamente verordnet oder Dosierungen bei bekannten Vorerkrankungen nicht angepasst wurden [24].

Im hier untersuchten Kollektiv fanden sich 70 als vermeidbar einzustufende Fälle von fehlerhafter Arzneimitteltherapie. Dies entspricht ca. 30% aller Fälle, in denen ein kausaler Zusammenhang zwischen der medikamentösen Therapie und dem Tod festge-

stellt werden konnte. Davon wäre nach dem Ergebnis der rechtsmedizinischen Begutachtung auch der Tod zum gegebenen Zeitpunkt in 42 Fällen vermeidbar gewesen. Bei den bejahten Behandlungsfehlern steht die Gabe eines kontraindizierten Medikamentes ganz im Vordergrund gefolgt von der falschen Applikation/Medikamentenverwechslung mit relativer Überdosierung. Der Nachweis eines Behandlungsfehlers bei der medikamentösen Therapie ist dabei schwierig zu führen, da sich u.a. der Beweis eines kausalen Zusammenhanges nicht allein aus einer zeitlichen Koinzidenz ableiten lässt und sich u.U. auch nicht allein aus gemessenen Konzentrationen oder Dosen ergibt [18, 20, 5].

13.5 Schlussfolgerung

Vorwürfe fehlerhafter Arzneimitteltherapie machen unter den letalen Behandlungsfehlervorwürfen nur einen geringen Anteil aus, der über die letzten Jahre konstant geblieben ist. Nur in der Hälfte der Fälle von vorgeworfenen Medikationsfehlern ist überhaupt ein Zusammenhang zwischen dem Tod und der Therapie nachweisbar. Gemessen an den Zahlen zur Inzidenz von unerwünschten Arzneimittelwirkungen muss jedoch auch bei den strafrechtlich relevanten Behandlungsfehlervorwürfen einer fehlerhaften Arzneimitteltherapie von einer Dunkelziffer ausgegangen werden. In 30% der Fälle ist ein Medikationsfehler als vermeidbar einzustufen, in 18% wäre der Tod bei korrekter medikamentöser Therapie vermeidbar gewesen. Die retrospektive Aufarbeitung von Behandlungsfehlervorwürfen fehlerhafter Arzneimitteltherapie hat durch die Identifizierung von Risikokonstellationen auch prophylaktische Bedeutung durch Erarbeitung von einschlägigen Empfehlungen. Die in klinisch-epidemiologischen Untersuchungen identifizierten Risikogruppen für das Auftreten unerwünschter Arzneimittelwirkungen bestätigen sich auch in dieser retrospektiven Untersuchung. So finden sich immer wieder relative Überdosierungen bei einer nicht an die eingeschränkte Nierenfunktion angepassten Dosierung. Bei Fällen von falscher Applikation, Medikamentenverwechslung etc. greifen häufig individuelles Versagen und Systemversagen ineinander, deren Identifizierung auch eine Aufgabe rechtsmedizinischer Untersuchungen zur Fehlerprophylaxe ist.

Literatur

[1] Armstrong B, Dinan B, Heshel J, Fatal drug reactions in patients admitted to surgical services. Am J Surg (1976), 132, 643–645

[2] Bate DW, Frequency, consequences und prevention of adverse drug events. J Qual Clin Pract (1999), 19, 13–17

[3] Bates DW et al., Relationship between medication errors and adverse drug events. J Gen Intern Med (1995), 10, 199–205

[4] Bates DW, Leape L, Petrycki S, Incidence and preventability of adverse drug events in hospitalized adults. J Gen Intern Med (1993), 8, 289–294

[5] Bemt van den PM et al., Drug-related problems in hospitalized patients. Drug Safety (2000), 22, 321–333

[6] Biollaz J, Nussberger J, Schelling JL (1992) Arzneimittelbedingte Todesfälle. In: Berg S, Unerwartete Todesfälle in Klinik und Praxis, 135–145. Springer, Berlin, Heidelberg, New York

[7] Buajordet I et al., Fatal adverse drug events: the paradox of drug treatment. J Intern Med (2001) 250, 327–341

[8] Classen DC et al., Adverse drug events in hospitalized patients. Excess length stay, extra costs and attributable mortality. JAMA (1997), 277, 301–306

[9] Dettmeyer R (2006) Medizin und Recht. Springer, Berlin, Heidelberg, New York

[10] Dettmeyer R et al., Fatal myeloencephalopathy due to accidental intrathecal vincristin administration. For Sci Int (2001) 122, 60–64

[11] Dormann H, Krebs S, Muth-Selbach U, Adverse drug reactions in patients with gastroenterological diseases: does age increa-

se the risk? Aliment Pharmacol Ther (2001), 15, 171–180

[12] Edwards IR, Aronscn JK, Adverse drug reactions. Definitions, diagnosis and management. Lancet (2000), 356, 1255–1259

[13] Erikssen J (2005) Tod durch Arzneimitteltherapie im Krankenhaus – Ergebnis und Konsequenzen der norwegischen Studie. Vortrag auf dem 1. Kongress für Patientensicherheit bei medikamentöser Therapie. 19.–20. April 2005. Saarbrücken

[14] Grandt D (2007) Unerwünschte Arzneimittelwirkungen und -schäden. In: Madea B, Dettmeyer R, Medizinschadensfälle und Patientensicherheit, 119–125. Deutscher Ärzte-Verlag, Köln

[15] Gross R, Güterabwägungen in der klinischen Medizin. Zentrum für medizinische Ethik in Bochum. Medizinethische Materialien (1989), 25

[16] Hart D, Arzthaftung und Arzneimitteltherapie. MedR (1991), 9, 300–308

[17] Hart D (1990) Arzneimitteltherapie und ärztliche Verantwortung. Medizin in Recht und Ethik. Enke, Stuttgart

[18] Hasskarl H (1988) Haftung für Arzneimittelnebenwirkungen. In: Weber E, Taschenbuch der unerwünschten Arzneiwirkungen. Fischer, Stuttgart

[19] Irey NS, Adverse drug reaction and death. A review of 827 cases. JAMA (1976), 236, 575–578

[20] Irey NS, Froede RC, Evaluation of deaths from drug overdose. Am J Clin Pathol (1974), 61, 778–783

[21] Kimbel A (1988) Methodik der Erfassung von unerwünschten Arzneiwirkungen. In: Weber E, Taschenbuch der unerwünschten Arzneiwirkungen. Fischer, Stuttgart

[22] Lakshmanan MC, Hershey CO, Breslau D, Hospital admissions caused by iatrogenic disease. Arch Intern Med (1986), 146, 1931–1934

[23] Lazarou J, Pomeranz BH, Corey PN, Incidence of adverse drug reactions in hospitalized patients: a metaanalysis of prospective studies. JAMA (1998), 279, 1200–1205

[24] Madea B et al. (2006) Behandlungsfehlervorwürfe bei Arzneimitteltherapie – Gutachterliche Aspekte. In: Kauert G, Mebs D, Schmidt P, Kausalität, 77–99. Wissenschaftsverlag, Berlin

[25] Madea B, Henssge C, Lignitz E, Fahrlässige Tötung durch medikamentöse Therapie. Rechtsmedizin (1994), 4, 123–131

[26] Madea B (1996) Rechtliche Aspekte der Arzneimittelbehandlung – Aufklärung über Arzneimittelneben- und -wechselwirkungen. In: Madea B et al., Innere Medizin und Recht, 28–49. Blackwell Wissenschaftsverlag, Berlin

[27] Madea B, Dettmeyer R, Rechtliche Aspekte der Arzneimittelbehandlung. Med Welt (1998), 49, 84–88

[28] Madea B, Staak M (1995) Haftungsprobleme der Arzneimitteltherapie aus rechtsmedizinischer Sicht. In: Deutsch E, Klinkmüller E, Kullmann HJ, Festschrift für Erich Steffen zum 65. Geburtstag. Der Schadensersatz und seine Deckung, 303-318. de Gruyter, Berlin, New York

[29] Preuß J, Dettmeyer R, Madea B (2005) Begutachtung behaupteter letaler und nichtletaler Behandlungsfehler im Fach Rechts-medizin. (Bundesweite Multicenterstudie). http://www.bmg.bund.de/cln_041/nn_59 9776/sid_6AE6056FFCE1D496E0CA-DED3A1DD998C/SharedDocs/Publikationen/Forschungsberichte/f-338-10048,param=.html__nnn=true (02.11.2006)

[30] Rothschild JM et al., Analysis of medication-related malpractice claims: causes, preventability, and costs. Arch Intern Med (2003), 163, 1112–1113

[31] Schnurrer JU, Fröhlich JC, Zur Häufigkeit und Vermeidbarkeit von tödlichen unerwünschten Arzneimittelwirkungen. Internist (2003), 44, 889–895

[32] Thomsen H, Behandlungsfehler- und Risikomanagement im AOK-Institut Medizinschaden. Sonderheft „Fehler in der Medizin", Rechtsmed (2006), 16, 361–366

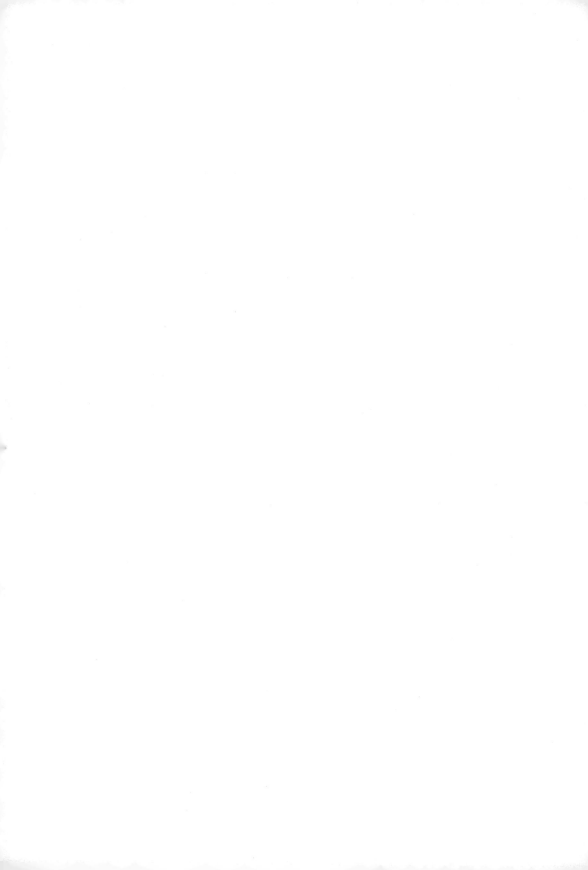

14 Wandel der Begutachtungskriterien am Beispiel der übersehenen Myokardinfarkte

Klaus Püschel, Vesna Püschel, Florian Fischer, Wolfgang Eisenmenger, Andreas Schuchert, Thomas Meinertz

14.1 Hintergrund

Im Rahmen einer retrospektiven Beobachtungsstudie wurden 80 letal verlaufene Fälle eines akuten Myokardinfarktes (AMI) aus den Instituten für Rechtsmedizin in München und Hamburg ausgewertet. Es handelte sich um Patienten, welche in engem zeitlichen Zusammenhang mit ihrem Ableben wegen akuter Beschwerden einen Arzt konsultiert hatten. Ermittelt wurde, warum es zu ärztlichen Fehleinschätzungen bei den AMI-Patienten gekommen war und welche juristischen Konsequenzen für den behandelnden Arzt resultierten. Im Gegensatz zu der bekannten epidemiologischen Verteilung des AMI waren im untersuchten Patientenkollektiv überproportional viele Patienten jünger als 50 Jahre. Besonders bei ganz jungen Frauen (unter 25 Jahre alt) wurde der AMI nicht diagnostiziert (n=5). Obwohl 56% der Patienten mit eindeutigen kardiologischen Symptomen, wie Brustschmerzen mit Ausstrahlung in die Arme, ihren Arzt konsultiert hatten, wurde nur bei 23% ein EKG aufgezeichnet. Insgesamt wurde (nur) in 38% der Obduktionsfälle ein klinisches Fachgutachten durch die Staatsanwaltschaft in Auftrag gegeben. Aufgrund einer unzureichenden Beweislage und/oder eines nicht eindeutig nachzuweisenden Kausalzusammenhangs zwischen Behandlungsfehler und Tod des Patienten wurden 95% der Ermittlungen eingestellt. Dreimal wurde eine Hauptverhandlung eröffnet und das Verfahren sodann nach § 153 StPO (geringe Schuld) in Verbindung mit Bußgeldzahlungen eingestellt. Dreimal wurde ein Strafbefehl akzeptiert. Erkennbar ist in neuerer Zeit ein Trend zu einer verstärkten (gezielten) Einzelfallanalyse, bei welcher der Auftrag an klinische Fachgutachter eine verlängerte Überlebenszeit hinterfragt, wenn durch erforderliche, mögliche und unverzügliche Interventionen eingegriffen worden wäre – entsprechend dem sogenannten Peritonitis-Urteil des BGH.

14.2 Einleitung

Der akute Herzinfarkt gehört zu den häufigsten Todesursachen in Industriegesellschaften, insbesondere bei Männern im mittleren Lebensalter. Neben der langfristigen Prävention durch positive Beeinflussung der bekannten Risikofaktoren ist die frühzeitige klinische Diagnose von entscheidender Bedeutung. Sofortiger Therapiebeginn, gegebenenfalls unverzüglicher Transport ins Krankenhaus, in Verbindung mit einem interventionellen Koronareingriff verbessert die Überlebenschancen relevant.

Die klinischen Zeichen sowie grundsätzlichen Therapieprinzipien beim akuten Herzinfarkt sind bei jedem Mediziner als bekannt vorauszusetzen. Behandlungsfehler haben nicht selten eine tödliche Konsequenz. Insofern stellt sich die Frage nach ärztlichen Fehlleistungen bei der Frühdiagnose des akuten Myokardinfarktes besonders häufig und drängend.

Bei Todesfällen ist eine rechtsmedizinische Sektion mit exakter Befunddokumentation (makroskopisch und mikroskopisch, insbesondere auch im Hinblick auf die Ausdehnung und die Altersschätzung des Infarkts) unverzichtbar für jede weitergehende gutachterliche Beurteilung. Erforderlich ist in der Regel eine enge Kooperation mit einem internistischen Fachgutachter, beispielsweise auch in Form eines interdisziplinären Kollegiumsgutachtens.

14.3 Untersuchungsmaterial und Methodik

Klinische und forensische Fragestellungen bei diagnostizierten akuten Myokardinfarkten (AMI) wurden im Rahmen einer retrospektiven Beobachtungsstudie untersucht. Es wurden 80 letal verlaufene Herzinfarktfälle aus den Instituten für Rechtsmedizin in München und Hamburg ausgewertet. Es handelte sich um Patienten, welche in engem zeitlichen Zusammenhang mit ihrem Ableben wegen akuter Beschwerden einen Arzt konsultiert hatten. Ermittelt wurde, warum es zu ärztlichen Fehleinschätzungen bei den Herzinfarkt-Patienten gekommen war und welche juristischen Konsequenzen für den behandelnden Arzt resultierten. – Für die Auswertung standen folgende Unterlagen zur Verfügung: Sektionsprotokolle mit allen rechtsmedizinischen Zusatzuntersuchungen, Ermittlungsergebnisse der Polizei, staatsanwaltschaftliche Akten (inklusive klinischer Gutachten, soweit in Auftrag gegeben), Gerichtsurteile.

14.4 Ergebnisse

Hier einige Daten zu unserem Untersuchungskollektiv (s. Tab. 14.1). 29 Fälle stammten aus München, 51 aus Hamburg. Im Zeitverlauf war im letzten Jahrzehnt eine deutliche Zunahme der Fallzahlen zu konstatieren (vgl. Abb. 14.1). Im Gegensatz zu der bekannten epidemiologischen Verteilung des AMI waren im untersuchten Patientenkollektiv überproportional viele Patienten jünger als 50 Jahre (vgl. Abb. 14.2). Frauen waren in etwas

mehr als einem Drittel der Fälle vertreten. Besonders bei ganz jungen Frauen (unter 25 Jahre) wurde der akute Myokardinfarkt überhaupt niemals diagnostiziert (n=5).

Obwohl 56% der Patienten mit eindeutigen kardiologischen Symptomen, wie Brustschmerzen mit Ausstrahlung in die Arme, ihren Arzt konsultiert hatten, wurde nur bei 23% ein EKG aufgezeichnet. Insgesamt wurde (nur) in 38% der Obduktionsfälle ein klinisches Fachgutachten durch die Staatsanwaltschaft in Auftrag gegeben. Aufgrund einer unzureichenden Beweislage und/oder eines nicht eindeutig nachzuweisenden Kausalzusammenhangs zwischen Behandlungsfehler und Tod des Patienten wurden 95% der eingeleiteten Ermittlungsverfahren eingestellt. Dreimal wurde eine Hauptverhandlung eröffnet und das Verfahren sodann nach § 153 StPO (geringe Schuld) in Verbindung mit Bußgeldzahlungen eingestellt. Einmal wurde ein Strafbefehl akzeptiert.

Die Studie zeigt erneut, dass bei Patienten mit akutem Myokardinfarkt die diagnostischen Methoden der konsultierten Ärzte nicht selten unzureichend sind. Fast regelhaft jedoch wird von einer strafrechtlichen Verfolgung abgesehen, da sich angesichts der hohen Letalität der Erkrankung nicht mit an Sicherheit grenzender Wahrscheinlichkeit ein Kausalzusammenhang zwischen dem Tod des Patienten und der durchgeführten Fehlbehandlung nachweisen lässt.

Tab. 14.1: Nicht erkannter AMI (n=80) – Basisdaten

Nicht erkannter AMI (n=80) – Basisdaten		
München	29 Fälle	
Hamburg	51 Fälle	
Patient < 50 Jahre	n=42	
Patient > 50 Jahre	n=38	
Weiblich	29	36,3%
Männlich	51	63,7%
Hausbesuch	n=31	39,0%
Klinik oder Praxis	n=49	61,0%

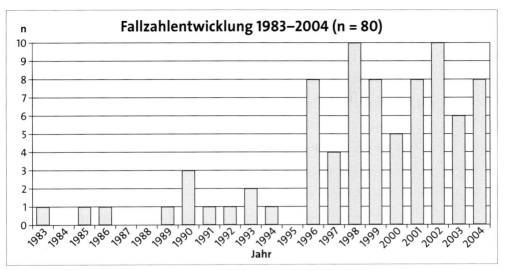

Abb. 14.1: Fallzahlenentwicklung 1983–2004 (n = 80)

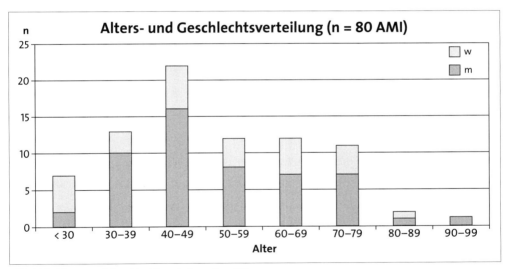

Abb. 14.2: Alters- und Geschlechtsverteilung (n = 80)

Erkennbar ist in neuerer Zeit auf staatsanwaltschaftlicher Seite zumindest in Hamburg ein Trend zu einer verstärkten (gezielten) Einzelfallanalyse, bei welcher der Auftrag an klinische Fachgutachter ausdrücklich eine verlängerte Überlebenszeit hinterfragt, wenn durch erforderliche, mögliche und unverzügliche Interventionen eingegriffen worden wäre.

Ein aktuelles praktisches Beispiel aus der eigenen Auswertung (Fallbeispiel aus 2003):

◢ Anamnese: 43-jähriger Patient klagt seit etwa drei Wochen über Schmerzen im Hals- und Brustbereich sowie über Atemnot und Schluckbeschwerden. Überweisung zum Internisten mit Termin für Gastroskopie. Zwischenzeitlich Zunahme der Beschwerden, sodass der Patient mit akuter Atemnot und Brustschmerzen die Notfallambulanz des örtlichen Krankenhauses aufsuchen muss.

◢ Risikofaktoren: Arterieller Hypertonus, Hypercholesterinämie, Nikotinabusus, familiäre Häufung von Herzinfarkten und Schlaganfällen.

◢ Diagnose und Therapie: Das Aufnahme-EKG wird vom behandelnden Arzt als unauffällig bewertet. Keine Blutuntersuchungen. Entlassungsdiagnose „zunehmendes Sodbrennen bei Verdacht auf Refluxösophagitis".

◢ Katamnese: Der Patient verstirbt zwölf Stunden später in seiner Wohnung.

◢ Obduktionsbefund: Akuter Hinterwandinfarkt.

◢ Gutachtenbefund: Auffälliges Ruhe-EKG mit Hinweisen auf eine Myokardischämie im Hinterwandbereich.

◢ Fazit: Typische Symptome, falsche Interpretation.

◢ Rechtliche Wertung: Einstellung des Verfahrens wegen fahrlässiger Tötung nach § 153 StPO (geringe Schuld) in Verbindung mit einer Bußgeldzahlung (2200 Euro).

Übrigens kamen alle vier Fälle mit juristischen Konsequenzen aus Hamburg. Aus München ist uns bisher kein rechtskräftiger Schuldspruch gegen einen Arzt wegen fahrlässiger Tötung im Zusammenhang mit einem nicht erkannten akuten Myokardinfarkt bekannt.

Ein weiterer Fall wurde kürzlich in Lübeck rechtskräftig abgeschlossen. Ein Gefängnisarzt der Lübecker Justizvollzugsanstalt wurde zu einer Haftstrafe von acht Monaten (auf Bewährung für zwei Jahre) verurteilt. Das Gericht sah es als erwiesen an, dass der Mediziner einen Herzinfarkt nicht erkannt und dadurch den Tod des Mannes verschuldet hatte (Lübecker Nachrichten vom 14.09.2006).

14.5 Diskussion

Erstmals haben wir selbst uns im Jahr 1995 mit sieben Falldarstellungen zu klinischen und forensischen Aspekten des fehldiagnostizierten Myokardinfarktes geäußert [4]. Damals haben wir noch die Einschätzung vertreten, die bei den rechtsmedizinischen und internistischen Gutachtern weit verbreitet ist: Der Vorwurf einer fahrlässigen Tötung entfällt in der Regel deswegen, weil auch unter frühestmöglicher optimaler Therapie bei einem Myokardinfarkt der tödliche Ausgang nicht ausgeschlossen werden kann. Oder um es in der Diktion der Juristen auszudrücken: Da im Rahmen gutachterlicher Bewertung ärztlicher Fehlleistungen bei kardiologischen Notfallpatienten die Möglichkeit kaum ausgeschlossen werden kann, dass sich das ärztlicherseits gesetzte Risiko im Falle objektiv richtiger Handlung, also das Eintreten des Todes auch bei fachgerechter Diagnostik, dann ebenfalls verwirklicht hätte, sieht man in der Praxis vom Vorwurf einer fahrlässigen Tötung im Regelfall ab – dies auch angesichts einzelner eklatanter Fälle von ärztlichen Fehlleistungen.

Mattig et al. haben ebenfalls im Jahr 1995 bei der 74. Jahrestagung der Deutschen Gesellschaft für Rechtsmedizin in Aachen eine weitergehende Position vertreten [6], nämlich: „Heute ist die Prognose differenzierter zu sehen, da einer Reihe von Komplikationen besser als früher begegnet werden kann. … Durch entsprechende Überwachung und Therapie auf der Intensivstation in der Frühphase könnte die elektrische Komplikation beherrscht werden. Beim Todeseintritt in der Prähospitalphase infolge Kammerflimmern ist zu prüfen, ob reale Möglichkeiten einer sofortigen adäquaten Therapie oder einer Einweisung in eine intensivmedizinische Betreuung bestanden. Setzt diese rechtzeitig ein, so ist ein Überleben um mindestens zwei Stunden gemäß BGH-Forderung mit an Sicherheit grenzender Wahrscheinlichkeit anzunehmen. Der möglicherweise später eintretende Tod infolge Pumpversagen hebt den Kausalzusammenhang nicht auf."

Die Letalität von Herzinfarktpatienten ist nach wie vor relativ hoch: gemäß MONICA/KORA-Herzinfarktregister Augsburg für 2001–2003 bei etwa 40% bis zum 28. Krankheitstag [5]. Der nach wie vor besonders hohe Anteil präklinisch Verstorbener unterstreicht die Notwendigkeit einer verstärkten Beachtung der Symptome eines akuten Herzinfarkts und der frühzeitigen Koronarintervention. Positive Veränderungen der Letalität bei Herzinfarktpatienten und -patientinnen zeichnen sich allerdings ab. Früher verstarben deutlich mehr Frauen und Männer mit einem Herzinfarkt vor Erreichen eines Krankenhauses als im Zeitraum 2001–2003. Auch überlebten weitaus weniger Patientinnen und Patienten den ersten Kliniktag. Insbesondere die höhere Sterblichkeit in den ersten 24 Stunden nach dem Infarkt trug früher zur niedrigeren Überlebensrate bei. Im Zeitraum 2001–2003 überlebten im Vergleich prozentual deutlich mehr Frauen und mehr Männer den akuten Herzinfarkt. Die Veränderungen sind in allen Stadien signifikant. Die Abnahme der prähospitalen und frühen Krankenhausletalität hängt mit dem raschen Anstieg der frühzeitig durchgeführten Koronarintervention (Durchführung einer Herzkatheteruntersuchung mit direktem Eingriff im Herzkranzschlagadersystem) zusammen [5].

Die prognostischen Kriterien sind im Bereich der interventionellen Kardiogie gut dokumentiert: z.B. Eingefäßerkrankung, intakte Herzmuskulatur, keine Begleiterkrankungen, frühzeitiger Interventionsbeginn. Die häufigsten diagnostischen Versäumnisse bei einem Myokardinfarkt wurden kürzlich nochmals in einer Analyse der Arbeit der Gutachterkommission für ärztliche Behandlungsfehler bei der Ärztekammer Nordrhein zusammengefasst: „Plötzlich auftretende Schmerzen im Bereich des Brustkorbs oder des Oberbauchs mit Ausstrahlung nach einer bzw. beiden Seiten, zumal in Verbindung mit einem Schweißausbruch oder einer klammen Haut, müssen bei Ärzten jeglicher Fachrichtung – vor allem im Notdienst und auch bei ansonsten unauffälligem körperlichen Untersuchungsbefund – differenzialdiagnostisch den Verdacht auf einen akuten Herzinfarkt lenken. Der Patient ist unter derartigen Umständen so früh und so rasch wie möglich mit dem Notarztwagen in eine Innere Klinik zu transportieren. Diese hat der Arzt zudem sofort fernmündlich zu unterrichten, um eine kontinuierliche Überwachung an einem EKG-Monitor sicherzustellen und dadurch die nach einem akuten Herzinfarkt drohenden Komplikationen von Herzrhythmusstörungen und einer Schocksymptomatik mit oft letalem Ausgang unverzüglich erfassen und ggf. behandeln zu können. Ziel der Behandlung eines akuten Herzinfarktes ist heute die Revaskularisation stenotischer oder verschlossener Koronargefäße, entweder mittels einer systemischen Fibrinolyse bzw. einer sofortigen PTCA (perkutanen transluminalen Dilatation befallener Koronargefäße mittels eines Katheterballons) oder operativer Maßnahmen im Frühstadium. Versuche einer ambulanten Therapie eines akuten Herzinfarktes sind regelmäßig nicht mehr zu verantworten." Unter den bis Ende 1999 von der Gutachterkommission festgestellten 4747 vorwerfbaren Behandlungsfehlern wurden 339 (7,14%) fachübergreifende Diagnosefehler festgestellt. Darunter waren 24 Verfahren, in denen ein akuter Herzinfarkt verkannt worden war. Betroffen waren vor allem Ärzte für Allgemeinmedizin [8].

In diesem Zusammenhang soll nochmals auf die beiden früheren Urteile des BGH zu Peritonitis-Fällen eingegangen werden, die in Fachkreisen bestens bekannt sind:

◢ Im ersten Urteil aus dem Jahre 1980 heißt es [1]: „Für die Bejahung eines Ursachenzusammenhangs ist es unerheblich, ob die Patientin wegen der sich ausbreitenden Bauchfellentzündung möglicherweise ohnehin gestorben wäre. Es genügt, dass ihr Tod früher eintrat, als er ohne das pflichtwidrige Unterlassen eingetreten wäre."

◢ In einem zweiten Urteil hat der BGH später formuliert [2]: „Infolgedessen reicht es für die Bejahung des Kausalzusammenhangs aus, dass der Tod der Patientin mehrere Stunden früher eintrat, als er ohne das pflichtwidrige Verhalten des Angeklagten eingetreten wäre … Zwar vertrat nur einer der hierzu vernommenen Sachverständigen die Auffassung, dass im Falle einer Operation das Leben der Patientin um einen wesentlichen Zeitraum, mindestens um zwei Stunden, verlängert worden wäre, während zwei andere Sachverständige diese Frage nicht oder nicht mit Sicherheit zu bejahen vermochten. Gleichwohl genügt das Urteil des Landgerichts den Anforderungen, die in einem solchen Fall, in dem es sich um eine schwierige Beweisfrage handelt, an die Begründung der Entscheidung zu stellen sind."

Der BGH hat aber danach nochmals sehr deutlich festgestellt [3]: „Der für die Verurteilung wegen fahrlässiger Tötung erforderliche Ursachenzusammenhang zwischen ärztlichem Versäumnis und Todeseintritt ist vielmehr nur dann festgestellt, wenn sich das Tatgericht die Gewissheit verschafft, dass die gebotenen Maßnahmen das Leben der Patientin mit an Sicherheit grenzender Wahrscheinlichkeit gerettet oder verlängert hätten."

Ulsenheimer hat bereits 1998 die Position vertreten, dass es als Folge der neuen „Kausalitäts-Judikatur" des BGH zu einer Ausweitung der strafrechtlichen Arzthaftung gekommen ist [7]. Er sagt: „Dass die neue ‚Kausalitäts-Rechtsprechung' des BGH tendenziell zu einer Ausweitung der strafrechtlichen Arzthaftung wegen fahrlässiger Tötung führen kann, lässt sich ernsthaft nicht bestreiten. Ein Blick in den praktischen Alltag

zeigt aber zugleich auch deutlich, dass alle medizinischen Sachverständigen sehr zurückhaltend bei der Bejahung einer ‚an Sicherheit grenzenden Wahrscheinlichkeit' für die Lebensverlängerung sind."

Die eigenen Schlussfolgerungen – speziell aus Hamburger Sicht – gehen dahin, dass sich unter den Aspekten der BGH-Rechtsprechung trotz einer hohen Letalität des akuten Myokardinfarktes von 40% bis zum 28. Tag diverse Konstellationen herausarbeiten lassen, bei denen die Überlebenszeit des Herzinfarktes relevant verlängert worden wäre, wenn unverzüglich die zutreffende Verdachtsdiagnose gestellt worden wäre und die heutzutage erforderlichen Sofortmaßnahmen eingeleitet worden wären (sofortige Einlieferung in eine medizinische Spezialeinheit zur Differenzierung und Behandlung von Brustschmerzen bzw. Herzinfarkt). Dies ist heutzutage vielerorts problemlos möglich. Ein akuter Herzinfarkt mit isolierter Stenose ohne Herzrhythmusstörungen und Myokardschaden hat beste Chancen für eine Restitutio ad integrum. Die gutachterliche Aussage allein, dass ein Herzinfarkt eine lebensbedrohliche Erkrankung ist, bei der man trotz optimaler Behandlung nicht mit an Sicherheit grenzender Wahrscheinlichkeit ein Überleben des Patienten gewährleisten kann, ist zu banal. Überspitzt man diese Aussage polemisch, dann kommt man zu dem Schluss, dass das Leben stets tödlich endet bzw. dass ein Überleben nie garantiert werden kann, jedenfalls nicht mit hundertprozentiger Wahrscheinlichkeit.

Literatur

[1] BGH vom 18.05.1980. NStZ (1981), 218
[2] BGH. NStZ (1985), 26–27
[3] BGH vom 12.10.1987. MDR (1988), 10
[4] Heinemann A, Meinertz T, Püschel K, Fehldiagnostizierter Myokardinfarkt. Klinische und forensische Aspekte. Med Welt (1995), 46, 487–491

[5] Löwel H et al. (2006) Koronare Herzkrank-
     heit und akuter Myokardinfarkt. Heft 33
     der Gesundheitsberichterstattung des
     Bundes. Robert Koch-Institut, Berlin
[6] Mattig B, Erkens R, Mattig W (1995) Be-
     gutachtung tödlicher Herzinfarkte. 74.
     Jahrestagung der Deutschen Gesellschaft
     für Rechtsmedizin. Aachen, 19.–23. Sep-
     tember 1995, Vortrag 13
[7] Ulsenheimer K (1998) Kausalität zwischen
     Sorgfaltspflichtverletzung und Erfolg (Tod

oder Körperverletzung). In: Ulsenheimer K
(Hrsg) Arztstrafrecht in der Praxis,
207–226. C.F. Müller, Heidelberg
[8] Weltrich H et al. (2004) Diagnostische
     Versäumnisse bei einem Myokardinfarkt.
     In: Hoppe KJ (Hrsg) Aus der Arbeit der
     Gutachterkommission für ärztliche Be-
     handlungsfehler bei der Ärztekammer
     Nordrhein, 23–25. Ärztekammer Nord-
     rhein, Düsseldorf

III Prophylaxe von Medizinschadensfällen – Patientensicherheit

15 Verbesserung der Datenlage zu Medizinschadensfällen und Behandlungsfehlern bzw. Behandlungsfehlervorwürfen

Günther Jonitz, Sonja Barth

15.1 Einleitung

Fehlervorkommnisse in der Medizin stellen ein zentrales Qualitätsproblem dar. Das Ziel aller Bestrebungen, die Patientensicherheit zu steigern, ist es, vermeidbare gesundheitliche Schäden für Patienten zu verhindern und Fehlerereignissen in der Medizin vorzubeugen. Die Kernfrage, mit der sich alle Beteiligten – von Ärzten über Pflegekräfte bis hin zu den Patienten selbst – bei der Auseinandersetzung mit dem Thema Patientensicherheit in Deutschland beschäftigen, lautet demzufolge „Wie können wir Patienten vor gesundheitlichen Schäden schützen, die durch fehlerhafte medizinische Behandlungsprozesse entstehen?". Oder anders formuliert: Es geht darum, die Zahl der Fehlerereignisse in der Medizin nachhaltig zu minimieren. Um dies zu erreichen, müssen wir u.a. mehr darüber wissen,

- welche Fehler sich in unserem Versorgungskontext in Deutschland konkret ereignen,
- in welcher Häufigkeit Fehler hierzulande auftreten,
- welche negativen Auswirkungen sie zur Folge haben sowie
- welche Ursachen Fehlern in der medizinischen Versorgung zugrunde liegen.

Wie wir – nicht nur zurückgehend auf die wegweisenden Veröffentlichungen zur allgemeinen Fehlerforschung von James Reason [6–9], sondern auch aus den zwischenzeitlich zahlreich für die Gesundheitsversorgung vorliegenden internationalen Studien – wissen, lassen sich unerwünschte Ereignisse und die sich daraus ergebenden gesundheitlichen Beeinträchtigungen von Patienten nicht mehrheitlich auf singuläre, isolierbare Fehlerereignisse bzw. das Versagen von Einzelnen zurückführen. Erst das Zusammenwirken von unterschiedlichen und für sich allein genommen geringfügigen, d.h. nicht schadensrelevanten Abweichungen in der Behandlungsroutine führt dazu, dass fehlerbedingte Schäden zustande kommen. Vor allem die Addition mehrerer Handlungsabweichungen ist ausschlaggebend dafür, dass sich am Ende von Handlungsketten Fehler mit negativen Konsequenzen für Patienten ereignen können.

Die Aufgabe, fehlerbehaftete Prozesse zu reduzieren bzw. zu vermeiden, konzentriert sich deshalb auf die umfassende Analyse des komplexen Handlungsgeschehens in der Medizin.

Jüngste wissenschaftliche Erkenntnisse lassen den Schluss zu, dass bei etwa 5–10% aller Behandlungsfälle im Krankenhaus unerwünschte Ereignisse auftreten, wobei es sich in 2–4% dieser Fälle – das sind bis zu 680 000 Patienten in Deutschland – um vermeidbare, d.h. fehlerbedingte Ereignisse handelt [1].

Der Rückgriff auf diese internationalen Forschungsergebnisse liefert dabei wichtige Hinweise auf Problemschwerpunkte – wie etwa das Problem der Seitenverwechslung, Medikationsfehler oder auch mangelnde Hygiene – die auch für die gesundheitliche Versorgung in Deutschland relevant sind. Gleichzeitig ist es notwendig, diese Erkenntnisse anhand von Daten, die sich auf die Bevölkerung in Deutschland beziehen, zu überprüfen [11]. Beantwortet werden muss die Frage, welche konkreten Risiken, Gefährdungen und „Sicherheits-Hot-Spots" [12] sich aus dem nationalen Kontext heraus für die Patientenversorgung in Deutschland aufzeigen lassen.

Insofern ist erstens zu prüfen, welche Daten uns bereits zur Verfügung stehen, und zweitens, wie die vorhandenen Daten so genutzt werden können, dass frühzeitig Problemschwerpunkte identifiziert und zielführend Präventionsstrategien entwickelt werden können.

15.2 Datenlage – Status quo

Informationen zu Fehlerereignissen können mit unterschiedlichen Methoden – u.a. über die Durchsicht von Patientenakten, teilnehmende Beobachtung, Befragungen etc. – gewonnen werden (vgl. Kap. 2)

Beinahe-Schäden

Eine Möglichkeit, sich dem Versorgungsgeschehen zu nähern, konkret auftretende Probleme zu untersuchen und dabei das Lernen aus Fehlern zu fokussieren, stellt der Einsatz von Fehlermeldesystemen – Critical Incident Reporting Systems (CIRS) – dar. Hierbei handelt es sich um non-punitive, freiwillige Berichtssysteme, die anonymisierte bzw. pseudonymisierte Fehlermeldungen mit dem Ziel der Fehleranalyse und der Etablierung von Verbesserungsmaßnahmen erfassen [2, 4]. Über CIRS werden hauptsächlich Ereignisse ohne Schadensfolgen abgebildet, wobei der besondere Reiz dieser Methode darin liegt, dass Ärzte und Pflegekräfte detailliert risikobehaftete Ereignisse schildern, sodass auf dieser Basis auf die spezifischen Situationen eingegangen und die darin aufgetretenen kritischen Faktoren analysiert werden können. Der zentrale Erfolgsfaktor für CIRS ist das Vertrauen der Berichterstatter in dieses Meldesystem. Nur wenn Ärzte und Pflege-

kräfte sicher sein können, dass sowohl die Wahrung der Anonymität und Sanktionsfreiheit als auch zeitnahe Rückmeldungen zu ihren Meldungen gegeben sind, wird dieses Instrument mit Leben erfüllt. Mittels CIRS lässt sich dann – auf der Basis der Freiwilligkeit und Vertraulichkeit – ein reicher Schatz an prozessbezogenen Hinweisen zur Fehlervermeidung heben, noch bevor Schäden entstehen.

Medizinschadensfälle und Behandlungsfehlervorwürfe

Eine andere Möglichkeit, die in unserem Gesundheitssystem auftretenden Probleme im Bereich Patientensicherheit zu untersuchen, liefern Angaben zu Medizinschadensfällen und vermuteten Behandlungsfehlern, die überwiegend vonseiten der Patienten und ihrer Angehörigen berichtet werden. Diese Meldungen werden in Deutschland von unterschiedlichen Institutionen erfasst. Sowohl die Gutachterkommissionen und Schlichtungsstellen der Landesärztekammern, Patientenberatungsstellen, Krankenkassen, Haftpflichtversicherungen [5] (s.a. Kap. 19) aber auch Gerichte und rechtsmedizinische Institute [3] befassen sich mit Behandlungsfehlervorwürfen (s.a. Kap. 6).

Die Registerhalter analysieren die Daten entsprechend der von ihnen verfolgten Fragestellung bzw. Zielsetzung. Allen Institutionen gemein ist, dass sie den Patienten bei der Klärung eines Verdachtes auf einen Behandlungsfehler unterstützend zur Seite stehen.

Der Fokus reicht dabei von der Patientenberatung, -information und -aufklärung über die Unterstützung von Patienten bei Schadensersatzforderungen, gerichtliche Klärung, außergerichtliche Begutachtungsverfahren (s.a. Kap. 3) bis hin zur Initiierung von konkreten Fortbildungsmaßnahmen im Bereich Fehlermanagement sowie Etablierung von Maßnahmen zur Qualitätsverbesserung und des Risikomanagements im Versorgungsalltag.

In der Regel findet bei den einzelnen Registerhaltern keine auf das gesamte Bundesgebiet bezogene Zusammenführung ihrer jeweiligen Daten statt. Eine Ausnahme stellt hier die bundeseinheitliche Statistik der Gutachterkommissionen und Schlichtungsstellen der Landesärztekammern (Medical Error Reporting System – MERS) dar, die Daten aus allen Bundesländern einheitlich abbildet und so Aussagen zulässt, die sich auf alle von ihnen durchgeführten außergerichtlichen Begutachtungsverfahren in Deutschland beziehen.

Die Registerhalter unterscheiden sich weiterhin in ihren Erfassungsmethoden – hier reicht die Dokumentation von papiergebunden bis hin zu EDV-gestützten Datenbanken – sowie in Bezug auf die Auswahl und Differenzierung der von ihnen erfassten Parameter. Diese Heterogenität in der Datenerfassung erschwert es, datenbasierte Aussagen über bevölkerungsrelevante Sicherheitsprobleme zu machen. Zurückgegriffen werden muss deshalb nach wie vor auf Hochrechnungen und Schätzungen, die auf unterschiedlichen Datensätzen basieren [10].

15.3 Verbesserung der Datenlage – Handlungsbedarf

Die Bestrebungen zur Verbesserung der Datenlage zielen darauf ab, Fehler in der medizinischen Versorgung zu minimieren und so die Sicherheit von Patienten zu steigern. Folgende Anliegen sind unseres Erachtens dabei grundlegend:

Gemeinsame Sprache

Ein wichtiger Ansatzpunkt bei der Verbesserung der Datenlage bezieht sich darauf, dass die Daten, die bei den unterschiedlichen Einrichtungen erfasst werden, miteinander in Beziehung gesetzt werden können. Grundlage hierfür ist eine registerübergreifende Nomenklatur, die es ermöglicht, aus allen Registern auf Anfrage Informationen zu spezifischen Fragestellungen zu bekommen, um so auf bereits erkennbare oder sich prospektiv abzeichnende Problemschwerpunkte in der Versorgung aufmerksam machen zu können.

Genau hier setzt die Strategie des Aktionsbündnisses Patientensicherheit an. Die Arbeitsgruppe Behandlungsfehlerregister des Aktionsbündnisses zielt darauf ab, die Datenlage dahin gehend zu verbessern, dass standortübergreifend Problemschwerpunkte erkannt und frühzeitig Fehlerpräventionsstrategien entwickelt werden können. Die Arbeitsgruppe schlägt vor, einen übergreifenden Datensatz zu definieren, der von allen Registerhaltern konsentiert wird und dessen Parameter zukünftig in allen Registern berücksichtigt werden. Dieser sogenannte Kerndatensatz ermöglicht es, problembezogen und standortübergreifend Erkenntnisse zusammenzuführen. Die sehr detaillierte Auffächerung der Erfassungsparameter, die die bundeseinheitliche Statistik der Gutachterkommissionen und Schlichtungsstellen (MERS) zugrunde legt, diente der Arbeitsgruppe als Ausgangspunkt bei der ersten Bestimmung von Angaben, die es erlauben sollen, Fehlerereignisse differenziert zu betrachten. Der Kerndatensatz soll demzufolge u.a. über die beteiligten Fachgebiete, die durchgeführten Maßnahmen, den Behandlungskontext (stationär/ambulant), die Fehlertypen sowie die Ursachen und den Schweregrad von Schäden Auskunft geben.

Nur wenn sich alle Akteure über eine gemeinsame Sprache (Kerndatensatz) verständigen können, kann es gelingen, dass die dezentral zum Teil bereits sehr umfassend vorhandenen Erkenntnisse zu Fehlerereignissen auch registerübergreifend genutzt und so zielführend allen an der Versorgung Beteiligten zur Verfügung gestellt werden können.

Fehlerprävention durch Lernen aus Fehlern

Ein weiterer Schwerpunkt der Strategie des Aktionsbündnisses ist es, über die Definition des Kerndatensatzes einen intensiven Informationsaustausch über Strategien zur Verbesserung der Patientenversorgung zu fördern. Denn aus Fehlern zu lernen, setzt eben gerade nicht voraus, nur aus eigenen Fehleranalysen Schlussfolgerungen zu ziehen. Stattdessen liegt das Hauptaugenmerk darauf, im Sinne eines Frühwarnsystems aus Medizinschadensfällen zu lernen – unabhängig davon, in welchem Kontext Fehler zutage getreten sind bzw. bei welcher Einrichtung die Analyse durchgeführt wurde. Der standortübergreifende Wissensaustausch über Fehlerursachen und Fehlerkonstellationen auf der Basis von anonymisierten Fallanalysen soll zum einen dazu beitragen, die Sensibilität für risikobehaftete Situationen zu steigern. Zum anderen soll das Wissen über Fehler breitenwirksam für die Konzeption von Fortbildungsmaßnahmen genutzt werden können.

Verbesserung der Sicherheitskultur

Kernbestandteil einer „verbesserten" Sicherheitskultur ist ein Umgang mit Fehlern, der nicht durch die Frage „wer ist schuld", sondern „was ist schuld" geprägt ist. Die Sicherheitskultur ist dabei Bestandteil einer Qualitätskultur, die die Optimierung von Versorgungsprozessen zum zentralen Gegenstand hat.

In Bezug auf die Verbesserung der Datenlage zu Medizinschadensfällen und Behandlungsfehlern trägt eine derart geprägte Sicherheitskultur dazu dabei, dass bei der Datenerfassung insbesondere Parameter berücksichtigt werden, die eine differenzierte Fehlerursachenanalyse erlauben.

Eine im Sinne der Fehlerminimierung konnotierte Sicherheitskultur führt weiterhin dazu, dass sich die verschiedenen Registerhalter verstärkt über ihre dezentral zur Verfügung stehenden Erkenntnisse zu Fehlerereignissen und Präventionsmöglichkeiten austauschen. Im Vordergrund dabei steht das gemeinsame Interesse des Lernens aus je-

dem Fehler, wobei die Datenautonomie bei den Registerhaltern bestehen bleibt. Fehler lassen sich – auch in der Medizin – nicht gänzlich vermeiden. Im Hinblick auf die Sicherheit von Patienten ist es jedoch elementar, dass sich insbesondere solche Fehlerereignisse, die gesundheitliche Schäden für Patienten zur Folge haben, nicht wiederholen können.

Sicherheitskulturelles Handeln ist darüber hinaus darauf ausgerichtet, die über den Einzelfall hinaus reichenden kritischen Faktoren in Fehlersituationen erkennbar zu machen. Denn erst das Herausarbeiten von wiederkehrenden Fehlermustern führt dazu, dass nachhaltig fehlerbehafteten Situationen vorgebeugt werden kann. Hilfreich hierbei ist, dass auch Daten aus unterschiedlichen Quellen – etwa CIRS und Behandlungsfehlerregister – miteinander in Beziehung gesetzt werden können, um so ein umfassenderes Bild des gesamten Versorgungsgeschehens zu erhalten.

Ein verbesserter Umgang mit Fehlern hat angstfreie, vertrauensbasierte Kommunikation über Fehler zur Grundlage. Dies betrifft sowohl die intra- und innerprofessionelle Auseinandersetzung als auch die Thematisierung von Fehlerereignissen den Patienten gegenüber. Vor allem die erlebte „ärztliche Sprachlosigkeit" führt Patienten dazu, ihre Fragen nicht im Dialog mit dem Arzt zu klären, sondern sich an andere Stellen zu wenden. Je gesprächsbereiter Ärzte auf die Sorgen und Leiden von Patienten reagieren, je offener der Patient darüber aufgeklärt wird, was moderne Medizin leisten kann und wo ihre Grenzen liegen, desto eher lassen sich bereits im Vorfeld von Begutachtungsverfahren etwaige Missverständnisse klären.

15.4 Fazit

Patientensicherheit in Deutschland fokussiert die Prävention von Fehlern – unabhängig davon, ob sie Schäden zur Folge haben oder nicht. Dabei liefern die Forschungsergebnisse internationaler Studien wichtige Hinweise auf existierende Qualitätsprobleme in der gesundheitlichen Versorgung.

Um Tendenzen der Skandalisierung als auch der Tabuisierung des Themas entgegenzuwirken, ist eine von allen beteiligten Akteuren getragene vertrauensvolle Zusammenarbeit an der weiteren Optimierung der Datenbasis für Deutschland notwendig.

Literatur

[1] Aktionsbündnis Patientensicherheit (Hrsg) (2006) Agenda Patientensicherheit 2006. http://www.aktionsbuendnis-patienten sicherheit.de/in_dok (03.11.2006)

[2] Barth S (2006) Fehlermeldesysteme in der Ärzteschaft: Hilfe zur Sicherung der Versorgungsqualität und zur Vermeidung von Patientenreklamationen. In: Nachtigäller C, Schönle PW, DVfR-Publikationsreihe „Interdisziplinäre Schriften zur Rehabilitation, Konfliktmanagement bei strittigen Leistungen zur Rehabilitation" – Einigungsmöglichkeiten für Geber und Nehmer in der Anwendung sozialer Rechte?, 33–37. Gentner, Stuttgart

[3] Preuß J, Dettmeyer R, Madea B (2005) Begutachtung behaupteter letaler und nicht-letaler Behandlungsfehler im Fach Rechtsmedizin. Bundesweite Multicenterstudie im Auftrag des Bundesministeriums für Gesundheit und Soziale Sicherung. http://www.bmg.bund.de/cln_040/nn_599776/sid_EC847B58C91DF63E8806FA82580037 32/SharedDocs/Publikationen/Forschungs berichte/f-338-10048,param=.html__nnn= true (26.01.2007)

[4] Jonitz G (2006) CIRS – wie wir aus Fehlern lernen können. „Critical Incident Reporting System". In: Der Gynäkologe spezial (Kongresszeitung), l. Springer, Berlin, Heidelberg, New York

[5] Klocke M, Wie schlimm geht es in deutschen Krankenhäusern zu? Arzt und Krankenhaus (2005), 1–5

[6] Reason J, Human error: models and management. British Medical Journal, (2000), 320, 768–770

[7] Reason J (1997) Managing the risks of organizational accidents. Ashgate, Hampshire

[8] Reason J, Understanding adverse events: human factors. Qual Health Care (1995), 4, 80–89

[9] Reason J (1990) Human Error. Cambridge University Press, Cambridge

[10] Hansis ML et al. (2001) Medizinische Behandlungsfehler in Deutschland. In: Robert Koch-Institut (Hrsg) Gesundheitsberichterstattung des Bundes, Heft 04/01 http://www.rki.de/cln_011/nn_226040/DE /Content/GBE/Gesundheitsberichterstattung/Publikation/Themenhefte/medizinische__behandlungsfehler__inhalt.html (13.07.2005)

[11] Schrappe M, Patientensicherheit im Krankenhaus als Gegenstand der Versorgungsforschung. Bundesgesundheitsbl (2006), 198–201

[12] Stiftung für Patientensicherheit (2006) CIRRNET – Critical Incident Reporting and Reacting NETwork. Projektbeschrieb. http://www.patientensicherheit.ch/de/projekte/cirrnet.html (26.01.2007)

16 Incident Reporting Systeme – in jedem Zwischenfall ein Fehler?

Christian Thomeczek, Julia Rohe, Günter Ollenschläger

16.1 Hintergrund

Behandlungsschäden und Fehler in der Medizin sind kein neues Thema. Schon der Hippokrates zugeschriebene Wahlspruch (ca. 5. Jahrhundert v.Chr.) „Primum non nocere" [1] manifestiert den Wunsch, dem Patienten „zuerst einmal nicht zu schaden". Im letzten Jahrhundert wurden dann z.B. Morbiditätskonferenzen und Obduktionen genutzt, um unerwünschte, möglicherweise fehlerhafte Verläufe von Eingriffen zu untersuchen und daraus zu lernen. Aber erst durch Untersuchungen in den letzten 15 Jahren wurde erkannt, dass Behandlungsschäden und Fehler in der Medizin ein relativ häufiges Problem sind und auch Todesfälle verursachen. Der im Jahr 2000 erschienene Bericht des US-amerikanischen Institute of Medicine [2] postuliert aufgrund von Forschungsergebnissen von Brennan und Leape aus dem Jahr 1991 [3, 4], dass jährlich 44 000–98 000 Todesfälle in US-amerikanischen Kliniken durch Fehler verursacht werden. Aufgerüttelt durch diese Berechnungen und die ähnlichen Ergebnisse anderer Wissenschaftler z.B. Thomas in den USA [5], Vincent in England [6] und Wilson in Australien [7], begann man das Thema Patientensicherheit systematischer als bisher zu bearbeiten. Weltweit wurden verschiedenste Institutionen zur Förderung der Patientensicherheit gegründet, und vielfältige Maßnahmen zur Vermeidung von Behandlungsfehlern wurden ergriffen. Eine davon ist die Einführung von sogenannten Fehlerberichts- und Lernsystemen, auch Incident Reporting Systeme (IR-Systeme) oder Berichtssysteme genannt. Der Kerngedanke dieser Systeme ist das Berichten von eigenen oder beobachteten sicherheitsrelevanten Ereignissen, sodass diese systematisch analysiert werden und man selbst, aber auch andere daraus lernen können.

16.2 Umgang mit Fehlern

Im Rahmen der Aktivitäten zur Verbesserung der Patientensicherheit wurde deutlich, dass der bisherige Umgang mit Fehlern nicht zielführend ist. Im Gesundheitswesen ist die traditionelle, personenorientierte Perspektive bis heute weit verbreitet. Ärzte/Ärztinnen oder Krankenschwestern/Pfleger werden – wenn ihnen ein Fehler unterläuft – persönlich beschuldigt (Wie konnte Ihnen das passieren? Warum passen Sie nicht auf?), gelegentlich vor Kollegen oder Patienten gemaßregelt bzw. bestraft oder zumindest angewiesen, „besser aufzupassen". Schulungen und Fortbildungen der „Schuldigen" werden nur in Ausnahmefällen als Verbesserungsmöglichkeit gesehen. Dieser Umgang mit Fehlern versucht, durch die Veränderungen des Einzelnen die Sicherheit zu verbessern. Es wird jedoch außer acht gelassen, dass die Fehlleistungen Einzelner häufig durch Sicherheitslücken im System (mit-)verursacht werden und es daher nur eine Frage der Zeit ist, bis einem anderen Mitarbeiter ein ähnlicher Fehler aufgrund der gleichen Sicherheitslücke passiert [8, 9].

Verschiedene Forscher postulierten daher die Notwendigkeit, eine systemorientierte Sichtweise im Gesundheitswesen, analog der in Hochrisikoindustrien üblichen, zu entwickeln und anzuwenden. Diese Perspektive geht grundsätzlich davon aus, dass Menschen fehlbar sind und dass das System selbst (z.B. ein Krankenhaus oder eine Arztpraxis) sicher angelegt sein muss, um Fehler und daraus resultierende Behandlungsschäden zu vermeiden. Das bedeutet, dass organisatorische Prozesse, Geräte, Medikamentenverpackungen usw. derart gestaltet sein müssen, dass die Fehlermöglichkeiten geringer sind und dass trotzdem gemachte Fehler keine dramatischen Auswirkungen haben [8, 10].

Diese Sichtweise findet sich in Incident Reporting Systemen insofern wieder, als dass sie versuchen, systematisch aus Fehlern und unerwünschten Ereignissen zu lernen, und dass bei der Analyse der Ereignisse der Schwerpunkt auf die systematische Ursachenforschung gelegt wird.

Vorbilder in der Industrie

In risikoreichen Industriezweigen (kommerzielle Luft- und Seefahrt, Atomenergie) wurde schon viel früher erkannt, dass die systematische Aufarbeitung von Fehlern und kritischen Ereignissen wertvolle Hinweise auf Sicherheitslücken in den jeweiligen Systemen liefern kann. Das bekannteste Berichtssystem ist vermutlich das Aviation Safety Reporting System (ASRS) [11] der Federal Aviation Administration in den USA (s. Abb. 16.1). Seit 1975 werden alle Piloten, das gesamte Bord- und Bodenpersonal, Mechaniker und andere in der Luftfahrt beteiligte Personen aufgefordert, tatsächlich oder potenziell gefährliche Situationen per Post oder Internet an das ASRS zu berichten. Die Berichte sind streng vertraulich, und den Berichtenden ist Immunität vor möglichen Sanktionen garantiert, wenn sie den Bericht binnen zehn Tagen nach dem Ereignis ein-

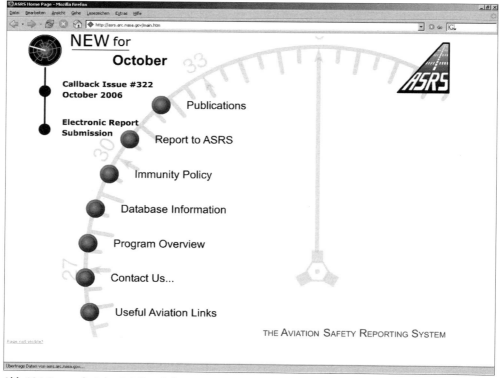

Abb. 16.1: Screenshot des Aviation Safety Reporting Systems

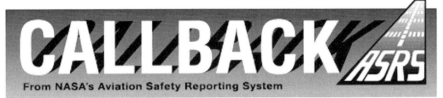

CALLBACK ASRS

From NASA's Aviation Safety Reporting System

Number 320

August 2006

Interrupted Checklists

Checklists are an orderly and sequential collection of "best practices" for configuring an aircraft for safe flight. Checklists must often be accomplished amid a host of competing cockpit priorities–obtaining clearance, responding to calls from ATC, consulting charts, taxiing for takeoff, and communicating with the cabin crew, to name just a few. Routine cockpit duties can interfere with reading of the checklist and lead to "checklist disruptous"–failure to complete the checklist and configure the aircraft properly for flight.

The consequences of disrupted or interrupted checklists are varied and potentially serious, as illustrated by this month's selection of ASRS reports on the subject.

☑ Checklist Interrupted–No Flaps Takeoff

This B737-800 flight crew was interrupted twice while running pre-departure checklists, and a cockpit warning device that could have alerted them to the aircraft's unsafe configuration, failed to function.

■ ...We performed the After Start checklist and the First Officer called for taxi. As we started the taxi, I called for the Taxi checklist, but immediately became confused about the route and queried the First Officer to help me clear up the discrepancy. We discussed the route and continued the taxi... We were cleared for takeoff [on] Runway 01, but the Flight Attendant call chime wasn't working. I had called for the Before Takeoff checklist, but this was interrupted by the communications glitch. After affirming the Flight Attendants [were] ready, we verbally confirmed the Before Takeoff checklist complete. On takeoff, rotation and liftoff were sluggish. At 100-150 feet as I continued to rotate, we got the stick shaker. The First Officer noticed the no-flap condition and placed the flaps to 5 degrees. The rest of the flight was uneventful. We wrote up the takeoff warning horn but found the circuit breaker popped at the gate.

The cause of this potentially dangerous situation was a breakdown in checklist discipline attributable to cockpit distraction. The Taxi checklist was interrupted by my taxi route confusion. The Before Takeoff checklist was interrupted by a Flight Attendant communication problem. And for some reason, the takeoff warning horn circuit breaker popped, removing the last check on this sort of thing... From now on, if I am interrupted while performing a checklist, I intend to do the whole thing over again.

Another procedure used by many pilots is to stop (hold) the checklist at the item where an interruption takes place; when the checklist resumes, repeat the last completed item and continue with the rest of the checklist.

☑ Checklist Interrupted– Low Pressurization

A Citation flight crew learned that skipping the Preliminary Checklist can lead to a deflating flight experience.

■ While climbing through FL220, I observed an amber caution annunciator system message about cabin altitude. I donned my mask and stopped climb. The Captain informed ATC that we had a pressurization problem and needed to level off. Seconds later, while the Captain was performing the Abnormal checklist, we got a red caution annunciator system message. The Captain donned his mask and informed ATC that we were descending while I flew the aircraft. We were cleared to 11,000 feet. Upon further completion of the checklist we discovered that the bleed selects were both off. Selecting the proper position on the bleeds solved the problem.

Interruptions to the preflight routine contributed to non-accomplishment of the Preliminary Checklist. I skipped ahead to the next checklist in order to start the APU, and forgot to return to the Preliminary Checklist. The most effective method of preventing a recurrence is to not attempt to do procedures out of sequence on the checklist.

☑ Checklist Interrupted–Runway Excursion

A Challenger flight crew found that holding instructions interfered with completion of the In Range Checklist.

■ Approaching the VOR, we were slowing for the approach to ZZZ. I had started the 'In Range' Checklist, completing most of the items on the list, when we received holding instructions only 1-2 miles from the holding fix. By the time I responded to ATC, we were nearly on top of the fix. I interrupted the checklist to prepare for the hold. After entry...we received a vector to intercept the localizer for the ILS approach to ZZZ. The approach was completed normally to touchdown. When we landed on the wet Runway 26 at ZZZ, we attempted to deploy the thrust reversers, which did not deploy. When I checked the switches, the 'unsafe to arm' lights were on. It took a few seconds to stow the levers and arm the reversers, but it was too late. With the very wet runway and downhill landing, we were unable to stop before the end of the runway. We exited the end of the runway at a relatively low speed hitting a runway end light...Arriving at the ramp, we inspected the aircraft to find a slightly damaged right gear door...

Upon reflection...it seems evident to me that I never completed the interrupted 'In Range' Checklist, thereby not arming the thrust reverse system prior to landing.

ASRS Alerts Issued in June 2006			June 2006 Report Intake	
Subject of Alert	**No. of Alerts**	A Monthly Safety Bulletin from The Office of the NASA Aviation Safety Reporting System, P.O. Box 189, Moffett Field, CA 94035-0189 http://asrs.arc.nasa.gov/		
Aircraft or aircraft equipment	8		Air Carrier/Air Taxi Pilots	2223
Airport facility or procedure	2		General Aviation Pilots	766
Company policy	1		Controllers	83
Company policy	1		Cabin/Mechanics/Military/Other	137
Total	12		TOTAL	3209

Abb. 16.2: Publikation „Callback" des Aviation Safety Reporting Systems

reichen. Bisher sind rund 600 000 Berichte eingegangen. Die Analysen der geschilderten Ereignisse identifizieren Probleme und Schwachstellen in den Flugsicherheitssystemen und Sicherheitsprozeduren und tragen zu deren Verbesserung bei. Außerdem dienen die Ergebnisse als Datenbasis für die Entwicklung von neuen Richtlinien oder neuer Ausrüstung in der Luftfahrt. Darüber hinaus gibt es zwei periodisch erscheinende Veröffentlichungen, „Callback" und „Directline", die jeweils Berichte und Schlussfolgerungen zu bestimmten Themen (z.B. Unterbrechungen bei der Arbeit mit Checklisten [12] (s. Abb. 16.2)) zusammenfassen.

16.3 Berichtssysteme in der Medizin

In den letzten Jahren wurden weltweit verschiedene medizinische Incident Reporting Systeme entwickelt. Dabei werden im Gesundheitswesen Tätige aufgefordert, über sicherheitsrelevante Ereignisse zu berichten. Anschließend werden die Berichte von Experten analysiert. Mit „Experten" ist eine Arbeitsgruppe (evtl. fachspezifisch und berufsgruppenübergreifend) gemeint, die besonderes Wissen und Können in der systematischen Analyse von sicherheitsrelevanten Ereignissen hat. Die Ergebnisse bzw. Veränderungsvorschläge werden von den Experten an die Nutzer des Systems zurückgegeben. Die Nutzer können dann die Verän-

derungsvorschläge umsetzen (s.a. Abb. 16.3). Trotz ihres verbindenden Grundgedankens – aus Fehlern lernen – sind die medizinischen Incident Reporting Systeme zum Teil sehr verschieden aufgebaut. Auf die relevantesten Unterschiede wird in den nachfolgenden Abschnitten eingegangen.

Intern oder extern. Ein Berichtssystem kann innerhalb einer Institution (z.B. im Krankenhaus) – intern – oder auch institutionsübergreifend – extern – betrieben werden. Ein Beispiel für ein internes Berichtssystem ist das „CIRS-Charite", welches Berichte innerhalb der Charite bearbeitet. Ein externes Berichtssystem ist beispielsweise www.jederfehler-zaehlt.de, das sich an alle Hausarztpraxen im deutschsprachigen Raum richtet. Je nach Art des Berichtssystems sind unterschiedliche Möglichkeiten der Berichtsabgabe, des Feedbacks bzw. der Verbesserungsstrategien gegeben.

Die Art des Berichtssystems bestimmt häufig die Art der Berichtsabgabe. Externe Systeme greifen meist auf ein internetbasiertes Formular zurück, während interne Systeme auch mit handschriftlichen Berichten auf vorgedruckten Formularen arbeiten können. Einige Incident Reporting Systeme lassen beide Arten der Berichtsabgabe zu.

Die Analyse von Berichten kann, wenn sie durch ein internes Team erfolgt, ggf. die spezifischen Umstände in einer Abteilung/ Krankenhaus besser berücksichtigen und auch sehr spezifische Verbesserungsvorschlä-

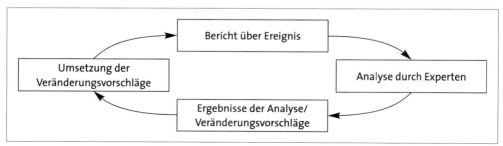

Abb. 16.3: Ablauf eines Incident Reporting Systems

ge formulieren. Die Umsetzung kann durch die Experten selbst angeregt und unterstützt werden. Bei einem externen System können sich die Analysen ausschließlich auf den vorliegenden Bericht beziehen, und die Ergebnisse bzw. Verbesserungsvorschläge können meist nur allgemeiner Natur sein. Die Anpassung und Umsetzung dieser Vorschläge muss dann in der Institution selbst erfolgen.

Freiwillig oder verpflichtend. Es existieren sowohl freiwillige als auch verpflichtende Berichtssysteme. Es ist jedoch umstritten, ob die Verpflichtung zu berichten tatsächlich höhere Berichtszahlen bewirkt oder eher abschreckend wirkt. Meist wird die Freiwilligkeit als erfolgsfördernde Eigenschaft beschrieben [13].

Definition, was berichtet werden soll. Einige Berichtssysteme erfassen – meist aus rechtlichen Gründen – ausschließlich Ereignisse, die keinen Schaden verursacht haben (sogenannte Near-miss-Ereignisse bzw. Beinahe-Behandlungsschäden). Andere Systeme können durch ihre Sicherheitsstruktur auch Ereignisse mit Schadensfolge aufnehmen. Die Fehlerhaftigkeit (Vermeidbarkeit) des Ereignisses spielt – hinsichtlich der Definition, was berichtet werden soll – meist nur eine untergeordnete Rolle. Dies ist vor allem deshalb so, weil die Vermeidbarkeit oft nicht einwandfrei festzustellen ist und auch unabhängig davon aus Ereignissen gelernt werden kann. Insofern kann nicht davon ausgegangen werden, dass in jedem Bericht tatsächlich ein Fehler im Sinne eines vermeidbaren fehlerhaften Plans bzw. einer vermeidbaren fehlerhaften Handlung – also ein vermeidbares Ereignis – steckt. Wenige Berichtssysteme fordern die Nutzer auch dazu auf, positive Ereignisse zu berichten, z.B. kritische Situationen, die besonders gut gemeistert worden sind.

Anonym oder vertraulich. Die meisten Berichtssysteme arbeiten ausschließlich mit anonymen Berichten ohne Hinweis auf die involvierten Personen, wenige sind streng vertraulich. Diese haben den Vorteil, dass ggf. Rückfragen zu Details des Ereignisses möglich sind und die Analysen dadurch spezifischer sein können. Die Daten der Berichtenden werden nicht an Dritte weitergegeben.

Freitext oder Kategorien. Die Berichtssysteme unterscheiden sich bezüglich des Anteils der Fragen, die mit Freitext bzw. vorgegebenen Antwortkategorien zu beantworten sind. Viele Experten sind der Meinung, dass vor allem die Informationen in den Freitextfeldern aussagekräftige Analysen des Zwischenfalls zulassen [14].

Eine Zusammenfassung erfolgsfördernder Eigenschaften von Incident Reporting Systemen findet sich in Tabelle 16.1.

Berichtssysteme in der Medizin in Deutschland

Analog zu Vorbildern in sicherheitsorientierten Industrien und in der Medizin im Ausland (z.B. National Reporting and Learning System, England [18], CIRSMedical, Schweiz [19]) wurden in den letzten Jahren auch in Deutschland Incident Reporting Systeme aufgebaut. Neben verschiedensten institutsinternen Systemen finden sich mehrere internetbasierte, institutsübergreifende und teilweise fachspezifische Systeme. Eine Übersicht über internetbasierte Systeme gibt Tabelle 16.2.

16.4 Möglichkeiten und Grenzen

Im Vergleich zu den Maßnahmen des letzten Jahrhunderts (z.B. Morbiditätskonferenzen) bieten Incident Reporting Systeme neue Möglichkeiten der Risikoanalyse:

◢ Im Rahmen eines (internen oder externen) IR-Systems kann über Fehler, Zwischenfälle und unerwünschte Ereignisse

Tab. 16.1: Eigenschaften von erfolgreichen Berichtssystemen [modifiziert nach 13–17]

Eigenschaft	Erklärung
Sanktionsfrei	Es gibt keinerlei Sanktionen für Berichtende und Nutzer.
Anonym oder streng vertraulich	Die Identität des Berichtenden, des Patienten oder der Institution ist entweder vollständig anonym oder streng vertraulich. Die vertraulichen Daten werden niemals an Dritte weitergegeben.
Freiwillig	Die Abgabe eines Berichts ist freiwillig.
Unabhängig	Das Berichtsprogramm ist von jeglicher Autorität, die Berichtende oder Nutzer bestrafen könnte, unabhängig.
Analyse durch Experten	Die Berichte werden von Experten analysiert, die die klinische Situation verstehen und zugrunde liegende Systemfehler erkennen können.
Zeitnahe Rückmeldung und Umsetzung	Die Berichte werden schnell analysiert, und die Ergebnisse bzw. Empfehlungen werden zügig umgesetzt (bei internen IR-Systemen) bzw. für Berichtende und Nutzer veröffentlicht.
Systemorientiert	Die Empfehlungen fokussieren auf Veränderungen von Systemen, Prozessen oder Produkten.
Einfach	Das Berichtsformular ist einfach und für jeden zugänglich.
Freitextfelder	Das Berichtsformular basiert vor allem auf Freitextfeldern.

Tab. 16.2: Übersicht über internetbasierte Incident Reporting Systeme in Deutschland

http://www.cirsmedical.de	Critical Incident Reporting System der deutschen Ärzteschaft. Organisation: Ärztliches Zentrum für Qualität in der Medizin. Zur Verfügung gestellt von Bundesärztekammer und Kassenärztlicher Bundesvereinigung.
http://www.jeder-fehler-zaehlt.de	Fehlerberichts- und Lernsystem für Hausarztpraxen. Organisation: Institut für Allgemeinmedizin der Universität Frankfurt. Gefördert durch das Bundesministerium für Gesundheit.
http://www.pasis.de	Patienten-Sicherheits-Informations-System der Universität Tübingen. Organisation: Tübinger Patienten-Sicherheits-und Simulations-Zentrum, Klinik für Anästhesiologie und Intensivmedizin, Universitätsklinikum Tübingen.
http://www.PaSOS-ains.de	Patienten-Sicherheits-Optimierungs-System der Deutschen Gesellschaft für Anästhesiologie und Intensivmedizin und des Berufsverbands Deutscher Anästhesisten.
http://www.dgss.org	Critical Incident Reporting System der Deutschen Gesellschaft zum Studium des Schmerzes e.V.
http://www.cirs-notfallmedizin.de/home.html	Critical Incident Reporting System und Risikomanagement in der präklinischen Notfallmedizin. Organisation: Abteilung für Anästhesie, Intensivmedizin und Notfallmedizin, Klinikum Kempten.

berichtet und aus diesen gelernt werden, ohne dass die Identität der Beteiligten offengelegt werden muss (Einschränkung bei internen IR-Systemen: bei schwerwiegenden Ereignissen sind die Beteiligten häufig allgemein bekannt). Diese Anonymität erleichtert das Berichten über sicherheitsrelevante Ereignisse und ermöglicht damit das systematische Lernen aus Einzelereignissen, aber auch aus einer größeren Anzahl von Berichten.

◢ Da die Analyse auch Berichte ohne oder mit nur geringer Schadensfolge umfasst, können chronische Schwachstellen in Abläufen oder Verfahren aufgedeckt werden, bevor schwerwiegende Schäden an genau diesen Stellen entstehen. Bei Morbiditätskonferenzen geht und ging es meist nur um schwerwiegende Ereignisse und Schäden.

◢ Seltene Ereignisse (z.B. spezifischer technischer Defekt eines medizinischen Geräts) können durch institutionsübergreifende IR-Systeme bekannt werden und für alle beteiligten Institutionen publik gemacht werden.

◢ Externe IR-Systeme bieten auch kleinen Institutionen des Gesundheitswesens (z.B. Arztpraxen mit nur einem Arzt/einer Ärztin und ein bis zwei Mitarbeiterinnen) die Chance, sich einfach und anonym mit Kollegen/Kolleginnen über Zwischenfälle und Vermeidungsstrategien auszutauschen.

◢ Incident Reporting Systeme können das Risikobewusstsein der im Gesundheitswesen Tätigen fördern und die Sicherheitskultur stärken.

Die Grenzen von Incident Reporting Systemen sind vielfältig und je nach Art des Systems unterschiedlich bedeutsam. Hier soll auf die wichtigsten Beschränkungen von IR-Systemen eingegangen werden:

◢ Die reine Bereitstellung oder Einführung von externen oder internen Berichtssys-

temen hat keinen Einfluss auf die Patientensicherheit. Nur „lebendige" Berichtssysteme mit adäquaten Berichtszahlen, systemorientierten Analysen und sinnvollen Verbesserungsstrategien können die Sicherheitskultur stärken und – möglicherweise[1] – die Patientensicherheit erhöhen.

◢ Incident Reporting Systeme eignen sich nicht, um Aussagen zur Epidemiologie von sicherheitsrelevanten Ereignissen zu machen. Es werden ja lediglich jene Ereignisse betrachtet, die erstens selbst bemerkt oder beobachtet und zweitens dann auch berichtet werden. Man geht davon aus, dass aus einer Vielzahl von Gründen (fehlende Wahrnehmung von Ereignissen; Angst, über Ereignis zu berichten; Zeitmangel, um Bericht abzugeben etc.) nur ein sehr kleiner Bruchteil aller sicherheitsrelevanten Ereignisse berichtet wird [20].

◢ Die Analyse der Berichte steht immer vor dem Problem des „hindsight bias" („Rückschaufehler" bzw. das Problem des „Hinterher ist man immer schlauer"). Das heißt, dass zum Zeitpunkt der Analyse Informationen zum Ablauf und Ergebnis des Ereignisses vorliegen, die der Handelnde während des Ereignisses nicht hatte. Diese Informationen werden aber trotzdem bei der Beurteilung des Ereignisses herangezogen. Dieser Effekt muss besonders bei der Formulierung von Vermeidungsstrategien beachtet werden.

---

1 Der tatsächliche Nachweis, dass Berichtssysteme die Patientensicherheit erhöhen, konnte bisher nicht erbracht werden. Die Schwierigkeit dieses Nachweises liegt darin, dass die Messung aller sicherheitsrelevanten Ereignisse in einer bestimmten Einheit des Gesundheitswesens (z.B. Abteilung eines Krankenhauses oder Arztpraxis) extrem aufwendig ist. Jede Messmethode (retrospektive Aktenanalyse, Beobachtung, Berichte der Beteiligten/Betroffenen etc.) kann immer nur einen Teil aller Ereignisse aufdecken. Außerdem ist die Kausalität von Veränderungen in der Anzahl der sicherheitsrelevanten Ereignisse fast niemals eindeutig zu klären.

16.5 Fazit

Incident Reporting Systeme können einen spezifischen Beitrag zum Risikomanagement im Gesundheitswesen leisten. Für eine erfolgreiche Einführung und Anwendung sind allerdings vielfältige Kriterien zu beachten, und nur eine aktive und „gelebte" Fehlerkultur kann in Verbindung mit einem Incident Reporting System die Patientensicherheit fördern. Die Eigenschaften der bisher eingeführten Berichtssysteme variieren je nach Einsatzbereich; der Grundgedanke – aus Fehlern lernen – ist jedoch allen gemein, auch wenn natürlich nicht in jedem berichteten Ereignis ein Fehler ursächlich beteiligt ist. Eine gute Anleitung [16] nebst Hilfsmitteln zur Implementierung von CIRS wurde von einer Arbeitsgruppe des Aktionsbündnisses Patientensicherheit erarbeitet und im Oktober 2006 vorgestellt.

Literatur

[1] Gehring J, Mattli J, Überlebt HIPPOKRATES? Schweizerische Akademie für Ethik in der Medizin. Landquart (2001). http://www.medizin-ethik.ch/publik/hyppokrates.htm (21.11.2006)

[2] Institute of Medicine (2000) To Err Is Human: Building a Safer Health System. National Academy Press, Washington DC

[3] Brennan TA et al., Incidence of adverse events and negligence in hospitalized patients. Results of the Harvard Medical Practice Study I. N Engl J Med (1991), 324, 370–376

[4] Leape LL et al., The nature of adverse events in hospitalized patients. Results of the Harvard Medical Practice Study II. N Engl J Med (1991), 324, 377–384

[5] Thomas EJ et al., Incidence and types of adverse events and negligent care in Utah and Colorado. Med Care. (2000), 38, 261–271

[6] Vincent C, Neale G, Woloshynowych M, Adverse events in British hospitals: preliminary retrospective record review. Br Med J (2001), 322, 517–519

[7] Wilson RM et al., The quality in Australian health care study. Med J Aust (1995), 163, 458–471

[8] Reason J, Human error: models and management. Br Med J (2000), 320, 768–770

[9] Leape LL et al., Promoting patient safety by preventing medical error. JAMA. (1998), 280, 1444–1447

[10] Leape LL, Error in medicine. JAMA (1994), 272, 1851–1857

[11] Aviation Safety Reporting System. http://asrs.arc.nasa.gov/main.htm (31.10.06)

[12] Callback. Interrupted Checklists (August 2006), Nr 320. http://asrs.arc.nasa.gov/callback_issues/PDF_Files/cb_320.pdf (31.10.06)

[13] Leape LL, Reporting of adverse events. N Engl J Med (2002), 347, 1633–1638

[14] World Health Organization (WHO). WHO Draft Guidelines for adverse event reporting and learning systems. From Information to action (2005). http://www.who.int/patientsafety/events/05/Reporting_Guidelines.pdf (07.11.06)

[15] Barach P, Small SD. Reporting and preventing medical mishaps: lessons from nonmedical near miss reporting systems. Br Med J (2000), 320, 759–763

[16] Aktionsbündnis Patientensicherheit. Empfehlung zur Einführung von CIRS im Krankenhaus (2006). http://www.aktionsbuendnis-patientensicherheit.de/material/cirsempf.pdf (14.11.06)

[17] Rall M et al., Charakteristika effektiver Incident-Reporting-Systeme zur Erhöhung der Patientensicherheit. Anästh Intensivmed (2006), 47, 9–19

[18] National Reporting and Learning System (NRLS) der National Patient Safety Agency (NPSA) des National Health Service (NHS). http://www.npsa.nhs.uk/health/reporting/reportanincident (08.11.06)

[19] Demosystem unter https://www.cirsmedical.ch/demo/start/default.htm (08.11.06)

[20] Billings C (1998), Incident reporting systems in medicine and experience with the Aviation Safety Reporting System. In: A Tale of Two Stories: Contrasting Views of Patient Safety. Report from a Workshop on Assembling the Scientific Basis for Progress on Patient Safety, 52–61. National Health Care Safety Council of the National Patient Safety Foundation at the AMA. http://www.npsf.org/exec/npsf_rpt.pdf (15.11.06)

17 Erfassung tödlicher Medizinschadensfälle mit dem Deutschen Forensischen Sektionsregister ("Obduktio")

Hansjürgen Bratzke

17.1 Einführung

Bei der Erfassung gravierender medizinischer Komplikationen ist zu unterscheiden zwischen auch bei Beachtung aller Sorgfalt unvermeidbaren und vermeidbaren Zwischenfällen, wobei letztere im Sprachgebrauch als „Kunstfehler" bezeichnet werden.

Die Aufdeckung derartiger Komplikationen liegt nicht nur im Patienteninteresse, sondern trägt auch präventiven Charakter, wenn man die „Fehler-Vermeidungs-Kultur" weiter intensiviert. Um eine Vorstellung von der Häufigkeit derartiger Komplikationen zu erhalten, kann man auf verschiedene institutionelle Erfassungsstellen, wie z.B. Haftpflichtversicherungen, Krankenkassen und Schlichtungsstellen, zurückgreifen, die schwerwiegendsten Komplikationen dürften sich aber in erster Linie in der Rechtsmedizin wieder finden, weil sie häufig mit staatsanwaltlichen Todesermittlungsverfahren verbunden sind und zu gerichtlichen Leichenöffnungen nach §§ 87ff StPO führen.

Diese Leichenöffnungen erfolgen durch richterlichen Beschluss bzw. bei „Gefahr im Verzuge" auf Veranlassung der Staatsanwaltschaft, wobei in der Bundesrepublik Deutschland diese Anordnungen sehr unterschiedlich gehandhabt werden, obwohl in den Richtlinien für das Strafverfahren und das Bußgeldverfahren (RiStBV) ausgeführt wird, dass grundsätzlich eine Leichenöffnung herbeizuführen ist, wenn eine Straftat als Todesursache nicht auszuschließen und damit zu rechnen ist, dass die Feststellungen später angezweifelt werden (Artikel 34 RiStBV). Expressis verbis wird in den RiStBV auch auf die Teilnahme der Staatsanwaltschaft eingegangen, die „in der Regel in Betracht kommt" bei Verfahren, die ärztliche Behandlungsfehler zum Gegenstand haben. Die unterschiedliche Umsetzung der RiStBV lässt sich an den erheblichen Unterschieden in der Sektionsfrequenz ablesen, die 1995 zwischen 1,2% (Rheinland-Pfalz) und 6% (Berlin), im Mittel bei 2,0% lag [3].

Trotz dieser Unwägbarkeiten bei der Auswahl der gerichtlichen Leichenöffnungen dürften die Untersuchungen und ihre Ergebnisse unter der Annahme einer relativ gleichbleibenden Nichtuntersuchungsrate einen guten Überblick über Todesfälle in Zusammenhang mit ärztlichen Behandlungen geben, sodass sich im Quer- und Längsschnitt Hinweise auf zunehmende Fehlerhäufigkeit, erhöhte Anzeigefreudigkeit und Art der Vorwürfe sowie ihre (zunächst vorläufigen) Bewertungen aus rechtsmedizinischer Sicht ergeben.

Bei 17 208 gerichtlichen Leichenöffnungen, die 1999 in der Bundesrepublik Deutschland durchgeführt wurden, erschien es sinnvoll, durch ein relativ einfaches Erfassungssystem die Fälle zunächst zumindest zahlenmäßig zu erfassen, um sie später ggfs. einer näheren Analyse unterziehen zu können (unter Einbeziehung der Ergebnisse der Ermittlungs- und ggfs. Gerichtsverfahren). Die Voraussetzungen für die zahlen- und fallmäßige Erfassung sind mittlerweile durch das Deutsche Forensische Sektionsregister (DFSR) geschaffen worden [2].

17.2 Deutsches Forensisches Sektionsregister

Dem Deutschen Forensischen Sektionsregister sind mittlerweile (bis auf zwei Ausnahmen) sämtliche deutschen Institutionen angeschlossen, wobei zum gegenwärtigen Zeitpunkt noch nicht alle Daten in der vorgesehenen Weise erfasst und ausgewertet werden können. Es ist davon auszugehen, dass mit Beginn des Jahres 2007 die Konsolidierung abgeschlossen ist und die Registrierung der Fälle problemlos verläuft.

Seinen Ursprung hat das DSFR in einer „Einfachen Suchmaske zur Erfassung gerichtlicher Leichenöffnungen" [11], mit deren Hilfe Sektionsprotokolle des Instituts für Forensische Medizin in Frankfurt am Main ab 1972 systematisch ausgewertet wurden [1, 5–7, 9, 10, 12–14].

Zu den Zielen des Deutschen Forensischen Sektionsregisters gehören:

◢ aussagefähige, bundesweite, epidemiologische Todesfallforschung
◢ Einbindung aller rechtsmedizinischen Zentren
◢ unabhängige Gewaltforschung
◢ bundesweite Informationsbasis zu tödlicher Gewalt
◢ multikausale Auswertungen von Todesfällen
◢ bundesweite Diskrepanzaufdeckung zwischen Angaben im Totenschein, Mortalitätsstatistiken und den Ergebnissen von Sektionen
◢ Qualitätssicherung und Qualitätsverbesserung im Gesundheitswesen
◢ Entwicklung von Präventionsstrategien
◢ Standortsicherung der Rechtsmedizin als Qualitätskontrolle

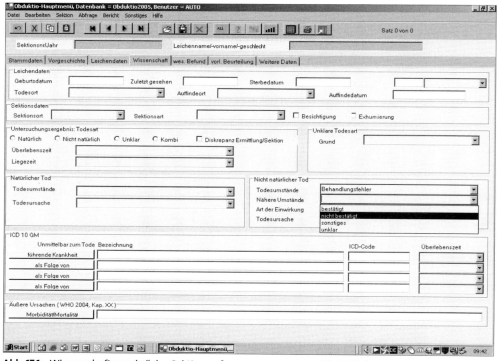

Abb. 17.1: „Wissenschaftsmaske" des Sektionserfassungsprogramms „Obduktio" mit der Unterauswertung „Behandlungsfehler (re. mittleres Scroll-Menü). Vorläufige Einschätzung der Obduzenten in „bestätigt", „nicht bestätigt", „unklar" und „sonstiges"

Zur Frage medizinischer Behandlungsfehler wurde in der Wissenschaftsmaske eine Rubrik „Behandlungsfehler" aufgenommen (s. Abb. 17.1.), wobei aufgrund der Ergebnisse der Obduktion folgende Einteilungen vorgenommen wurden:

◢ **Bestätigt**, wenn schon bei der Leichenöffnung eine Sorgfaltspflichtverletzung zu erkennen war, die zum Tode geführt hat (ungeachtet der späteren rechtlichen Würdigung).

◢ **Unbestätigt**, wenn die Annahme einer Sorgfaltspflichtverletzung durch die Sektion widerlegt wurde

◢ **Unklar**, wenn noch nicht abzuschätzen war, ob eine Sorgfaltspflichtverletzung vorgelegen und diese zum Tod geführt hat. Änderung der Angabe bei späterer abschließender Bewertung.

◢ **Sonstiges**, wenn es sich um medizinische Fragestellungen handelt, die nicht unter den ersten drei Rubriken einzuordnen sind.

17.3 Ergebnisse

Von 1972 bis 1998 wurden im Zentrum der Rechtsmedizin Frankfurt am Main 13 491 gerichtliche Leichenöffnungen durchgeführt, wobei aufgrund der Vorgeschichte, des Untersuchungsauftrages und der unmittelbaren Obduktionsergebnisse in 121 Fällen ein medizinischer Behandlungsfehlervorwurf im Raum stand (s. Abb. 17.2).

Von nur wenigen Fällen (durchschnittlich 10) in den Jahren 1972–1989 gab es von 1990 an einen beträchtlichen Anstieg mit einem Gipfel von 35 Fällen in den Jahren 1993–95. Der Anteil an den Sektionen lag im Mittel bei 0,89% mit einer Verdoppelung der Rate zwischen den Siebziger- und den Neunzigerjahren (von durchschnittlich 0,7% auf durchschnittlich 1,4%, maximal 1,7%).

In 23 Fällen war schon am Sektionstisch aufgrund der eindeutigen Sachlage von einem medizinischen Behandlungsfehler auszugehen, die tatsächliche Zahl lässt sich aus dem Sektionsregister aber nicht ersehen

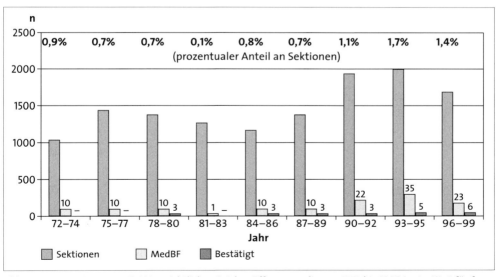

Abb. 17.2: Auswertung von 13 491 gerichtlichen Leichenöffnungen, die von 1972 bis 1998 im Institut für forensische Medizin obduziert und im Rahmen von Dissertationen mit dem „Obduktio" Programm ausgewertet wurden. Sprunghafte Zunahme des Untersuchungsanlasses/medizinische Behandlungsfehler" zwischen 1989 und 1990. Anstieg des Anteils von Behandlungsfehlervorwürfen im Obduktionsgut von ca. 0,7% auf 1,4%

(eine detaillierte Auswertung von Frankfurter Fällen findet sich bei Madea et al. [8].

Summarisch standen folgende Komplikationen im Vordergrund:

◢ intra- und postoperative Komplikationen: n=34

◢ Diagnose- und Therapieverzögerung: n=22

◢ Medikamentenverwechslung/-überdosierung: n=8

◢ Katheterkomplikationen: n=9

◢ Anaphylaxie: n=6

◢ Narkosezwischenfälle: n=5

◢ Kontrastmittelzwischenfall: n=5

◢ postoperative Infektionen: n=4

◢ verschiedene Vorwürfe: n=28

Im Vordergrund standen Todesfälle nach chirurgischen Eingriffen, die in aller Regel als unvermeidbare Komplikationen eingestuft wurden. Im Falle eines ersichtlichen chirurgischen bzw. anästhesiologischen Behandlungsfehlers wurden regelmäßig klinische Zusatzgutachten eingeholt, auf deren Basis strafrechtliche Verfahren basierten.

Eine zweite größere Gruppe stellen Diagnose- bzw. Behandlungsverzögerungen im ärztlichen Not- bzw. Bereitschaftsdienst dar sowie z.T. auch in den Notaufnahmen der Krankenhäuser.

Spritzen- und Medikamentenverwechslungen sowie Komplikationen nach dem Legen von Kathetern kommen ebenfalls häufiger vor.

Eine Vielzahl von Vorwürfen war hier nicht einzuordnen, wie z.B. Todesfälle nach Zahnextraktion, Geburtskomplikationen (n=3), fehlerhafte Heilpraktikerbehandlung oder der Vorwurf unterlassener Hilfeleistung bei Suizid.

17.4 Diskussion

Bei den 121 Fällen, die in den Jahren 1972–1998 im Zentrum der Rechtsmedizin in Frankfurt am Main unter der Prämisse „Medizinischer Behandlungsfehler?" obduziert wurden, ist ein Quantensprung in den Neunzigerjahren zu verzeichnen, dessen Ursache in einer stärkeren Sensibilisierung und Erhöhung der Anzeigefreudigkeit von Patienten bzw. ihren Hinterbliebenen zu sehen ist. Dass die Staatsanwaltschaft die Kriterien für die Durchführung einer Sektion im positiven Sinne (Erhöhung der Sektionsfrequenz) geändert hätte, lässt sich zumindest aus den eigenen Erfahrungen nicht ableiten.

So sehr die rechtsmedizinische Untersuchung derartiger schwerwiegender Vorwürfe zu begrüßen ist, so stellt die hohe Zahl der äußerst umfangreichen Gutachten die rechtsmedizinischen Institute zunehmend vor ein kapazitäres Problem, weil die Reduzierung von Untersuchungsstätten und wissenschaftlichem Personal zwangsläufig dazu führen muss, dass die Fälle nicht mehr adäquat und zeitnah abgearbeitet werden können.

Die systematische Erfassung von medizinischen (ärztlichen und pflegerischen) Behandlungsfehlervorwürfen mit dem Deutschen Forensischen Sektionsregister wird nicht nur für zukünftige Quer- und Längsschnittuntersuchungen eine wesentliche Quelle darstellen, um die Fälle leicht zu erfassen, sondern auch ein Gradmesser für die Bereitschaft der politischen Instanzen, sich zum Wohl der Gesundheit der Bevölkerung für die rechtsmedizinischen Institutionen in der Universität einzusetzen.

Ohne eine eigene Arbeitsgruppe „Medizinfehler" und die Einbindung in ein Fehlermanagementsystem [4] wird es aber nicht zu bewältigen sein, die bundesweit erfassten Fälle einer eingehenderen Analyse zu unterziehen, wie dies von Madea et al. [8] bereits erfolgreich durchgeführt wurde. Dabei sind Hemmnisse wie Datenschutz, ärztliche Schweigepflicht und besondere Geheimhaltungspflichten (strafrechtliche Verfahren, Täter- und Opferschutzgesetze) zu überwinden, dieses aber zur Wissensvermehrung von

Ärzten und Ärztinnen und zur Schadensabwehr für Patienten.

Literatur

[1] Alamuti M (1996) Zur Phänomenologie der Obduktionen im Zentrum der Rechtsmedizin in Frankfurt am Main (1981–1983). Inaug. Diss, Frankfurt a.M.
[2] Bratzke H, Parzeller M, Köster F, Deutsches Forensisches Sektionsregister startet. Ein Beitrag zur Qualitätssicherung. Dtsch Ärztebl (2004), 101, A1258–1261
[3] Brinkmann B, Du Chesne A, Vennemann B , Aktuelle Daten zur Sektionsfrequenz in Deutschland. Dtsch Med Wochenschr (2002), 127, 791–795
[4] Glazinski R, Wiedensohler R (2004) Patientensicherheit und Fehlerkultur im Gesundheitswesen. Fehlermanagement als interdisziplinäre Aufgabe in der Patientenversorgung. Verlag Glazinski, Eschborn
[5] Greiling M (1997) Zur Phänomenologie der Obduktionen im Zentrum der Rechtsmedizin in Frankfurt am Main (1987–1989). Inaug. Diss, Frankfurt a.M.
[6] Greiling M (1997) Zur Phänomenologie der Obduktionen im Zentrum der Rechtsmedizin in Frankfurt am Main (1990–1992). Inaug. Diss, Frankfurt a.M.
[7] Knobloch HG (1996) Zur Phänomenologie der Obduktionen im Zentrum der Rechtsmedizin in Frankfurt am Main (1978–1980). Inaug. Diss, Frankfurt a.M.
[8] Madea B et al., Ausgang strafrechtlicher Ermittlungsverfahren gegen Ärzte wegen Verdachts eines Behandlungsfehlers. Dtsch Med Wochenschr (2006), 131, 2073–2078
[9] Merkel H (2005) Zur Phänomenologie der Obduktionen im Zentrum der Rechtsmedizin in Frankfurt am Main (1996–1998), Inaug. Diss, Frankfurt a.M.
[10] Mill G (2005) Zur Phänomenologie der Obduktionen im Zentrum der Rechtsmedizin in Frankfurt am Main (1975–1977). Inaug. Diss, Frankfurt a.M.
[11] Müller A (1993) Eine einfache Suchmaske zur Erfassung gerichtlicher Leichenöffnungen. Inaug. Diss. Frankfurt a.M.
[12] Müller A (1996) Zur Phänomenologie der Obduktionen im Zentrum der Rechtsmedizin in Frankfurt am Main (1984–1986). Inaug. Diss, Frankfurt a.M.
[13] Reiner K (1994) Zur Phänomenologie der Obduktionen im Zentrum der Rechtsmedizin in Frankfurt am Main (1972–1974). Inaug. Diss, Frankfurt a.M.
[14] Riemann J (2002) Zur Phänomenologie der Obduktionen im Zentrum der Rechtsmedizin in Frankfurt am Main (1993–1995). Inaug. Diss, Frankfurt a.M.

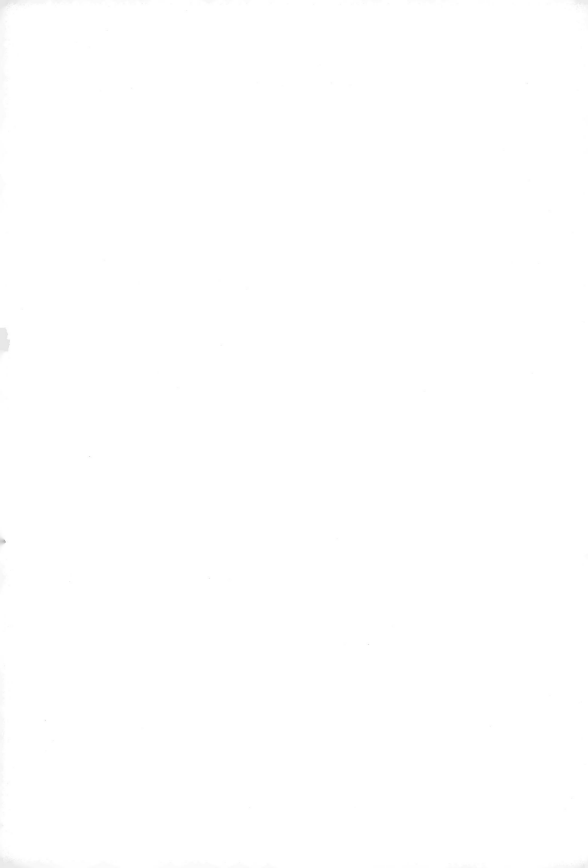

18 Riskmanagement als Schadensprophylaxe aus der Sicht des Juristen

Klaus Ulsenheimer

18.1 Einführung

Riskmanagement ist nicht zufällig ein englischsprachiger Begriff und hat auch nicht zufällig gerade in den letzten Jahren mehr und mehr Eingang in die Diskussion um die Arzt- und Krankenhaushaftung in der BRD gefunden. Dahinter stand das enorme Anwachsen der Haftpflichtschäden in den USA Ende der 70er und zu Beginn der 80er Jahre auf den verschiedensten Gebieten, z.B. bei Rechtsanwälten, Wirtschaftsprüfungsgesellschaften, Beratungsunternehmen und – nicht zuletzt – bei Ärzten. Das Haftungsrisiko war dort für viele Berufsgruppen so drastisch gestiegen, dass die Haftpflichtversicherer sich zunehmend aus dem Markt zurückzogen und entweder überhaupt keinen Versicherungsschutz mehr anboten oder aber nur unter besonderen Bedingungen, nämlich einer genauen Risikoanalyse und – darauf aufbauend – entsprechenden Präventionsmaßnahmen, beides zusammen Riskmanagement genannt. Damit war ein Konzept zur Schadensverhütung geboren, mit dessen Hilfe vorhandene Schadensquellen und latente Risiken aufgespürt, Ursachen bereits eingetretener Komplikationen und Schadensfälle analysiert und aus Fehlern oder Beinahe-Schäden die nötigen Konsequenzen gezogen werden sollten.

Mit einer gewissen „transatlantischen Verzögerung" erreichte die überschäumende Arzthaftungswelle auch uns, sodass man sich hier verständlicherweise die amerikanischen Erfahrungen und Instrumente zunutze machte, um gegen die Haftungsflut anzugehen. Aufgabe und Ziel des Riskmanagements war und ist es daher zunächst, im Bereich der Medizin präventiv der Entstehung neuer Schadensfälle vorzubeugen und das Haftungspotenzial für das Krankenhaus und alle darin Tätigen zu verringern.

Der Ausgangspunkt für die Entwicklung dieses Konzeptes der Schadensprophylaxe liegt somit eindeutig auf der Behandlungsseite: Die Haftungsexplosion im Heilwesenbereich hat in der Ärzteschaft tiefe Sorge und Beunruhigung ausgelöst und die Versicherbarkeit ärztlicher Tätigkeit infrage gestellt. Denn die Abdingung der Haftung für Vorsatz und grobe, aber auch einfache Fahrlässigkeit, die Einführung von Haftungshöchstgrenzen durch Individualvereinbarung oder Allgemeine Geschäftsbedingungen und die Beschränkung der Arzthaftung über gesellschaftsrechtliche Konstruktionen sind rechtlich ausgeschlossen [1–4]. Deshalb blieb den Ärzten und Krankenhäusern, die für ihre berufliche Tätigkeit bzw. für sich und ihre Mitarbeiter im Schadensfall eine ausreichende Deckung zu tragbaren Konditionen benötigen, und den Versicherungsgesellschaften, die profitabel arbeiten müssen, nur eine grundsätzliche Reaktion auf die ständige Haftungsausweitung übrig: nämlich die Ursachen der Haftungsfälle anzugehen, systematisch nach Fehlerquellen zu suchen und latente Risiken aufzuspüren.

Die Bewahrung von Ärzten, Pflegekräften und Krankenhäusern vor den forensischen Konsequenzen ihres Handelns bedeutet auf der anderen Seite aber auch zugleich mehr Schutz und Sicherheit für den Patienten vor Behandlungsrisiken. Natürlich ist nicht jeder „Medizinschadensfall" ein Haftungsfall.

Aber je weniger Verstöße gegen die „im Verkehr erforderliche Sorgfalt" sich im Medizinbetrieb ereignen, umso weniger sachlichen Grund haben Patienten zu klagen, Verfahren vor den Schlichtungsstellen und Gutachterkommissionen zu beantragen, Ansprüche anzumelden oder Strafanzeigen zu erstatten. Je mehr Patientensicherheit, umso weniger Schäden, umso mehr berufliche Sicherheit vor rechtlichen Schadensfolgen für die Leistungserbringer. Riskmanagement als präventive Strategie zur Fehlervermeidung dient somit unmittelbar einem doppelten Ziel: einerseits dem Patientenschutz und zum anderen dem Schutz der Behandlungsseite durch Reduzierung ihres forensischen Risikos.

Mittelbar ergeben sich daraus weitere positive Folgen:

◢ Versicherbarkeit ärztlicher und pflegerischer Tätigkeit,
◢ Vermeidung kostentreibender Defensivmedizin und
◢ Gewährleistung von Wirtschaftlichkeit und Finanzierbarkeit der Versicherungsleistungen, was auch aus rechtlicher Sicht nicht unerwähnt bleiben darf.

18.2 Medizinische Qualitätssicherung und -sicherungsmaßnahmen

Dem unmittelbaren Ziel der Fehlerprävention dient auch die von den Ärzten und Pflegekräften seit eh und je betriebene, seit einigen Jahren im Gesetz (§ 135a ff SGB V) vorgeschriebene Qualitätssicherung, sodass sich natürlich die Frage stellt, ob das Riskmanagement nicht bereits in den Qualitätssicherungsmaßnahmen enthalten, also überflüssig ist, oder ob und, wenn ja, in welcher Hinsicht, sich diese beiden Konzepte zur Schadensverhütung unterscheiden.

Qualitätssicherung

Das Ziel der Qualitätssicherung besteht zum einen darin, durch entsprechende Maßnahmen den jeweiligen medizinischen Leistungsstandard im Zuge stetigen medizinischen Fortschritts auch in Zukunft aufrechtzuerhalten, damit nicht eine „Kostendämpfung um jeden Preis" die Qualität der ärztlichen Versorgung und damit die Sicherheit des Patienten beeinträchtigt [5].

Deshalb prüft die **Strukturqualität** z.B. die Ausstattung des Krankenhauses in apparativer Hinsicht, die Qualifikation der dort tätigen Ärzte und des nicht ärztlichen Personals sowie die organisatorischen und finanziellen Vorgaben der Verwaltung. Unter dem Aspekt der **Prozessqualität** wird festgestellt, ob die ärztlichen Entscheidungen in Diagnostik und Therapie sowie deren technischer Ablauf sachgerecht sind, ob die Dokumentation unter medizinischem Blickwinkel ausreichend ist, ob die Mitarbeiter fortgebildet werden usw. Im Rahmen der **Ergebnisqualität** schließlich wird der Behandlungserfolg bzw. -misserfolg anhand vorgegebener Daten erfasst, z.B. der Heilungzeit beim Oberschenkelbruch, der Rezidivquote nach Leistenbruchoperationen, der Aktualität der Operations- und Entlassungsberichte, der Wundheilungsstörungen nach einem Kaiserschnitt, der Reintubationsrate, der Sterblichkeit oder der Häufigkeit eines Organversagens.

Zum anderen aber ist Qualitätssicherung eine zwangsläufige wirtschaftliche Forderung, da „die Gesundheits- und Krankenhauskosten in einem angemessenen Verhältnis zum Nutzen und damit auch zur Effektivität, Leistungsfähigkeit und Qualität der Leistung stehen" müssen [5]. Patient und Gesellschaft wollen wissen, welche Gegenleistung sie von der Medizin für die ihr zur Verfügung gestellten finanziellen Mittel erhalten – was insbesondere angesichts des neuen Finanzierungssystems in Gestalt von Fallpauschalen wichtig ist.

Darüber hinaus geht es der Qualitätssicherung um die kontinuierliche Verbesserung der Patientenzufriedenheit, der Stärkung der Kommunikation und Kooperation der einzelnen Kliniken, Abteilungen, Institute und anderer Einrichtungen untereinander und miteinander und dadurch natürlich auch um die Minimierung des Behandlungs- und Organisationsrisikos für Arzt, Krankenhaus und Patient.

Qualitätssicherungsmaßnahmen

Alle Qualitätssicherungsmaßnahmen der Vergangenheit, die mit großem Engagement, mit erheblichem Zeit- und Kostenaufwand, allerdings auch mit zum Teil ausufernder Bürokratie in den letzten zehn Jahren betrieben wurden, konnten jedoch nicht verhindern, dass die Hochkonjunktur der Arzthaftung nach wie vor anhält. Die Einsetzung von Qualitätsbeauftragten, die Einrichtung von Qualitätszirkeln, die Schaffung von immer ausgeklügelteren Modellen der Qualitätssicherung und die immer genauere Bestimmung von Qualitätsindikatoren haben die Zahl und das Ausmaß der Haftungsstreitigkeiten nicht vermindert, und daran wird sich – fürchte ich – auch in Zukunft nichts ändern. Denn unter den Gründen, die zu dem rasanten und ungebremsten Anstieg der Krankenhaus- und Arzthaftung geführt haben, spielen die immer diffizileren, anspruchsvolleren und schwieriger zu erfüllenden rechtlichen Vorgaben der Rechtsprechung und Gesetzgebung eine – vielleicht sogar die – entscheidende Rolle, die aber bei der rein medizinischen Qualitätssicherung ganz oder jedenfalls weitestgehend ausgeblendet sind. Darin liegt ein schwerwiegendes Defizit, denn „der größte Teil der modernen Arzthaftung ist Rechtsprechungsrecht: typisierte Kasuistik der Zivilgerichte" [6]. Umgekehrt deckt das Riskmanagement keineswegs das gesamte Feld der Qualitätssicherung ab, es gibt vielmehr Überschneidungen, aber auch eigenständige Bereiche.

Beispiele

Lassen Sie mich dies an drei Beispielen verdeutlichen, die zugleich sichtbar machen, dass es vor den Schranken der Gerichte oft nicht um medizinische Qualität, um die Verbesserung des Outcome oder ärztliche Fehlleistungen geht.

Aufklärung über eingriffsspezifische Risiken:
◢ Risiko der Querschnittslähmung 0,01‰ bei der Spinalanästhesie, dennoch aufklärungspflichtig
◢ bei aggressiven, nicht ungefährlichen Arzneimitteln gänzlich unabhängig von der Risikofrequenz [7]
◢ Aufklärung nur eines Elternteils bei Kindern: unwirksam bei schweren Eingriffen mit beträchtlichen Risiken, wenn der andere Elternteil nicht zugestimmt hat, weil er z.B. ortsabwesend war. Der Eingriff war indiziert, lege artis durchgeführt und erfolgreich.

Dokumentationsmängel [8]. Chirurg erkennt eine nekrotisierende Fasziitis nach einem operativen Eingriff (perianaler Abszess), rät dringend zur Krankenhausaufnahme, die Patientin weigert sich jedoch, wird deshalb verspätet ins Krankenhaus eingeliefert und stirbt zwei Tage später: Haftung des Arztes infolge mangelnder Dokumentation, da der Arzt seinen Rat nicht beweisen kann. Natürlich dient die ärztliche Dokumentation in erster Linie therapeutischen Zwecken, aber sie hat eben auch eine juristische „Selbstschutzfunktion" gegen Beweisnachteile, die sich in diesem Fall voll verwirklichten. Glaubt man dem Arzt, hat er medizinisch-fachlich absolut richtig gehandelt.

Organisationsfehler. Die Aufsicht über einen jungen Assistenzarzt wird nicht von einem Facharzt ausgeübt, sondern von einem Arzt ohne formelle Facharztanerkennung, der aber den betreffenden Eingriff aufgrund seiner Fähigkeiten und schon gewonnenen Erfahrungen bestens beherrscht: Organisationsfehler, da der aufsichtsführende Arzt nach der Rechtsprechung Facharzt im formellen Sinne sein muss. Ist dies nicht der Fall und führt die Operation zu Komplikationen für den Patienten (Nahtinsuffizienz), besteht ein Indiz für die unzureichende Qualifikation der Ärzte [9] mit der Folge, dass sich die Darlegungs- und Beweislast auf die Behandlungsseite verschiebt und oftmals im Ergebnis zur Haftung führt.

In solchen Fallgestaltungen ist der Gleichklang „mehr Patientensicherheit bedeutet weniger forensisches Risiko für den Arzt" nicht gewahrt Die Erfüllung der juristischen Vorgaben erhöht den Schutz des Patienten nicht immer, vielmehr erlangt hier der Haftungsaspekt über die Beweislast eine eigenständige Bedeutung, der durch ein besonderes, rechtlich geprägtes Präventionskonzept, eben das Riskmanagement, Rechnung zu tragen ist. Dieses ist deshalb kein Ersatz für die medizinische Qualitätssicherung, sondern deren notwendige Ergänzung durch eine aktive Fremdkontrolle, die die spezifisch rechtlichen Krankenhaus- und Behandlungsrisiken in den Blick nimmt. Statt von Riskmanagement sollte man deshalb besser von „juristischer Qualitätssicherung" sprechen.

18.3 Juristische Qualitätssicherung

Juristische Qualitätssicherung ist angesichts der gegenwärtigen Haftungs- und Versicherungssituation notwendiger denn je, zumal wir die anderen Gründe, die zu der Ausweitung der Arzthaftung beigetragen haben (ich nenne u.a. das übersteigerte Anspruchsdenken vieler Patienten, die zunehmende Arbeitsteilung im Krankenhaus bei der Patientenbehandlung und den Fortschritt der Medizin, das geschwundene Vertrauensverhältnis zwischen Arzt und Patient, die Anonymität der Großkliniken, die Rechtsschutzversicherung vieler Patienten, die anwaltliche Beratung, Kollegenneid) kaum oder gar nicht beeinflussen können. Deshalb müssen wir dort, wo wir Einwirkungsmöglichkeiten haben, nämlich auf der rechtlichen Seite, ansetzen, um der Haftungsflut aufgrund von Behandlungs-, Organisations-, Aufklärungs-, Geräte- und Hygienemängeln oder sonstigen Fehlern entgegenzusteuern. Wir müssen aus einschlägigen Gerichtsurteilen, gesetzlichen Bestimmungen, Richtlinien, Leitlinien und Empfehlungen der Fachgesellschaften, Vereinbarungen der Berufsverbände, critical incidents und jedweden Schadensmeldungen die rechtlich gebotenen Folgerungen ziehen, damit bestehende Defizite beseitigt werden. Das gilt insbesondere für die Organisation eines Krankenhauses, die dessen Standard entsprechen muss, d.h. eine Universitätsklinik muss höheren Ansprüchen genügen als ein kommunales Krankenhaus, eine Spezialklinik besser ausgerüstet sein als ein Krankenhaus der Allgemeinversorgung. Immer aber bleibt zu beachten: Die Anforderungen der Haftungsrechtsprechung an den Organisationsbereich mit seinen vielen Schnittstellen sind streng, zumal sie aus der Sicht ex post gestellt werden und man im Nachhinein bekanntlich „schlauer" ist [10]. Daher wundert es nicht, dass gerade die Organisationspflichten in den letzten Jahren für die Arzt- und Krankenhaushaftung immer bedeutsamer geworden sind.

Dagegen kann die präventive juristische Qualitätssicherung auf dem Feld der eigentlichen **Behandlungsfehler** nur bedingt greifen, nämlich durch Hinweise auf Urteile mit individuellen Fehlern oder auf Leitlinien, durch eine Steigerung des Risikobewusstseins, durch Hervorhebung der Bedeutung von mehr Kontrolle, Anleitung und vor allem schriftlicher Fixierung, z.B. interdisziplinärer Absprachen, Leistungsstandards oder Dienstanweisungen, durch Betonung der Fortbildung, durch Schulung und Unterrichtung des Personals bei neuen Techniken, durch eine Förderung der Vertrauensbeziehung zwischen Arzt und Pflegekraft einerseits und zum Patienten andererseits. Denn Qualitätssicherung aus juristischer Sicht ist – selbstverständlich – keine fachliche Überprüfung von Verwaltung, Ärzteschaft und Pflegekräften, sondern im Behandlungsbereich nur die Überprüfung, ob aus typischen Fehlern die gebotenen Konsequenzen gezogen, aus gerade noch einmal gut gegangenen Komplikationen die nötigen Einsichten, Lehren und Informationen für alle im Krankenhaus Tätigen gewonnen wurden.

Unmittelbar prägenden Einfluss gewinnt die juristische Qualitätssicherung dagegen überall dort, wo die Schadensquellen normativ, d.h. durch generelle gesetzliche Forderungen und verallgemeinerungsfähige Einzelaussagen der Judikatur gestaltet sind. Dazu gehören insbesondere die Bereiche Organisation, Dokumentation und Aufklärung. Hier haben wir umfangreiches Lehr- und Lernmaterial, das in die Praxis umgesetzt werden muss. Lassen Sie mich dies an einigen Beispielen verdeutlichen.

Beispiel 1

Tödlicher Verkehrsunfall eines Patienten nach einer Magenspiegelung, der **ohne Überwachung** nach dem Eingriff noch ca. zwei Stunden in der Klinik blieb, dann aber unbemerkt mit seinem Auto wegfuhr. Haftung des Arztes, denn:

„Unter Umständen (Möglichkeit einer Gedächtnisstörung für die Zeit nach Verabreichung des Medikaments, längere Fahruntüchtigkeit) gewinnt auch für die Pflicht zur Patientensicherung bzw. -überwachung der Grundsatz in erhöhtem Maße an Bedeutung, dass derjenige, der Gefahrenquellen schafft oder verstärkt, auch die notwendigen Vorkehrungen zum Schutz des Gefährdeten, hier des Patienten, treffen muss.

Die dem Beklagten (Arzt) aufgrund der ihm bekannten und von ihm geschaffenen Gefahr erhöhenden Umstände obliegende Fürsorgepflicht hätte es deshalb erfordert, den Patienten in einem Raum unterzubringen, in dem er unter ständiger Überwachung stand und ggf. daran erinnert werden konnte, dass er das Krankenhaus nicht eigenmächtig verlassen durfte. In Betracht kam insoweit ein Vorzimmer oder ein besonderes Wartezimmer, wobei sich die Organisation im Einzelnen nach den Möglichkeiten vor Ort richten durfte." [11].

Beispiel 2

Innerhalb eines Krankenhauses sind besonders haftungsträchtig die sogenannten Schnittstellen, d.h. die Bereiche, in denen Ärzte und Assistenzpersonal oder Ärzte verschiedener Fachgebiete bei der Krankenbehandlung zusammenwirken, also z.B. Chirurgen und Anästhesisten, Geburtshelfer, Pädiater und Neonatologen oder Geburtshelfer und Hebammen. Chefärzte müssen deshalb durch ein **aktives Schnittstellen-Management** von vornherein Missverständnisse, Unklarheiten und Lücken ausschalten.

Dabei bedarf es z.B. für die Kooperation zwischen Chirurg und Anästhesist einer präzisen Aufgabenteilung und Abstimmung zum Schutz des Patienten.

Bei einer Schieloperation führte der Anästhesist lege artis eine Ketanest-Narkose durch, bei der der Patient reinen Sauerstoff in hoher Konzentration erhielt, während der Augenarzt zum Stillen von Blutungen einen Thermokauter einsetzte, mit dem verletzte Gefäße durch Erhitzung verschlossen werden. Dabei kam es zu einer heftigen Flammenentwicklung, bei der die junge Patientin schwere Verbrennungen im Gesicht erlitt. Unter Rückgriff auf die zwischen dem Berufsverband Deutscher Anästhesisten und dem Berufsverband Deutscher Chirurgen bestehende Vereinbarung führt der BGH aus, dass die beteiligten Ärzte den spezifischen Gefahren der Arbeitsteilung entgegenwirken müssen und es deshalb bei „Beteiligung mehrerer Ärzte einer Koordination der beabsichtigten Maßnahmen bedarf, um zum Schutz des Pa-

tienten einer etwaigen Unverträglichkeit verschiedener Methoden oder Instrumente vorzubeugen" [12].

Beispiel 3

Zur Zusammenarbeit von **Arzt und Hebamme** in der Geburtshilfe hat die Arbeitsgemeinschaft Medizinrecht der Deutschen Gesellschaft für Gynäkologie und Geburtshilfe
Empfehlungen verabschiedet, die die beider-
seitigen Rechte und Pflichten konkret beschreiben [13]. Für das Organisationsstatut
einer geburtshilflichen Abteilung ist insbesondere die Anordnung wichtig, dass von
der Aufnahme einer Schwangeren zur Entbindung ein Arzt unterrichtet wird und dieser die Schwangere in angemessenem zeitlichen Intervall selbst sieht. Zusätzlich sollte
eindeutig bestimmt sein, ab wann der Arzt
auch bei normalem Geburtsverlauf ununter-
brochen anwesend sein muss.

„Regelungsbedürftig sind ferner zum einen die Risikofaktoren, auf die die Hebamme
zu achten hat, und die Umstände, die die
Hebamme zur Benachrichtigung des Arztes –
unabhängig vom Geburtsfortschritt – zwin-
gen. Hier liegt der meiste Konfliktstoff, und
Fehler in diesem Bereich führen am häufigsten zur Haftung mit weitreichenden Folgen.
Je größer das Krankenhaus, desto dringender
ist es, hier ein Risikomanagement zu entwickeln, das die unverzügliche Präsenz nicht
eines Arztes schlechthin, sondern eines ge-
burtshilflich erfahrenen Arztes oder sogar
des Oberarztes sicherstellt."

Deshalb empfiehlt es sich auch, solche
Facharzt- oder Oberarztindikationen im Organisationsstatut der Abteilung konkret zu
benennen.

Beispiel 4

Eine praktisch bedeutsame Rolle spielt im
Krankenhaus auch – zumal und verschärft
durch den Aspekt der immer knapper wer-
denden finanziellen Ressourcen – das Problem der **personellen Unterbesetzung** und

des Einsatzes **übermüdeter Ärzte**. Zu beiden
Fragenkreisen hat die Rechtsprechung des
BGH bereits vor vielen Jahren Stellung ge-
nommen und dazu ausgeführt:

Der Schutz des Patienten erfordert es, dafür Sorge zu tragen, dass keine durch voran-
gehenden Nachtdienst übermüdeten Ärzte
zum Operationsdienst eingeteilt werden. Der
Chefarzt einer Abteilung muss daher „zum
Schutze der Patienten und nicht zuletzt auch
zum Schutze des überanstrengten Arztes
selbst vor Fehleinschätzungen der eigenen
Kräfte" im Rahmen seiner Organisations-
und Überwachungspflichten die notwendigen Kontrollmaßnahmen durchführen und
gegebenenfalls für Ablösung bzw. eine andere Diensteinteilung sorgen [14].

Ein Chefarzt muss ferner zum Schutze
der Patienten dafür Sorge tragen, dass in seiner Klinik nur Operationen durchgeführt
werden, die vom medizinischen Standpunkt
aus ordnungsgemäß betreut werden können.
Solange deshalb „nicht genügend Anästhesisten" zur Verfügung stehen, muss der Chefarzt der anästhesiologischen Abteilung darauf drängen, auf eine Ausweitung der Chirurgischen Abteilung zu verzichten und
weiter anordnen, „dass nach Erschöpfung
der jeweils vorhandenen Kapazität die Patienten an andere Krankenhäuser zu verweisen" sind [15].

Beispiel 5

Der Chefarzt einer Abteilung, dem die Lei-
tungs- und Aufsichtspflicht obliegt, muss für
die **ordnungsgemäße Aufklärung** der Patienten seiner Abteilung sorgen. Es muss
durch entsprechende Anweisungen und
Überwachung sicherstellen, dass die Ärzte
und Ärztinnen die Aufklärungsanforderun-
gen der Judikatur erfüllen, und durch Stich-
proben überprüfen, ob und in welchem Umfang diese Verpflichtung eingehalten wird.
Es genügen also – dies hat die Rechtsprechung immer wieder betont – nicht nur „allgemeine Hinweise" oder die Übersendung

einschlägiger Urteile, erforderlich sind vielmehr detaillierte schriftliche Anforderungen, wie die nachgeordneten Ärzte vorgehen müssen [16–18].

Denn die Aufklärungspflicht, die den Ärzten hinsichtlich der Therapie obliegt, ist keine rein ärztliche, der Weisungspflicht entzogene Angelegenheit. Das Fehlen jeder Anweisung und Überwachung zur Aufklärung der Kranken stellt daher einen Organisationsfehler dar. Der Chefarzt muss für seine mangelnde Aufsicht und die schuldhaft unterlassene Anweisung (bezüglich der Aufklärung seiner Patienten) einstehen.

Beispiel 6
Dasselbe gilt für den Bereich der Dokumentation. Auch hier ist es Aufgabe des Chefarztes, die **ordnungsgemäße Dokumentation** aller medizinisch wesentlichen Umstände der Krankenbehandlung durch entsprechende Dienstanweisungen sicherzustellen. Dies bedeutet auch, dass immer dann, wenn die Behandlungsunterlagen an eine andere Stelle herauszugeben sind, dokumentiert werden muss, wann wem für welche Zwecke die Unterlagen weitergeleitet wurden. Erhält die Abteilung die Unterlagen zurück, so ist auch dies zu vermerken, anderenfalls nach angemessener Zeit durch Rückfrage für die Rücksendung der Unterlagen zu sorgen. In jedem Fall, so der BGH, muss über den Verbleib der Behandlungsunterlagen jederzeit Klarheit bestehen [19].

18.4 Modell eines Riskmanagements

Welches Riskmanagementkonzept mit dieser rechtlichen Ausrichtung im Einzelnen zur Anwendung gelangt, ist eine zweitrangige Frage und hängt angesichts der Vielfalt der Probleme, der Verschiedenartigkeit der Krankenhäuser sowie der beteiligten Personen weitgehend von subjektiven Präferenzen ab.

Bewährt hat sich in der praktischen Umsetzung ein 5-Stufen-Modell, das ein Team mit Mediziner, Jurist und Riskmanagement-Spezialist durchführt.

Stufe 1: Informationsgespräch
In diesem ersten Abschnitt wird die Zielrichtung des Projekts von seinen Wurzeln her dargestellt, ein „Problembewusstsein" geschaffen und für Offenheit, Vertrauen und Kommunikation untereinander geworben, um ohne Angst vor Kritik, dem Eingeständnis eines Fehlers oder rechtlichen Konsequenzen über Zwischenfälle, Komplikationen und Misserfolge sprechen zu können. Jeder muss am Ende der ersten „Diskussionsrunde" davon überzeugt sein, dass Riskmanagement keine lästige Verpflichtung und nicht bloß Aufgabe der jeweiligen Abteilungsspitze ist, sondern alle im Krankenhaus Beschäftigten angeht und deshalb ein Umdenken voraussetzt: Psychologische Hemmnisse im Miteinander müssen abgebaut, die innere Bereitschaft aller im Krankenhaus Verantwortlichen, nicht nur der Ärzte, sondern auch des Pflegedienstes und der Verwaltung, zur Aufgabe von Vorurteilen und Vorbehalten muss gestärkt werden, um in gemeinsamen Bemühungen die u.U. existenziell bedrohlichen Haftungsrisiken aufzuspüren und zu vermeiden – im Interesse beider Seiten, der Leistungserbringer und der Patienten.

Die Mitglieder des Riskmanagementteams kommen deshalb nicht als „Kontrolleure mit erhobenem Zeigefinger" und nicht als „Besserwisser", sondern als kompetente Fachleute, die beraten, unterstützen und absichern wollen. Wer sich für das Riskmanagementkonzept entscheidet, entscheidet sich für eine objektive Beurteilung, der Kritik und Tadel ebenso fremd sind wie Lob und Auszeichnung. Es geht nicht um ein „gutes" oder „schlechtes" Bild der Verwaltung bzw. einer einzelnen Abteilung, nicht um ein „gutes" oder „schlechtes" Abschneiden bei der juristischen Risikoanalyse, sondern um eine rechtliche Standortbestimmung vor dem Hintergrund der zahllosen juristischen Vorgaben, um die Wahrnehmung der Chance, in diesem Labyrinth rechtlicher „Fußangeln" eventuelle Schwachstellen aufzufinden, vorhandene Defizite anzusprechen und sich ihrer ohne konkreten Haftungsfall zu entledigen.

Stufe 2: Risikoanalyse

Die zweite Phase des Riskmanagements besteht aus Besichtigungen im Krankenhaus und Interviews mit der Verwaltungsleitung, der Pflegedienstleitung und der Leitung einzelner Kliniken bzw. Abteilungen. Die Besichtigungen betreffen u.a. die Intensivstation, den Kreißsaal, die Notaufnahme, das Archiv, die Technik, um einige wichtige Bereiche zu nennen. Die Interviews erfolgen schwerpunktmäßig in den haftungsträchtigen Fachgebieten, also der Geburtshilfe/Gynäkologie, der Chirurgie und der Anästhesie, wobei insbesondere folgende Sachkomplexe abgefragt werden:

◢ Vorhandensein eines umfassenden Organisationsstatuts für das Krankenhaus, in dem die Funktionsträger, die Kompetenzen und Entscheidungsvorbehalte, Zuständigkeiten und Vertretungen, Aufgaben und Kontrollpflichten klar geregelt sind

◢ Organisation der Patientenaufklärung und der Dokumentation

◢ Bevorratung erforderlicher Medikamente

◢ Einhaltung des Facharztstandards

◢ Einsatz übermüdeter Ärzte

◢ Einhaltung des Arbeitszeitgesetzes

◢ Überwachung genehmigter Nebentätigkeiten bei Rückwirkungen auf die Ruhephasen

◢ personelle Unterbesetzung

◢ Prüfung der Qualifikation der Mitarbeiter

◢ Kontrolle der Aus- und Fortbildung

◢ Kenntnis der AWMF-Leitlinien des Fachgebiets, Anwendung bzw. Gründe für Nichtanwendung

◢ Kompetenzabsprachen verschiedener Fachgebiete im horizontalen Bereich, zur Regelung von Schnittstellen

◢ Kompetenzabsprachen zwischen Ärzten und Pflegedienstleitung bzw. zwischen Geburtshelfer und Hebammen im Bereich der Geburtshilfe

◢ Verfügbarkeit des Hintergrundfacharztes im Krankenhaus binnen zehn Minuten für die Bereiche Geburtshilfe und Anästhesie

◢ ständige Anwesenheit eines Arztes mit geburtshilflichen Kenntnissen und Erfahrungen im Krankenhaus rund um die Uhr

◢ ständige, d.h. 24-stündige Anwesenheit einer Hebamme im Krankenhaus

◢ rasche Erreichbarkeit eines Pädiaters und Neonatologen bei geburtshilflichen Komplikationen

◢ Organisation der erforderlichen Hygiene im Krankenhaus durch Einsetzung entsprechenden Fachpersonals, eines Arztes für Krankenhaushygiene und der Einhaltung der Empfehlungen des Robert Koch-Instituts zur Infektionsprävention

◢ Kooperation mit anderen Kliniken, Auslagerung bestimmter Aufgaben an externe Leistungserbringer bzw. Übernahme zusätzlicher Aufgaben seitens des Krankenhauses für niedergelassene Ärzte und andere Kliniken

◢ Aufklärungsprobleme: Organisation der Aufklärung durch Dienstanweisungen, Sammlung einschlägiger Entscheidungen zur ärztlichen Aufklärungspflicht, Umfang der Aufklärung, Aufklärung über eingriffspezifische Risiken, über Behandlungsalternativen, Aufklärung mittels Formularen, Zeitpunkt und Zeitdauer der Aufklärung bei stationären, ambulanten und diagnostischen Eingriffen, Aufklärung bei Kindern, bei Jugendlichen (14 bis 18 Jahre), geistig desorientierten Personen, Aufklärung bei nicht deutschsprachigen Patienten, Verzicht auf Aufklärung, Grundaufklärung, Abhängigkeit des Aufklärungsumfangs von der medizinischen Indikation und der zur Verfügung stehenden Zeit u.a.

◢ Anordnung und Durchführung intramuskulärer und intravenöser Spritzen, Abgrenzung der ärztlichen und pflegerischen Verantwortlichkeiten, Aufklärung des Patienten vor Spritzen und Medikation, Befähigungsnachweis

◢ Dokumentationspflichten: Regelung der Dokumentationspflicht durch Dienstanweisung, Führung der Krankenblattunterlagen, Erstellung der Operationspläne, Fertigung zeitgerechter Operationsberichte, rechtzeitige Abfassung und Versendung der Arztbriefe, Auffindbarkeit der Röntgenaufnahmen u.a., Archivierung, Beachtung datenschutzrechtlicher Bestimmungen und der ärztlichen Schweigepflicht, Dokumentation durch Urkunden oder Computer

◢ Gerätefehler und Gerätesicherheit: Gerätebeauftragte, Schulung, Einweisung, Dokumentation, Auswahl, Bereitstellung und Wartung von Geräten, Funktionsprüfung, Führung des Gerätebuchs u.a.

◢ ambulantes Operieren: Indikation, apparative und personelle Voraussetzungen, Aufklärung, postoperative Betreuung des nach Hause entlassenen Patienten, Entlassung durch Arzt?, Überwachung im Aufwachraum?

◢ Durchführung und Kontrolle von Hygienevorschriften

◢ Verhalten nach Zwischenfällen („Wenn der Staatsanwalt kommt …")

Stufe 3: Risikobericht

Die Auswertung der Einzelbefragungen und sonstigen Erhebungen im Krankenhaus bildet die dritte Phase der juristischen Qualitätssicherung. Dieser Bericht ist natürlich eine „Momentaufnahme" und ganz davon abhängig, ob die gestellten Fragen wahrheitsgemäß bzw. zutreffend beantwortet

wurden, ist also weniger „Analyse" als vielmehr Beschreibung eines Ist-Zustandes. Da dieser Bericht nur die haftungsrelevanten Schwachstellen enthält, ist manche Verärgerung, Enttäuschung oder Unzufriedenheit verständlich, wenn die Abteilung ein mehr oder weniger großes juristisches Risikopotenzial aufweist. In der Sache selbst aber sind solche Unmutsäußerungen oder gar eine „Anti-Haltung" gegenüber dem Riskmanagementprojekt sachlich verfehlt. Denn es geht bei der Schadensprävention nicht um Bewertung und Gütesiegel, Prämierung von Leistungen und sei es positive oder negative Kritik, sondern um die nüchterne Beschreibung mehr oder weniger bedeutsamer Schwachstellen aus rechtlicher Sicht. Diese herauszufinden, muss als Chance begriffen werden, die medizinische Qualität der Krankenbehandlung noch zu verbessern bzw. juristisch unangreifbar zu machen, indem man die rechtlichen Anforderungen der Gesetze, Verordnungen oder Rechtsprechung einhält.

Die Anregungen, Vorschläge und Empfehlungen, die der Risikobericht gibt, können nicht allesamt sofort in Angriff genommen und realisiert werden und für alle Probleme lassen sich auch nicht ad hoc fertige Lösungen, quasi „Patentrezepte" anbieten. Deshalb müssen kurz-, mittel- und langfristige Maßnahmen ebenso unterschieden werden wie solche, die sofort und nahezu kostenneutral erfolgen oder aber erst nach einer gewissen Zeit mit erheblichem Zeitaufwand und unter Einsatz beträchtlicher finanzieller Mittel verwirklicht werden können. So wäre etwa die Einstellung weiterer Ärzte in einer Abteilung und die Änderung der Organisation in der Zusammenarbeit zwischen zwei oder mehreren Kliniken eine zumindest mittelfristige und auch kostenintensive Maßnahme, während der Umbau eines OP oder der Einbau einer Klimaanlage nur langfristig und mit großem finanziellen Aufwand verwirklicht werden kann. Dagegen wären die Beschaffung geeigneter Aufklärungsformulare für bestimmte Eingriffe, das Vermerken des Zeitpunkts und der Dauer des Aufklärungsgesprächs, das Abzeichnen ärztlicher Anordnungen bei Visiten oder die Ausstellung sog. „Spritzenscheine" zum Befähigungsnachweis für diejenigen Schwestern, die intravenöse Spritzen geben dürfen, wichtige haftungssenkende Schritte, die bei entsprechendem Engagement und Bereitschaft zum Wandel sofort und ohne ins Gewicht fallende Mehrkosten möglich sind.

Der Risikobericht ist eine auf Vertrauen beruhende und deshalb auch vertrauliche Darstellung des jeweiligen Krankenhauses und seiner Abteilungen. Es muss deshalb sichergestellt werden, dass der Risikobericht sorgfältig verwahrt und vor dem Zugriff Dritter geschützt ist. Dies bedeutet zum einen, dass keine Informationen über den Inhalt des Berichts an die Presse gehen, und zum anderen, dass die Ausführungen der Experten auch nicht für etwaige gerichts- oder staatsanwaltschaftliche Ermittlungsverfahren verwertbar sein dürfen.

Stufe 4: praktische Umsetzung

Nach dem Vorliegen des Risikoberichts beginnt die vierte Phase des Riskmanagements, in der es um die praktische Umsetzung der notwendigen Abhilfemaßnahmen und Verbesserungsvorschläge geht. Ebenso wie die medizinische ist die juristische Qualitätssicherung ein dynamischer Prozess, der – in die Zukunft gerichtet – Risikoprävention bewirken will und deshalb Korrekturen, Ergänzungen, Neuerungen bedingt. Die durch die Risikoanalyse aufgeworfenen Probleme müssen daher erörtert, verständlich gemacht, die Empfehlungen erläutert, Schwachstellen diskutiert und Schwerpunkte mit gewissen Zeitvorgaben für die Verwirklichung der Vorschläge gesetzt werden.

Am Anfang dieser vierten Stufe steht ein Schlussgespräch des Expertenteams auf der Grundlage des Risikoberichts. Wie das Krankenhaus danach vorgeht, ist individuell ver-

schieden. Sinnvoll erscheint z.B. die Institutionalisierung eines „Riskmanagers" bzw. einer entsprechenden Kommission im Haus, die in Verbindung mit dem Qualitätsbeauftragten – mit der nötigen Sachkunde, Kompetenz und dem erforderlichen Vertrauen ausgestattet – die Durchführung der Verbesserungsmaßnahmen überwachen, die erforderlichen Anstöße zur Risikominimierung geben und begleitend Vorträge und Workshops zu den einschlägigen haftungsrelevanten juristischen Themen arrangieren, Dienstanweisungen ausarbeiten oder Entwürfe für Absprachen zur interdisziplinären Zusammenarbeit vorlegen soll. Alle diese Aufgaben können nur Schritt für Schritt, teilweise auch nur unter Heranziehung auswärtiger Fachleute, mit Zähigkeit und Energie, vielleicht auch nur durch Einstellung zusätzlichen Personals gelöst werden.

Auch hier ist wieder das Miteinander aller im Krankenhaus Tätigen gefragt. Denn wenngleich die Beseitigung einer Gefahrenquelle oder die Notwendigkeit, aus einem Haftungsfall Konsequenzen zu ziehen, natürlich in erster Linie Sache desjenigen ist, in dessen Verantwortungsbereich dies fällt, so geht es doch beim Riskmanagement immer auch um Schutz und Sicherheit des Patienten und damit eine Aufgabe, die absolute Priorität vor allen anderen Aspekten hat und daher jeder im Rahmen der Krankenbehandlung Tätige als seine ureigene, wichtigste Angelegenheit begreifen muss. Daher darf der Bericht nicht als Druckmittel zur Begleichung „alter Rechnungen" zwischen Verwaltung, Pflegedienstleitung und Chefärzten missbraucht werden. Das Riskmanagementkonzept würde dadurch in fataler Weise in sein Gegenteil verkehrt und statt Vertrauen und Offenheit bei den gemeinsamen Bemühungen um Schadensprävention haftungsfördernde Konfrontation und Unruhe geschaffen.

Stufe 5: Kontrolle des Vollzugs

Etwa ein bis zwei Jahre nach dem Schlussgespräch und damit dem Beginn der praktischen Umsetzung folgt als fünfte und letzte Phase des Riskmanagements die Kontrolle und Überprüfung des „Vollzugs". Denn andernfalls besteht die Gefahr, dass zwar viele Daten gesammelt und diskutiert, aber schlussendlich die Vorschläge und Ideen nicht verwirklicht werden. Ebenso wenig wie die medizinische darf die juristische Qualitätssicherung zu reinem Aktionismus und Bürokratismus führen, sondern bedarf der praktischen Nutzanwendung, um zu weniger Schäden, dadurch zu weniger Haftung und mehr Patientensicherheit zu gelangen.

18.5 Fazit

Die amerikanischen Erfahrungen, die auf einem Zeitraum von über 15 Jahren beruhen, zeigen überdeutlich, dass dies durch ein kontrolliertes juristisches Riskmanagement als Ergänzung der medizinischen Qualitätssicherung zum Nutzen des Krankenhauses, der Ärzte, der Pflegekräfte und der Patienten möglich ist [20]. Der Erfolg eines solchen Konzepts war in den USA so offenkundig und durchschlagend, dass seine Verwirklichung heutzutage dort eine Selbstverständlichkeit ist.

Vor dem Hintergrund der Verrechtlichung und Ökonomisierung der Medizin, der durch den Kostendruck gefährdeten Erfüllung weitreichender Rechtspflichten und des dadurch weiter steigenden Haftungsrisikos für die Behandlungsseite sowie des Sicherheitsrisikos für die Patienten ist ein solches Riskmanagement auch bei uns das Gebot der Stunde.

Literatur

[1] Wehe, Schwerpunktthema: Geburtsschäden, Erfahrungen und Reaktionen am Beispiel USA, Der Frauenarzt (1992), 183
[2] Deutsch, NJW (1983), 1351ff.
[3] Taupitz, MedR (1995), 481
[4] OLG Stuttgart, NJW (1979), 2356
[5] Eichhorn (1992) Qualitätssicherung als Aufgabe. In: Ärzte im Krankenhaus-Management. Schriftenreihe Nestlé, Wissenschaftlicher Dienst, Bd. 3, 31ff.
[6] Isele (1971) Grundsätzliches zur Haftpflicht des Arztes. In: Mergen, Die juristische Problematik in der Medizin, Bd. III, 12
[7] BGH . NJW (2005), 1717f.
[8] OLG Karlsruhe, Urteil vom 27.10.1999. Informationen des BDC (2000), 116ff.
[9] BGH. NJW (1992), 1560
[10] Steffen E (1999) Die haftungsrechtliche Bedeutung der Qualitätssicherung. In: FS für Deutsch, 809
[11] BGH. NJW (2003), 2309ff.
[12] BGH. NJW (1999), 1779
[13] Arbeitsgemeinschaft Medizinrecht der Deutschen Gesellschaft für Gynäkologie und Geburtshilfe, Empfehlungen. Frauenarzt (2000), 531ff.
[14] BGH, Urteil vom 29.10.1985. KRS 85.109
[15] BGHZ 95, 74
[16] KG VersR (1979), 260
[17] OLG Ffm. VersR (1989), 254
[18] OLG Karlsruhe. VersR (1989), 1053
[19] BGH. MedR (1996), 216
[20] Oehlert G, Ulsenheimer K (1999) Risk-Management. In: Der Gynäkologe Bd. 32, 919ff.

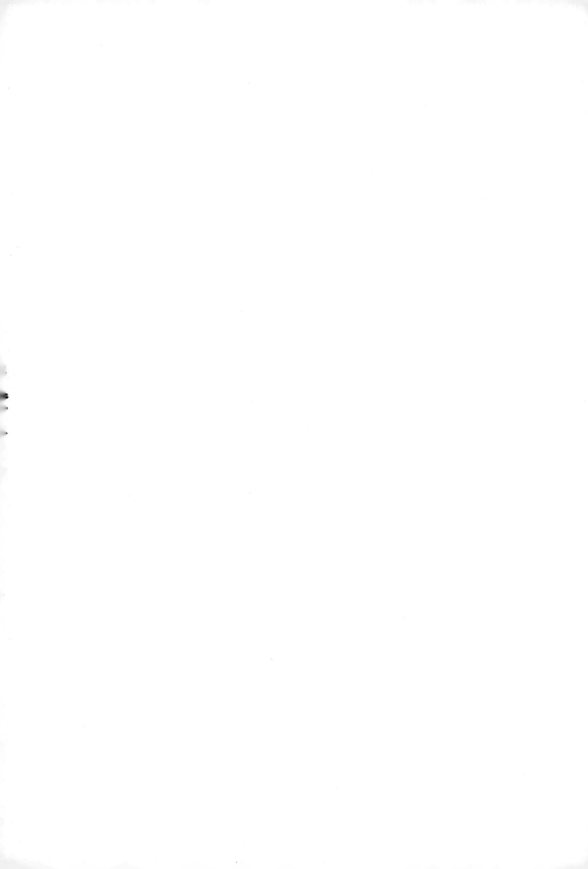

19 Risikomanagement als Schadensprophylaxe aus Sicht des Versicherers bzw. eines Versicherungsmaklers

Franz-Michael Petry

19.1 Einleitung

Ich werde Ihnen die Sicht des Marktführers, der Ecclesia-Versicherungsdienst GmbH, in der Betreuung von Krankenhäusern als Versicherungsmakler darlegen. Dabei gehe ich davon aus, dass meine Kollegen von den Versicherungsgesellschaften dies ähnlich sehen würden.

Bevor ich dies tue, will ich versuchen, die Frage, wie viele Schäden es wirklich pro Jahr gibt, zumindest für den Krankenhausbereich zu beantworten. Es handelt sich dabei um eine Hochrechnung auf der Basis von 251 Krankenhäusern, die wir mindestens seit 1996 betreuen und bei denen wir die Schadenszahlen sowie Bettenzahlen bzw. Behandlungsfälle für den ganzen Zeitraum kennen. Von den 251 Häusern haben 27 Krankenhäuser bis 100 Betten, 109 Krankenhäuser bis 300 Betten, 93 Krankenhäuser bis 600 Betten und 22 Krankenhäuser über 600 Betten. Insgesamt also eine repräsentative Größe für eine seriöse Hochrechnung.

Betrachtet haben wir das Jahr 1997, da man selbst unter Berücksichtigung der Spätschadensproblematik davon ausgehen kann, dass nahezu 100% der Fälle inzwischen bekannt sind. Die danach geltend gemachten Schadensersatzansprüche zeigt Abbildung 19.1.

Soweit zu unseren Zahlen. Warum beschäftigt sich ein Versicherungsmakler nunmehr bereits seit zwölf Jahren mit klinischem Risikomanagement? Als Antwort zunächst einige Beispiele aus unserer Schadenserfahrung.

19.2 Hintergrund

Steigerung der Schadensfrequenz

Trotz der erheblichen Fortschritte der Medizin hat sich in den letzten 25 Jahren die Haftungssituation für alle Ärzte und Krankenhäuser erheblich verändert. Ende der 70er-Jahre war es noch eher die Ausnahme, dass ein Arzt von seinem Patienten haftungsrechtlich in Anspruch genommen wurde. Heute muss jeder Arzt damit rechnen, in seinem Berufsleben von derartigen Verfahren betroffen zu sein. So hat sich die Zahl von Anträgen bei den ärztlichen Schlichtungsstellen und Gutachterkommissionen in Deutschland von 2258 im Jahre 1981 auf 10887 im Jahre 2002 erhöht [1]. Auch die Entwicklung der Eingangszahlen der an die Ecclesia-Gruppe, dem führenden Versicherungsmakler für die Betreuung von Krankenhäusern, gemeldeten Arzthaftungsschäden macht diese Tendenz deutlich, auch wenn man berücksichtigen muss, dass ein erheblicher Teil der Steigerung auch auf Kundengewinne in diesem Zeitraum zurückzuführen ist (vgl. Abb. 19.2).

Dramatischer Anstieg des Schadensaufwandes

Aus Sicht der Versicherer noch viel bedeutsamer ist der extrem gestiegene Schadensaufwand – gerade bei Großschäden. Konnte bis etwa Ende der 80er-Jahre z.B. ein schwerer Geburtsschaden häufig noch mit einer Zahlung von 1 Mio. DM abschließend erledigt werden, sprechen die Gerichte den schwerstgeschädigten Kindern heute bereits 500 000 Euro allein an Schmerzensgeld zu. Darüber

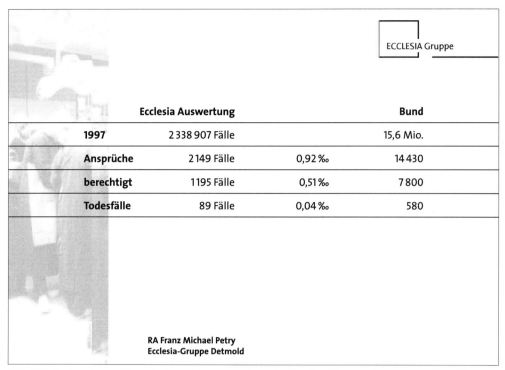

	Ecclesia Auswertung		Bund
1997	2 338 907 Fälle		15,6 Mio.
Ansprüche	2 149 Fälle	0,92 ‰	14 430
berechtigt	1195 Fälle	0,51 ‰	7 800
Todesfälle	89 Fälle	0,04 ‰	580

RA Franz Michael Petry
Ecclesia-Gruppe Detmold

Abb. 19.1: Hochrechnung über die Anzahl der gegen deutsche Krankenhäuser geltend gemachten Schadensersatzansprüche für das Jahr 1997 (Quelle: Ecclesia)

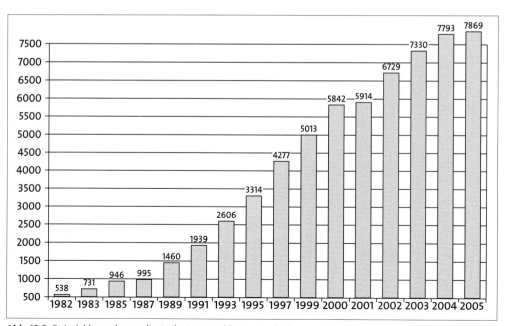

Abb. 19.2: Entwicklung der an die Ecclesia gemeldeten Arzthaftungsschäden 1982–2005

hinaus steigt der Aufwand für die Pflege und den Unterhalt der geschädigten Personen permanent an. Dieser Aufwand wird naturgemäß vor allem bestimmt durch die Lebenserwartung der geschädigten Personen. War diese in früheren Jahren deutlich verkürzt, hat sich dies auch und gerade aufgrund der erheblichen Fortschritte in der Medizin völlig geändert. Auch schwerstgeschädigte Menschen haben heute gute Chancen, ein „normales" Alter zu erreichen. So erfreulich dieser Fortschritt für den Menschen ist, er hat natürlich unmittelbar Einfluss auf den Gesamtschadensaufwand. Hinzu kommt der deutliche Anstieg der Pflegekosten. Kosten von 10 000 Euro pro Monat sind heute keine Seltenheit. In Einzelfällen sind noch sehr viel höhere Beträge erforderlich, die dann über viele Jahrzehnte gezahlt werden müssen. Folge: Nur noch eine geringe Zahl von

Versicherern ist bereit, das Risiko zu zeichnen. Gleichzeitig sind die Prämien für die Haftpflichtversicherung von Krankenhäusern und Ärzten in den letzten Jahren deutlich gestiegen. Abbildung 19.3 zeigt, wie sich bei den von uns registrierten Schadensfällen der Schadensaufwand auf die einzelnen Disziplinen verteilt.

Risikomanagement als Schadensprophylaxe ist daher schon deshalb dringend notwendig, damit Krankenhäusern und Ärzten auch in Zukunft Versicherungsschutz zu akzeptablen Versicherungsprämien zur Verfügung gestellt werden kann. Inzwischen machen viele Versicherer die Abgabe eines Angebotes von der Frage abhängig, ob entsprechende Systeme bestehen bzw. bewerten diese Fragestellung im Rahmen der Kalkulation der Versicherungsprämie. Das Fehlen entsprechender Maßnahmen und Konzepte

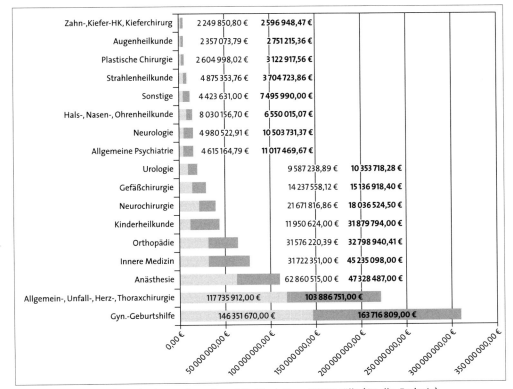

Abb. 19.3: Verteilung des Schadensaufwands auf die Disziplinen, 73 715 Fälle (Quelle: Ecclesia)

führt im Rahmen der Prämienkalkulation unmittelbar zu einer höheren Prämie. Entgegen der Erwartung vieler Krankenhäuser sind Versicherer im Regelfall dagegen nicht bereit, derartige Maßnahmen zu finanzieren. Vielmehr setzten sie voraus, dass die Unternehmen in diesem Hochrisikobereich von sich aus entsprechende Maßnahmen durchführen.

Der aktuelle Schadensfall

Ein Beispiel aus unserer aktuellen Schadensarbeit. In einem Krankenhaus bekommen drei Personen einen zentralen Zugang im Eingriffsraum der Intensivstation gelegt. Die Patienten erhalten hintereinander Termine und kommen nacheinander von den Stationen zur Behandlung. Der erste Patient ist HCV-infiziert mit einer sehr hohen Viruslast. Dies ist auf der Station auch bekannt. Diese Information wird aber nicht an die Intensivstation weitergegeben. Die Krankenakte ist – entgegen der vorhandenen Regelung – nicht dabei. In der EDV ist die Infektion nicht vermerkt.

Der infizierte Patient wird als erster behandelt. Dabei wird eine große Flasche Kochsalzlösung zum Spülen benutzt. Danach werden zwei weitere Patienten behandelt. Bei beiden wird der Gummipfropfen auf der Kochsalzflasche nicht gewechselt. Dadurch werden beide mit Hepatitisviren infiziert. Bei dem einen Patienten handelt es sich um einen Spender von Knochenmark für seinen Bruder. Durch die Spende wird auch dieser infiziert.

Präventionsmaßnahmen, die ein derartiges Ereignis hätten verhindern können, waren entweder nicht definiert bzw. soweit es sie gab, erfolgte keinerlei Kontrolle, ob sie auch eingehalten werden.

Konsequenz? Risikomanagement muss nicht nur die Präventionsmaßnahmen bestimmen, sondern auch ihre Kontrolle festlegen. Die Nutzung von Checklisten kann hier z.B. hilfreich sein.

Ein weiteres Beispiel. Für das Aktionsbündnis Patientensicherheit wurden 84 Fälle von Seitenverwechslungen in unserer Schadensdatenbank identifiziert und analysiert. Ergebnis: In fast allen diesen Fällen mangelte es an Präventionsmaßnahmen, die ein derartiges Ereignis hätten verhindern können. Die Untersuchung hat auch deutlich gemacht, dass man mehrere Maßnahmen benötigt, für die idealerweise verschiedene Personen verantwortlich sind, um das Risiko tatsächlich vermeiden zu können. Insofern lässt sich das bekannte Schweizer Käsemodell auf die Thematik wie in Abbildung 19.4 anwenden.

Beide Beispiele zeigen, dass die Schadensursache ganz selten in dem individuellen Fehler eines Einzelnen zu sehen ist, sondern im Regelfall das Ergebnis einer Kette von Unzulänglichkeiten. Deshalb kann man auch mit Recht erwarten, dass Risikomanagement im Sinne von Hinterfragung und Reorganisation von Abläufen und Prozessen einen unmittelbaren Einfluss auf die Schadenssituation haben wird. Sinnvoll und erforderlich ist deshalb die Initiierung eines fortwährenden Risikomanagementprozesses.

19.3 Der Risikomanagementprozess

Der Risikomanagementprozess besteht grundsätzlich aus vier Schritten:

Ist-Analyse. Zunächst muss man sich seiner Risiken bewusst werden, d.h. man muss sie identifizieren. Erforderlich ist also eine Ist-Analyse des konkreten Bereichs: Welche Risiken gibt es grundsätzlich? Welche Präventionsmaßnahmen sind grundsätzlich möglich? Welche davon sind realisiert? Wir nutzen hier die Erkenntnisse aus der von uns seit mehr als zehn Jahren installierten Datenbank von gemeldeten Arzthaftungsschäden mit inzwischen fast 74 000 Schäden. Man kann aber hierzu auch andere Informationen, z.B. aus der Medizin selbst oder aus

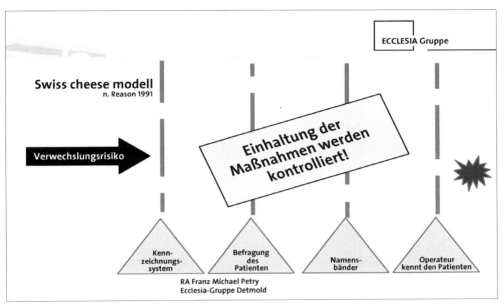

Abb. 19.4: Eingriffsverwechslung, Abwandlung des Schweizer Käsemodells

der Analyse veröffentlichter Gerichtsentscheidungen der Arzthaftungsprozesse, nutzen. Auch die Analysen der Schlichtungsstellen für Arzthaftpflichtfragen der Ärztekammern, hier besonders zu nennen Nordrhein und Hannover, können hier hilfreich sein. Dabei gibt es immer vier Untersuchungselemente: Patientenaufklärung, Dokumentation, Behandlung und Organisation.

Risikobewertung. Danach sind die erkannten Risiken zu bewerten. Zu fragen ist nach der Eintrittswahrscheinlichkeit des jeweiligen Risikos, den Schadensfolgen im Falle der Risikoverwirklichung und schließlich, ob das Risiko gut oder schlecht zu erkennen ist. Daraus ergibt sich, welche Priorität jedes einzelne Risiko hinsichtlich der Bearbeitung hat. Bewährt hat sich hierbei das Arbeiten mit einem zweidimensionalen Risikoportfolio, in dem zum einen die Größe des Risikos und zum anderen die Eintrittswahrscheinlichkeit bestimmt wird (vgl. Abb. 19.5).

Risikobewältigung. Im dritten Schritt geht es um die Risikobewältigung: Welche Risiken können endgültig eliminiert werden, welche können zumindest durch entsprechende Präventionsmaßnahmen reduziert werden, und welche müssen gegebenenfalls zumindest zeitweise akzeptiert werden, weil kurzfristig keine Abhilfe zu schaffen ist? Dies ist insbesondere dann denkbar, wenn bauliche oder personelle Gegebenheiten kurzfristig nicht geändert werden können. Wichtig ist in dieser Phase eine klare Bestimmung der geplanten Projekte und eine klare Zuweisung von Verantwortung: Wer macht was bis wann?

Risikoüberwachung. In der vierten Phase der Risikoüberwachung schließlich wird zum einen überprüft, ob die eingeleiteten Maßnahmen tatsächlich greifen. Damit beginnt letztlich der Prozess erneut. Insofern handelt es sich um nichts Anderes als den PDCA-Zyklus (Plan-Do-Check-Act), der aus dem Qualitätsmanagement hinlänglich bekannt ist. Der Unterschied zum Qualitätsmanagement be-

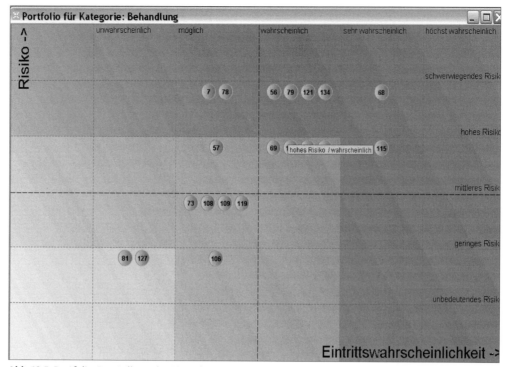

Abb. 19.5: Portfolio-Darstellung der identifizierten Risiken

steht darin, dass man diesen Prozess aus einem ganz speziellen Blickwinkel, nämlich vor dem Hintergrund der Erfahrung über erfolgte Schäden und Schadenssituationen, durchführt. Anders wie im Qualitätsmanagement erfolgt im klinischen Risikomanagement die Analyse auf der untersten Ebene der operativen Tätigkeit.

Anwendungsmöglichkeiten des Risikomanagementprozesses

Diesen Prozess kann man nun anwenden für die Analyse einer Disziplin, eines Leistungsbereichs, einer Diagnose, eines Prozesses oder auf ein Netzwerk.

Gestartet haben wir vor mehr als zehn Jahren mit entsprechenden Analysen in einzelnen Fachdisziplinen, zunächst im Hinblick auf die besondere Hochrisikosituation in der Geburtshilfe, später auch in allen anderen Fachbereichen. Mit neuen Organisa-

tionsformen wurde der Fokus stärker auf Leistungsbereiche gelegt, etwa den Zentral-OP oder die Zentrale Notaufnahme. Auch hier gibt es ein spezifisches Risikoprofil, das sich aus den vorhandenen Schäden ableiten lässt.

Die Einführung der DRGs führte in vielen Krankenhäusern auch zu der Entwicklung von klinischen Behandlungspfaden. Auch diese Situation kann man für den Aufbau und die Entwicklung eines Risikomanagements nutzbar machen, indem man diagnosebezogen Risiken identifiziert und Präventionsmaßnahmen im Sinne von sogenannten „Risikokontrollpunkten" unmittelbar in den jeweiligen Pfad implementiert. Übrigens ein gutes Beispiel dafür, wie es gelingt, Prävention und Risikomanagement in Projekte zu integrieren, die im Krankenhaus ohnehin durchgeführt werden.

Eine weitere Möglichkeit besteht darin, prozessbezogene Analysen durchzuführen, etwa die Risikosituation des Entlassungsprozesses zu untersuchen. Und schließlich hat sich im Zusammenhang mit der Zentrenbildung in Krankenhäusern bzw. der Einführung von Modellen der Integrierten Versorgung (IV) auch die Notwendigkeit eröffnet, den Risikomanagementprozess auf Netzwerke anzuwenden. So haben z.B. in vielen IV-Verträgen Krankenhäuser eine Gewährleistungsgarantie übernommen. Krankenkassen verlangen in vielen Verträgen eine Garantie, dass z.B. die implantierte Hüfte für einen bestimmten Zeitraum – etwa acht bis zwölf Jahre – hält. Ist in dieser Zeit ein Austausch notwendig, muss das Krankenhaus diesen auf eigene Kosten vornehmen. Hier bekommt Risikomanagement eine unmittelbar wirtschaftliche Dimension.

19.4 Anforderungen an eine Risikomanagementstrategie im Krankenhaus

Nach unserer Beobachtung bestehen die Risikomanagementaktivitäten vieler Krankenhäuser derzeit in der Durchführung von Einzelprojekten. Es werden Analysen in einzelnen Bereichen durchgeführt, derzeit sind viele Häuser mit der Einführung eines CIRS beschäftigt. Viele unterliegen dem Irrtum, damit schon ein Risikomanagementsystem geschaffen zu haben.

Auch wir haben in den frühen Jahren derartige Einzelprojekte durchgeführt, etwa indem wir uns auf die Analyse in bestimmten Hochrisikobereichen beschränkt haben. Heute muss man kritisch feststellen, dass es teilweise auch nur bei diesen Einzelprojekten geblieben ist. Erfolgreiches Risikomanagement – und das erwarten die Haftpflichtversicherer – setzt aber einen dauerhaften Prozess voraus. Notwendig ist ferner, die Maßnahmen und die Ergebnisse auch darlegen zu können.

Nach unserer Auffassung kann dies nicht gelingen, ohne einem Mitarbeiter des Hauses die Zuständigkeit und die Verantwortung für dieses Thema zuzuweisen. Erforderlich ist der interne Risikomanager im Krankenhaus. Dabei ist es sicherlich denkbar und in vielen Fällen auch sinnvoll, die Funktionen des Qualitätsmanagers und des Risikomanagers in einer Person zusammenzufassen.

Erforderlich ist ferner, die Maßnahmen über die einzelnen Disziplinen hinweg zu vernetzen. Sehr gute Erfahrungen haben wir damit gemacht, nicht mehr eine Disziplin mit den vier Untersuchungselementen Aufklärung, Dokumentation, Behandlung und Organisation zu untersuchen, sondern in den einzelnen Untersuchungselementen themenbezogene Analysen über die verschiedenen Disziplinen hinweg im Sinne eines Netzwerkansatzes durchzuführen (vgl. Abb. 19.6).

Der Vorteil ist, dass jeder von dem jeweils anderen lernen kann und die Einrichtung als Ganzes die Möglichkeit erhält, im Sinne von Best-Practice auch die guten Lösungsansätze eines Bereichs auf die Gesamtorganisation anzuwenden.

Dieses Konzept ist gerade auch für sehr große Krankenhäuser oder große Krankenhausträger mit mehreren Einrichtungen sehr gut geeignet. Bei letzteren ist dann auch denkbar, eine „Inventur" der Risikosituation und der vorhandenen Präventionsmaßnahmen über alle Einrichtungen hinweg durchzuführen.

Mit der Benennung eines internen Risikomanagers ist es aber nicht getan. Eine Person wäre mit dieser Aufgabe nach unserer Auffassung überfordert. Erforderlich ist vielmehr der Aufbau eines Risikomanagementteams, das alle Maßnahmen steuert und begleitet. In diesem Team sollten die verschiedenen Berufsgruppen vertreten sein, aber auch die Technik, der Qualitätsmanagementbeauftragte und/oder Risikomanager. Denkbar ist die Mitarbeit eines externen Beraters, der immer wieder neue Themen einbringen kann. Wichtig ist auch, den im Haus für die

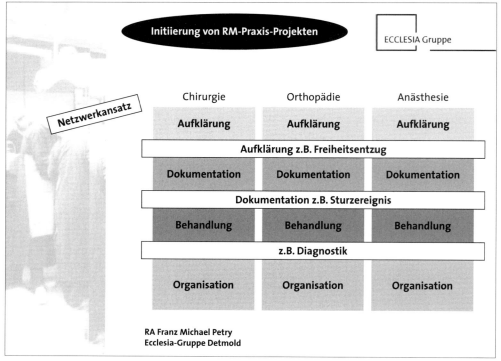

Abb. 19.6: Initiierung von RM-Praxis-Projekten – Netzwerkansatz

Bearbeitung der Arzthaftungsschäden verantwortlichen Mitarbeiter mit einzubeziehen. Nach unserer Erfahrung gibt es in vielen Krankenhäusern bisher keine Vernetzung zwischen Schadensbearbeitung und Qualitäts- bzw. Risikomanagement. Häufig kennen sich die Personen gegenseitig nicht einmal. Damit entfällt die Chance, zumindest die eigenen Schäden zu analysieren und die Erkenntnisse über den betroffenen Bereich hinaus für die ganze Einrichtung nutzbar zu machen. Diese Aufzählung ist nicht abschließend. Letztlich muss jede Einrichtung entsprechend der jeweiligen Gegebenheiten die Zusammensetzung selbst bestimmen (vgl. Abb. 19.7).

Aufgaben für eine derartiges „RM-Team" gibt es viele. Es könnte zuständig sein für:

◢ das Management im Schadensfall
◢ die Analyse vorhandener Schäden
◢ die Risikoanalyse bei Einführung neuer Behandlungsverfahren
◢ die Überprüfung von Dokumentation und Aufklärung
◢ die Initiierung von RM-Praxis-Projekten
◢ die Initiierung, Organisation und Durchführung des Zwischenfallerfassungssystems
◢ die Medienarbeit, auch und gerade im Falle von Schäden mit Medienbezug
◢ die Dokumentation und Darlegung aller RM-Maßnahmen, z.B. gegenüber dem Versicherer

Diese Aufzählung ist und kann nicht abschließend sein. Notwendig ist aber, dass das Krankenhaus klare Zuständigkeiten und Verantwortlichkeiten für das Thema Prävention und Patientensicherheit definiert.

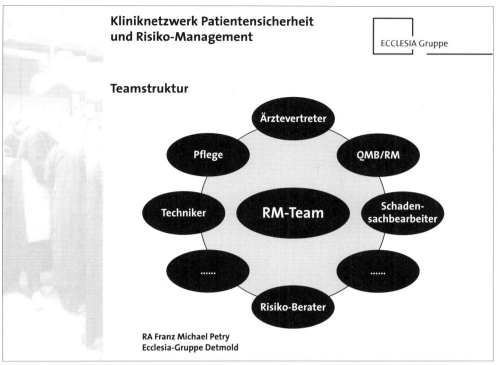

Abb. 19.7: Beispiel Kliniknetzwerk und Patientensicherheit

19.5 Konsequenzen?

◢ Jedes Krankenhaus sollte über einen internen Risikomanager verfügen. Dies kann auch der QMB mit entsprechender Ausbildung sein.

◢ Krankenhäuser sollten unter dessen Leitung ein RM-Team bilden, das sich ständig mit den Risiken des Hauses auseinandersetzt.

◢ CIRS ist dabei **ein** Werkzeug, aber allein nicht ausreichend.

◢ Kenntnisse über Maßnahmen des Risikomanagements sollten bei Ärzten vorhanden und deshalb Teil der ärztlichen Ausbildung sein.

Literatur

[1] Neu J (2003) Protokoll Arbeitskreis Ärzte und Juristen. Tagung 28.–29.11.2003

20 Risikomanagement als Schadensprophylaxe aus der Sicht des Krankenhausträgers

Martin L. Hansis

„Es muss sich in der Ärzteschaft eine ganz neue Fehlerkultur entwickeln" – diese Aussage verschafft in jüngerer Zeit jedem (auch unbedarften) Schreiber und Redner Eingang in die Gazetten. Vermittelt sie doch den Eindruck, der planvolle Umgang mit (potenziellen) Risiken stelle für Ärztinnen und Ärzte eine terra incognita dar, deren Betreten zum öffentlichkeitswirksamen Ereignis werden könne. Generalisiert ist das zweite so gefährlich wie das erste falsch. Richtig ist, dass die Instrumente der Sichtbarmachung von Risiken im klinischen Alltag systematisiert und nicht zufällig angewendet werden müssen (wie alle Instrumente des Qualitätsmanagements) und dass die einschlägigen Ergebnisse in angemessener Form sichtbar werden sollen. Erkennung und Verringerung von Risiken im klinischen Alltag ist jedoch – mit Ausnahme der nationalen Form des incidents reportings – keine neue Erfindung; ob hinsichtlich der Anwendung dieser Techniken tatsächlich ein erheblicher Nachholbedarf besteht, hat noch nie jemand ernsthaft untersucht.

20.1 Bestandsaufnahme: Die vier Ebenen der Fehlererkennung und Fehleranalyse

Im klinischen Alltag findet Fehlererkennung und Fehleranalyse auf vier unterschiedlichen Ebenen – und dort jeweils nach unterschiedlichen Spielregeln und insbesondere in unterschiedlicher „Öffentlichkeit" – statt.

Ebene 1: Streit ist im Gange

Eine Komplikation hat sich ereignet, der ein möglicher Fehler zugrunde liegt, ein Streit oder Rechtsstreit ist angekündigt, die Öffentlichkeit wird mehr oder weniger ausgeprägt informiert. In dieser Situation muss der Arzt (wenn er noch die Gelegenheit dazu hat) weiterhin weiteren gesundheitlichen Schaden vom Patienten abwenden. Darüber hinaus hat er die Notwendigkeit (und das Recht), mit allen ihm zu Gebote stehenden Mitteln seine Position zu wahren und sich gegen (ungerechtfertigte) Anwürfe zu verteidigen. Je nach Sachlage wird er außerdem eine gezielte, wahrheitsgemäße und der Situation angemessene Öffentlichkeitsarbeit betreiben, möglicherweise wird er – über seine Versicherung – den Versuch einer außergerichtlichen oder vorgerichtlichen Regelung mit dem anspruchstellenden Patienten unternehmen. Viele Ärzte sind in einer solchen Situation emotional und bezüglich ihrer rechtlichen Vorkenntnisse überfordert. Es empfiehlt sich hier deswegen die Begleitung durch einen Anwalt, ggf. auch durch ein Pressebüro. Fehler in dieser Situation können erheblichen zusätzlichen Schaden anrichten.

Ebene 2: Eine Komplikation kündigt sich an oder ist eingetreten

Läuft eine Behandlung nicht so gut wie erwartet, stellt sich der vorgesehene oder angestrebte Behandlungsverlauf nicht ein oder kündigt sich eine Komplikation an bzw. tritt eine solche ein, dann stellt sich zunächst nicht (zumindest nicht ausdrücklich) die Frage nach einem Fehler/einem Verschulden in engem Sinne. Der Patient befindet sich klassischerweise – bei insgesamt noch erhaltenem Vertrauen – in einer Situation der „gespannten Aufmerksamkeit". Er wird mithin jede Regung, jede Tätigkeit, jede Aussage und insbesondere jede unterbliebene Tätigkeit und jede unterbliebene Aussage des Arztes besonders sorgfältig registrieren, gewichten oder auch missinterpretieren. Hier kommt es mithin darauf an, die Anstrengungen bezüglich des rein medizinischen weiteren Verlaufs zu verdoppeln, die ärztlichen Kontakte mit dem Patienten zu verdichten, Zweitmeinungen einzuholen, ggf. dem Patienten eine Weiterverlegung anzubieten und ganz allgemein die Arbeit an und mit dem Patienten zur Chefsache zu machen. Gegenüber dem Patienten und den Angehörigen sollte zunächst neutral von einer „Komplikation" gesprochen werden; die Frage nach einem „Fehler" oder einer „Schuldhaftigkeit" bleibt zunächst offen. Man kann dem Patienten anbieten, die Frage des „Fehlers" nach (glücklichem) Abschluss der Behandlung zu klären oder extern klären zu lassen.

Ebene 3: Analyse unbefriedigender Behandlungsverläufe der Vergangenheit

Es gehört zum Standardgeschäft interner Qualitätssicherung, die unbefriedigenden Behandlungsverläufe der eigenen Praxis bzw. der eigenen Abteilung der Vergangenheit in regelmäßigen Abständen aufzuarbeiten. Diese Aufarbeitung kann summarisch oder themenbezogen geschehen (alle Infektionen, alle Patientenbeschwerden, alle Reoperationen). In diese Analyse sollen alle im weitesten Sinne „unbefriedigende Behandlungsverläufe" eingehen – d.h. alle Behandlungsverläufe, mit denen der Arzt und/oder der Patient nicht zufrieden sind, unabhängig davon, ob sich dahinter ein „Fehler" im engeren Sinne verbirgt oder nicht.

Derartige Analysen finden analog innerhalb einer Fachgesellschaft oder aus einer Gutachterkommission heraus statt (dort jeweils themenbezogen und bezüglich der teilnehmenden Kliniken anonymisiert). Stets haben sie das Ziel, durch „Aufeinanderlegen" möglichst vieler unbefriedigender Verläufe die Systematik ihrer Ursachen zu erkennen (ggf. auch im Sinne der Identifikation verborgener Muster) und damit Präventionsstrategien zu etablieren.

Ebene 4: Der noch nicht geschehene/nicht gesehene Fehler

Schließlich wird man sich in jeder Praxis bzw. Krankenhausabteilung – so sie denn hochkarätig qualitätsorientiert ist – um eine Erkennung von Beinahe-Fehlern bemühen. Man wird Missgeschicke analysieren, die nicht komplett zustande gekommen sind bzw. die ohne Folgen für den Patienten geblieben sind. Man wird insbesondere potenzielle Missgeschicke und Fehler analysieren und vermeiden, die keiner der in der Praxis oder Abteilung Arbeitenden je gesehen hat (Beispiel: Präparateverwechslung in der Pathologie, Seitenverwechslung in der Chirurgie). Dies gilt für alle schwerwiegenden Ereignisse (Sentinels). Die Erkennung und Vermeidung von Beinahe-Fehlern erfordert von der gesamten Crew ein hohes Maß an Sensibilität für risikobehaftete Situationen und insbesondere ein hohes Maß an wechselseitigem Vertrauen. Ohne ein solches wird es nie zum offenen Bericht über risikobehaftete, vertrackte Situationen oder eine risikobehaftete Verkettung von unglücklichen Umständen kommen. Es ist ein Irrtum, zu glauben, man müsse nur einen Briefkasten mit dem Schild „Riskmanagement" in einer Abteilung aufhängen oder nur ein Beratungsunternehmen zu einem Vortrag über „Riskmanagement" einladen, dann würden schon alle Mitarbeiter freudig und angstfrei ihre persönlichen Beinahe-Fehler rapportieren. Die Etablierung eines abteilungs- bzw. praxisinternen wechselseitigen Berichtens über die eigenen beinahe passierten Fehler (incident reporting) steht natürlicherweise am Ende einer hervorragenden Entwicklung und Pflege der eigenen Crew.

20.2 Das angemessene Maß an Öffentlichkeit

Fehleranalysen der Ebenen 3 und 4 sind umso ergiebiger, je mehr gleichartige Probleme aufeinandergelegt und zusammen betrachtet werden. Dies setzt jedoch eine strikte Anonymität – der Patienten wie der beteiligten Ärzte/Praxen/Krankenhäuser – voraus. Kein Arzt, der bei Sinnen ist, wird sich mit Details einer Beinahe-Katastrophe an einer Systematik der Fehlererkennung beteiligen, wenn er – auch nur in Ansätzen – eine De-Anonymisierung befürchten muss. Deshalb gefährdet das öffentliche Gerede, man müsse jetzt endlich ein öffentlichkeitswirksames ärztliches Risikobewusstsein entwickeln, oder gar die Vorstellung eines gesetzlich mandatierten Riskmanagements unter Federführung der Gesundheits-Selbstverwaltung nicht so sehr die Akteure, als vielmehr die Existenz und Wirksamkeit des Instrumentariums selbst in hohem Maße. Die (Fach-) Öffentlichkeit mag erfahren, dass ein Arzt/ein Krankenhaus an Maßnahmen der systematischen Risikoerkennung teilnimmt. Ausreichend große (und damit sicher dauerhaft anonyme) Fundus tatsächlicher (Ebene 3) oder fakultativer (Ebene 4) Probleme sind auch publikationsfähig. Beides wird jedoch (da nicht skandalisierbar) die Laienpresse nicht interessieren. Und in jedem Fall liegt die Hoheit über derartige Fundus bei Wissenschaftlern und nicht etwa bei Organen der Selbstverwaltung.

20.3 Mustererkennung

Die abteilungsinterne Aufarbeitung unerwünschter Ereignisse erfolgt üblicherweise nach dem Schema der im Vordergrund stehenden und ins Auge fallenden medizinischen Probleme bzw. Phänomene. Analysiert man die unerwünschten Ereignisse/Komplikationen einer durchschnittlichen unfallchirurgischen Abteilung, so kann sich die Auflistung von Tabelle 20.1 ergeben. Diese Auflistung ist zwar richtig, sie hilft aber in der Suche nach den tatsächlichen Ursachen und insbesondere in der Feststellung von Verbesserungspotenzialen bzw. Vermeidungspotenzialen nicht wirklich weiter. Wie soll man z.B. Infektionen vorbeugen, außer durch eine im Wesentlichen wirkungslose und unspezifische erneute Hygienebelehrung? Auch wenn die Komplikationsliste entsprechend Tabelle 20.2 weiter aufgeschlüsselt wird, ergibt sich noch kein konkreter Ansatz für Optimierungen oder Vermeidungen.

Erst die weitere Analyse zeigt, dass 7 der 11 Fälle von Tabelle 20.2 auf derselben Station entstanden sind. Dort ergibt sich ein Überhang von unabhängig voneinander agierenden Personen, ohne dass die fachlich-sachlichen Zuständigkeiten klar geregelt wären. Damit wird evident, dass die meisten der in Tabelle 20.1 bzw. 20.2 aufgezählten scheinbar medizinischen Probleme eine gemeinsame administrativ-organisatorische Wurzel haben – nämlich unklare Zuständigkeiten auf einer einzelnen Station. Schlichte alltagstaugliche Ablaufbeschreibungen waren in der Lage, die Kommunikationsdefizite zwischen den bisher aneinander vorbei agierenden Ärzten zu beseitigen und auf diese Weise jene Komplikationen weitestgehend zu vermeiden, die sich bisher als „medizini-

Tab. 20.1: Äußere Erscheinungsbilder medizinischer Komplikationen ohne Aufschlüsselung

Erscheinungsbild	Anzahl
Wundinfektionen	6
Diagnosemängel	2
Zu frühe Entlassung	1
Nervenschaden	2

Tab. 20.2: Äußere Erscheinungsbilder medizinischer Komplikationen (Teilursachen)

Erscheinungsbild	Teilursachen	Anzahl	Anzahl Teilursache (Mehrfachnennungen möglich)
Wundinfektionen		6	
	Entstehung		1
	Zu späte Diagnose		3
	Ungenügende Behandlung		4
Diagnosemängel		2	
	Verletzung im Röntgen übersehen		1
	Verletzung gesehen, aber keine therapeutische Konsequenz gezogen		1
Zu frühe Entlassung		1	
	Medizinisch i.O., aber nicht mit Patient besprochen		1
Nervenschaden		2	

sche Probleme" präsentierten. Mustererkennung in diesem Sinne bedeutet, unerwünschte Ereignisse, welche im Kleid einer „medizinischen Komplikation" daherkommen, auf ihre gemeinsamen, maskiert hinterlegten (meist administrativen oder organisatorischen) Ursachen abzusuchen. Diese zu beseitigen, ist vergleichsweise einfach möglich und hochspezifisch.

20.4 Summa

Auch der systematische Umgang mit verwirklichten und potenziellen Risiken des klinischen Alltags folgt den Prinzipien eines reifen klinischen Qualitätsmanagements, gute Arbeit planbar, vorhersehbar und sichtbar zu machen – und dies in der Hand der Ärzte selbst. Je selbstverständlicher dies geschieht, umso besser.

21 Medizinschadensfälle in der ärztlichen Fortbildung

Wolfgang Eisenmenger

21.1 Vorbemerkung

Von dem Chinesischen Philosophen Konfuzius (551–479 v. Chr.) stammt der Sinnspruch: „Fehler werden gemacht, damit danach eine Erfahrung stattfindet und aus dieser dann das Erkennen erfolgt und dadurch eine Veränderung vorgenommen wird." Dieses Prinzip lässt sich auch auf Fehler im ärztlichen Handeln anwenden, indem solche Fehler in der ärztlichen Fortbildung vorgestellt, ihre Ursachen und Folgen abgehandelt und daraus Erfahrungen und Vermeidungsstrategien entwickelt werden. Die Darstellung von Medizinschadensfällen ist somit sicher ein wichtiges Thema für die ärztliche Fortbildung, um in der Zukunft präventiv gegen gleiche oder ähnliche Fehler zu wirken.

Um zu erfassen, in welcher Häufigkeit und Form Medizinschadensfälle derzeit in der ärztlichen Fortbildung Berücksichtigung finden, erschien eine Ist-Erhebung vordringlich. Da die Akademien für die ärztliche Fortbildung bei den Landesärztekammern angesiedelt sind und die Zertifizierung von Veranstaltungen durch letztere erfolgt, begann ich meine Recherchen bei den Landesärztekammern.

Ich schrieb am 22.05.06 alle Kammern an mit der Bitte, mir mitzuteilen, welche Fortbildungsveranstaltungen zum Thema „Medizinschadensfälle" von 2000 bis 2005 in ihrem Verantwortungsbereich abgehalten worden seien. Von den 17 Kammern antworteten mir zehn innerhalb der nächsten zwei Monate, davon sieben innerhalb der ersten Woche nach Anfrage. Am 04.08.2006 richtete ich ein Erinnerungsschreiben an die übrigen sieben Kammern, darauf antworteten mir drei Kammern. Die restlichen vier Kammern habe ich dann am 29.08.2006 telefonisch und mit ergänzendem Fax angegangen, worauf schließlich auch diese Unterlagen lieferten, die letzte am 13.09.2006. Es dauerte also fast vier Monate, bis ich einen Gesamtüberblick gewinnen konnte. Nachdem ich anlässlich des Vortrages auf dem Symposium über Medizinschadensfälle und Patientensicherheit am 06./07.10.2006 in Bonn meinen Unmut geäußert hatte, dass es so schwer gewesen sei, valide Angaben von einigen Ärztekammer zu erhalten, wurden mir noch vor Abgabe des druckfertigen Manuskriptes von zwei Ärztekammern ergänzende Angaben gemacht.

Die erste Erkenntnis, die ich aus den Rückmeldungen entnahm, war, dass ich mit der Nachfrage nach „Medizinschadensfällen" einen viel zu engen Begriff gewählt hatte. Ich habe deswegen in meinem zweiten Schreiben auch nach Begriffen wie „Behandlungsfehler, Fehlermanagement, Risikomanagement, Haftung" und vergleichbaren Begriffen gefragt und auch Nachfragen zu einzelnen Antworten gestellt. Leider war die Präzision der Angaben der jeweiligen Fortbildungsreferenten sehr unterschiedlich. Insgesamt ergibt sich, dass in allen Kammerbereichen Fortbildungsveranstaltungen zu diesen Themen angeboten wurden, aber in sehr unterschiedlicher Häufigkeit und mit sehr variablen Schwerpunkten. Auch fehlte bei vielen Antworten eine konkrete Aufgliederung nach den Jahren und nach den Titeln. Ich hätte dies nicht erwartet, denn die Zertifizierung der Fortbildung hat eigentlich zur Voraussetzung, dass man den Veranstalter, den Zeitpunkt der Veranstaltung und ihren Titel in der Landesärztekammer registriert; zumindest ein Teil der Antworten legt es aber nahe, dass die „interne Buchhaltung" – wenn ich dies einmal so bezeichnen darf – zu diesem Thema verbesserungsbedürftig ist.

21.2 Fortbildungen im Einzugsbereich der Ärztekammern

Entsprechend den Rückmeldungen der Ärztekammern kann ich keine wirklich exakt vergleichbaren Daten liefern. Ich möchte trotzdem, in alphabetischer Reihenfolge, berichten, was die einzelnen Ärztekammern mitgeteilt haben:

Baden-Württemberg hat seit 2002 90 Fortbildungen zum Thema Fehler in der Medizin, bei denen regelhaft das Thema Medizinschadensfälle mitbehandelt wurde, angeboten. Ferner waren 5 Veranstaltungen zum Thema Haftpflicht, 5 zur Patientensicherheit, 39 zum Risk- bzw. Risikomanagement und 2 zur Arbeit der Gutachterkommissionen erfolgt. Insgesamt kommt man somit auf 141 einschlägige Fortbildungsveranstaltungen.

Bayern meldete zu den Stichworten Patientensicherheit, Risikomanagement und Umgang mit Fehlern insgesamt 47 Veranstaltungen seit 2002. Dabei wurde der Begriff Risikomanagement oft auf spezielle Krankheits-Entitäten bzw. Fachbereiche bezogen. So befasste man sich zwölfmal mit dem Risikomanagement bei kardiovaskulären Erkrankungen, achtmal bei Diabetes mellitus, viermal bei Hypertonie, je dreimal beim metabolischen Syndrom und bei antiphlogistischer Therapie und je einmal beim Schlaganfall, bei Lipidstoffwechselstörungen, in der Anästhesie und präoperativ beim kardialen Risikopatienten. Dabei war eine deutliche Steigerung im Laufe der Jahre festzustellen,

nämlich von 4 einschlägigen Veranstaltungen im Jahre 2002 auf 12 im Jahre 2005 und bereits 13 bis zum September 2006.

Berlin meldete seit 2003 insgesamt 32 einschlägige Veranstaltungen, davon je 3 zum Thema Behandlungsfehler und Patientensicherheit und 26 zum Thema Risikomanagement, letztere jeweils ebenfalls bezogen auf einzelne Spezialbereiche wie Kardiologie, metabolisches Syndrom, Mangelernährung oder im Krankenhaus.

Brandenburg meldete von 2001–2006 32 einschlägige Veranstaltungen, wobei allerdings 2 nach ihrem Titel wohl eher nicht oder nur eingeschränkt zum Kernthema gehörten, nämlich einmal „Medizinrechtliche Aspekte von Patientenverfügung und Betreuungs- und Vorsorgevollmacht" und einmal „Medizinrecht aus der Sicht der Rechtsmedizin". Die übrigen 30 Veranstaltungen galten dem Thema Haftungsrecht, das 6-mal genannt wurde, und 24-mal dem Risikomanagement, auch hier meist bezogen auf ein konkretes Krankheitsbild wie Kardiologie, kardiovaskuläre Erkrankungen, Schwangerschaft und Diabetes, Onkologie, Übergewicht und im Rettungsdienst. Auch hier war eine deutliche Frequenzsteigerung von 2 Veranstaltungen im Jahre 2001 auf 10 Veranstaltungen im Jahre 2006 zu registrieren.

Bremen gab an, dass in den letzten Jahren verschiedenste Veranstaltungen im thematischen Umkreis von Medizinschadensfällen abgehalten worden seien, eine abschließende Aufzählung jedoch leider nicht möglich sei. Beispielhaft habe die Kammer in Kooperation mit der Ärztekammer Hamburg 2004 den dreieinhalbtägigen Kurs „Risiko-Management in Medizin und Pflege" angeboten und 2005 eine Tagung zu „Patientensicherheit und Risiko-Management" durchgeführt. Außerdem wurde im Bremer Ärzte-Journal, dem Mitteilungsblatt der Ärztekammer und der KVB, in Nr. 7/8 2006 schwerpunktmäßig das Thema Fehlermanagement abgehandelt.

Hamburg berichtete, dass zum Thema Medizinschadensfälle und Risikomanagement keine alleinstehenden Seminare bisher angeboten worden seien. Seit vielen Jahren werde im Rahmen der Einführungsseminare für junge Kolleginnen und Kollegen, die einmal jährlich durchgeführt würden, speziell auf das Haftungsrecht für Ärzte und die Arbeit der Schlichtungsstelle eingegangen. Seit 2002 werde auch ein Seminar Risikomanagement im Rahmen des 200-Stunden-Curriculums der Bundesärztekammer für die Qualitätsmanagement-Ausbildung einmal jährlich angeboten. Dort sei das Interesse der Kolleginnen und Kollegen zum speziellen Thema der Medizinschadensfälle dann riesengroß. Ansonsten habe man aber die Erfahrung gemacht, dass man um Teilnehmer ringen müsse, wenn man nur das Thema Medizinschadensfälle anbiete.

Hessen berichtete über 2 Veranstaltungen, die bereits vor dem erfragten Zeitraum gelegen waren: 1989 eine Veranstaltung, bei der über Haftung bei ärztlichem Fehlverhalten, bezogen auf die Aufklärungs- und Schweigepflicht des Arztes, referiert worden war und 1996 über die zivil- und strafrechtliche Verantwortlichkeit des Arztes. Ansonsten wurde berichtet über 2 Veranstaltungen zum Thema ärztliche Begutachtung, die sich wohl nicht einschlägig auf Medizinschadensfälle bezogen, eine Veranstaltung zu Fehlern bei der Leichenschau, die wohl auch nicht im engeren Sinne zum Themenkreis gehörte, und je eine Veranstaltung zum Thema Risikomanagement, einmal im Krankenhaus und einmal bei Fehlererkennung in der hausärztlichen Praxis. Beim letzteren Thema waren interessanterweise auch die Themen „Vernetzung von Praxen" und „Risiken und Chancen einer Homepage im Web" angesprochen. Insgesamt waren somit seit 2000 2

Veranstaltungen dem nachgefragten Thema im engeren Sinne zuzuordnen.

Mecklenburg-Vorpommern machte, unter Hinweis auf die dürftige personelle Ausstattung im Referat Fortbildung der Ärztekammer, keine konkreten Angaben, auch im Hinblick darauf, dass die Zertifizierungsanträge zurückliegender Jahre bereits archiviert seien. Aus der Erfahrung heraus könne man sagen, dass sich etwa 2 bis 4 Veranstaltungen pro Jahr dem Thema widmeten. 2005 habe eine Veranstaltung, gemeinsam mit der KV, zu Rechtsfällen stattgefunden. Seit dem zweiten Halbjahr 2005 seien 3 Veranstaltungen zum nachgefragten Thema registriert, nämlich „Arbeitsrecht und Haftungsrecht", „Strafrecht in der Medizin" und „AVWG und rechtliche Aspekte". Gerade letzteres Thema kann aber wieder ausgeklammert werden, denn Arzneimittelversorgung und Wirtschaftlichkeit gehören sicher nicht zum Kernthema.

Niedersachsen teilte mit, dass von 2001–2006 insgesamt 40 Veranstaltungen durchgeführt worden seien. Diese Veranstaltungen betrafen im weiteren Themenbereich die Stichworte Schaden, Behandlungsfehler, Patientensicherheit, Fehlermanagement, Risikomanagement und Haftung. Dabei wurden Schwerpunktgebiete wie Gastroenterologie, Hämotherapie, Anästhesie, Hypertonie, Zahnheilkunde, Neurologie, Gynäkologie und Geburtshilfe, Insulintherapie und Impfungen, um einige Beispiele zu nennen, in den Mittelpunkt gestellt. Es wurden sowohl Ärzte als auch Juristen als Referenten gewonnen. In jüngster Zeit verwies das Zentrum für Qualität und Management im Gesundheitswesen, eine Einrichtung der Ärztekammer Niedersachsen, darauf, dass eine aktuelle Initiative laufe, die als langfristige Offensive mit unterschiedlichen Ansätzen eine Veranstaltungsreihe „Forum Patientensicherheit und Risikomanagement" beinhalte. Innerhalb dieser Vortragsreihe habe die Präsidentin des Zentrums sich speziell des Themas der Appendizitis-Diagnose angenommen. Es wurden für das Jahr 2007 bereits weitere geplante Veranstaltungen zur Diagnose „Coxarthrose" und zum Thema „Sicherheitskultur im Krankenhaus" angekündigt.

Nordrhein gab zunächst an, keine Fortbildungsveranstaltungen zum Thema Medizinschadensfälle durchgeführt zu haben. Die Ärztekammer meldete dann doch weitere 22 Veranstaltungen ab 2000 und zusätzliche 10 Fortbildungen in der Zeit von 1994–1999 nach. Auch hier waren die Themen teils allgemein gehalten und bezogen sich z.B. auf das Arzthaftungsrecht, oder sie betrafen spezielle Therapieformen oder Krankheitsentitäten wie Thromboseprophylaxe, Endoskopie des Gastrointrodestinaltraktes, Mammadiagnostik, Myokardinfarkt, Kniegelenksarthroskopie, Dekubitus oder Überstimulationssyndrom des Ovars.

Besonders hervorzuheben ist auch eine wichtige Veröffentlichung der Ärztekammer Nordrhein, die die Arbeit ihrer Gutachterkommission für ärztliche Behandlungsfehler ausgewertet hat. Es wird darin zu 35 verschiedenen, häufig auftretenden Fallkonstellationen jeweils eine Übersicht der Fehlermöglichkeiten und der Begutachtungen vorgestellt, die geradezu ein „Schatzkästlein" für die ärztliche Fortbildung darstellen. Diese Übersicht behandelt – um nur einige wenige Themen zu nennen – Krankheitsbilder wie die Hodentorsion, das Mammakarzinom, Versäumnisse bei Thorax- und Rückenbeschwerden, fehlerhafte endoskopische Leistenbruchoperationen, fehlerhafte Behandlung nach Kataraktoperationen, Therapieversäumnisse beim Herzinfarkt und vieles andere mehr. Erfreulicherweise ist diese Schrift bereits in zweiter Auflage 2006 erschienen [1].

Rheinland-Pfalz gab zum Themenbereich insgesamt 8 Veranstaltungen zwischen 2003 und 2005 an. Dabei bezogen sich 5 Veranstaltungen auf ärztliche Behandlungsfehler, einmal davon mit dem speziellen Thema Hypoglykämie, zweimal war von Risiko- bzw. Fehlermanagement die Rede und einmal wurde die Patientensicherheit während des Intrahospitaltransports angesprochen. Das Thema wurde mit zunehmender Häufigkeit behandelt, von einmal im Jahre 2003 bis zu viermal im Jahre 2005.

Saarland teilte mit, dass zwischen 2000 und 2005 nur 1 Veranstaltung zum Thema Medizinschadensfälle stattgefunden habe, nämlich zur Gefahr eines schweren und längerdauernden gesundheitlichen Schadens durch Behandlungsmaßnahmen, offenbar mit psychiatrischem Bezug.

Sachsen. Im Einzugsbereich der sächsischen Ärztekammer wurden seit 2003 106 Veranstaltungen zum Themenkreis zertifiziert. Davon betrafen 16 das Thema Risikomanagement, 15 das Thema Patientensicherheit, 5 das Thema Fehlermanagement, 61 das Thema Haftung und 9 das Thema Behandlungsfehler. Aus der Rückmeldung ließ sich nicht erkennen, ob die entsprechenden Begriffe eng mit dem nachgefragten Kernthema in Verbindung standen. Hinsichtlich der jährlichen Verteilung wurden ebenfalls keine Angaben gemacht. Verwiesen wurde, ebenso wie von anderen Ärztekammern, auf die Durchführung des 200-Stunden-Kurses Qualitätsmanagement, in dem die Patientensicherheit regelmäßig angesprochen und diskutiert werde.

Sachsen-Anhalt meldete 27 Veranstaltungen zum Thema Arzthaftung seit dem Jahr 2000 mit leicht steigender Frequenz. Dabei bezogen sich die Haftungsfragen zum Teil auf Spezialthemen wie Diabetologie, Chirurgie, Urologie, Arthrose, Schmerzbehandlung und

Fibromyalgie und Heparinisierung. Im Jahre 2005 waren zusätzlich 3 Veranstaltungen der Patientensicherheit gewidmet. Der Begriff Medizinschadensfälle tauchte in den Vortragstiteln nicht auf.

Schleswig-Holstein berichtete über 13 verschiedene Fortbildungsthemen zum Kernthema, wobei die Begriffe Haftung, ärztliche Kunstfehler, rechtliche Aspekte und Rechtsfragen auftauchten. 5 der Veranstaltungen waren im Jahr 2002 erfolgt, 1 im Jahr 2004 und 3 im Jahr 2006. Zu den übrigen Veranstaltungen wurden keine Daten genannt. Die Haftungsfragen bzw. die Behandlung ärztlicher Fehler war regelhaft auf Spezialbereiche ausgerichtet wie z.B. Orthopädie, Anästhesie, psychiatrische Notfallpatienten, Hypertonie, koronare Herzkrankheit, im Notarztdienst und beim Hausbesuch.

Thüringen wies in seiner Antwort darauf hin, dass Fragen wie Medizinschadensfälle häufig Bestandteil von Fortbildungen seien, die dies nicht im Hauptthema ausweisen würden. Insofern könne nur über Veranstaltungen der Akademie für die ärztliche Fort- und Weiterbildung, die dezidiert zu diesem Thema organisiert worden seien, berichtet werden. Man veranstalte regelmäßig zusammen mit dem Institut für Rechtsmedizin Jena ein medizinisch-juristisches Kolloquium. In diesem Kolloquium sei im Jahr 2000 die Beurteilung von Sorgfaltspflichtverletzungen und das Kollegialitätsprinzip bei Verdacht auf Behandlungsfehler angesprochen worden. 2002 habe es sich um allgemeine Fragen aus Recht und Medizin gedreht, darunter die Obhutspflicht im Krankenhaus. 2003 sei die Fehldiagnose infolge Irrtums oder Sorgfaltspflichtverletzung behandelt worden und die strafrechtliche Haftung für Fehler Dritter im Krankenhaus. 2004 habe der Diagnosefehler in der Notfallsituation zu den Themen gehört. Seit 2005 werde im Rahmen des Kurses „Ärztliche Begutachtung" auf typische Feh-

lerquellen bei der Erstellung von Arzthaftpflichtgutachten aus der Sicht der Schlichtungsstelle der norddeutschen Ärztekammern eingegangen.

Westfalen-Lippe benannte für den gewünschten Zeitraum 4 einschlägige Veranstaltungen, 3 im Jahre 2003 und 1 im Jahre 2004. Dabei waren zweimal die Haftung bei Aufklärung und Dokumentation angesprochen, gehörten also nicht zur eigentlichen Kernfrage, einmal wurden dezidiert Behandlungsfehler mit den Spezialgebieten der Thromboseprophylaxe und der chirurgisch-orthopädischen Praxis angesprochen, und einmal galt die Veranstaltung dem Beschwerdemanagement im Schadensfall, wobei allerdings keine konkreten Fallkonstellationen abgehandelt wurden, sondern lediglich die Rechtssystematik in Straf- und Zivilrecht für Medizinschadensfälle dargelegt wurde. Die Referenten waren beide Juristen. Die Rechtsmedizin war nur bei den Veranstaltungen zur Aufklärung und Dokumentation vertreten.

Zusammenfassung. Überblickt man das gesamte Spektrum der von den Landesärztekammern zum Thema Medizinschadensfälle zertifizierten bzw. organisierten Fortbildungsveranstaltungen, so fällt primär eine teilweise doch deutliche Diskrepanz bei der Häufigkeit und der Themenauswahl ins Auge. Wenn z.B. Baden-Württemberg seit 2002 141 Veranstaltungen zum Themenkreis meldet, dagegen Westfalen-Lippe nur 4 entsprechende Fortbildungen seit 2003, wovon sich nur 1 Veranstaltung tatsächlich mit Behandlungsfehlern im engeren Sinne beschäftigte, und schließlich das Saarland zwischen 2000 und 2005 nur 1 Veranstaltung zum Thema Medizinschadensfälle, lässt sich diese Diskrepanz sicher nicht allein durch Landesgröße und Arztdichte erklären.

Soweit konkrete Angaben über die Zahl der Veranstaltungen pro Jahr gemacht wurden, ist eine klare Tendenz zur zunehmenden Behandlung des Themas erkennbar. Dies liegt sicher daran, dass in jüngster Zeit Qualitätskontrolle und Patientensicherheit als wichtiges Ziel ärztlicher Fortbildung definiert wurden und die früher übliche Tabuisierung von Behandlungsfehlern innerhalb der Ärzteschaft abgebaut wurde.

21.3 Sonstige Fortbildungen

Fortbildung in Form kompakter Kurse zu diesem Thema wird zunehmend aus der Ärzteschaft selbst angeboten, wie z.B. durch das Aktionsbündnis „Patientensicherheit e.V." oder das „Ärztliche Zentrum für Qualität in der Medizin" (ÄZQ), das ja ein gemeinsames Institut der Bundesärztekammer und der Kassenärztlichen Bundesvereinigung ist. Auch die auf ärztliche Berufshaftpflicht spezialisierten Versicherungsgesellschaften und professionelle Anbieter von Managementkursen sind nun mit entsprechenden Angeboten „auf dem Markt".

Aus der Vielzahl einschlägiger Veranstaltungen, die mir bei meiner Recherche bekannt geworden sind, möchte ich einige wenige stellvertretend hervorheben: So hat das „Aktionsbündnis Patientensicherheit e.V." im Jahr 2005 4 Workshops zum Thema „Wrong Site Surgery" und „Medications Errors" und „CIRS" durchgeführt. Weitere 9 gleichartige Workshops sind im Jahre 2006 vom Verein organisiert worden.

Das ÄZQ hat ein Fortbildungskonzept „Patientensicherheit" vorgelegt, darin werden Themen und Abläufe für Fortbildungen vorgeschlagen, sodass gut strukturierte, einheitliche Grundlagen für alle Interessierten vorliegen.

Von großer Bedeutung sind nach meiner Überzeugung Fortbildungsveranstaltungen der Haftpflichtversicherer. Die DBV-Winterthur Versicherung teilte mir auf Nachfrage mit, dass sie pro Jahr zwischen 40 und 60

Fortbildungsveranstaltungen an Kliniken, Universitäten aber auch ärztlichen Kreis- und Bezirksverbänden durchführe. So habe man 2005 44 Fortbildungen mit 1400 ärztlichen Teilnehmern organisiert und seit Beginn der Veranstaltungen 1995 hätten bereits 11 500 Ärzte teilgenommen. Es wird eine dreistündige Einsteigerveranstaltung angeboten, in der ein Überblick über die Arzthaftung gegeben wird und dann ca. 20 Fallbeispiele behandelt werden, die sich an den Fachdisziplinen der Teilnehmer orientieren. Außerdem werden Fachthemen für einzelne Facharztgruppen auf Nachfrage angeboten. Die Teilnehmer erhalten ein Teilnehmerscript über ärztliche Behandlungsfehler und können so das Gehörte auch noch zu Hause vertiefen.

Von Seiten der Versicherung wurde hervorgehoben, dass jeder ihrer Medizinjuristen jährlich im Durchschnitt 500 Fälle bearbeite. Dies bringe es mit sich, dass die Referenten zu jedem Sachverhalt konkrete Fallbeispiele und Varianten vortragen können, was die Gestaltung für die Ärzte sehr lebendig und interessant mache.

Schwer einschätzbar sind für mich Angebote wie das der Firma EQ-Zert. Hier werden Kompaktseminare zum Qualitätsmanagement im Gesundheitswesen angeboten, wobei zum Risikomanagement Themen aufgeführt sind wie „Human Error – Fehlverhalten von Menschen", „Fehler und Fehlertypen – Problemerkennung, Schwachstellenanalyse" usw. Da die Leiter dieser Firma Diplomingenieure sind, wird man eher davon ausgehen müssen, dass es sich hier nicht um die spezifische Aufarbeitung von Medizinschadensfällen handelt, sondern Fragen der Akkreditierung und Zertifizierung angesprochen werden.

21.4 Ausblick

In der Übersicht der Landesärztekammern sind nur ganz vereinzelt Veranstaltungen aufgeführt, an denen Referenten aus der Rechtsmedizin mitgewirkt haben. Die Rechtsmedizin verfügt über einen beträchtlichen Fundus von Kasuistiken und deren rechtlicher Bewertung. Wie die Etablierung von Incident-Reporting-Systemen und die Erfahrungen der Haftpflichtversicherer zeigen, lebt die Fortbildung ganz wesentlich von der Darstellung konkreter Fallbeispiele. Es wird Aufgabe der nächsten Jahre sein, diese Erfahrungen aus den verschiedensten Quellen zu bündeln und für die Fortbildung nutzbar zu machen. Der Volksmund hat zum Problem von Schäden und Fehlern zwei geflügelte Worte entwickelt, die lauten: „Aus Fehlern kann man lernen" und „Aus Schaden wird man klug". Ich denke, dass dies auch für Medizinschadensfälle gilt. Es ist aber nirgendwo festgelegt, dass es immer die eigenen Fehler oder der eigene Schaden sein muss, aus dem man lernen und klüger werden kann.

Literatur

[1] Ärztekammer Nordrhein (2006) Ärztliche Behandlungsfehler-Statut der Gutachterkommission, Kurzkommentar, 2. Auflage, Deutscher Ärzte-Verlag, Köln

22 Rückfluss von Begutachtungsergebnissen in den klinischen Alltag am Beispiel der DDR

Wolfgang Mattig

22.1 Problemstellung und Bedeutung

Aus Fehlern zu lernen, gehört zum archaischen Erfahrungsschatz der Menschheit. Dem Arzt stehen dafür grundsätzlich verschiedene Informationswege zur Verfügung, welche unterschiedlich realisiert werden:

◢ bemerken des Fehlers und daraus lernen (individuell)
◢ hingewiesen werden auf Fehler (Kollege, Vorgesetzter)
◢ lernen aus Fehlern anderer (Auswertung konkreter Zwischenfälle)
◢ abstrakte Fehlerauswertung (Fachliteratur)

Da die Ergebnisse der rechtsmedizinischen Begutachtung iatrogener Schäden, welche vom Sachverständigen auf ein fehlerhaftes Vorgehen zurückgeführt werden, für die behandelnden Ärzte von Fall zu Fall von gravierender Bedeutung für die weitere Arbeit sein können, sollten sie regelmäßig in den klinischen Alltag zurückfließen. Wird der Zwischenfall öffentlich verhandelt, ist eine solche Rückflussmöglichkeit gegeben. Sobald das Gutachten jedoch den Beweis des Kausalzusammenhangs zwischen Fehler und Schaden nicht erbringen kann, ist die Öffentlichkeit mit der Verfahrenseinstellung abgeschnitten. Angesichts der großen Streubreite biologisch-medizinischer Abläufe in Verbindung mit den strengen Anforderungen an die Kausalität im Strafrecht („mit an Sicherheit grenzender Wahrscheinlichkeit") ist letztere Folge die alltägliche Regel.

22.2 Prophylaktische Möglichkeiten im Strafrecht der DDR

In der DDR hatte die Staatsanwaltschaft nach Bekanntwerden von Rechtsverletzungen (hier: ärztlicher Behandlungsfehler) im Rahmen der Gesetzlichkeitsaufsicht die Pflicht, für konkrete Veränderungen zu sorgen, die geeignet sind, künftig derartigen Rechtsverletzungen vorzubeugen, um unter anderem „die gesetzlich garantierten Rechte und Interessen der Bürger zu schützen, zu wahren und durchzusetzen" (hier: vermeidbare iatrogene Schäden).

Rechtliche Grundlage
Die rechtliche Grundlage bildete das Gesetz über die Staatsanwaltschaft vom 07.04.1977 (GBl. I Nr. 10 S. 93), welches im Kapitel V die „Aufgaben, Rechte und Pflichten bei der Allgemeinen Gesetzlichkeitsaufsicht" regelte. In unserem Zusammenhang interessieren vor allem §§ 29–32 und 34, die im Folgenden auszugsweise zitiert werden:

§ 29
(1) Die Staatsanwaltschaft wacht auf der Grundlage der Verfassung, der Gesetze und anderer Rechtsvorschriften ... über die strikte Einhaltung der ... Gesetzlichkeit durch die Ministerien, örtlichen Räte, ... Betriebe und Einrichtungen, ... und durch die Bürger.

(2) Zur Erfüllung dieser Aufgaben hat die Staatsanwaltschaft Rechtsverletzungen aufzudecken und allen entsprechenden Anhaltspunkten nachzugehen. Sie hat dafür Sorge zu tragen, daß Rechtsverletzungen sofort beseitigt, die Schuldigen festgestellt und nach Maßgabe der Rechtsvorschriften zur

Verantwortung gezogen werden sowie der Schaden wiedergutgemacht wird.

§ 30

(2) Die Staatsanwaltschaft kann bei Anhaltspunkten für das Vorliegen einer Rechtsverletzung zwecks Aufklärung des Sachverhalts von dem Leiter des zuständigen Organs … verlangen, eine Untersuchung durchzuführen.

§ 31

(1) Stellt die Staatsanwaltschaft eine Rechtsverletzung fest, so hat sie durch schriftlichen Protest oder Hinweis oder durch andere geeignete Maßnahmen den Leiter des zuständigen Organs zu veranlassen, die Rechtsverletzung unverzüglich zu beseitigen, ihrer Wiederholung vorzubeugen und die … Gesetzlichkeit zu gewährleisten.

(4) Die Entscheidungen und Maßnahmen der Leiter … sowie die Ergebnisse einer gemäß § 30 Abs. 2 durchgeführten Untersuchung sind der Staatsanwaltschaft innerhalb einer von ihr festgesetzten angemessenen Frist schriftlich mitzuteilen.

§ 32

(1) Auf Verlangen der Staatsanwaltschaft ist gegen Personen, die eine Rechtsverletzung begangen haben, vom Leiter des zuständigen Organs ein Disziplinar- oder Ordnungsstrafverfahren durchzuführen.

(3) Die Ergebnisse der Verfahren sind der Staatsanwaltschaft mitzuteilen.

(4) Die Einleitung von Maßnahmen … ist innerhalb eines Jahres seit Begehen der Rechtsverletzung möglich, sofern Rechtsvorschriften keine längeren Fristen vorsehen.

§ 34

In sozialversicherungsrechtlichen Streitigkeiten kann die Staatsanwaltschaft zum Schutze gesellschaftlicher Interessen und der Rechte der Bürger bei den Beschwerdekommissionen für Sozialversicherung nach Maßgabe der Rechtsvorschriften Anträge stellen.

Juristische Kommentare

In den Erläuterungen zum Gesetz über die Staatsanwaltschaft finden sich unter anderem folgende Kommentare zu Grundsätzen, Gegenstand und rechtlichen Mitteln der allgemeinen Gesetzlichkeitsaufsicht.

Grundsätze:

- Jede Aufsichtsmaßnahme muss geeignet sein, konkrete Veränderungen zu bewirken.
- Festgestellte Rechtsverletzungen müssen beseitigt und ihrer Wiederholung muss vorgebeugt werden.
- Gesellschaftliche Initiativen zur Erhöhung von Ordnung, Sicherheit, Disziplin und Gesetzlichkeit müssen gefördert werden.

Gegenstand. Die allgemeine Gesetzlichkeitsaufsicht erstreckte sich auf die strikte Einhaltung und einheitliche Anwendung der Gesetze und anderen zentral erlassenen Rechtsvorschriften der DDR, insbesondere der

- Verfassung,
- Gesetze,
- zentralen Rechtsvorschriften.

Dezentrale Normativakte, wie Rundverfügungen, Beschlüsse örtlicher Volksvertretungen, betriebliche Ordnungen, Richtlinien, Direktiven, Statuten von Organisationen und dergleichen, waren nicht Gegenstand der Gesetzlichkeitsaufsicht. Auch die Beschlüsse der Volkskammer, Regierung und der örtlichen Volksvertretungen unterlagen ihr nicht.

Die rechtlichen Mittel der Gesetzlichkeitsaufsicht wurden angewendet bei

- gesetzwidrigem Tun oder Unterlassen,
- Erlass ungesetzlicher Rechtsakte,
- Anmaßung, Überschreitung und Missbrauch gesetzlicher Befugnisse,
- Beeinträchtigung von Rechten und gesetzlich geschützten Interessen der Bürger.

Sie fanden keine Anwendung, wenn der Gerichtsweg gegeben war.

Ferner hatte der Staatsanwalt ausschließlich vom Standpunkt der Gesetzlichkeit zu urteilen. Erschien die konkrete Ausgestaltung der gesetzlichen Forderungen dem Staatsanwalt nicht zweckmäßig, obwohl sie im Prinzip zwar erfüllt waren, so war die Anwendung rechtlicher Mittel der Gesetzlichkeitsaufsicht nicht statthaft. Zeigten sich zum Beispiel im Ermittlungsverfahren Lücken des innerbetrieblichen Organisationssystems, die zwar nicht gesetzeswidrig waren, gleichwohl aber den untersuchten Vorfall begünstigten, so konnten diese nicht mit den Mitteln der allgemeinen Gesetzlichkeitsaufsicht, sondern über die Information des zuständigen Leiters (§ 19 StPO DDR) geregelt werden. Die Entscheidungskompetenz lag damit beim jeweiligen Leiter.

Rechtliche Mittel. Zu den rechtlichen Mitteln der allgemeinen Gesetzlichkeitsaufsicht gehörten unter anderem:
◢ das Untersuchungsverlangen
◢ das Verlangen von Stellungnahmen, Akten, Unterlagen
◢ eigene staatsanwaltliche Untersuchungen
◢ Protest oder Hinweis, je nach Bedeutung der Rechtsverletzung

Praktische Auswirkungen (s. Abb. 22.1)
Durch die berufliche Tätigkeit der Ärzteschaft sind iatrogene Schäden unvermeidbar. Wurden sie vom Leiter der Einrichtung als Fall für eine erweiterte materielle Unterstützung (emU) oder als materielle Verantwortlichkeit (mVGe) gemeldet, so sorgte die zuständige Gutachterkommission für Aufklärung. Deren Ergebnisse flossen informativ in die betreffende Gesundheitseinrichtung zurück.

Zeigte ein Betroffener oder (bei Todesfällen) seine Angehörigen den Schaden und die Verschuldensvermutung bei der Polizei oder beim Staatsanwalt an, so ordnete dieser ein Gutachten an, dessen Ergebnisse im Falle eines Behandlungsfehlers über das öffentliche Gerichtsverfahren oder (bei nicht sicherem Kausalzusammenhang) über den Weg der allgemeinen Gesetzlichkeitsaufsicht ebenfalls an die medizinische Einrichtung gelangten und dort ausgewertet wurden.

Ähnlich verhielt es sich mit nicht natürlichen Todesfällen infolge ärztlicher Eingriffe, die, wie heute auch, einer allgemeinen Meldepflicht unterlagen.

Meist wurden die sich aus gerichtsärztlichen Gutachten abzeichnenden Unzulänglichkeiten, die dem Charakter nach Gesetzes-

Abb. 22.1: Auswirkung der Rechtslage in der DDR auf die Zirkulation von Begutachtungsergebnissen

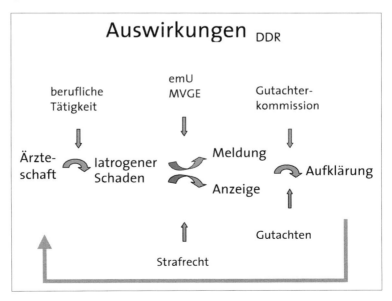

verletzungen waren, in Form eines Hinweises an Kreisärzte, ärztliche Direktoren usw. versandt.

> Erfahrungen aus Behandlungsfehlern flossen in die Ärzteschaft zurück.

Beispiele
Nachfolgend einige Beispiele für historische Behandlungsfehler aus der DDR-Zeit, bei denen gutachtlich der Kausalzusammenhang zum Schaden nicht mit der im Strafrecht erforderlichen Sicherheit nachgewiesen werden konnte:

◢ Überkorrektur der Elektrolytlösung zur Hämodialyse
◢ Dünndarmverletzung durch blinde postoperative Bauchdrainage bei subphrenischem Abszess
◢ Corpus alienum relictum
◢ Gasbrand nach intramuskulärer Injektion
◢ Iatrogene Unterbindung der Gallenwege bei Magenresektion
◢ Nichtbehandlung einer Hodentorsion
◢ Verkannte postoperative Peritonitis infolge Nahtdehiszenz nach Appendektomie

◢ Verkannte inkarzerierte Hernie
◢ Verkannter Diabetes mellitus
◢ Verkannte eitrige Meningitis nach Myelographie
◢ Massive Distraneurin-Infusion ohne Patientenbeobachtung
◢ Unzureichende Diagnostik und Therapie bei rezidivierenden Lungenembolien
◢ Mangelhafte Diagnostik bei intrakraniellem Hämatom

22.3 Vergleich mit der gegenwärtigen Situation

Das versicherungsrechtliche Verbot eines Schadensanerkenntnisses und die damit verbundene Sorge, dass eine ehrliche Aufklärung bereits als solche ausgelegt werden könnte, verbauen von vornherein nicht nur den Weg für die in unserem Kulturkreis eigentlich fällige Entschuldigung, sondern führen vielfach zu einer Blockade aus Schweigen (s. Abb. 22.2). Eine Auswertung von Fehlern, die zu einem Gesundheitsschaden geführt haben, ohne den Fehler Fehler und den Schaden Schaden zu nennen, ist

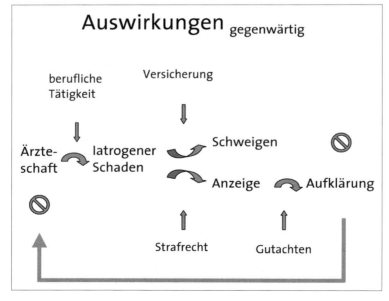

Abb. 22.2: Gegenwärtige Auswirkungen der Rechtslage auf den Rückfluss von Begutachtungsergebnissen

Abb. 22.3: Möglichkeit des Rückflusses von Begutachtungsergebnissen nach gegenwärtiger Rechtslage

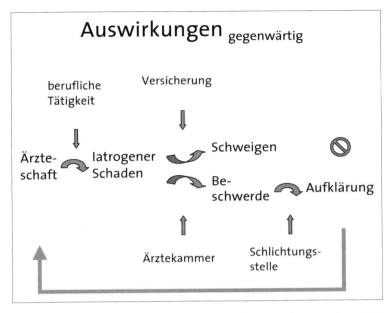

nicht ehrlich, sondern sophistisch. Von sich aus darf der Krankenhausarzt schon gar nicht an den Patienten herantreten, will er es sich mit seinem Geschäftsführer nicht dauerhaft verderben. Die Gratwanderung zwischen Loyalität einerseits und Aufklärungspflicht zur Vermeidung eventueller Folgeschäden andererseits ist eng. Bei der schwersten Folge, dem Todesfall, entfällt letztere Pflicht ohnehin.

Letztendlich wird es der beschuldigte Arzt im Strafverfahren zum Selbstschutz auch erst einmal vorziehen zu schweigen.

Demgegenüber ermöglicht der Weg über die Schlichtungsstellen der Ärztekammern allgemeinen Erkenntnisgewinn aus vorangegangenem Schaden (s. Abb. 22.3).

Auswirkungen

Im Brandenburgischen Landesinstitut für Rechtsmedizin wurden in den Jahren 1995–2004 insgesamt 737 vorläufige und 414 ausführliche Gutachten zur Arztfehlerproblematik erstattet, wobei sich die genannten Mengen teilweise überschneiden, indem ein Teil der ausführlichen (meist Kollegiums-) Gutachten als Fortsetzung des vorläufigen

Obduktionsgutachtens und ein anderer Teil ohne vorangegangene Obduktion angeordnet worden waren. Eigentümlicherweise befanden sich unter letzteren viele Todesfälle, die der Staatsanwaltschaft erst angezeigt worden waren, nachdem die Angehörigen einer Autopsie widersprochen, den Leichnam kremieren lassen und damit der Beweisführung die wichtigste Grundlage entzogen hatten.

Die statistische Auswertung der Fälle, in denen die Begutachtung ärztliche Pflichtverletzungen feststellte, ergab einen Anteil von 70%, in dem der Kausalzusammenhang zum Schaden nicht zu sichern war.

> In der weit überwiegenden Zahl der iatrogenen Schäden nach Behandlungsfehlern fließen die rechtsmedizinischen Begutachtungsergebnisse nicht in die Ärzteschaft zurück.

Beispiele

Frequenz und Folgen der Behandlungsfehler unterscheiden sich nach unserer Erfahrung in den dargestellten Zeiträumen nicht merkbar. Das ist bei der relativ kleinen Zahl auch nicht zu erwarten. Außerdem soll nicht unerwähnt bleiben, dass eine einmalige Auswertung erfahrungsgemäß kaum länger als drei Jahre im Gedächtnis haftet. Dem bekannten Phänomen immer wiederkehrender gravierender Fehler ist nur damit zu begegnen, dass die Erinnerung daran ständig wach gehalten wird. Die nachfolgenden Beispiele aus jüngerer Zeit sollen dessen Bedeutung illustrieren:

◢ Nichtbehandlung eines Herzinfarkts durch einen Kardiologen

◢ Verschleppung einer Nahtinsuffizienzdiagnose um 15 Stunden

◢ Nichtbehandlung eines schweren Schädel-Hirn-Traumas wegen angeblicher Alkoholintoxikation

◢ Unterlassung der Mindestanforderungen im Blutungsschock trotz erkannter Lebensgefahr

◢ Verkennung einer zweizeitigen Milzruptur nach Bauchtrauma trotz Hinweises im Ultraschall

◢ verzögerte Einlieferung bei bekannter Essigsäurevergiftung

◢ Nichtbehandlung eines akuten Hörsturzes

◢ fehlende Allgemeinuntersuchung bei Meningokokkenmeningitis

Für die beschuldigten Ärzte selbst ergäben sich ebenfalls Erleichterungen: In einem Teil der Fälle würde sich, die Gesetzlichkeitsaufsicht in die heutige Zeit versetzt, ein Untersuchungsverlangen (z.B. im Rahmen des Hinweises an die Klinikleitung) ergeben haben, ohne gleich, wie jetzt erforderlich, ein Ermittlungsverfahren einzuleiten.

22.4 Schlussfolgerung

Der Autor geht nicht davon aus, dass sich das Beispiel von der allgemeinen Gesetzlichkeitsaufsicht der Staatsanwaltschaft in der DDR in das Rechtssystem der Bundesrepublik übertragen ließe. Es lohnte sich jedoch darüber nachzudenken, inwieweit eine Mitteilung von Strafsachen, wie sie beispielsweise den Führerscheinstellen erteilt wird, auch an die Ärztekammern erfolgen kann.

Auch die Ergebnisse von Gutachten nach Strafanzeigen mit Verfahrenseinstellung dienen als Lehre zur künftigen Vermeidung und sollten deshalb unmittelbar in die Ärzteschaft zurückfließen.

IV Regulierung von Medizinschadensfällen

23 Behandlungsfehlerbegutachtung und -regulierung in Finnland

Pekka Saukko

23.1 Ein historischer Rückblick auf den ersten Patientenschaden Finnlands

Ein Bauer, Henrik Lappalainen, kam 1858 wegen langdauernden Bauchbeschwerden ins allgemeine Krankenhaus in Helsinki und wurde vom Oberarzt Frans Josef von Becker, der der finnischen Sprache nicht mächtig war, untersucht und aufgenommen. Der eigentliche Grund dafür war, dass Becker sich besonders für die Augenheilkunde und Schieloperationen interessierte und bei der Untersuchung festgestellt hatte, dass der Patient auf dem rechten Auge schielte. Während des Transportes in den Operationsraum hatte der Patient sich gewundert, warum er wegen Bauchbeschwerden am Auge operiert werden sollte, hat sich aber damit abgefunden.

Zu Beginn der Operation hatte der Assistent mit einer Zange eine so starke Bindehautblutung verursacht, dass die Operation unterbrochen werden musste und Lappalainen in ein dunkles Zimmer geführt wurde, in dem sich ein anderer Patient mit Augengonorrhoe befand. Als Folge der Ansteckung mit Gonokokken hat Lappalainen, trotz über zweimonatiger Therapie im Krankenhaus, das Sehvermögen am rechten Auge verloren. Danach hatte er gegen den Arzt prozessiert und 500 Silberrubel als Schadensersatz verlangt.

Am 15.04.1862 hat Seine Kaiserliche Majestät, der russische Zar, den Beschluss des Appellationsgerichts von Turku aufrechterhalten und Becker wegen Dienstfehlers zu einer Geldstrafe von 7 Rubel und 20 Kopeken

verurteilt und Lappalainen 250 Silberrubel Schadensersatz und Schmerzensgeld bewilligt [1].

23.2 Gesetzliche Grundlagen in Finnland

Gesundheitswesen

Das Gesundheitswesen in Finnland ist staatlich, und alle Bürger sind bei der Sozialversicherungsanstalt (Kansaneläkelaitos; KELA) versichert. Die gesundheitliche Versorgung wird von staatlichen sowie kommunalen Steuereinnahmen finanziert und von den 431 Gemeinden organisiert und durch private Versorgung ergänzt. Die ambulante Kernversorgung wird von den 257 (Stand 2005) kommunalen Gesundheitszentren gewährleistet, die entweder von einzelnen Gemeinden oder Gemeindeverbänden benachbarter Gemeinden unterhalten werden. Die Gemeinden sind auch berechtigt, Gesundheitsdienstleistungen von anderen Gemeinden oder vom privaten Sektor zu erwerben. Die fachärztliche ambulante und stationäre Versorgung wird dagegen vorwiegend von den Krankenhäusern in den 20 Krankenhausbezirken des Landes gewährleistet.

Gesetz über den Schadensersatz

Bis zum 1.9.1974, als das Gesetz über den Schadensersatz [2] in Kraft trat, war Schadensersatzpflicht nur im Strafgesetzbuch geregelt. Nach diesem Gesetz war Voraussetzung für die Entschädigungspflicht, dass der Schaden entweder mit Vorsatz oder durch Fahrlässigkeit zustandegekommen war. Damals begann der Weg zum Schadensersatz üblicherweise mit einer Beschwerde an die Gesundheitsbehörde, meistens aber direkt an das Zentralamt für Gesundheitswesen, einer dem Gesundheitsministerium unterstellten Zentralbehörde mit etwa 200 Beamten und Zugang zu einer großen Zahl von so genannt permanenten Sachverständigen auf jedem Fachgebiet der Medizin, die den Fall begutachtet haben. Als Aufsichtsbehörde, die diese Beschwerde in erster Linie disziplinarisch und im Sinne der Fähigkeit zur Berufsausübung untersucht hat, konnte das Zentralamt keine Stellung zu Schadensersatzansprüchen nehmen. Falls die Behörde jedoch den Verdacht auf eine schuldhafte Fehlbehandlung bestätigt hat, wurde oft mit einem Gerichtsprozess fortgesetzt, weil durch die behördliche Beurteilung der Beweis der Fehlhandlung bereits erbracht war.

Gesetz über die Patientenschäden

Seit 01.05.1987 hat Finnland ein Gesetz über die Patientenschäden [3] und ein Versicherungssystem, das eine verschuldensunabhängige Schadensregulierung von Personenschäden ermöglicht. Jeder Anbieter von Gesundheitsdienstleistungen muss für den Fall eines Patientenschadens pflichtversichert sein. Die Versicherung regelt Personenschäden, die aufgrund fehlerhafter Untersuchung, Behandlung, Pflege oder ähnlicher Handlung entstanden sind oder wegen Unterlassung dieser Handlungen. Versichert sind weiter Infektionsschäden während der Behandlung, Unfälle während der Untersuchung oder Behandlung, Transportschäden, Behandlungsschäden aufgrund fehlerhafter Instrumente oder Geräte. Ein geringer Schaden wird nicht ersetzt, und heute liegt die Grenze bei Schäden, die den Betrag von 200 Euro nicht übersteigen. Ein einfaches Antragswesen begünstigt den Patienten.

Bei der Beurteilung eines Behandlungsschadens nimmt man die Handlungsweise eines erfahrenen Fachvertreters zum Vergleich. Ein Schaden, der nicht vermeidbar gewesen wäre, wird nicht ersetzt, mit Ausnahme eines übermäßigen Schadens.

Zwölf Jahre nach der Einführung der Patientenversicherung trat eine Neuregelung der Entschädigungsgründe in Kraft. Die wesentlichsten Veränderungen waren, dass Infektionsschäden auf vermeidbare Infektionsschäden begrenzt wurden und dass Gewebe-, Blut- und Organspender und Versuchspersonen an einer medizinisch-wissenschaftlichen Untersuchung mit den Patienten gleichgestellt wurden. Auch fehlerhafte oder statutenwidrige Belieferung einer ärztlichen Verschreibung aus einer Apotheke wurde aufgenommen [4].

Seit der Einführung des Systems ist die Zahl der gemeldeten Schadensfälle ständig gestiegen (vgl. Abb. 23.1). Der temporäre Rückgang Ende der 90er-Jahre war durch Personalmangel bedingt, weil Versicherungsgesellschaften einen großen Teil des Personals „aufgekauft" hatten und die Bearbeitungszeiten beachtlich länger wurden. Danach ist die Zahl der Fälle wieder angestiegen, bis sie im Jahr 2000 ein Plateau zu erreichen scheint [5].

Traditionell hat das finnische Volk an die Ehrlichkeit und die Gerechtigkeit des Herrschers geglaubt und sich bei einer Vielzahl von Problemen an den König, den Kaiser oder die jeweilige Behörde gewendet, um Rat und Hilfe zu bekommen. Schon seit Jahrzehnten hat die staatliche Gesundheitsbehörde jährlich mehrere hundert Beschwerdebriefe von der Bevölkerung zugesandt bekommen. Die Untersuchungsschwelle wird aus Rechtsschutzgründen sehr niedrig gehalten, und mit wenigen Ausnahmen werden sie alle untersucht. Nach der Einführung der Patientenversicherung und der großen Zahl der Schadensmeldungen hätte man eigentlich erwartet, dass die Zahl der an die Gesundheitsbehörde gerichteten Beschwerden einen Rückgang zeigen würde. Das war jedoch nicht der Fall. Die Zahl der Beschwerden ist nach wie vor gleichgeblieben (vgl. Abb. 23.2).

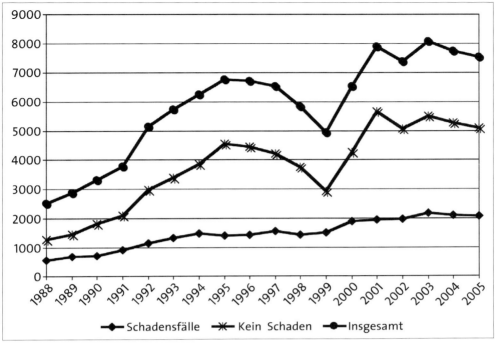

Abb. 23.1: Gemeldete Schadensfälle

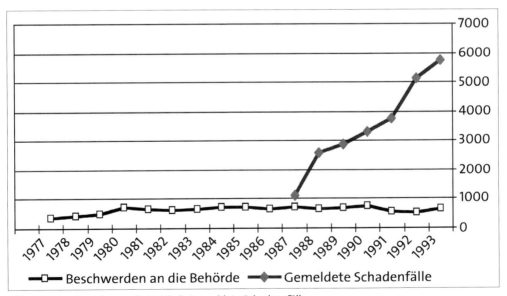

Abb. 23.2: Beschwerden an die Behörde/gemeldete Schadensfälle

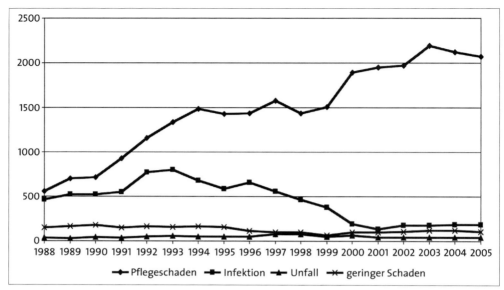

Abb. 23.3: Schadensarten

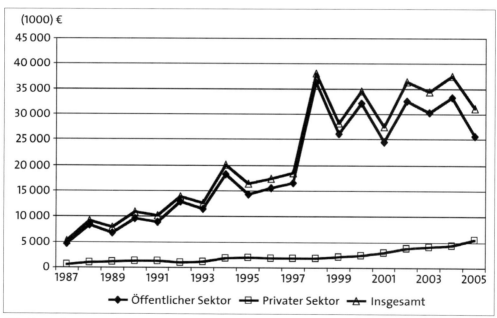

Abb. 23.4: Prämienausgaben

Der Anteil der Schadensfälle, etwa ein Drittel aller gemeldeten Fälle, ist gleichgeblieben. Der Anteil der erstatteten Behandlungsfehler ist langsam gestiegen, die Zahl der Infektionsschäden seit der Neuregelung von 1999 langsam zurückgegangen, während die der geringen Schäden und Unfallschäden gleichgeblieben ist (vgl. Abb. 23.3).

Die Summe der Prämienausgaben ist ständig gewachsen und hat im Jahr 1998 erstmals den bisherigen Höchstwert von 38 Mio. Euro erreicht und schwankt seitdem um etwa 30 Mio. Euro. Den höchsten Anteil trägt der öffentliche Sektor mit etwa 25 Mio. Euro, während der private Sektor kürzlich die Fünfmillionengrenze überschritten hat (vgl. Abb. 23.4).

Insgesamt umfassen die Immaterialschäden mit etwa 7 Mio. Euro den größten Anteil der Ersatzbeträge, gefolgt von jeweils etwa 5 Mio. Euro für Einkommensverluste, Kostenersatz und für die Verwaltungskosten des ganzen Systems (vgl. Abb. 23.5).

Bei Unzufriedenheit mit der Pflege oder Behandlung stehen dem Patienten zahlreiche Beschwerdewege zur Verfügung:
◢ Gespräch mit dem behandelnden Arzt
◢ Gespräch mit dem Patientenombudsmann der Einrichtung (ab 01.03.1993)
◢ schriftliche Beschwerde an die Leitung der Einrichtung
◢ schriftliche Beschwerde an die Gemeindeverwaltung
◢ schriftliche Beschwerde an die Provinzialverwaltung
◢ schriftliche Beschwerde an ein Gericht
◢ schriftliche Beschwerde an das Zentralamt für Gesundheitswesen (ab 01.12.1992 an das staatliche Rechtsschutzamt für Gesundheitsangelegenheiten)

Der Patient kann entweder mit dem Pflegepersonal oder den patientenunterstützenden Einrichtungen sprechen oder eine schriftliche Beschwerde bei der Leitung der jeweiligen Einrichtung, deren Eigentümer oder bei

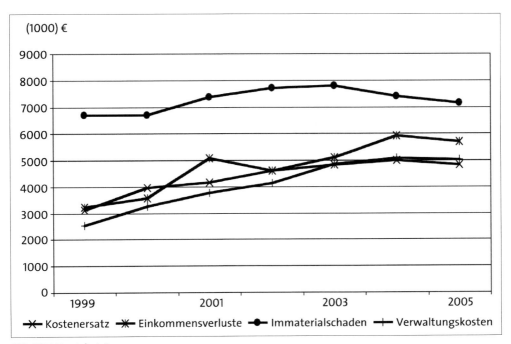

Abb. 23.5: Ersatzbeträge

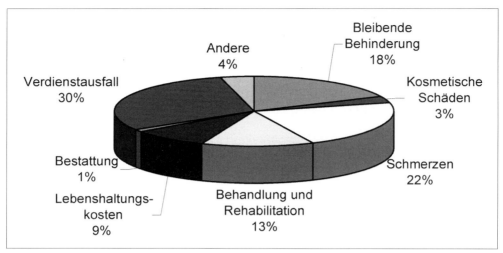

Abb. 23.6: Prozentuale Verteilung der Ersatzbeträge

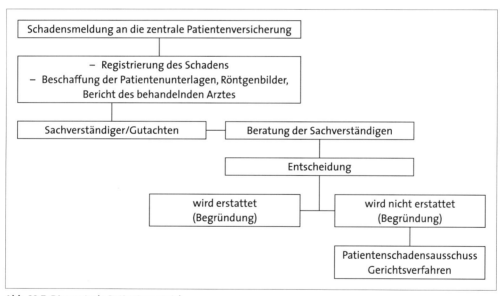

Abb. 23.7: Die zentrale Patientenversicherung

der Gesundheitsbehörde einreichen oder gerichtlich Klage erheben.

Die Abbildung 23.6 zeigt die prozentuale Verteilung der Ersatzbeträge, wobei der Verdienstausfall mit 30% den größten Anteil übernimmt, gefolgt von Schmerzensgeld mit 22% und bleibender Behinderung mit18% an dritter Stelle.

Eine Schadensmeldung ist innerhalb von drei Jahren nach Bekanntwerden des Schadens an die zentrale Patientenversicherung zu richten. Die Vorgehensweise ist in Abbildung 23.7 dargestellt. Nach Registrierung des Schadensfalles beschafft diese Versicherungsanstalt alle zur Bearbeitung erforderlichen Unterlagen aus den betroffenen Institutionen. Nach Bearbeitung eines Gutachtens über den Schadensfall fällt die Entscheidung, ob er zu den im Gesetz genannten Fällen gehört oder nicht. Bei Unzufriedenheit mit der Entscheidung gibt es den kostenlosen Beschwerdeweg zum Patientenschadensausschuss, wo der Beschwerdeführende eine Stellungnahme einholen kann. Der Patientenschadensausschuss, dessen Zusammensetzung und Aufgaben gesetzlich geregelt sind, gibt eine Empfehlung an die zentrale Patientenversicherung zurück, die danach eine Entscheidung über die Regulierung trifft. Der Rechtsweg ist immer möglich.

Gesetz über die Stellung und Rechte des Patienten

Im Jahr 1992 wurde vom finnischen Parlament das Gesetz über die Stellung und Rechte des Patienten [6] verabschiedet, das u.a. das Recht des Patienten auf eine gute Behandlung und Pflege hervorhebt. Das Gesetz hat weiter die Verfügbarkeit der Behandlung, die Selbstbestimmungsrechte, insbesondere das Recht auf Datenschutz und die Einsichtnahme in die Krankenunterlagen festgelegt. Ferner hat das Gesetz die Beschwerdewege definiert und auch das Patientenombudsmannsystem gefestigt, das schon Jahrzehnte

früher begonnen hatte. Jede Einrichtung im Gesundheitswesen muss einen Patientenombudsmann benennen, der die Aufgabe hat, die Patienten über ihre Rechte zu informieren. Bei Unzufriedenheit mit der Behandlung muss er auch bei der Abfassung von Beschwerden an die Leitung der Einrichtung oder beim Verdacht eines Patientenschadens bei der Beantragung Hilfe leisten und auch sonst im Sinne des Gesetzes zur Förderung und Verwirklichung der Rechte der Patienten handeln.

23.3 Die Aufgaben der Rechtsmedizin

Die wahrhaftige Gesamtzahl von Todesfällen durch iatrogene Schäden ist schwer zu schätzen. Es gibt, je nach dem jeweiligen System der Todesursachenerklärung, eine Dunkelziffer, über deren Größe man nur spekulieren kann, die aber aller Wahrscheinlichkeit nach desto größer ist, je weniger gerichtlich seziert wird.

Seit Anfang der 70er-Jahre betrug die gerichtliche Sektionsfrequenz in Finnland etwa 15% aller Todesfälle. Der Trend ist seitdem anwachsend und erreichte im Jahre 2005 eine bisherige Höchstfrequenz von 24,3% aller Todesfälle. Rechnet man die von den Pathologen obduzierten Fälle dazu, ergibt sich eine Gesamtfrequenz von 32,3%.

In Finnland hat der Gerichtsmediziner praktisch nur mit den letalen Patientenschäden zu tun, und beim Verdacht auf einen iatrogenen Tod muss polizeilich ermittelt werden. Die Art und Weise dieser polizeilichen Voruntersuchung variiert sehr stark je nach Fall von der einfachen Registrierung des Falles bis zur Beschlagnahme von Unterlagen und der bei dem Eingriff verwendeten Geräte. Nach dem Gesetz über Todesursachenerklärung [7] muss der behandelnde Arzt beim Vorliegen eines solchen Verdachts den Tod bei der Polizei melden, die fast ausnahmslos eine gerichtliche Sektion anordnet. In der Mehrzahl erfolgt die Meldung durch den behandelnden Arzt, viel seltener durch die Angehörigen des Patienten, aber auch als Zufallsbefund bei anderen Indikationen zu einer gerichtlichen Sektion.

Im Jahre 1985 hat das Zentralamt für Gesundheitswesen, wahrscheinlich erstmalig auf der ganzen Welt, eine zentrale landesweite Datei für gerichtliche Sektionen eingerichtet, die von dem damaligen Computerzentrum des finnischen Staates aufrechterhalten wurde und in der bestimmte Grunddaten jeder gerichtlichen Sektion gespeichert wurden. Bei einer Analyse von insgesamt 80 374 Todesfällen aus dieser 1994 aufgelösten Datei stellte sich heraus, dass bei 4,5% (3608) die Indikation zur gerichtlichen Sektion ein Verdacht auf einen iatrogenen Schaden war und bei 10,6% (381) von diesen Fällen der Tod nach der Sektion und den weiteren ergänzenden Untersuchungen als iatrogen klassifiziert wurde. Diese Klassifizierung als iatrogener Todesfall heißt jedoch noch nicht, dass es sich um einen Kunstfehler gehandelt haben muss. Es bedeutet nur, dass der ärztliche diagnostische oder therapeutische Eingriff und die daraus entstandene Komplikation als Grundtodesursache angesehen werden muss und das diagnostizierte Symptom oder die behandelte Erkrankung, die den Eingriff veranlasst hat, als mitursächliche Todesursache in Betracht kommt [8, 9].

Eine weitere Analyse dieser Daten zeigte jedoch auch, dass es bei den einzelnen Gerichtsmedizinern erhebliche Unterschiede in der Frequenz der als iatrogen klassifizierten Todesfälle gegeben hat. Diese waren wahrscheinlich nicht durch die Unterschiede im Sektionsgut bedingt, sondern sind eher auf während der Facharztausbildung angeeignete Denkweisen der jeweiligen Schule oder auf Unterschiede in der persönlichen Denkweise zurückzuführen [10, 11].

Weil der Gerichtsmediziner in seinem Gutachten nur zur Todesursache und Todes-art Stellung nimmt, nicht aber zu den anderen wesentlichen Fragen (z.B. zur Indikation oder Durchführung des Eingriffes oder zur Kompetenz des behandelnden Arztes), muss die Polizei, um diese Fragen zu klären, ein Gutachten des staatlichen Rechtsschutzamts für Gesundheitsangelegenheiten verlangen, das mithilfe der permanenten Sachverständigen zu diesen Fragen Stellung nimmt.

Im Jahre 1998 wurde das Formular für die Sterbeurkunde erneuert und eine neue Kategorie der Todesklassifizierung „Tod durch einen iatrogenen Schaden" hinzugefügt, die jedoch in der Praxis nur dem Gerichtsmediziner nach einer durchgeführten gerichtlichen Sektion zugänglich ist. Die Entwicklung des statistisch erfassten prozentualen Anteils dieser Kategorie in den Jahren 1998–2005 ist aus Abbildung 23.8 ersichtlich. Die jährlich wachsende Zahl der iatrogenen Todesfälle ist wahrscheinlich durch mehrere Faktoren bedingt: teilweise dadurch, dass die Gerichtsmediziner bei uns allmählich gelernt haben, diese Todesfälle mit dem richtigen Namen zu benennen, teilweise durch die wachsende Sektionsfrequenz, zum Teil aber möglicherweise auch durch tatsächlichen Zuwachs von iatrogenen Todesfällen.

23.4 Bilanz der Reform

Aus der Sicht des Patienten und der Krankenfürsorge ist die Einführung der Patientenversicherung eine gute Reform, insbesondere durch die verschuldensunabhängige und recht einfache und kostenfreie Schadensregelung. Das Gesetz hat zur Besserung des Arbeitsklimas beigetragen, weil die Schuldfrage in den Hintergrund getreten ist. Die merkantilen Interessen der Patienten werden nicht in gleicher Weise wie z.B. im amerikanischen, irländischen oder britischen System berücksichtigt, sondern die Kompensationen sind den tatsächlichen Verlusten angemessen und nicht wie ein Lotteriegewinn. Zum

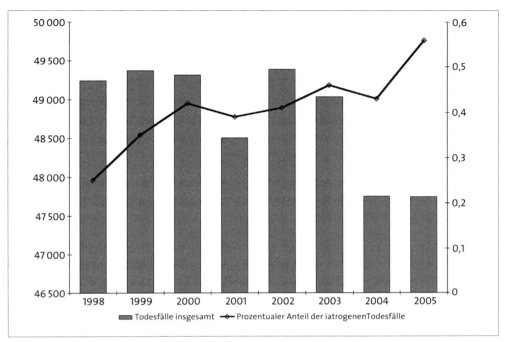

Abb. 23.8: Prozentualer Anteil der als iatrogen klassifizierten Todesfälle nach gerichtlichen Sektionen 1998–2005

Beispiel wird bei der Erstattung der zusätzlichen Krankenbehandlungskosten als Grundlage in erster Linie das Kostenniveau des öffentlichen Sektors genommen. Die Reform hat jedoch alle diejenigen Verlierer abgeschafft, die im alten System auch bei schwerster Invalidisierung nach einer Komplikation ohne jegliche Kompensation geblieben sind, nur weil der Vorsatz oder die Fahrlässigkeit bei der Entstehung des Schadens nicht zu beweisen war. Auch das Gesetz über die Stellung und Rechte des Patienten war sehr willkommen und hat diese Positionen viel klarer definiert, aber auch neue Probleme geschaffen, insbesondere bei der Umsetzung der Begriffe „Recht auf qualitativ gute Gesundheits- und Krankenpflege", weil die Ressourcen dazu in der Realität nicht immer vorhanden sind. Aus der Sicht des behandelnden Arztes ist die Reform ebenfalls vorwiegend positiv zu beurteilen. Die tödlichen Fälle mit Verdacht auf einen iatrogenen Schaden können jedoch nach wie vor sehr

kompliziert sein. Die Rolle des Gerichtsmediziners ist oft entscheidend – sowohl im guten als auch im schlechten Sinne. Mit guten Fachkenntnissen kann er solche Fälle entdecken und bestätigen und auf diese Weise zur Patientensicherheit und gerechten Beurteilung des Falles beitragen. Bei schlechten Fachkenntnissen kann er einen solchen Fall übersehen oder gar eine Untersuchung auslösen, wo es überhaupt keinen Anlass gegeben hat.

Literatur

[1] Pesonen N (1980) Terveyden puolesta – sairautta vastaan: terveyden- ja sairaanhoito Suomessa 1800- ja 1900-luvulla (dt.: Für die Gesundheit – gegen die Krankheit, Gesundheits- und Krankenpflege in Finnland des 18. und 19. Jahrhundert). WSOY, Porvoo, Helsinki, Juva
[2] Gesetz über den Schadenersatz (412/1974)
[3] Gesetz über die Patientenschäden (585/1986)

[4] Mikkola J, Mikkonen M (1999) Uudistu-
nut potilasvahinkolaki (dt.: Das erneuerte
Patientenschadengesetz). Suomen vakuu-
tusalan koulutus ja kustannus Oy ja teki-
jät, Vantaa

[5] Statistiken der zentralen Patientenversicherung, 1988–2005, Potilasvakuutuskes-
kus, Helsinki

[6] Gesetz über die Stellung und Rechte des
Patienten (785/1992)

[7] Gesetz über Todesursachenerklärung
(1.6.1973/459)

[8] Saukko P, Zum Verfahren bei den sogenannten Kunstfehlern in Finnland. Beitr
Gerichtl Med (1986), 44, 339–341

[9] Saukko P, Iatrogene Todesfälle in Finnland
(Finn.: Suomen Lääkärilehti). Finlands
Läkartidning (1987), 18, 1774–1776

[10] Saukko P (1998) Evaluation of the Finnish
Medico-Legal System (Finn.: Oikeuslääke-
tieteellisen kuolemansyyn selvittämisen
arviointi ja toiminnan kehittäminen. In:
Selvitysmiesraportti. Ministry for Social
Affairs and Health (Sosiaali ja terveysmi-
nisteriö), Helsinki

[11] Saukko P (1999) Zur Situation der Rechtsmedizin in Finnland. In: Beiträge des Wissenschaftlichen Symposiums Rechtsmedizin, 139–146. Dieter Helm, Heppenheim

24 Verschuldensunabhängige Schadensregulierung in der DDR

Eberhard Lignitz

24.1 Vorbemerkung

In den Einigungsvertrag wurde 1990 eine Regelung für Medizinschadensfälle übernommen, die in der DDR im Dezember 1974 in Form einer Anordnung (AO), nämlich der Anordnung über die „Erweiterung der materiellen Unterstützung" (EmU) der Bürger bei Schäden infolge medizinischer Eingriffe, in das Gesundheitsrecht eingeführt und 1987 novelliert wurde. Aus der Übernahme in das Rechtssystem des wiedervereinigten Deutschland (Bundesrepublik Deutschland) in adaptierter Form darf man unschwer schließen, dass es sich um eine „vernünftige" Maßnahme gehandelt hat, die außerhalb eines Rechtsweges über Sozial-, Zivil- oder Strafgerichten eine Kompensation bei Schäden durch medizinische Maßnahmen auch dann möglich gemacht hat, wenn kein Verschulden des Behandlers oder der Behandlungseinrichtung vorgelegen hat. Es handelt sich um das „Gesetz über den Abschluß von Unterstützungen der Bürger der ehemaligen Deutschen Demokratischen Republik bei Gesundheitsschäden infolge medizinischer Maßnahmen", kurz „Unterstützungsabschlußgesetz" (UntAbschlG).

Die AO EmU ist mit Wirkung vom 01.01.1991 außer Kraft getreten. Mit Wirkung vom 06.05.1994 gilt an Stelle der AO EmU das Unterstützungsabschlussgesetz (UntAbschlG) [1] für deutsche Staatsangehörige, wenn sie vor Oktober 1990, dem Zeitpunkt des Beitritts der DDR zur Bundesrepublik Deutschland, durch medizinische Betreuungsmaßnahmen einen erheblichen Gesundheitsschaden erlitten haben [2]. Auf Antrag erhalten sie eine Unterstützung in Form von laufenden und einmaligen Zahlungen zum Ausgleich der wirtschaftlichen Folgen, wenn die Geschädigten das 18. Lebensjahr vor Inkrafttreten des Gesetzes erreicht haben. Die Zahlungen werden nach Bundesversorgungsgesetz in Verbindung mit der Berufsschadensausgleichsverordnung bzw. mit dem Rentenüberleitungsgesetz und der Rentenverordnung vorgenommen.

Das Anschlussgesetz (UntAbschlG) gilt bis zum „Zeitablauf". Ein Termin für den „Zeitablauf" ist nicht genannt. Da nach Maßgabe der AO EmU die Meldung eines Schadens spätestens zehn Jahre nach dem Ereignis erfolgt sein musste, die DDR seit 1990 nicht mehr existiert und das Dezennium der möglichen Kompensation überschritten ist, dürfte auch das UntAbschlG keine Gültigkeit mehr besitzen, auch dann nicht, wenn der Erlasszeitpunkt 1994 zugrunde gelegt wird. Über diese Regelung ist daher nur im Rückblick zu sprechen.

Über die Entstehungsgeschichte der AO EmU kann man Folgendes lesen: „Auf der Grundlage eines gemeinsamen Beschlusses zwischen Partei (Anmerkung des Verfassers: gemeint ist damit immer die Sozialistische Einheitspartei Deutschlands, SED), Regierung und Gewerkschaft vom 25.9.1973 über weitere Maßnahmen zur Durchführung des sozialpolitischen Programms des VIII. Parteitages der SED wurde mit Wirkung vom 1. September 1968" ... die genannte Anordnung erlassen ..., „die weltweit ihresgleichen sucht" [3].

Weitere gesetzliche Grundlagen, die in Verbindung mit der AO EmU wirksam wurden, waren:

- ◢ Richtlinie über die Zusammenarbeit des Gesundheitswesens mit der Staatlichen Versicherung vom 28. September 1976 [4]
- ◢ Anordnung über ärztliche Begutachtungen vom 18. Dezember 1973 [5; 11]

24.2 Einige Bestimmungen der Anordnung über die Erweiterung der materiellen Unterstützung der Bürger bei Schäden infolge medizinischer Eingriffe

Die AO EmU regelte die Gewährung einer EmU als soziale Leistung an Bürger der DDR bei einem erheblichen Gesundheitsschaden (§ 1,1), der im ursächlichen Zusammenhang mit einer in der DDR durchgeführten medizinischen Betreuungsmaßnahme eingetreten war. Die Anwendung der AO galt für alle Fälle, die sich nach dem 1. September 1968 ereignet hatten – sofern die Voraussetzungen zutrafen.

Voraussetzungen für eine EmU waren (§ 2):

- ◢ die Durchführung eines medizinischen Eingriffes,der zu einer erheblichen Gesundheitsschädigung geführt hat, die in krassem Missverhältnis zu dem erwarteten Risiko stehen musste,von dem nach wissenschaftlichen und praktischen Erfahrungen der ärztlichen Praxis zum Zeitpunkt des Eingriffes ausgegangen werden konnte
- ◢ bestimmungsgemäße Anwendung eines ärztlich verordneten Arzneimittels mit der Folge einer erheblichen Gesundheitsschädigung, die nach dem Stand der medizinischen Wissenschaft auf bisher nicht bekannte oder nicht vorhersehbare schädliche Wirkung des Arzneimittels zurückzuführen war

- ◢ ärztlich angewiesene und bestimmungsgemäße Anwendung eines medizintechnischen Erzeugnisses mit der Folge einer erheblichen Gesundheitsschädigung, die nach dem Stand der medizinischen Wissenschaft auf bisher nicht bekannte oder nicht vorhersehbare schädliche Wirkungen oder technisches Versagen des medizintechnischen Erzeugnisses zurückzuführen war

Eine erhebliche Gesundheitsschädigung liegt vor, wenn der Körperschaden oder die schwere Störung der Körperfunktion eine wesentliche Änderung der bisherigen Arbeits- und Lebensbedingungen zur Folge hatten (§ 3).

Der ursächliche Zusammenhang zwischen einer medizinischen Maßnahme und einer erheblichen Gesundheitsschädigung sowie des Vorliegen der weiteren Voraussetzungen waren durch ärztliche Begutachtung gemäß AO vom 18. Dezember 1973 über das ärztliche Begutachtungswesen [5] festzustellen (§ 4).

Der Risikobegriff

Unter Risiko einer ärztlichen Handlung versteht man im Allgemeinen den Grad der Gefährdung des Patienten, durch die Maßnahme/Handlung einen vorübergehenden oder bleibenden Schaden zu erleiden. Die Risikoerwägungen gründen sich vorwiegend auf empirische Angaben in der Literatur. Typische Risiken lassen sich ggf. quantifizieren und werden gerne mit den Begriffen Komplikationsrate oder Komplikationsdichte beschrieben [6, 7]. Mit diesen Erfahrungen ist durchaus eine (zumindest) angemessene Aufklärung zu leisten.

Begriff des krassen Missverhältnisses

Was ist unter der Formel „Krasses Missverhältnis zum vorhersehbaren Risiko" zu verstehen? Arndt stellt fest, dass die allgemeine Formulierung der Vorschrift einer konkreten Aussage ausweicht [3]. So wird der Ermessensspielraum des Gutachters einigermaßen „erweitert". Präzisere Formulierungen als „extrem selten, außerordentlich selten bis selten" im Sinne einer Häufigkeitsangabe oder „ungewöhnlich stark bis sehr ausgeprägt" im Sinne einer Ausmaßbeschreibung oder „völlig überraschend bis kaum vorhersehbar" im Sinne einer Erwartungswahrscheinlichkeit wurden gerne verwendet und waren nicht ungewöhnlich. Auch Formulierungen wie „untypisch" oder „wenig wahrscheinlich" kamen in Betracht. Nach Kruschwitz und Sommer sollte sich das „krasse Missverhältnis" stets auf die Besonderheiten des Einzelfalles beziehen und „Unvorhersehbarkeit und Ausmaß" den Schwerpunkt der Beurteilung bilden [8]. Hinsichtlich der Problematik Risiko, Risikofaktoren und Risikohöhe war erhebliche eigene Berufserfahrung vonnöten. Die entsprechende Erörterung der Literatur und der erreichten fachlichen Standards betraf den Zeitpunkt der Betreuungsmaßnahme!

Begutachtungskriterien

Es gehörte zu den Aufgaben der Zentralstelle für Ärztliches Begutachtungswesen, Kriterien für die Begutachtung zu entwickeln. So entstand z.B. die Begutachtungsrichtlinie Nr. 11, die sich mit der Beurteilung von Komplikationen im Zusammenhang mit medizinischer Strahlenanwendung befasste [3].

Art der materiellen Unterstützung

Im Einzelnen umfasste die erweiterte materielle Unterstützung die Versorgung mit Versehrtenfahrzeugen, Prothesen, Kuren bzw. eine finanzielle Beihilfe durch die Staatliche Versicherung der DDR (§ 5 AO EmU),

◢ wenn ein Körperschaden oder die schwere Störung einer Körperfunktion vorlag,

◢ wenn eine Gesundheitsschädigung eingetreten war, die eine wesentliche Änderung der bisherigen Arbeits- und Lebensbedingungen mit materiellen Nachteilen und eine Arbeitsunfähigkeit von mindestens 13 Wochen zur Folge hatten, oder

◢ wenn eine Gesundheitsschädigung vorlag, durch die der Bürger in seiner Teilnahme am gesellschaftlichen Leben oder in seinem Wohlbefinden erheblich und für einen längeren Zeitraum beeinträchtigt war.

Ferner umfasste die erweiterte materielle Unterstützung notwendige Maßnahmen der medizinischen, pädagogischen, beruflichen und sozialen Rehabilitation.

Der § 6 AO EmU betraf Regelungen der finanziellen Beihilfe. Es handelte sich um geringe Beträge. – Auch die Verfahrenskosten wurden durch die ehrenamtliche Tätigkeit der Gutachter in Grenzen gehalten.

Wichtig war hingegen, dass eine erweiterte materielle Unterstützung nicht gewährt wurde (§ 7), wenn Schadensersatzansprüche gemäß anderer Rechtsvorschriften zustanden (mVGe, ZGB; StGB – fahrlässige Körperverletzung, fahrlässige Tötung).

Melde- und Bearbeitungsweg

Dem Leiter der Gesundheitseinrichtung oblag die Meldepflicht einer jeden erheblichen Gesundheitsschädigung gemäß Eingangsbestimmungen unverzüglich dem Kreisarzt gegenüber mit Übersendung der erforderlichen Unterlagen (§ 8). Zuvor aber sollte geprüft sein, ob ggf. die Bedingungen für einen Haftpflichtschaden erfüllt waren.

Funktionen der obligatorischen Meldepflicht

Durch die pflichtgemäße Meldung wurde dem betroffenen Bürger die Erfüllung der ihm zustehenden Ansprüche gesichert. Außerdem wurde der Leiter der Einrichtung gleichzeitig veranlasst, die Ursachen und Umstände des Schadensfalles genau zu analysieren und entsprechende Schlussfolgerungen zur (möglichen) Vermeidung ähnlicher Fälle zu ziehen. Die ärztlichen Meldepflichten waren in einer Publikation zusammengefasst worden und im Buchhandel erhältlich [12].

Wir haben Fehlmeldungen in beiden Richtungen erlebt, die durch die Begutachtungskommissionen entdeckt wurden: Meldung als EmU-Fall, der tatsächlich ein Haftpflichtschaden war, und umgekehrt. Das ging teilweise auf Unkenntnis (der gesetzlichen Bestimmungen oder ärztlichen Wissens? EmU oder mVGe?) zurück oder war auch Tarnungsversuch zur Ablenkung von einem tatsächlichen Versäumnis im medizinischen Betreuungsprozess. Die Anwendung der AO EmU war kein Ersatz für die genaue Prüfung der Verantwortlichkeit, sie wurde im Allgemeinen aber großzügig angewandt.

Da weder die Gesundheitseinrichtung noch der Kreisarzt Entscheidungsbefugnisse hatten, galt es als unzulässig, gegenüber den Anspruch erhebenden Bürgern zustimmende oder ablehnende Erklärungen abzugeben. Das trug der bekannten Erfahrung Rechnung, dass durch „dumme Reden" oft größere Schäden, mindestens aber Verwirrung ausgelöst wurden, was im Übrigen bis heute gilt. Auch im Gesundheitswesen unserer Tage wird immer noch viel zu viel dummes Zeug geredet.

Anzeigemöglichkeiten für den betroffenen Patienten

Auch der Bürger hatte das Recht der Antragstellung auf Gewährung einer erweiterten materiellen Unterstützung bei dem für seinen Wohnsitz zuständigen Kreisarzt (§ 8, Abs. 2 AO EmU). Der Kreisarzt übergab die vom Kreisgutachter gesammelten Unterlagen dem Bezirksgutachter, der die Begutachtung veranlasste (§ 8 Abs. 3).

Die Begutachtung

Über Aufbau und Funktion des Begutachtungswesen berichten Mandel und Lange [10].

Die Begutachtung erfolgte durch die Bezirksgutachterkommission (§ 9). Sie prüfte das Vorliegen der medizinischen und sozialen Voraussetzungen und entschied auf Grundlage der Begutachtungsergebnisse über die Gewährung der erweiterten materiellen Unterstützung. Die Entscheidung wurde unter Mitwirkung eines Vertreters der Verwaltung der Sozialversicherung des Bezirksvorstandes des FDGB (Gewerkschaftsbund) und der Bezirksdirektion der Staatlichen Versicherung getroffen. Die Entscheidung betraf auch die Art der erweiterten materiellen Unterstützung.

Die Entscheidung der Bezirkskommission sollte unverzüglich der Zentralstelle für Ärztliches Begutachtungswesen zur Kenntnis gebracht werden. Die Zentralstelle bestätigte die Entscheidung der Bezirkskommission (Zustimmung), wodurch die EmU medizinisch positiv entschieden war. Die Zentralstelle hatte auch das Recht, die getroffene Entscheidung unter Berücksichtigung der von ihr gegebenen Hinweise überprüfen zu lassen, was dem Grunde nach zunächst einer Ablehnung entsprach. Änderungshinweise ergaben sich regelmäßig durch gesonderte Gutachten der Zentralstelle für Ärztliches Begutachtungswesen. Das beratende Gremium der Zentralstelle war die Zentrale Gutachterkommission, die sich aus Fachärzten verschiedener Fachrichtungen zusammensetzte. Wenn es der Sachverhalt erforderlich machte, konnten Ärzte aus allen anderen notwendigen bzw. betroffenen Fachrichtungen beigeordnet werden.

Bezirks- und Kreisstellen für Ärztliches Begutachtungswesen waren dem Bezirksarzt bzw. Kreisarzt unterstellt und für die Erarbeitung qualifizierter Gutachten verantwortlich. Zur fachlichen Beratung standen Bezirks- bzw. nach Bedarf Kreisgutachterkommissionen zu Seite.

Der Meldeweg und die Organisationsstrukturen der ärztlichen Begutachtung nach § 9 Abs. 1–4 AO EmU werden in Abbildung 24.1 dargestellt.

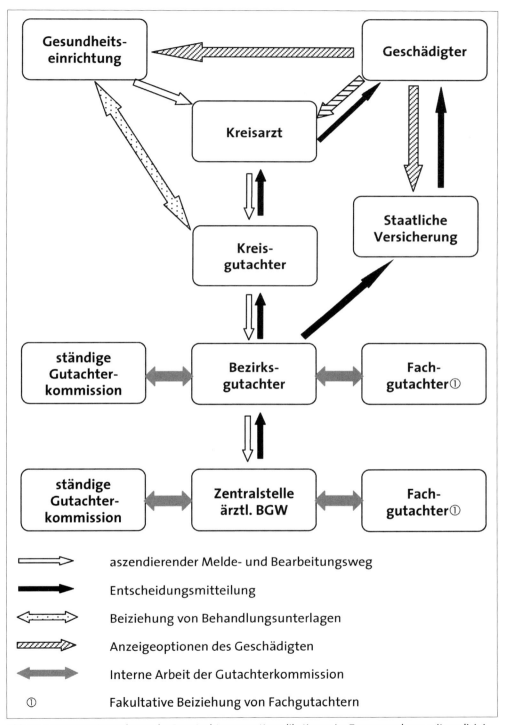

Abb. 24.1: Organisationsschema der Begutachtung von Komplikationen im Zusammenhang mit medizinischen Behandlungsmaßnahmen

Information des Bürgers

Die Bezirkskommission musste dem Bürger (Antragsteller bzw. Betroffener) schriftlich Bescheid über das Ergebnis der Beurteilung unter Angabe der Gründe geben. Der Bezirksgutachter übergab die Unterlagen zur Realisierung der erweiterten materiellen Unterstützung:

▲ der Verwaltung der Sozialversicherung beim Kreisvorstand des FDGB oder

▲ der Sozialversicherung bei der Kreisdirektion der Staatlichen Versicherung (bezüglich § 5 Abs. 1a: technische Hilfsmittel, Kuren),

▲ der Bezirksdirektion der Staatlichen Versicherung (bezüglich § 5 Abs. 1b: Arbeits- und Lebensbedingungen, gesellschaftliches Leben),

▲ dem Rat des Kreises, Abt. Gesundheits- und Sozialwesen (bezüglich § 5 Abs. 2: Rehabilitationsmaßnahmen aller Art).

Die Entscheidung war innerhalb von vier Wochen zu treffen und schriftlich bekanntzugeben.

Wissenschaftliche Anleitung durch die Zentralstelle für Ärztliches Begutachtungswesen

Die Zentralstelle hatte auch Funktionen der wissenschaftlichen Anleitung, z.B. die Erarbeitung von Beurteilungsrichtlinien. Kürzinger et al. nennen elf verschiedene Richtlinien zur ärztlichen Begutachtung, die zu einer wesentlichen Vereinheitlichung von Schadensbegutachtungen geführt haben [9].

Der Bürger hatte das Recht der mündlichen oder der schriftlichen Beschwerde mit Angabe seiner Gründe in einer Frist von zwei Wochen. Wenn sich die Beschwerde „dem Grunde nach" gegen das Ergebnis der Begutachtung gerichtet hatte (§ 9), entschied die Zentralstelle für Ärztliches Begutachtungswesen endgültig. Wenn sich die Beschwerde gegen die „Höhe der finanziellen Unterstützung oder Art und Umfang der materiellen

Unterstützung" (§ 10) richtete, entschied die jeweilige Oberbehörde („übergeordnetes Organ"). Der Klageweg war jederzeit unbenommen.

Zu den Fristen (§ 12): Anträge auf EmU sollten innerhalb von vier Jahren, spätestens jedoch bis zum Ablauf von zehn Jahren gestellt sein.

Die rechtliche Voraussetzung für eine erweiterte materielle Unterstützung war, dass nicht etwa eine Sorgfaltspflichtverletzung die Ursache für den Schaden war. Wenn diese vorlag, bestimmte sich die materielle Verantwortlichkeit des Gesundheitswesens (mVGe) nach §§ 330ff. des Zivilgesetzbuches (ZGB-Regelung Nr. 16.1).

Beispiel: Häufigkeit von Schadensbegutachtungen in der Strahlentherapie

Arndt hat 221 Schadensbegutachtungen mit Stichtag 01.04.1984 nach medizinischer Strahlenanwendung unter der Fragestellung der materiellen Verantwortlichkeit des Gesundheitswesens (Schaden durch Behandlungsfehler/Pflichtverletzung) bzw. der erweiterten materiellen Unterstützung (Schaden ohne Pflichtverletzung) vorgestellt; jährlich erfolgten durchschnittlich 33 Schadensmeldungen [3]. Das Verhältnis der mVGe und EmU-Meldungen betrug 1:1. In 29,4% der Fälle lag weder eine mVGe noch eine EmU vor. 33,5% waren mVGe-Fälle, 37,1% betrafen EmU-Fälle. Zurückweisungen von Anträgen oder Ansprüchen wurden mit fehlender Kausalität, fehlendem Schadensnachweis, unerheblichem Gesundheitsschaden oder hohem Risiko begründet. Im Zeitraum 01.01.1968–1.4.1984 wurden die mVGe-Fälle zu 67,2% (110 Meldungen, 74 positive Entscheidungen) und die EmU-Fälle zu 73,9% (111 Meldungen, 82 positive Entscheidungen) positiv entschieden.

Die gegenwärtig immer wieder behauptete und mit juristischen Erwägungen begründete grundsätzliche Unmöglichkeit einer verschuldensunabhängigen Kompensation von Schäden als Folge medizinischer Behandlungen greift insoweit nicht, als der Klageweg immer unbenommen ist (und war), aber im Falle der Klageabweisung durch ein Gericht würde ein Kläger zweifellos gerne eine (Mindest-)Schadenskompensation auf der Basis einer gesundheitsrechtlichen Regelung annehmen, statt vollkommen „leer" auszugehen.

Zusammenfassung
Bei der Analyse des medizinischen Sachverhaltes war zu prüfen,
- ob ein Eingriff oder eine Arzneimittelverordnung oder die Anwendung eines medizintechnischen Erzeugnisses erfolgt und in ursächlichen Zusammenhang mit einer Gesundheitsschädigung zu bringen war, die unerwartet eingetreten war,
- ob alle Pflichten eingehalten wurden (Aufklärung und Beratung, Indikation, lege-artis-Durchführung, Einverständnis und Dokumentation),
- worin das krasse Missverhältnis zum vorhersehbaren Risiko zu sehen war,
- welcher gesundheitliche Schaden zur wesentlichen Änderung des bisherigen Arbeits- und Lebensbedingungen geführt hat.

Da auch kleinere Schäden zu einer erheblichen Änderung der Arbeits- und Lebensbedingungen führen konnten, lag eine besondere Schwierigkeit für die Gutachter darin, das zu begründen.
Die Anleitung und Kontrolle des Ärztlichen Begutachtungswesens oblag im Auftrag des Ministeriums für Gesundheitswesen der Zentralstelle für Ärztliches Begutachtungswesen; sie leitete die Bezirks- und Kreisstellen für Ärztliches Begutachtungswesen fachlich an.

24.3 Fazit

Die AO EmU stellte ein wesentliches Instrument für die Sicherheit des Patienten dar. Die AO EmU verfolgte durchaus die Absicht einer Verbesserung der Fürsorge für den geschädigten Patienten. Im Zweifelsfall wurde für und nicht gegen den Patienten entschieden.

EmU-Verfahren hatten sich bewährt und entsprachen einem patientenfreundlichen (beinahe unbürokratischen) Kompensationsverfahren für seltene Schäden aus regelhafter medizinischer Versorgung. Die aufzuwendenden Mittel hielten sich in überschaubaren Grenzen. Die Gutachtertätigkeit auf Kreis- und Bezirksebene erfolgte ehrenamtlich. Die hier tätigen Ärzte empfanden ihre Tätigkeit als interessant und Quelle der persönlichen Weiterbildung.

Als Nebeneffekt stellte sich eine Entlastung der Gerichte ein und eine Senkung der Zahl von Verfahren mit einem (für den Patienten) unsicheren Ausgang der Schadensregulierung. Gewollt war zweifelsfrei auch die Wahrung des (im Allgemeinen) „guten Rufes" des Gesundheitswesens. Schäden als Folge von Sorgfaltspflichtverletzungen im medizinischen Betreuungsprozess wurden als Haftpflichtfälle behandelt oder mittels gerichtlicher Strafverfahren verfolgt.

Seit der Wiedervereinigung gibt es keine vergleichbare gesetzliche Grundlage zur Versorgung von seltenen Medizinschadensfällen aus lege artis durchgeführten Diagnostik- oder Behandlungsmaßnahmen, die in einem krassen Missverhältnis zum Risiko der Maßnahme eingetreten sind. In die soziale Versorgung ist durchaus (wieder!) eine Lücke eingetreten. Sie zu verschließen, erfordert einen entsprechenden (gesundheits-) politischen Willen.

Literatur

[1] Unterstützungsabschlussgesetz (Unt-
AbschlG). BGBl (1994), I, 990

[2] Vertrag zwischen der Bundesrepublik
Deutschland und der Deutschen Demokratischen Republik über die Herstellung
der Einheit Deutschlands (Einigungsvertrag – EV) vom 23. September 1990, Anlage II, Kapitel X, Sachgebiet D, Abschnitt
III Nr. 6. BGBl (1990) II, 885, 1220

[3] Arndt D (1984) Die gutachterliche Bewertung von Komplikationen im Zusammenhang mit medizinischer Strahlenanwendung in der DDR. Ergebnisse der zentralen
Begutachtung im Zeitraum 1/68–3/84 und
Ableitung von Begutachtungskriterien.
Prom B (Dr. sc. med.). Akademie für Ärztliche Fortbildung der Deutschen Demokratischen Republik, Berlin

[4] Richtlinie über die Zusammenarbeit des
Gesundheitswesens mit der Staatlichen
Versicherung vom 28. September 1976.
VuM des MfGe (1976), 11, 66

[5] Anordnung über ärztliche Begutachtungen vom 18. Dezember 1973. Gbl (1974) I,
3, 30

[6] Lignitz E, Mattig W (1989) Der iatrogene
Schaden. Akademie-Verlag, Berlin

[7] Mattig W (1983) Komplikationsdichte
ärztlicher Eingriffe. Volk und Gesundheit,
Berlin

[8] Kruschwitz S, Sommer KH, Zur Problematik des Risikos und der Risikohöhe bei medizinischen Eingriffen. Dt Gesundheitswes
(1982), 37, 789–791

[9] Kürzinger R, Kollmorgen G, Müldner J
(1987) Grundlagen der ärztlichen Begutachtung. Volk und Gesundheit, Berlin

[10] Mandel J, Lange H (1985) Ärztliche
Rechtspraxis. Volk und Gesundheit, Berlin

[11] Ministerium für Gesundheitswesen (Hrsg)
(1989) Sozialistisches Gesundheitsrecht,
Textausgabe, 364–368, 458–461. Staatsver-
lag der DDR, Berlin

[12] Tellkamp F, Hellmund W (1986) Ärztliche
Meldepflichten in der DDR. Volk und Gesundheit, Berlin

25 Patientensicherheit: Weitere Entwicklungen und Perspektiven

Matthias Schrappe

Im Jahr 2010 werden wir uns anlässlich des fünfjährigen Bestehens des Aktionsbündnisses Patientensicherheit fragen, was sich in Deutschland hinsichtlich Patientensicherheit verbessert hat. Wahrscheinlich wird die Bilanz viele Verbesserungen aufweisen, allerdings wird das Thema aller Voraussicht nach nicht vollständig gelöst sein. Dieser Schluss drängt sich zumindest auf, wenn man die 5-Jahres-Bilanzen des „To Err Is Human Reports" [12] zur Kenntnis nimmt: Zu wenig Änderungen werden umgesetzt [14], das Fehlerverständnis ist weiterhin mangelhaft, Fehler und Schäden genießen zu wenig Aufmerksamkeit, die organisatorischen Strukturen sind zu wenig auf Sicherheit ausgerichtet, es bestehen keine finanziellen Anreize [34], die Organisationen sind zu komplex, die Organisationskultur ist nicht genügend auf Sicherheit eingestellt [13]. Die Bäume werden also nicht in den Himmel wachsen, und deshalb ist es wichtig, sich erreichbare Ziele zu setzen. Hierzu ist es notwendig, die Rahmenbedingungen gut zu analysieren und die Prioritäten klar zu definieren.

25.1 Institutionelle Ebene

Keine Verbesserung kann auf der institutionellen Ebene stattfinden, ohne dass das Fehlerverständnis modernen Konzepten entspricht, die den Präventionsgedanken in den Vordergrund stellen. Dieses Verständnis beruht auf dem Konzept der Fehlerkette, das einen unsicheren Prozess beschreibt, bestehend aus unsicheren Prozessschritten (caremanagement problems [31]), deren letzter, schadensverursachender Prozessschritt zum Ereignis führt. Dieser letzte Schritt stellt aber nicht die Ursache des Schadens dar, wie gemeinhin angenommen wird, sondern ist Konsequenz der vorangegangenen unsafe acts [20]. Alle Prozessschritte bedürfen einer eingehenden Analyse, wobei jeweils die Dimensionen Individuum, Aufgabe, Technik, Umgebung und Organisation [4] Aufmerksamkeit finden müssen (s. Abb. 25.1).

Erst diese Grundeinstellung öffnet der Organisation die Möglichkeit, aus Fehlern zu lernen. Weitere Voraussetzungen sind u.a.:

▲ Commitment der Leitung
▲ Gewährleistung einer non-punitiven Vorgehensweise
▲ Training einzelner Mitarbeiter in Schadensanalyse/Prozessanalyse
▲ Ombudsmann als Ratgeber für die Mitarbeiter
▲ Steuerungsgruppe zur Koordination
▲ Instrumente und Konzept zur Rückkopplung (z.B. Safety-Kommission)

In Zukunft werden fehler- und sicherheitsgeneigte Organisationen zu unterscheiden sein. In ersteren sind Tätigkeiten schlecht spezifiziert, Prozesse haben ein weniger klares Design, die Mitarbeiter versuchen to get the job done, Beinahe-Schäden sind häufig, haben keine Konsequenz im Sinne der Prävention, Schäden treten auf. Sichere Organisationen sind dagegen solche, die mit ihren Mitarbeitern Tätigkeiten klar definieren und auftretende Probleme sofort analysieren und Konsequenzen ziehen, sodass es zur Abnahme von Beinahe-Schäden und damit auch von Schäden kommt [27]. Nicht zuletzt wer-

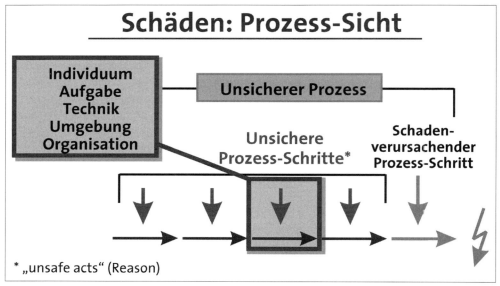

Abb. 25.1: Fehlerkette – Prozesssicht

den dies auch die wirtschaftlich erfolgreicheren Einrichtungen sein, wird doch allein durch nosokomiale Infektionen eine Verlängerung der Verweildauer in Deutschland um insgesamt eine Million Belegungstage im Jahr verursacht, die im DRG-System nicht vergütet werden [9].

25.2 Verantwortlichkeit, professionelle Sicht

Trotzdem kann das Konzept der Fehlerkette und die Berücksichtigung von vorgelagerten Fehlern und Risiken auf Organisations- und Systemebene nicht den Blick dafür verstellen, dass im deutschen Gesundheitswesen eine Diskussion um Verantwortlichkeit (accountability) geführt werden muss, sowohl bezüglich der persönlichen Verantwortung als auch auf der Ebene der Verantwortung von Institutionen. „Bad doctors get a free ride" (New York Times 03.03.2003) kann nicht die Losung der Zukunft sein, gerade ein modernes Fehlerkonzept macht es notwendig, die Verantwortlichkeit des Einzel-

nen und der Institutionen wieder ins Zentrum zu rücken. Und das fängt „oben" an: Eine Beobachtungsstudie in Genf zeigte am Beispiel der Handdesinfektion, dass diese nur von 57% der Ärzte adäquat durchgeführt wurde und dass ein richtiges Verhalten unabhängig positiv mit Vorbildfunktion und Einstellung der Vorgesetzten korreliert war [13]. In einem systematischen Review wurde in insgesamt neun Studien der Faktor leadership neben Kommunikation, Spezifizierung von Prozeduren, Personalausstattung und Rückkopplung als Prädiktor für eine positive Sicherheitskultur im Krankenhaus identifiziert [6].

Ohne Verantwortung kann man sich auch nicht adäquat um das Thema Patientensicherheit bemühen. So schützt ein Risikomanagementsystem z.B. mit Critical Incident Reporting (CIRS) zwar vor dem Vorwurf des Organisationsverschuldens, aber nur wenn aus den CIRS-Meldungen auch Konsequenzen gezogen werden – bleiben diese aus, droht Beweislasterleichterung und Rückgriff auf voll beherrschbare Fehler z.B. in der Kommunikation [1].

25.3 Veröffentlichung und Public Disclosure

Eng verbunden mit dem Thema accountability ist die Frage, ob Fehler, unerwünschte Ereignisse und Beinahe-Schäden, eventuell auch Schäden veröffentlicht werden müssen. Diese Thematik ist eng mit dem Begriff „Qualitätswettbewerb" verbunden, der auf der Mikro- und der Makroebene den Zusammenhang zwischen der Veröffentlichung von Qualitätsdaten an Patienten bzw. Leistungsanbieter und einer Verbesserung der Versorgungsqualität beschreibt. Die internationale Literatur ergibt hier ein uneinheitliches Bild [15]; ausführlich kann hier auf diese Thematik aus Platzgründen nicht eingegangen werden. Der Veröffentlichung von Komplikationen kommt natürlich eine besondere Bedeutung zu, da von den Leistungsanbietern Stigmatisierung und weitreichende Wettbewerbsnachteile befürchtet werden.

Andererseits wird die Forderung nach public disclosure aktuell bleiben, allein schon deshalb, weil Patienten dies fordern: In einer Studie sprachen sich 62% der befragten Personen für eine Veröffentlichung von Komplikationen aus, gegenüber 14% der in der gleichen Studie befragten Ärzte; 86% der Ärzte und nur 34% der nicht ärztlichen Befragten sprachen sich dagegen für einen vertraulichen Umgang mit diesen Daten aus [3]. Das Thema wird in der Zukunft differenziert diskutiert werden müssen. Eine institutionelle Veröffentlichungspflicht ist von einer individuellen zu unterscheiden, eine verdeckte Veröffentlichung gegenüber zentralen Stellen (Ärztekammern, Qualitätssicherungseinrichtungen) ist von einer deanonymisierten Veröffentlichung, die jedermann zugänglich ist, abzugrenzen.

25.4 Maßnahmen des Gesetzgebers

Es gibt zwei Themen, bei denen die Notwendigkeit gesetzgeberischer Konsequenzen diskutiert werden könnte. Das erste Thema wäre dann aktuell, wenn die Interessen der Patienten durch das Umgehen mit der Thematik der Patientensicherheit im Rahmen der derzeitig gesteigerten Aufmerksamkeit, die das Thema genießt, nicht adäquat berücksichtigt werden. Mit anderen Worten: wenn die „Patientensicherheitsbewegung" keine greifbaren Erfolge erarbeitet, die im Sinne präventiver Maßnahmen nachweisbar zu einer Verbesserung der Situation führen. Eingangs wurde darauf hingewiesen, dass die 5-Jahres-Ergebnisse aus den USA durchaus Anlass zu einer gewissen Sorge geben, erheblich Anstrengungen sind also notwendig.

Das zweite Thema bezieht sich auf das Verhältnis zwischen Haftungsrecht und Präventionsgedanke: „the two cultures: malpractice law and patient safety" [28]. Studdert fährt fort: „The punitive, individualistic, adversarial approach of tort law is antithetical to the nonpunitive, systems-oriented, cooperative strategies promoted by leaders of the patient-safety movement." Die eine Position geht davon aus, dass hohe Schadensersatzzahlungen den Anreiz bilden, dass Anstrengungen zur Erhöhung der Patientensicherheit unternommen werden, die andere Position sieht gerade die Furcht von hohen Zahlungen als größtes Hindernis dafür, über Fehler und Schäden offen zu sprechen und auf diese Weise zu wirksamen Präventionsmaßnahmen zu kommen [10, 22, 23].

Solange ein auf Prävention ausgerichtetes Umgehen mit Fehlern und Schäden in der Gesundheitsversorgung dazu beiträgt, Behandlungsfehler so weit zu vermindern, dass die Institutionen des Gesundheitswesens ihre Risiken zu annehmbaren Preisen versichern können, ist die Situation in Deutschland stabil. Sollten diese Anstrengungen allerdings versagen, wäre auch hierzulande eine „Malpractice Crisis" [18] möglich. In den USA ist es wegen des Anstiegs der Prämien besonders in den Jahren 1986 und 2000 zu einer Verschlechterung der Versicherbarkeit gekommen [21], auf der Höhe der letzten malpractice crisis waren in 18 Bundesstaaten der USA Ärzte in einzelnen Disziplinen nicht mehr zu versichern [16]. Auch unerwartete Veränderungen sind denkbar – bislang beschreiten nur ca. 3% der Patienten, die einen Schaden erlitten haben, den Klageweg (sog. litigation gap) [28], und eine krisenhafte Entwicklung wäre nicht auszuschließen, wenn sich die Klagehäufigkeit aus irgendwelchen Gründen plötzlich maßgeblich erhöhen würde.

Die Entwicklung kann so weit gehen, dass eine malpractice crisis nicht nur zu einer großen Unzufriedenheit der Ärzte führt [17], sondern sogar zu Unterversorgung [25] und Qualitätsverschlechterung [7, 17]. Die Diskussionen um andere Formen der Schadensregulierung sind aus diesen Gründen fortzuführen, z.B. hinsichtlich der so genannten no fault compensation oder eines capping [29]. In anderen Ländern sind hier positive Erfahrungen gemacht worden [2].

25.5 Patientensicht

„The public is a patient population" [5] – wenn es nicht schon grundsätzlich problematisch wäre, der Patientensicht keinen Raum zu geben, kann diese Haltung deshalb nicht zukunftsfähig sein, weil Befragungen von Patienten (und Arzt-Patienten) unzweifelhaft darauf hinweisen, dass das Thema im Bewusstsein der Bevölkerung angekommen ist [3, 24]. „Die Zeit ist reif für die Wahrheit" (Der Spiegel 16.1.2006), diese Diskussion wird sich nicht abwehren lassen. Abgesehen von der oben diskutierten Frage nach der Wirksamkeit von Qualitätsvergleichen hinsichtlich Qualitätsverbesserungen auf der

Mikro- und Makroebene gebührt diesem Gedanken jedoch auch weitergehende Aufmerksamkeit.

In erster Linie geht es darum, die Patienten auch und gerade nach einem unerwünschten Ereignis mit oder auch ohne vorangegangenem Fehler als Partner zu akzeptieren, auch wenn es sich um Momente mit schwierigen kommunikativen Rahmenbedingungen handelt. Es muss nachdenklich machen, wenn Patienten in einer internationalen Befragung zu 61–83% angeben, dass Fehler und Ereignisse als „not told by doctor involved" angegeben wurden [24]; übrigens wies Deutschland in diesem Item den schlechtesten Wert auf. Mehr als drei Viertel der befragten Personen in einer anderen Studie gaben an, dass Ärzte veranlasst werden sollten, Patienten über Fehler und Schäden aufzuklären [3]. In einer Studie zu Gründen für eine Klage war das Item „I wanted an explanation" der zweitwichtigste Faktor [31].

Weiterhin sollten Befragungen von Patienten und Angaben aus einem systematischen Beschwerdemanagement als Quelle für sicherheitsrelevante Informationen Beachtung finden. Fehlerquellen, die im Rahmen eines Critical Incident Reporting System (CIRS) identifiziert werden, können durch Beobachtungen von Patienten ideal ergänzt werden, insbesondere weil Patienten einen anderen Blickwinkel zu Prozessen und Strukturen haben als die professionellen Organisationsmitglieder.

Nicht zuletzt ist empirisch gut herausgearbeitet, dass das Kommunikationsverhalten im Falle eines unerwünschten Ereignisses ein wichtiger Faktor für die Wahrscheinlichkeit ist, dass Patienten den Klageweg beschreiten [33]. Als unabhängiger Prognosefaktor für eine Klage wurde in einer Studie zu geburtshilflichen Komplikationen die Angabe „he ignored me" identifiziert [8, 11].

25.6 Aktionsbündnis Patientensicherheit

Die Patientensicherheitsbewegung muss sich beweisen, daher ist eine koordinierende Struktur wichtig. Das Aktionsbündnis Patientensicherheit e.V. mit seiner Geschäftsstelle an der Universität Witten/Herdecke nimmt diese Funktion wahr, die meisten Partner im Gesundheitswesen sind hier Mitglied, und getragen wird die Arbeit von einer Vielzahl von engagierten Einzelpersonen, die sich der Thematik verpflichtet fühlen.

Die Forschungsstelle des Aktionsbündnisses wird vom Bundesministerium für Gesundheit für die Dauer von drei Jahren unterstützt, sodass jährlich die „Agenda Patientensicherheit" herausgegeben werden kann. Die Agenda 2006 war einem systematischen Review zur Häufigkeit von unerwünschten Ereignissen und Schäden gewidmet [26], der mehr als 25 000 Studien umfasste und als Hauptergebnis erbrachte, dass der internationale Kenntnisstand zur Epidemiologie ausreicht. Der nächste Review wird die Daten zur Mortalität durch unerwünschte Ereignisse und Schäden, die Übertragbarkeit der Ergebnisse auf das deutsche Gesundheitswesen, eine Analyse der Methodik der Erhebung von epidemiologischen Daten auf diesem Gebiet sowie eine Bestandsaufnahme der Aktivitäten zur Patientensicherheit in Deutschland enthalten.

Das Hauptaugenmerk des Aktionsbündnisses liegt auf der Erarbeitung von konkreten Präventionsstrategien für wichtige Problembereiche. Die erste Empfehlung bezog sich auf Eingriffs- und Seitenverwechslungen in der operativen Medizin, die eine sehr große Verbreitung gefunden hat, und sich moderner Erkenntnisse über die Entstehung von solchen katastrophalen Ereignissen sowie internationaler Vorbilder bediente. Entscheidend war die Zusammenarbeit mit Haftpflichtversicherungen zur Analyse von stattgehabten Fällen, sodass konkrete Anhaltspunkte zu den typischen Konstellationen zugrunde gelegt werden konnten. In Zusammenarbeit mit der Schweizer Stiftung für Patientensicherheit wurden Aufklärungs- und Informationsmaterialien erarbeitet und zur Verfügung gestellt.

Weitere Projekte beziehen sich auf die Medikationssicherheit, Empfehlungen zur Etablierung eines CIRS und auf die Vermeidung von Patientenverwechslungen. Es gibt konkrete Pläne zur Einrichtung eines Trainingszentrums, in dem spezifische Angebote zur Ausbildung in Schadensanalyse, Kommunikation und Arbeitspsychologie vermittelt werden. Sehr wichtig ist eine Arbeitsgruppe, die sich um eine Zusammenführung von Datenbanken über Schäden und Fehler bemüht, um auf diese Weise einen besseren Überblick über Ereignisarten zu haben, die dann einer Analyse zugeführt werden können und der Erarbeitung von Präventionsstrategien dienen.

Das Aktionsbündnis Patientensicherheit hofft, einen konkreten Beitrag dazu leisten zu können, dass im Bereich Patientensicherheit die Entwicklung vorangeht.

Literatur

[1] Becker-Schwarze K, Hart D, Konflikt zwischen Haftungsrecht und Incident Reporting? Die juristische Sicht. Gesundh Ökon Qual Manag (2004), 9, 286–290

[2] Bismark M, Paterson, R., No-Fault Compensation in New Zealand: Harmonizing Injury Compensation, Provider Accountability, and Patient Safety. Health Aff (2006), 25, 278–283

[3] Blendon RJ et al., Views Of Practicing Physicians And The Public On Medical Errors. N Engl J Med (2002), 347, 1933–1940

[4] Dean B et al., Causes of prescribing errors in hospital inpatients: a prospective study. Lancet (2002), 359, 1373–1378

[5] Buchan H, Different Countries, Different Cultures: Convergent or Divergent Evolution for Healthcare Quality? Qual Health Care (1998), 7, 62–67

[6]   Colla JB et al., Measuring patient safety climate: a review of surveys. Qual Saf Health Care (2005), 14, 364–366

[7]   Dranove D, Grona A, Effects of the Malpractice Crisis on Access and Incidence of High-Risk Procedures: Evidence from Florida. Health Aff (2005), 24, 802–810

[8]   Entman SS et al., The Relationship Between Malpractice Claims History and Subsequent Obstetric Care. JAMA (1994), 272, 1588–1591

[9]   Gastmeier P, Daschner F, Rüden H, Reduktion nosokomialer Infektionen durch surveillance. Dtsch Ärztebl (2005), 102, 1674–1677

[10] Gostin LM, A Public Health Approach to Reducing Error. Medical Malpractice as a Barrier. JAMA (2000), 283, 1742–1743

[11] Hickson GB et al., Obstetricians Prior Malpractice Experience and Patients Satisfaction with Care. JAMA (1994), 272, 1583–1587

[12] Kohn LT, Corrigan JM, Donaldson MS (eds) (1999) To Err Is Human. Building a Safer Health System. Committee on Quality of Health Care in America. Institute of Medicine, Washington

[13] Leape LL, Five Years After To Err Is Human. JAMA (2005), 293, 2384–2390

[14] Longo DR et al., The Long Road to Patient Safety. A Status Report on Patient Safety Systems. JAMA (2005), 294, 2858–2864

[15] Marshall MN et al., The Public Release of Performance Data What Do We Expect to Gain? A Review of the Evidence. JAMA (2000), 283, 1866–1874

[16] Mello MM, Studdert DM, Brennan TA, The New Medical Malpractice Crisis. N Engl J Med (2003), 348, 2281–2284

[17] Mello MM et al., Caring for Patients in a Malpractice Crisis: Physician Satisfaction and Quality of Care. Health Aff (2004), 23, 42–53

[18] Mohr JC, American Medical Malpractice Litigation in Historical Perspective. JAMA (2000), 283, 1731–1737

[19] Pittet D et al., Hand Hygiene among Physicians: Performance, Beliefs, and Perceptions. Ann Intern Med (2004), 141, 1–8

[20] Reason J, Human Error: Models and Management. Brit Med J (2000), 320, 768–770

[21] Rodwin MA, Chang HJ, Clausen J, Malpractice Premiums and Physician's Inco-

me: Perceptions of a Crisi Conflict with Empirical Evidence. Health Aff (2006), 25, 50–58

[22] Runciman WB, Merry AF, Tito F, Error, Blame, and the Law in Health Care-An Antipodean Perspective. Ann Intern Med (2003) 138, 974–979

[23] Sage WM, The Forgotten Third: Liability Insurance And The Medical Malpractice Crisis. Health Aff (2004), 23, 10–21

[24] Schoen C et al., Taking The Pulse Of Health Care Systems: Experiences Of Patients With Health Problems In Six Countries. Health Aff (2005), W5, 509–525

[25] Schoenbaum SC, Bovbjerg RR, Malpractice Reform Must Include Steps To Prevent Medical Injury. Ann Intern Med (2004) 140, 51–53

[26] Schrappe M et al. (2006) Agenda Patientensicherheit 2006. Selbstverlag, Witten

[27] Spear SJ, Schmidhofer M, Ambiguity and Workarounds as Contributors to Medical Error. Ann Intern Med (2005), 142, 627–630

[28] Studdert DM et al., Negligent Care and Malpractice Claiming Behaviour in Utah and Colorado. Med Care (2000), 38, 250–260

[29] Studdert DM, Brennan TA, No-Fault Compensation for Medical Injuries. The Prospect for Error Prevention. JAMA (2001), 286, 217–223

[30] Studdert DM, Mello MM, Brennan TA, Medical Malpractice. N Engl J Med (2004), 350, 283–292

[31] Vincent C, Young M, Phillips A, Why Do People Sue Doctors? A Study of Patients and Relatives Taking Legal Action. Lancet (1994), 343, 1609–1613

[32] Vincent C, Understanding und Responding to Adverse Events. N EnglJ Med (2003), 348, 1051–1056

[33] Virshup BB, Oppenberg AA, Coleman MM, Strategic risk management: reducing malpractice claims through more effective patient-doctor communication. Am J Med Qual (1999) 14(4), 153–159

[34] Wachter RM, The End Of The Beginning: Patient Safety Five Years After „To Err Is Human". Amid Signs Of Progress, There Is Still A LongWay To Go. Health Aff (2005), 23, Suppl 2, 534–545

V Messung von Sicherheit: Konzepte zu Epidemiologie, Indikatoren und Sicherheitskultur

26 Masterplan des Aktionsbündnisses Patientensicherheit: die Agenda 2006

Constanze Lessing, Günther Jonitz

26.1 Die Notwendigkeit: aus Fehlern lernen

Sicherheit entspricht einem elementaren Bedürfnis des menschlichen Selbsterhaltungstriebs. In knappen Worten bedeutet Sicherheit, Gefahren abzuwenden und Schäden an Leib und Leben vorzubeugen. Die Erfüllung des einfachen Wunsches verlangt komplexe Überlegungen und Handlungen. Gefahren müssen erkannt werden, Risiken gegeneinander abgewogen werden, Handlungen beherrschbar gestaltet werden, Bedrohungen muss wirksam entgegengewirkt werden. In der modernen Gegenwart hat es der Mensch übernommen, seine Lebensräume selbst zu gestalten. Damit wird menschliches Handeln selbst zur Gefahrenquelle für die menschliche Sicherheit.

Industrien mit hohen Gefährdungspotenzialen, wie die Luftfahrt, Kernkraftenergie, Chemie- und Petrolindustrie, haben dieses Problem vor Jahrzehnten erkannt und begannen, eigene Sicherheitskonzepte zu entwickeln. Grundlegend dafür war die Einsicht, dass jedem System Fehler innewohnen. Deren Analyse bildet den Schlüssel für ein intelligentes Fehlermanagement. Aus ihm leiten sich unterschiedliche Arten im Umgang mit Fehlern ab. So können Menschen in die Lage versetzt werden, aus Fehlern zu lernen, um sie zu vermeiden. An definierten Stellen sich wiederholender Handlungsabläufe können Arbeitsschritte überprüft und Fehler ggf. korrigiert werden. Sicherungsmechanismen können alternative Verfahrenswege in Gang setzen, wenn ein Fehler begangen und erkannt wurde. In der Summe geht es darum, Menschen Hilfestellungen zu geben, die schädlichen Folgen fehlerbehafteten Verhaltens zu überwinden.

In der Medizin fanden diese neuen Ansätze lange Zeit keine Beachtung. Seit Hippokrates steht die Bürde persönlicher Verantwortung im Mittelpunkt des ärztlichen Selbstverständnisses. Bis heute sprechen angehende Ärzte die Eidesformel des antiken griechischen Arztes mit den Worten: „Welche Häuser ich betreten werde, ich will zu Nutz und Frommen der Kranken eintreten, mich enthalten jedes willkürlichen Unrechtes und jeder anderen Schädigung (…)". Würde man den Text im Sinne einer modernen Dienstanleitung lesen, so läge es allein in den individuellen Fähigkeiten des Arztes begründet, eine Schädigung für den Patienten auszuschließen. Seit jeher verstand die Medizin deshalb den Fehler als schwerste Form persönlichen Versagens. Dessen schlimmste Konsequenz, die gesundheitliche Schädigung des Patienten, entsprach dem Unvermögen, den ärztlichen Beruf nach den Regeln geltender Kunst auszuüben. Einem Verständnis von regelhaft anzunehmenden Risikokonstellationen stand somit die Auffassung individueller Schuld entgegen.

Die Geschichte einer Sicherheitskultur in der Medizin ist deshalb noch jung. Es war der Bericht „To err is human", mit dem das US-amerikanische Institute of Medicine [1] einer großen Fachöffentlichkeit erstmals das Ausmaß vor Augen führte, mit welchem Sicherheitsgefährdungen in der Medizin anzunehmen sind. Erfahrungen aus dem Risikomanagement vergleichbar komplexer und gefahrenreicher Arbeitsbereiche begannen nun die Einsicht zu nähren, dass es nicht zielführend sei, Fehler allein als individuelles Versagen zu begreifen, dem mit sanktionierenden Maßnahmen beizukommen sei. Seitdem beginnt die Erkenntnis zu reifen, dass Patientensicherheit bedeutet, Arbeitsbedingungen zu schaffen, die es Menschen erleichtern, keine Fehler zu begehen und im offenen Umgang aus geschehenen Fehlern zu lernen.

Ausgehend von den USA hat sich das Thema Patientensicherheit in den vergangenen Jahren rasch ausgebreitet. In zahlreichen Ländern entstanden Organisationen und Initiativen. Auch in Deutschland griffen Verantwortungs- und Entscheidungsträger die Entwicklung auf. Die Beispiele reichen vom Berliner Gesundheitspreis 2002, mit dem Projekte zum Fehlermanagement und zur Sicherheitskultur ausgezeichnet wurden, über die elfte Jahrestagung der Gesellschaft für Qualitätsmanagement in der Gesundheitsversorgung zum Thema „Patientensicherheit und Risikomanagement" im Jahr 2004 bis hin zum 122. Kongress der Deutschen Gesellschaft für Chirurgie im Jahr 2005 mit dem Titel „Patientensicherheit. Primum nihil nocere". Im selben Jahr widmete auch der 108. Deutsche Ärztetag der Thematik einen eigenen Tagesordnungspunkt. Diese und weitere Veranstaltungen, Projekte und Initiativen markieren die Anfänge einer Bewegung, die von vielen Seiten ihren Ausgang genommen hat.

26.2 Die Gründung: ein Bündnis für gemeinsame Ziele

Den zunächst noch vereinzelten Ansätzen, das Thema Patientensicherheit in Deutschland zu etablieren, folgte der Wunsch, die bestehenden Aktivitäten zu bündeln und eine gemeinsame Plattform für alle Partner im Gesundheitswesen zu schaffen. So wurde im April 2005 das Aktionsbündnis Patientensicherheit gegründet.

Ziel des gemeinnützigen Vereins ist es, die Erforschung, Entwicklung und Verbreitung von Methoden zur Verbesserung der Patientensicherheit zu fördern. Bestehende Initiativen sollen koordiniert und neue gemeinsame Projekte ins Leben gerufen werden. Deshalb war es von Anfang an wichtig, die Vielfalt aller beteiligten Gruppen und der von ihnen vertretenen Ansätze ausreichend zu berücksichtigen. So wird die Arbeit von inzwischen rund 120 Mitgliedern getragen. Neben Einzelpersonen gehören dazu Krankenhäuser, Verbände und Organisationen von Ärzten, Pflegeberufen und Patienten, Universitäten und Fachinstitute, wissenschaftliche Fachgesellschaften, Haftpflichtversicherungen, Hersteller- und Beratungsfirmen. Dem Verein steht ein neunköpfiger Vorstand vor. Unterstützung erfährt das Aktionsbündnis durch die Förderung des Bundesministeriums für Gesundheit. Ein Kuratorium und Beirat beraten den Verein in wichtigen fachlichen und politischen Fragen.

Aus der Vielfalt der vertretenen Perspektiven ergibt sich die gemeinsame Verantwortung in Sachen Patientensicherheit, Fehlermanagement und Sicherheitskultur. Durch die Schaffung eines Netzwerks, in dem sich alle Personen und Institutionen freiwillig und unter Beibehaltung ihrer jeweiligen Selbstständigkeit engagieren, sieht sich das Aktionsbündnis in der Rolle des Moderators in einem Diskurs von nationaler Tragweite. Gegenseitige Verständigung und Kommunikation auf gleicher Augenhöhe sind die Grundprinzipien der gemeinsamen Arbeit. Ziel ist es, Sicherheitskonzepte zu entwickeln, die denen von Industrien mit großen Gefährdenspotenzialen qualitativ vergleichbar sind. Das Wissen um präventive Maßnahmen muss wachsen, Instrumente und Verfahren müssen entwickelt werden, die Implementierung und Evaluation in der Praxis müssen unterstützend begleitet werden.

26.3 Das Arbeitsprogramm: konkrete Hilfestellungen für eigene Lösungen

Zur Umsetzung der angesprochenen Ziele verabschiedete der Vorstand kurz nach Gründung des Aktionsbündnisses Patientensicherheit ein Arbeitsprogramm, das im Masterplan 2005 [2] festgeschrieben ist. Es fokussiert Projekte, die entweder akuten Handlungsbedarf erkennen lassen oder eine unmittelbare Voraussetzung für die Bewältigung mittel- und langfristiger Aufgabenstellungen bilden. Dem Netzwerkgedanken folgend, wurde zur Durchführung jedes Projekts eine Arbeitsgruppe ins Leben gerufen. Die Arbeitsgruppen stehen den Mitgliedern des Aktionsbündnisses sowie allen weiteren Interessenten offen und werden jeweils von einem Vorstandsmitglied federführend betreut. Die Geschäftsstelle des Aktionsbündnisses unterstützt die Arbeitsgruppen in organisatorischen Angelegenheiten.

Im Gründungsjahr 2005 entstanden insgesamt vier Arbeitsgruppen:

◢ Medikationsfehler und -sicherheit
◢ Eingriffsverwechslung
◢ Nutzerorientierte Berichtssysteme I: CIRS im Krankenhaus
◢ Nutzerorientierte Berichtssysteme II: Behandlungsfehlerregister

Es ist das erklärte Ziel der Arbeitsgruppen, unter Einbeziehung aller Teilnehmerperspektiven gemeinsame Empfehlungen zur Lösung sicherheitsrelevanter Problemstellungen im deutschen Gesundheitswesen auszusprechen. Die Empfehlungen werden im Vorstand beschlossen und anschließend unter der Herausgeberschaft des Aktionsbündnisses veröffentlicht[1].

Die Empfehlungen des Aktionsbündnisses verstehen sich als Anleitung zum eigenen Handeln. Sie geben Hilfestellung zu konkreten Themen, können und wollen die eigenverantwortliche Konzeption und Organisation von Risikomanagementsystemen vor Ort jedoch nicht ersetzen. Die Handlungsempfehlungen sollen helfen, praktische Maßnahmen zur Verbesserung der Patientensicherheit zu ergreifen und die dazu vorhandenen Instrumente sinnvoll zu nutzen. Um den damit verbundenen Aufwand für die einzelne Einrichtung auf ein überschaubares Maß zu begrenzen, stellt das Aktionsbündnis weitere Implementierungshilfen, wie Flyer, Patienteninformationen oder Broschüren, zur Verfügung. Das Prinzip der Freiwilligkeit und Eigenverantwortlichkeit jeder Einrichtung bleibt davon unberührt. Es ist deshalb ausdrücklich vorgesehen, die Handlungsempfehlungen und weiteren Arbeitshilfen an die Gegebenheiten vor Ort anzupassen. Die vernetzte Struktur des Aktionsbündnisses und seiner Arbeitsgruppen erlaubt es darüber hinaus, bei weiterem Beratungsbedarf Kontakte zu Einrichtungen, Organisationen, Institutionen oder Vertretern der im Gesundheitswesen tätigen Berufsgruppen herzustellen.

Angesichts der so definierten Aufgabenstellung nahmen die vier Arbeitsgruppen des Aktionsbündnisses im Jahr 2005 ihre Arbeit auf. Ein erster Zwischenstand der Ergebnisse ist in der „Agenda Patientensicherheit 2006" veröffentlicht [3]. Dank der engagierten Mitarbeit aller Teilnehmer gelang es, das ambitionierte Ziel zu erreichen, binnen Jahresfrist erste Handlungsempfehlungen zu konsentieren.

◢ Die Arbeitsgruppe „Eingriffsverwechslungen" veröffentlichte Handlungsempfehlungen zur Vermeidung von Eingriffsverwechslungen in der Chirurgie. Darin werden vier Stationen im Behandlungsverlauf beschrieben, an denen eventuelle Verwechslungen erkannt und die richtige Identität von Patient und Eingriff sichergestellt werden. Begleitende Materialien

---

1 Die Texte aller Handlungsempfehlungen werden auf der Homepage des Aktionsbündnisses Patientensicherheit veröffentlicht (http://www.aktionsbuendnis-patientensicherheit.de)

werden zum Ende des Jahres 2006 zur Verfügung stehen.

◢ Vor der Veröffentlichung stehen die Ergebnisse der Arbeitsgruppe „Medikationsfehler und -sicherheit". Die Checkliste Arzneitherapiesicherheit im Krankenhaus erlaubt es stationären Einrichtungen, ihren eigenen Status kritisch zu überprüfen und weitere Maßnahmen im Verlauf von Aufklärung, Verordnung, Verteilung und Verträglichkeits- und Therapieerfolgskontrolle zu ergreifen, die die Arzneimittelsicherheit stufenweise erhöhen.

◢ Die Arbeitsgruppe „Nutzerorientierte Berichtssysteme I: CIRS im Krankenhaus" wird ihre Handlungsempfehlung zur Einführung von CIRS in sieben Schritten in unmittelbarer Zukunft veröffentlichen. Darin werden die Voraussetzungen beschrieben, die bei der Einführung eines freiwilligen Fehlerberichtssystems für Mitarbeiter im Krankenhaus beachtet werden müssen, um das Instrument im Rahmen eines Risikomanagementsystems sinnvoll zum Einsatz zu bringen.

◢ Die Arbeitsgruppe „Nutzerorientierte Berichtssysteme II: Behandlungsfehlerregister" ist eine gemeinsame Initiative von Haltern bestehender Register unter der Moderation des Aktionsbündnisses. In der Gruppe wird geprüft, inwiefern gespeicherte Daten zusammengeführt werden können, um aus Schadensfällen der Vergangenheit vorbeugende Maßnahmen für die Zukunft abzuleiten, und welche technischen Voraussetzungen dafür erfüllt sein müssen.

Alle Arbeitsgruppen verfolgen präventive Ansätze und zielen in ihrer Gesamtheit auf die Weiterentwicklung des Risikomanagements in der ambulanten, stationären, rehabilitativen und sektorübergreifenden Versorgung. In den ersten anderthalb Jahren seines Bestehens hat sich das Aktionsbündnis Pa-

tientensicherheit den damit verbundenen Herausforderungen gestellt und in ausgewählten Projekten das Prinzip einer prozessorientierten Analyse von Handlungsabläufen erprobt. Die bisher daraus entstandenen Empfehlungen belegen, dass das Lernen aus Fehlern nur in diesem Kontext eine sinnvolle Dimension erreicht. Neben die individuelle Verantwortung tritt das Wissen um Kommunikations-, Team- und Systemfaktoren. Die Versorgungssysteme im deutschen Gesundheitswesen werden in der Komplexität abgebildet, die den tatsächlichen Verhältnissen entspricht. Damit sind wichtige Voraussetzungen geschaffen, die bestehenden Projekte und Arbeitsgruppen unter dem Dach des Aktionsbündnisses mittel- und langfristig zu einem umfassenden Handlungsprogramm zur Verbesserung der Patientensicherheit in Deutschland zu verdichten.

26.4 Die Perspektive: Sicherheitskonzepte für Praxis, Lehre und Forschung

Die bisherigen Aktivitäten des Aktionsbündnisses lassen sich als konkrete Hilfestellungen zur Verbesserung der Patientensicherheit in Deutschland umschreiben. Die Schaffung eines umfassenden Sicherheitskonzeptes setzt mehr voraus. Sie verlangt die Bearbeitung weiterer sicherheitsrelevanter Themen, eine wissenschaftlich fundierte Begleitforschung sowie die Nutzbarmachung aller gewonnenen Erkenntnisse für die Aus-, Fort- und Weiterbildung. In seiner vernetzten Struktur verfügt das Aktionsbündnis über die Potenziale, die benötigten Kompetenzen zusammenzuführen.

Das angestrebte Wachstum spiegelt sich in rasch steigenden Mitgliederzahlen und einer thematischen Ausweitung der bisher begonnenen Projekte. So wurde das Thema Eingriffsverwechslung zwischenzeitlich auf den Komplex Patientenidentifikation ausgedehnt. In näherer Zukunft soll eine Arbeitsgruppe zu CIRS im ambulanten Bereich tagen. Diese Verbreiterung hat Methode, denn sie stellt sicher, dass die an der einzelnen Fragestellung gewonnenen Erkenntnisse auf andere Versorgungsbereiche übertragen und den dort vorherrschenden Gegebenheiten angepasst werden können. Stück um Stück wird sich das Wissen um die Erfolgsfaktoren einer Sicherheitskultur mehren, in das Bewusstsein der Angehörigen aller Gesundheitsberufe dringen und den konstruktiven Umgang mit dem Wissen um Fehler befördern.

Eine neue Sicherheitskultur setzt neue Impulse voraus. Sie können sich aus der lebendigen Erfahrung eigener Erlebnisse speisen. Das Aktionsbündnis will deshalb eine Plattform für den gemeinsamen Austausch sein, aus dem neue Projekte entstehen und vorhandene fortentwickelt werden. Lehrreich sind aber auch die Erfahrungen anderer. Aus diesem Grund untersucht die in der Geschäftsstelle angesiedelte Forschungsgruppe Patientensicherheit die Übertragbarkeit internationaler Studien auf das deutsche Gesundheitswesen und bietet allen Arbeitsgruppen den Service einer wissenschaftlichen Begleitung auf der Grundlage internationaler Erkenntnisse an.

Arbeitsgruppen, Projekte und begleitende Forschung befördern das Entstehen einer neuen Sicherheitskultur, jedoch können sie es nicht begründen. Allein die Bereitschaft aller Beteiligten, an dem gemeinsamen Ziel zu lernen, kann den Prozess eines praktischen Fehlermanagements in Gang setzen. Offenheit im Umgang mit den Fragen, welche Fehler wann, wo, wie und warum auftreten und wie ihre schädliche Konsequenzen vermieden werden können, werden den Weg zu mehr Transparenz in Bezug auf die Häufigkeiten und Arten von Fehlereignissen ebnen. Eine Voraussetzung dafür ist die Schaffung geschützter Räume, in denen auf der Basis gegenseitigen Vertrauens gemeinsame Lernerfolge reifen.

Aus-, Fort- und Weiterbildung schaffen wichtige Zugänge für die Lernbereitschaft von Menschen. Das Aktionsbündnis Patientensicherheit sieht es deshalb als seine Aufgabe an, die Verbreitung einer Sicherheitskultur und die Entwicklung umfassender Risikomanagementsysteme durch geeignete Schulungsangebote zu unterstützen, und hat erste Schritte auf diesem Weg unternommen. Ein vom ärztlichen Zentrum für Qualität in der Medizin (ÄZQ) entwickeltes Konzept für ein Curriculum „Fehlertraining und Patientensicherheit in der ärztlichen Fortbildung" wurde konzeptionell begleitet und könnte die Grundlage weiterer Module zur Schulung aller Heilberufe sein. Die Vorbereitungen für ein Trainingszentrum, in dem Angehörige des Gesundheitswesens die Analyse stattgefundener Fehler und Schäden lernen können, stehen unmittelbar vor der konkreten Umsetzungsphase.

Ein Aktionsbündnis kann die Plattform sein, auf der sich eine Sicherheitskultur im deutschen Gesundheitswesen etabliert, denn nachhaltige Lösungen bedürfen vielfältiger Aktivitäten und vieler Akteure. Themenbezogene Projekte, Arbeitsgruppen, wissenschaftliche Forschung und Schulungsmaßnahmen sind deshalb darauf angelegt, unter einem gemeinsamen Dach zu umfänglichen Sicherheitskonzepten zusammenzuwachsen.

26.5 Der Weg: das Modell Deutschland

Die Gründung eines *Aktions-Bündnisses* trägt der Organisation des deutschen Gesundheitswesens und den Bedürfnissen seiner Akteure Rechnung. Das Modell des Common-Sense und der Zusammenarbeit aller Betroffenen unter einem gemeinsamen Dach hat sich bewährt. Die Durchdringungstiefe und Akzeptanz für das Thema Patientensicherheit sind insbesondere bei den Berufsorganisationen außerordentlich hoch. Von den Erfahrungen aus Initiativen und Organisationen anderer Länder konnte Deutschland profitieren und durch die Überführung in die ihm eigenen Verfahrenswege an die internationale Bewegung der Patientensicherheit anschließen. Hierzulande gilt das Prinzip der Einheit in der Vielfalt. Daraus ergeben sich besondere Anforderungen an die Etablierung gemeinsamer Sprach- und Dokumentationsregeln sowie die Ableitung grundlegender Verfahren und Instrumente. Es bedarf konsensfähiger Entschlüsse, die die Interessen aller Betroffenen ausreichend berücksichtigen, das gegenseitige Vertrauen stärken und Konzepte der Patientensicherheit im medizinischen Alltag etablieren. Auf diesem Weg wird das Aktionsbündnis vom Idealismus seiner Akteure getragen, auch wenn die Rahmenbedingungen weiter verbesserungsfähig sind.

Literatur

[1] Kohn LT, Corrigan JM, Donaldson MS (1999) To err is human: building a safer health system. National Accademy Press, Washington
[2] Aktionsbündnis Patientensicherheit (2005) Für eine sichere Gesundheitsversorgung. Eigenverlag, Witten
[3] Matthias Schrappe M et al. (2006) Agenda Patientensicherheit 2006. Eigenverlag, Witten

27 Design epidemiologischer Studien zur Häufigkeit von Fehlern und Schäden im Gesundheitswesen

Constanze Lessing

27.1 Zur Messung sicherheitsrelevanter Ereignisse in der Epidemiologie

Ziel epidemiologischer Studien ist es, die Ursachen und Verbreitung gesundheitsbezogener Ereignisse in einer Population zu untersuchen. Epidemiologische Fragestellungen zur Patientensicherheit widmen sich demnach der Verteilung von Ereignissen, durch deren Folgen die Sicherheit von Menschen in medizinisch-therapeutischer Behandlung beeinflusst wird.

Das Behandlungsergebnis wird damit in kausaler Beziehung zur Gesundheitsversorgung gesehen und in diesem Kontext bewertet. Unerwünschte Ereignisse (adverse events), Schäden (preventable adverse events), Fehler (errors) und Behandlungsschäden (negligent adverse events) sind die Kristallisationspunkte dieses Modells. Ihre Definition kann aus englischsprachigen Arbeiten hergeleitet werden [vgl. 3, 8, 9, 16]. So wird ein unerwünschtes Ereignis als Schädigung definiert, die das Ergebnis der medizinischen Behandlung und nicht dem zugrunde liegenden Gesundheitszustand des Patienten geschuldet ist. Ist ein unerwünschtes Ereignis Folge eines oder mehrerer Fehler, so spricht man in der Epidemiologie von einem vermeidbaren unerwünschten Ereignis oder einem Schaden. Ein Behandlungsschaden liegt vor, wenn ein Fehler zusätzlich einen Mangel an erforderlicher Sorgfalt erkennen lässt. Unerwünschte Ereignisse, Fehler, Schäden und Behandlungsschäden eignen sich somit als Parameter, Gefahren für die Sicherheit von Patienten im Verlauf medizinischer Behandlungsprozesse zu bestimmen.

Die Messung dieser Beobachtungsendpunkte liefert der Epidemiologie demnach wertvolle Aufschlüsse über die Größenordnung, mit der man eine Gefährdung der Patientensicherheit in der Bevölkerung oder in bestimmten Patientengruppen annehmen darf. Idealiter sollte eine Studie zuverlässige Aussagen über die Häufigkeit und Verteilung aller genannten Ereignisse treffen können. Bisher jedoch fehlt es an einer umfassenden Methode, die relevanten Beobachtungsendpunkte gleichzeitig zu erfassen und in ihren anteiligen Verhältnissen darzustellen. Stattdessen werden unterschiedliche Methoden verwendet, verschiedene Ereignisse zu messen. In einer systematischen Übersichtsarbeit zum internationalen Kenntnisstand über die Häufigkeit sicherheitsrelevanter Outcomes konnte unsere Forschungsgruppe verschiedene Studiendesigns identifizieren, mit denen sicherheitsrelevante Ereignisse gemessen werden. Im einzelnen handelt es sich um die Durchsicht von Krankenakten (chart review), freiwillige Meldungen, Meldungen aus Fehlerberichtssystemen (critical incident reporting systems), Befragungen, PL-gestützte Warnsignale, direkte Beobachtungen, klinische Untersuchungen sowie die Auswertung von ICD-Verschlüsselungen. Hinzukommen kombinierte Verfahren, die mit zwei oder mehr Erhebungsmethoden operieren [19].

Die Evaluierung verschiedener Studienmethoden ist für die qualitative Bewertung von Studienergebnissen von außerordentlicher Bedeutung. Jedoch hat sich in den vergangenen Jahren ein Trend durchgesetzt, die Bewertung einzelner Designs auf die Feststellung zu beschränken, dass verschiedene Methoden geeignet seien, unterschiedliche Ereignisse zu messen [12, 24, 26, 27]. Widmete man sich zu Anfang der 90er-Jahre noch ausführlichen Prüfungen der Sensitivität, Spezifität und Reliabilität von Erhebungsmethoden, so ist die qualitative Bewertung des Studiendesigns in jüngster Zeit deutlich in den Hintergrund getreten. Dabei ist nicht nur die Frage, welche Beobachtungsendpunkte eine Methode erfassen kann, von Bedeutung, sondern vor allem die, wie gut sie geeignet ist, tatsächliche Vorkommnisse abzubilden.

Im Folgenden soll dies am Beispiel des so genannten Harvard-Medical-Practice-Study-Designs demonstriert werden, benannt nach der ersten epidemiologischen Studie dieser Art aus dem Jahr 1984, durchgeführt im Staat New York durch die Universität von Harvard [3, 9, 10]. In den vergangenen zwanzig Jahren ist das Harvard-Design zu einem Klassiker geworden, weil es sich eignet, große Patientenkollektive zu untersuchen und Schätzungen auf nationaler Ebene abzugeben.

27.2 Das Harvard-Medical-Practice-Design

Studien nach dem Harvard-Medical-Practice-Design basieren auf einem retrospektiven Chartreview, d.h. auf einer nachträglichen Durchsicht von Krankenakten, und folgen einem dreistufigen Aufbau. Im ersten Schritt werden Krankenakten einem Screeningverfahren zugeführt. In der Regel wird diese Aufgabe Pflegekräften anvertraut. Sie prüfen, ob Akten eines oder mehrere von meist achtzehn Kriterien enthalten, die auf ein unerwünschtes Ereignis schließen lassen. Beispiele für solche Kriterien sind die stationäre Wiederaufnahme oder die Verlegung von Normal- auf Intensivstation. Akten, die keines der definierten Kriterien enthalten, scheiden für die weitere Studie aus. Akten, die mindestens ein Kriterium enthalten, werden

zur weiteren Begutachtung an einen oder mehrere Ärzte weitergeleitet. Mit einer ärztlichen Begutachtung des Einzelfalls beginnt die zweite Stufe: der Review. Anhand eines standardisierten Fragebogens muss der Arzt zunächst entscheiden, ob ein unerwünschtes Ereignis vorliegt. Die Wahrscheinlichkeit wird auf einer Skala zwischen 1 bis 6 abgeschätzt, als unerwünschtes Ereignis gelten Fälle mit einer Wahrscheinlichkeit zwischen 4 und 6. Wiederum scheiden die Akten aus, die kein unerwünschtes Ereignis beinhalten. Im dritten Schritt entscheidet der Arzt, ob das unerwünschte Ereignis vermeidbar gewesen wäre, also als Schaden einzustufen ist. Nochmals wird die Wahrscheinlichkeit auf einer Skala von 1 bis 6 abgeschätzt. Einige Studien weisen die Besonderheit auf, dass sie den Schaden auf eine unterdurchschnittliche Versorgung eingrenzen, also allein die Untergruppe der Behandlungsschäden betrachten [3, 21].

Das Harvard- Design ist darauf ausgelegt, Aussagen über unerwünschte Ereignisse und Schäden in der stationären Versorgung zu treffen. Es bildet zudem den Anteil von Fehlern ab, die zu einem Schaden geführt haben. Im Fokus steht der Behandlungsausgang für den Patienten. Gemessen wird die Verteilung zwischen geplanten Behandlungsverläufen, nicht vermeidbaren Schädigungen durch die medizinische Behandlung und Fehlern mit Schadensfolge für den Patienten.

In den vergangenen zwanzig Jahren wurde die Harvard-Studie insgesamt neunmal an großen Patientenkollektiven durchgeführt [1, 3, 5, 6, 13, 15, 18, 21, 25, 28]. Die Ergebnisse setzten zum Teil erhebliche politische Wirkungskräfte frei. Ein Aufschrei ging durch die Vereinigten Staaten, als das Institute of Medicine eine Hochrechnung vorlegte, nach der Schäden in der Medizin die achthäufigste Todesursache in den USA darstellen [8]. Lange Debatten wurden geführt, als eine australische Studie gar zu vielfach höhe-

Tab. 27.1: Häufigkeiten von unerwünschten Ereignissen (UE), vermeidbaren unerwünschten Ereignissen (VUE) und Behandlungsschäden (BS) in Studien nach dem Harvard-Medical-Practice-Design

Autor	Ort und Jahr	Zahl der untersuchten Patienten	Patienten mit unerwünschtem Ereignis (%)	Patienten mit vermeidbarem unerwünschten Ereignis (%)	Patienten mit Behandlungsschaden (%)
Brennan et al. 1991	New York, USA 1984 (USA 1)	31 195	3,7*	–	1,0
Thomas et al. 2000	Utah/Colorado, USA 1992 (USA 2)	14 700	ca. 3,0*	–	ca. 0,9*
Wilson et al. 1995	Australien 1992 (AUS)	14 179	16,6	8,4	–
Davis et al. 2002	Neuseeland 1998 (NZ)	6579	12,9	4,8	–
Vincent, Neale, Woloshynowich 2001	Großbritannien 1999/2000 (GB)	1014	10,8	5,2	–
Baker 2004	Kanada 2000, (CDN)	3745	7,5	2,8	–
Schiøler et al. 2001	Dänemark 2001 (DN)	1097	9,0	3,6	–
Michel et al. 2005	Frankreich 2004 (F)	8754	5,1**	2,1**	–
Ministry of Health and Consumer Affairs 2006	Spanien 2005 (E)	5624	9,3	4,0	–

* Jährliche Inzidenzrate
** Unerwünschtes Ereignis/100 Patienten

ren Ergebnissen als die amerikanischen Untersuchungen kam [17, 22]. In einer aktuellen Kampagne unterstützt die WHO Drittweltländer bei der Durchführung nationaler Studien nach dem Harvard-Design[1].

27.3 Die Ergebnisse von Studien nach dem Harvard-Medical-Practice-Design

Zugleich besteht bis heute die Schwierigkeit, dass die durchgeführten Studien zum Teil sehr unterschiedliche Häufigkeiten messen (s. Tab. 27.1). Eine befriedigende Antwort, worauf diese Unterschiede zurückzuführen sind, konnte bisher nicht gefunden werden. Zumeist wird das Argument ins Feld geführt, eine Studienwiederholung unter identischen Bedingungen sei nicht möglich [1, 17, 22, 28].

Betrachtet man die Ergebnisse der Studien genauer, so macht man eine interessante Beobachtung. Wie bereits dargelegt, besteht das Harvard-Design aus drei Erhebungsstufen, dem Screening, einem ersten und einem zweiten ärztlichen Review. Betrachtet man nun die gemessenen Gesamthäufigkeiten aller Studien in aufsteigender Reihenfolge und stellt die Ergebnisse jeder Erhebungsstufe als Prozentsatz der jeweils in die weitere Studie eingeschlossenen Akten dar, so stellt man Folgendes fest:

In Studien mit geringen Häufigkeiten von unerwünschten Ereignissen und Schäden gelangen weniger Akten über das erste Screening hinaus, als in Studien mit hohen

---

1 Eine gute Übersicht bietet Stelfox HT et al., The „To Err is Human" report and the patient safety literature. Qual Saf Health Care. (2006), 15, 174–178. www.who.int/patientsafety/events/05/cairo_workshop/en/index.html.

Tab. 27.2: Studien nach dem Harvard-Medical-Practice-Design. Prozentsätze der eingeschlossenen Patienten nach Erhebungsstufen

	USA 2	USA 1	F	CDN	E	DK	GB	NZ	AUS
Eingeschlossene Patienten nach Screening (%)	19,5	26,5	k. A.	40,8	31,2	39,8	39,9	62,6	43,7
Eingeschlossene Patienten nach Review unerwünschte Ereignisse (% von Screening)	20,4	14,5	–	16,6	29,9	27,7	27,7	20,6	37,8
Eingeschlossene Patienten nach Review vermeidbare unerwünschte Ereignisse/ Behandlungsschäden (% von Review unerwünschte Ereignisse)	27,0	27,6	–	41,6	42,8	40,4	48,0	37,0	51,0
= Patienten mit unerwünschtem Ereignis gesamt (%)	Ca. 3,0*	3,7*	5,1**	7,5	9,3	9,0	10,8	12,9	16,6
= Patienten mit vermeidbarem unerwünschten Ereignis gesamt (%)			2,1**	2,8	4,0	3,6	5,2	4,8	8,4
= Patienten mit Behandlungsschaden (%)	Ca. 0,8*	1,0*							

* Jährliche Inzidenzrate
** Unerwünschtes Ereignis/100 Patienten

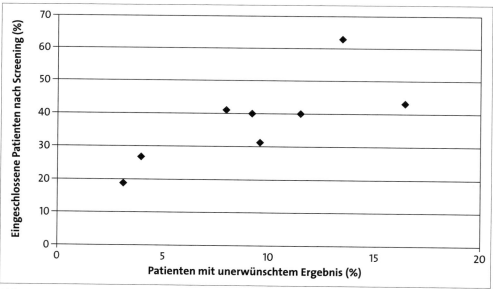

Abb. 27.1: Studien nach dem Harvard-Medical-Practice-Design. Verhältnis zwischen dem Prozentsatz durch Screening eingeschlossener Patienten und der Häufigkeit von unerwünschten Ereignissen

Ereignishäufigkeiten (s. Tab. 27.2). Geringer sind Unterschiede im ersten und zweiten Reviewschritt. Die gemessenen Gesamtergebnisse, hängen somit vor allem davon ab, wie viele Akten dem ärztlichen Review zugeleitet werden. Dieses Verhältnis zwischen dem Prozentsatz unerwünschte Ereignisse und dem Prozentsatz der durch Screening in die Studie eingeschlossenen Akten lässt sich gut in einem Diagramm darstellen (vgl. Abb. 27.1).

Für sich genommen sagt diese Feststellung jedoch nur wenig aus. So ist es denkbar, dass sich die in den Patientenakten dokumentierte Behandlungsqualität in den betrachteten Ländern tatsächlich erheblich voneinander unterscheidet und Unterschiede in der Versorgungssicherheit spiegelt. Zu weiterer Klärung des Sachverhalts ist deshalb unerlässlich zu klären, inwieweit das Screening ein geeigneter Filter ist, Patienten ohne unerwünschtes Ereignis aus einer Studie auszuschließen und Patienten mit unerwünschtem Ereignis in eine Studie einzuschließen.

27.4 Überlegungen zur Messung von Sensitivität und Spezifität in Studien nach dem Harvard-Medical-Practice-Design

Zu diesem Zweck werden Messungen unternommen, die Sensitivität und Spezifität des Screeningverfahrens zu bestimmen. Um festzustellen, wie treffgenau das Screening positive und negative Fälle erkennen kann, bedarf es eines Referenzverfahrens. Vier von

neun Studien nach dem Harvard-Design führen einen solchen Referenztest durch [2, 4, 18, 28]. Sie lassen das Screening durch eine zweite Personengruppe wiederholen und definieren diese als Goldstandard. Validitätsprüfungen dieser Art werden meist im Rahmen einer eigenen Kontrollstudie durchgeführt. Ärzte oder Studienleiter wiederholen Screening und Review an einer Stichprobe aus der Gesamtpopulation. Anschließend werden die Ergebnisse der Original- und der Kontrollgruppe miteinander verglichen. Anhand dieser Ergebnisse lässt sich eine Vierfeldertafel aufstellen, die die Übereinstimmungen zwischen Pflegekräften und Ärzten als richtig-positive und richtig-negative und die Abweichungen als falsch-positive und falsch-negative Ergebnisse darstellt. Aus ihrem Verhältnis werden Sensitivität und Spezifität errechnet.

Tabelle 27.3 stellt die in vier Studien gemessenen Sensitivitäts-, Spezifitäts- und Übereinstimmungswerte dar. Die Autoren zitieren diese Zahlen als Validitätsbeweis für das Harvard-Design. Was aber sagen sie wirklich aus? Sie vergleichen die Befähigung verschiedener Personen- und Berufsgruppen, definierte Screeningkriterien in Krankenakten zu erkennen. Solche Informationen können bei der Planung von Studien eine wichtige Rolle spielen. Sie sind jedoch in keiner Weise geeignet, die Screeningkriterien selbst zu bewerten, weil sie keine Aussage darüber machen, ob die Kriterien in der Lage sind, unerwünschte Ereignisse und Schäden vorauszusagen.

Zur Klärung dieser Frage bedarf es eines alternativen Referenztests. Nach dem Har-

Tab. 27.3: Sensitivität, Spezifität und Übereinstimmung des Screeningverfahrens in Studien nach dem Harvard-Medical-Practice-Design (Wiederholungstest an Goldstandard).

	USA 1	AUS	NZ	DK
Sensitivität	84,5		88,9	
Spezifität	71		54,4	
Übereinstimmung		84		79,9

vard-Design, entscheidet der Arzt im Reviewverfahren, ob ein unerwünschtes Ereignis vorliegt. Wäre das Screening ein hundertprozentig geeignetes Instrument, die richtige Vorauswahl zu treffen, dann befänden sich alle Patienten mit unerwünschtem Ereignis in der Gruppe der positiv gescreenten und damit in die Studie eingeschlossenen Akten und keiner in der Gruppe der negativ gescreenten und damit aus der Studie ausgeschlossenen Akten. Träfe das Screening die falsche Vorauswahl, dann befänden sich einerseits Patienten ohne unerwünschtes Ereignis in der Gruppe der positiv gescreenten und damit in die Studie eingeschlossenen Akten und andererseits Patienten mit unerwünschtem Ereignis in der Gruppe der negativ und damit aus der Studie ausgeschlossenen Akten. Es gilt daher zu prüfen, inwieweit die Ergebnisse des Review mit dem Screening übereinstimmen. Das setzt den ärztlichen Review als Goldstandard voraus, woraus sich folgende Vierfeldertafel ergäbe:

◢ richtig-positiv sind Fälle, in denen eine Akte ein Screeningkriterium und ein unerwünschtes Ereignis enthält
◢ richtig-negativ sind Fälle, in denen eine Akte kein Screeningkriterium und kein unerwünschtes Ereignis enthält
◢ falsch-positiv sind Fälle, in denen die Akte ein Screeningkriterium, aber kein unerwünschtes Ereignis enthält
◢ falsch-negativ sind Fälle, in denen die Akte kein Screeningkriterium, aber ein unerwünschtes Ereignis enthält.

Das richtige Referenzverfahren zur Feststellung der Sensitivität und Spezifität des Screenings muss deshalb notwendigerweise auch Patientenakten testen, die keines der definierten Screeningkriterien enthalten.

Vier von neun Studien nach dem Harvard-Design unternahmen Schritte in diese Richtung, allerdings mit zum Teil erheblichen methodischen Schwächen [2, 4, 14, 18, 28].

Im Vorfeld zur Harvard-Studie führte man eine Pilotstudie durch, die die Reliabilität und Validität des Studiendesigns testen sollte [2]. Im Rahmen dieses Piloten gab es eine Original- und eine Kontrollstudie an denselben Patienten. Beide wurden von unterschiedlichen Studienteams nach dem Harvard-Design durchgeführt. Anschließend wertete man die Übereinstimmungen und Abweichungen aus beiden Studien aus. Danach blieben 7,9% der unerwünschten Ereignisse aus der Kontrollstudie in der Originalstudie unentdeckt, was laut den Autoren einem negativ prädiktiven Wert von 99,5% entsprach. Vom Review ausgeschlossen blieben alle Akten, deren Screening sowohl in der Original- als auch in der Kontrollstudie negativ ausfiel.

Methodisch ist das Vorgehen der Harvard-Pilotstudie in zwei Punkten zu kritisieren. Zum einen ermöglicht ein Vergleich zwischen den unerwünschten Ereignissen in der Original- und der Kontrollstudie zwar eine Aussage darüber, ob die im Screening der Originalstudie falsch-negativ gescreenten Akten unerwünschte Ereignisse enthielten. Doch findet keine Prüfung statt, ob sich in der Gruppe der richtig-negativen, also aus beiden Studien ausgeschlossenen Akten weitere unerwünschte Ereignisse verbargen. Zum anderen basiert der von den Autoren errechnete negativ prädiktive Wert nicht auf den Daten der Studienpopulation, in der es überdurchschnittlich viele Patienten mit unerwünschten Ereignissen gab, sondern auf induktiv erschlossenen Schätzwerten einer „Normal"population.

Ähnlich gelagerte Fehler enthält die neuseeländische Studie [4, 14]. In einem Pilot und in der anschließenden landesweiten Erhebung wurde der Originalstudie jeweils eine Kontrollstudie entgegengestellt. Im Rahmen einer Validitätsprüfung verglich man, wie viele unerwünschte Ereignisse die Originalstudie und wie viele die Kontrollstudie entdeckt. Ebenso wie in der Harvard-Pilotstudie werden diejenigen Akten, die in beiden Versuchen ein negatives Screening ergeben, nicht weiter untersucht, sodass man keine Aufschlüsse darüber erhielt, ob diese Akten weitere Fälle von unerwünschten Ereignissen enthalten. Ein weiteres Problem ergibt sich daraus, dass aus der gewählten Darstellungsform der Verlauf der Einzelfälle vom Screening bis zum Review nicht ersichtlich wird. So kann nicht nachvollzogen werden, ob die Patienten, für die in der Originalstudie ein – durch die Kontrollstudie nicht bestätigtes – unerwünschtes Ereignis festgestellt wird, in der Kontrollstudie bereits im Screening ausgeschlossen wurden, oder ob die ärztliche Begutachtung ein anderes Ergebnis erbrachte. Zur Reliabilität des Reviewverfahrens vgl. [7, 11, 23].

Um die beschriebenen Fehler zu umgehen, führte man in Australien und Dänemark Referenztests an negativ gescreenten Akten durch. D.h. eine Stichprobe von Akten, in denen Pflegekräfte kein Screeningkriterium entdeckten, durchlief das ärztliche Reviewverfahren. Beide Studien kamen dabei zu durchaus unterschiedlichen Ergebnissen.

In der australischen Studie werden 413 von insgesamt negativ gescreenten 7929 Akten dem ärztlichen Review mit strukturierten Fragebogen zugeführt [28]. Der Test ergibt, dass nur drei Akten, die aufgrund fehlender Screeningkriterien aus der Studie ausgeschlossen wurden, tatsächlich ein unerwünschtes Ereignis enthielten. In der Gesamtstudie blieben demnach nur 58 Ereignisse von insgesamt 2411 unentdeckt. Das entspricht einer Sensitivität von 97,6% und einer Spezifität von 67,3%. Diese Ergebnisse sind exzellent und sprechen für eine hervorragende Validität, denn sie besagen zweierlei. Zum ersten sind die Kriterien in hohem Maße geeignet, eine richtige Vorauswahl der Akten zu generieren, und zum zweiten werden sie von den Pflegekräften, die die Akten vorsortieren, nahezu fehlerfrei angewendet. Dem entspricht, dass in 98,1% der Fälle Arzt

und Pflegekraft darin übereinstimmen, dass eine Akte keines der Screeningkriterien enthielt. Hinter dieser Zahl allerdings könnte sich ein methodisches Problem verbergen. Übersetzt in absolute Zahlen kamen Ärzte in acht von 413 Fällen zu dem Ergebnis, dass eine Pflegekraft ein Screeningkriterium übersehen hatte. Nun beginnt der strukturierte Fragebogen des ärztlichen Review mit ebendieser Frage, ob der begutachtende Arzt die Einschätzung der Pflegekraft in Bezug auf die Screeningkriterien teilt. In der Originalstudie bedeutet eine Übereinstimmung, dass die Akte eines der Screeningkriterien enthält, und der Arzt fährt in der Beantwortung des Fragebogens fort. Ist er allerdings der Auffassung, dass ein von der Pflegekraft dokumentiertes Screeningkriterium nicht erfüllt ist, so wird der Review abgebrochen. Wendet man dasselbe Verfahren auf die Gruppe der negativ gescreenten Akten an, so müsste man die Frage umkehren. Bei einer Übereinstimmung zwischen Arzt und Pflegekraft würde das Reviewverfahren abgebrochen, bei abweichender Meinung des Arztes fortgesetzt. Wenn die australische Kontrollstudie also zu dem Ergebnis kommt, dass sich in 413 negativ gescreenten Akten drei Fälle mit unerwünschtem Ereignis verbergen, so könnte dies eine Teilmenge der acht Fälle sein, in denen Ärzte der Meinung waren, dass Screeningkriterien übersehen wurden. Dies würde bedeuten, dass die übrigen 405 Akten vom eigentlichen Reviewprozess ausgeschlossen würden. Das veröffentlichte Material der australischen Studie reicht nicht aus, diese Frage abschließend zu beantworten, doch bleiben Zweifel, ob die Ergebnisse nicht maßgeblich von der Struktur des zugrunde gelegten Fragebogens abhängen und die ärztliche Begutachtung über die erste Frage hinaus fortgesetzt wurde.

Zu signifikant höheren Ergebnissen jedenfalls kommt die dänische Studie im Rahmen eines ganz ähnlichen Tests [18]. 130 Akten werden von Ärzten ohne vorheriges Screening geprüft, und dabei werden drei unerwünschte Ereignisse in Akten entdeckt, die kein Screeningkriterium enthielten. Die so errechnete Sensitivität beläuft sich auf 80%, die Spezifität auf 70%.

27.5 Fazit

Abschließend lässt sich zusammenfassen, dass die veröffentlichten Daten zur Spezifität und Sensitivität des Harvard-Screenings ein heterogenes Bild von durchaus unterschiedlicher Qualität entstehen lassen. Ein letztgültiger Beweis für die Validität der Kriterien ist damit nicht erbracht. Auch muss die eingangs gestellte Frage offen bleiben, warum der prozentuale Anteil positiv gescreenter Akten am Kollektiv der untersuchten Patienten den beschriebenen Schwankungen unterworfen ist. Ein möglicher Hinweis lässt sich aus den Katalogen der Screeningkriterien ableiten. Sie umfassen meist 18 Kriterien, doch variieren deren Inhalte. In Studien mit hohem Anteil positiv gescreenter Akten nehmen „nosokomiale Infektionen" eine Spitzenstellung ein [1, 14, 18, 28]. Im Vergleich dazu fehlt dieses Kriterium im Katalog der ersten Harvard-Studie [3], die verhältnismäßig wenig positiv gescreente Akten enthält.

Es bedürfte tiefergehender Analysen, diesen Sachverhalt abschließend zu klären. Allerdings ist es ein wichtiges Ergebnis, dass die berichteten Ereignishäufigkeiten von unerwünschten Ereignissen und Schäden zuallererst davon beeinflusst scheinen, wie viele Akten durch das Screening in die weitere Studie eingeschlossen werden.

Studien nach dem Harvard-Design bleiben aufgrund ihrer umfangreichen Fragestellung eine wichtige Quelle zur Häufigkeit unerwünschter Ereignisse und Schäden. Eine vergleichende Bewertung der gefundenen Ergebnishäufigkeiten ist zum gegenwärtigen Zeitpunkt jedoch kaum möglich. Unbedingte Voraussetzungen dafür wären weitergehende Validitätsprüfungen für jede Stufe des Harvard-Designs. Zum gegenwärtigen Zeitpunkt steht die internationale Forschergemeinschaft vor dem unauflöslichen Problem, die Ursachen für Gemeinsamkeiten und Unterschiede der gemessenen Werte eindeutig zu benennen.

Literatur

[1] Baker GR et al., The Canadian Adverse Events study: the incidence of adverse events among hospitals in Canada. CMAJ (2004), 11, 1678–1686
[2] Brennan TA, Localio RJ, Laird NL, Reliability and validity of judgments concerning adverse events suffered by hospitalized patients. Med Care (1989), 27, 1148–1158
[3] Brennan TA et al., Incidence of adverse events and negligence in hospitalized patients. Results of the Harvard Medical Practice Study I. N Engl J Med (1991), 324, 370–376
[4] Davis P et al., Adverse events regional feasibility study: methodological results. N Z Med J (2001), 114, 200–202
[5] Davis P et al., Adverse Events in New Zealand public hospitals I: occurrence and impact. N Z Med J (2002), 115, U271–279
[6] Davis P et al., Adverse Events in New Zealand public hospitals II: preventability and clinical context. N Z Med J (2003), 116, U624–634
[7] Hofer TP et al., Discussion between reviewers does not improve reliability of peer review of hospital quality. Med Care (2000), 38, 152–161
[8] Kohn LT, Corrigan JM, Donaldson MS (1999) To err is human: building a safer health system. National Academy Press, Washington
[9] Leape LL et al., The nature of adverse events in hospitalized patients. Results of the Harvard Medical Practice Study II. N Engl J Med (1991), 324, 377–384
[10] Localio AR et al., Relation between malpractice claims and adverse events. Results of the Harvard Medical Practice Study III. N Engl J Med (1991), 325, 245–251
[11] Localio AR et al., Identifying adverse events caused by medical care: degree of physician agreement in a retrospective

chart review. Ann Intern Med (1996), 125, 457–463

[12] Michel P (2003) Strengths and weaknesses of available methods for assessing the nature and scale of harm caused by health care: literature review. http://www.who.int/patientsafety/research/P_Michel_Report_Final_version.pdf (22.01.2007)

[13] Michel P et al., Les événements indesirables graves lies aux soins observes dans les établissements de santé: premiers resultants d'une étude nationale. drees (2005), 398, 1–14

[14] Ministry of Health (Hrsg) (2001) Adverse Events in New Zealand public hospitals: principal findings from a national survey, Wellington. http://www.moh.govt.nz

[15] Ministry of Health and Consumer Affairs (Hrsg) (2006), National Study on Hospital-Related Adverse Events Eneas 2005, Madrid

[16] Reason JT (1990) Human Error. Cambridge University Press, Cambridge

[17] Runciman WB et al., A comparison of iatrogenic injury studies in Australia and the USA. II: Reviewer behaviour and quality of care. Int J Qual Health Care (2000), 12, 379–388

[18] Schiøler T et al., Forekomsten af utilsigtede hændelser på sygehuse (engl. Übers.: Incidence of adverse events in hospitals. A retrospective study of medical records). Ugeskr Laeger (2001), 39, 5370–5378

[19] Schrappe M et al. (2006) Agenda Patientensicherheit 2006, Witten. http://www.aktionsbuendnis-patientensicherheit-de

[20] Stelfox HT et al., The „To Err is Human" report and the patient safety literature. Qual Saf Health Care (2006), 15, 174–178

[21] Thomas EJ et al., Incidence and types of adverse events and negligent care in Utah and Colorado. Med Care (2000), 38, 261–271

[22] Thomas EJ et al., A comparison of iatrogenic injury studies in Australia and the USA. I: Context, methods, casemix, population, patient and hospital characteristics. Int J Qual Health Care (2000), 12, 371–378

[23] Thomas EJ et al., The reliability of medical record review for estimating adverse event rates. Ann Int Med (2002), 136, 812–816

[24] Thomas EJ, Petersen LA, Measuring Errors and Adverse Events in Health Care, J Gen Intern Med (2003), 18, 61–67

[25] Vincent C, Neale G, Woloshynowych M, Adverse Events in British hospitals: preliminary retrospective record review. BMJ (2001), 322, 517–519

[26] Vincent C (2006) Studies of errors and adverse events in healthcare: the nature and scale of the problem. In: Ders, Patient Safety, 33–56. Elsevier Churchill Livingstone, London, New York, Oxford, Philadelphia, St Louis, Sydney, Toronto

[27] Walshe K, Adverse events in health care: issues in measurement. Qual Health Care (2000), 9, 47–52

[28] Wilson RM et al., The Quality in Australian Health Care Study. Med J Aust (1995) 163, 458–471

28 Diversität und Kerndatensatz – Bericht aus der Arbeitsgruppe Behandlungsfehlerregister

Jörg Lauterberg

28.1 Themen und Ziele der Arbeitsgruppe

Mit einem Auftakt-Workshop begann am 06.09.2005 in Bonn die Arbeit des Aktions-bündnis Patientensicherheit e.V. (APS) in den verwandten Themenfeldern CIRS (Critical Incident Reporting Systeme) und Behandlungsfehler- und Medizinschadensregister, die nachfolgend in zwei getrennten Gruppen weiter bearbeitet wurden. Die mehrfach tagende interdisziplinäre Arbeitsgruppe „Behandlungsfehlerregister" des APS schließt inzwischen Teilnehmer aus allen relevanten Bereichen ein, in denen vermutete oder bestätigte Medizinschadens- und Behandlungsfehlerfälle professionell bearbeitet und den jeweiligen Zielen und Aufgaben entsprechend verwaltet und registriert werden.

Die Arbeitsgruppe hat sich in der konstituierenden Sitzung drei Teilziele gegeben: Erstens sollte eine Übersicht über vorhandene Register/Sammlungen von Medizinschaden- und Behandlungsfehlerfällen in Deutschland erstellt werden. Zweitens strebt die Arbeitsgruppe die konsentierte Empfehlung eines Kerndatensatzes zur EDV-Dokumentation von Medizinschadens- und Behandlungsfehlerfällen an, der in der Situation vermuteter Diversität vorhandener Register die technische Voraussetzung für institutionenübergreifende Risikoanalysen schaffen könnte. Drittens hat die Arbeitsgruppe die Planung und Durchführung einer ersten Fachveranstaltung im Jahr 2007 ins Auge genommen, bei der die verschiedenen Registerhalter zu ausgewählten Erkrankungen oder Behandlungsformen empirisch fundierte Erkenntnisse aus den eigenen Fallregistern in der Zielrichtung des klinischen Risikomanagements zusammentragen sollen.

28.2 Schadens- und Fehlerregister in Deutschland

Die Geschäftsstelle des Aktionsbündnisses Patientensicherheit e.V. und das Bundesministerium für Gesundheit befragten arbeitsteilig schriftlich 183 potenzielle Halter von Registern und erhielten 52 Antworten. Ergänzende Informationen wurden von einzelnen AG-Mitgliedern auf verschiedenen Wegen recherchiert, so etwa zur Situation bei Spezialkammern der Gerichte für Arzthaftungsfragen und Medizinschadensfälle oder bei rechtsmedizinischen Instituten der Universitäten. Die Recherche weist über die fehlenden Antworten hinaus zwar noch andere Lücken auf, weil z.B. die Unternehmen der privaten Krankenversicherung, einzelne gesetzliche Krankenkassen, Klinikverbünde oder Spezialeinrichtungen wie die zur Registrierung nosokomialer Infektionen noch nicht in Gänze befragt werden konnten. Dennoch zeichnet sich ein recht eindeutiges Bild für Deutschland ab, nachdem Notgemeinschaften Medizingeschädigter und der Patientenschutzbund, Medizinische Dienste (MDK/MDS), Spitzenverbände der Gesetzlichen Krankenkassen, Deutsche Krankenhausgesellschaft, Verbraucherzentralen, Patientenstellen, Unternehmen der Haftpflichtversicherungswirtschaft, Institute für Medizinrecht, Kammern von Apothekern,

Zahnärzten und Psychotherapeuten sowie Verbände von Hebammen, Pflegeberufen und Therapeuten befragt wurden.

Im Kern existieren kontinuierlich und langjährig gepflegte Register vor allem im Bereich der Schlichtungsstellen und Gutachterkommissionen bei den Ärztekammern (MERS als neues, bundesweites EDV-basiertes Register), in der Haftpflichtversicherungswirtschaft und bei den Gesetzlichen Krankenkassen. In beiden letzten Gruppen stellt sich die Situation allerdings in Bezug auf die EDV-basierten Möglichkeiten zu Registeranalysen sehr heterogen dar. Das Spektrum reicht von Aktenverwaltung und Archivierung in reiner Papierform bis hin zu EDV-gestützten Verfahren mit differenzierten Möglichkeiten zur Begleitung der Geschäftsprozesse, zu internem Controlling und zu Fallbestandsanalysen unter Aspekten des Risikomanagements.

Das deutsche forensische Sektionsregister [1] sammelt systematisch seit seinem Start 2004 auch Fälle vermuteter Behandlungsfehler aus dem arztstrafrechtlichen Feld in Datenbankform. Es bietet mit der Beteiligung fast aller universitären Institute für Rechtsmedizin damit eine für das klinische Risikomanagement ausbaubare Grundlage. Zahnärztekammern unterhalten sowohl ein Beschwerdewesen als auch bei ihnen angesiedelte Schlichtungsverfahren, allerdings existieren scheinbar keine systematischen, insbesondere kein bundesweites Register. Es gilt zu beachten, dass in einem noch nicht exakt quantifizierbaren Ausmaß ein Teil der Fälle sukzessiv oder parallel von mehreren Institutionen bearbeitet und so in verschiedenen „Registern" enthalten sein könnte.

28.3 Rahmenempfehlungen und Kerndatensatz

Ein Axiom der gemeinsamen Arbeit ist die Überzeugung, dass die Analyse von Medizin-

schadens- und Behandlungsfehlerregistern *eine unter mehreren* geeigneten Methoden der Informationssammlung für Klinisches Risikomanagement mit je eigenen Stärken und Schwächen ist [2]. Daher ergänzen sich die Erkenntnisse aus den versorgungsnahen Berichtssystemen kritischer Ereignisse (CIRS) in der klinischen Praxis sinnvoll mit jenen aus der Auswertung von Schadens- und Fehlerregistern. Ziel muss es sein, zu bestimmten Problemen und Risiken in Medizin und Pflege empirische Ergebnisse zu Ansatzpunkten der Fehlerprävention so zu bündeln, dass wirksame Strategien für die Versorgungspraxis entstehen können. In Deutschland vorhandene Register von zunächst vermuteten, in etwa 30% gutachterlich bestätigten Fällen fehlerbedingter Medizin- und Pflegeschäden sollten wegen folgender Vorteile künftig themenbezogen koordiniert ausgewertet werden können:

◢ erhöhte Repräsentativität der Aussagen
◢ Analysemöglichkeit von seltenen und gefährlichen Ereignissen
◢ verbesserte Mustererkennung
◢ externe Validierung eigener Daten
◢ Frühwarnung (z.B. bei neuen Verfahren und Produkten)
◢ verstärkter institutionenübergreifender Dialog zur Patientensicherheit

Daher wird vom APS das Ziel verfolgt, durch einen künftig gemeinsam genutzten Kerndatensatz über die verschiedenen Medizinschadens- und Behandlungsfehlerregister hinweg solche koordinierten Auswertungen möglich zu machen. Die Zielpriorisierung der Arbeitsgruppe für diesen Kerndatensatz zieht aus pragmatischen Gründen dessen Nutzung für die themenbezogene Identifikation geeigneter Medizinschadensfälle in eigenen Beständen eindeutig vor die weiteren Ziele, die in der statistischen Erkennung von Risikoschwerpunkten und dann der fachlich schwierigen Erkennung von Ansatzpunkten für die Risikoprävention liegen.

Die von der APS-Arbeitsgruppe empfohlenen Parameter des Kerndatensatzes umfassen folgende Fallangaben:

◢ Aktenzeichen/Identifikationsnummer
◢ zeitliche Zuordnung
◢ Patientengeschlecht
◢ Patientenalter
◢ ärztliches Fachgebiet, sonstige Berufsgruppen
◢ Behandlungsort
◢ Behandlungsanlass
◢ Maßnahmen im Rahmen des Behandlungsgeschehens
◢ Fehler von Akteuren im Behandlungsgeschehen
◢ Schaden fehlerbedingt
◢ Schaden unverschuldet

28.4 Kategorisierung von Medizinschäden und deren Ursachen

Die einleitend erwähnte Umfrage unter potenziellen Registerhaltern durch das APS erbrachte durch gezielte Nachbefragungen den Befund, dass bei den EDV-gestützten Fallsammlungen und Statistiken eine erhebliche Diversität in der Merkmalsverschlüsselung besteht. Am Beispiel einer Zentralkategorie, nämlich der Abbildung von Ursachen der Medizin- und Pflegeschäden, soll die Notwendigkeit des Kerndatensatzprojektes deutlich gemacht werden. Ausgesprochener Dank durch das Aktionsbündnis Patientensicherheit e.V. gilt hier allen Institutionen und Unternehmen, die durch ihre bereitwilligen Informationen eine entsprechende Transparenz ermöglicht haben und so konstruktiv zur Lösung von Fragen des Patientenschutzes beitragen.

Aus dem Bereich der Medizinischen Dienste der Gesetzlichen Krankenversicherung wird berichtet, dass nach mehrschrittigen Anpassungen aktuell für die GKV lediglich einige grobe Variablen der Behandlungsfehlerbegutachtungen zu Zwecken der Über-

sicht bundesweit kodiert werden. Dazu gehören Angaben, ob ein vermuteter Behandlungsfehler sicher, sicher nicht oder nur eventuell bestätigt werden kann oder ob entsprechend der vorhergehenden gutachterlichen Einstufung in den Fällen Aufklärungs- und Dokumentationsrügen zu erteilen wären. Weitere Details werden nicht durchgängig systematisch registriert. Im Spektrum der AOK-Gemeinschaft als größter Gesetzlicher Kranken- und Pflegeversicherung befinden sich – noch nicht in der Mehrzahl – auch Landes-AOKs, denen differenzierte Auswertungen für die von den Versicherten vorgebrachten Fälle vermuteter Behandlungsfehler möglich sind. Tabelle 28.1 zeigt die von der AOK Berlin verwendete EDV-Verschlüsselung für die Entstehung von Behandlungsschäden.

In der neuen bundeseinheitlichen Systematik MERS der Schlichtungsstellen und Gutachterkommissionen bei den Ärztekammern existiert, wie in Tabelle 28.2 dargestellt, erstmalig eine einheitliche Kategorisierung von Schäden und deren medizinisch sowie juristisch betrachteten Ursachen. Exemplarisch in Tabelle 28.3 dargestellt finden sich im Spektrum der Haftpflichtversicherungswirtschaft sowohl praxisbegleitend über viele Jahre entwickelte Systeme mit detaillierten Kodierungen von Schadensursachen als auch schwerpunktmäßig auf Freitextangaben fußende Dokumentationen ge-

Tab. 28.1: AOK Berlin: Kategorienschlüssel von Schadensursachen

Falsche Behandlung
Pflegefehler
Mangelnde Aufklärung
Anwendungsfehler
Verkehrssicherungspflicht
Organisation horizontal (Arzt – Mitbehandler)
Organisation vertikal (Arzt – Krankenschwester)
Produkthaftung
Sonstiges

Tab. 28.2: MERS – Kodierung von Patientenvorwürfen, geprüften ärztlichen Maßnahmen und Fehlern

Ärztliche Disposition	Anästhesie
Überweisung, Facharzt, Konsil	Lagerung
Stationäre Einweisung/Entlassung	Entbindung
Krankenhaus(not)aufnahme	
Kassenärztlicher Bereitschaftsdienst	Therapie operativ, Verfahrenswahl
NAW/NEF	Therapie operativ, Durchführung
	Postoperative Maßnahmen
Diagnostik, allgemein	Postoperative Therapie, Infektion
Diagnostik, Anamnese/Körperl. Untersuchung	
Diagnostik, Labor/Zusatzuntersuchungen	Injektion/Punktion, intramuskulär
Diagnostik, bildgebende Verfahren	Injektion/Punktion, intraartikulär
Diagnostik, Vorsorge	Injektion/Punktion, intravenös
Diagnostik, Eingriff, endoskopisch	Injektion etc., sonstige
Diagnostik, Eingriff, kardio-vasculär	
Diagnostik, Eingriff, Probe-Excision	Krankenpflege
Diagnostik, Eingriff, sonstige	Organisation, allgemein
	Organisation, ärztl. Mitarbeiter
Indikation	Organisation, nichtärztl. Mitarbeiter
	Geräte, Medizinprodukte, Anwendung
Therapie, konservativ	Geräte, Medizinprodukte, Sicherheit
Therapie, Pharmaka	Kommunikation Arzt/Patient
Therapie, REHA	Kommunikation Arzt/Arzt
Therapie, interventionell	Dokumentation
Therapie, intensivmedizinisch	
Therapie, Strahlen/Nuklear	Sonstiges, anderweitig nicht klassifizierbar
Therapie, Laser/Elektro, Ultraschall	
Therapie, sonstige	Aufklärung, Risiko
	Aufklärung, Behandlungsalternativen
Nachsorge, excl. postoperativ	Aufklärung, Verlauf
Thromboseprophylaxe	Aufklärung, wirtschaftlich
Prophylaxe, Impfung	Aufklärung, Sicherung

Tab. 28.3: Ursachenschlüssel aus dem Haftpflichtversicherungsbereich – Beispiel 1

Falsche Therapiewahl	Gefäßdurchtrennung/-verletzung
Falsch gestellte Diagnose, Diagnosefehler	Gerätedefekt, Materialfehler
Nicht Erheben erforderlicher Befunde incl. CTG-Versäumnisse	Bedienungsfehler
Nicht oder zu spät eingeleitete Therapie	Hygienefehler
Intubationsfehler	Mangelhafte Personalausstattung
Beatmungsfehler	Mangelhafte Kontrolle und Anleitung von nachgeordnetem Personal
Aspiration	Mangel in der Verkehrssicherheit
Narkosefehler, falsche Narkosewahl	Sturz
Falsch durchgeführte Therapie	Verwechslung (Personen, OP-Seiten etc.)
Nicht oder zu spät eingeleitete Sectio caesarea	Verbliebener Fremdkörper
Fehlpunktion	Aufsichtspflichtverletzung
Fehler bei der OP-Vorbereitung	Unvollständige/unverständliche Aufklärung
Fehlerhafte Lagerung	Nicht erfolgte Aufklärung
Fehler bei der Durchführung pflegerischer Maßnahmen und Prophylaxen	Nicht rechtzeitig erfolgte Aufklärung
Überwachungsfehler	Unzulängliche Dokumentation der Aufklärung
Fehlerhafte Medikamentenverabreichung	Eingriff ohne wirksame Einwilligung
Fehlerhafte Reanimation	Unvollständiges Krankenblatt
Perforation	Unvollständige, fehlerhafte Eintragung
Sehnen- bzw. Bänderdurchtrennung/-verletzung	Nicht vorhandenes Krankenblatt
Nervdurchtrennung/-verletzung	

mäß Tabelle 28.4. Eine über die Jahre 1990 bis 2000 reichende Erhebung in rechtsmedizinischen Instituten in Deutschland [3] klassifizierte die dort erfassten Fälle mit Verdacht auf Behandlungsfehler wie folgt:

◢ Vorwurf des Unterlassens medizinisch gebotener Maßnahmen
◢ Komplikationen bei bzw. nach operativen Eingriffen
◢ Falschbehandlung
◢ Seitenverwechslung
◢ Medikationszwischenfall
◢ Pflegefehler
◢ Behandlungsfehlervorwurf nicht konkretisiert

Tab. 28.4: Fehlerschlüssel aus dem Haftpflichtversicherungsbereich – Beispiel 2

Merkmal	Kodierung
Behandlung	Freitext
Diagnose	Freitext
Aufklärungsfehler Formfehler Inhaltsfehler	geschlossen

Die hier in der Kategorie Schadensursache erkennbar werdende Diversität der Register lässt deutlich werden, wie sinnvoll wenigstens eine einheitliche Erfassung von Kerndaten bei Fällen eines angezeigten Behandlungsfehlerverdachts in Deutschland wäre.

Ein Vorbild existiert bei der US-amerikanischen Dachorganisation PIAA von über 60 ärztlich gegründeten Haftpflichtversicherungsorganisationen [4], die seit 1985 Datensätze nach einheitlichen Kodierrichtlinien anlegen und zentral auswerten. Inzwischen berichtet die PIAA auf Basis von mehr als 170 000 genau erfassten Schadensfällen periodisch für viele Fachgebiete über deren Risikoschwerpunkte. Insofern scheint das Ziel eines Kerndatensatzes in der Arbeitsgruppe „Behandlungsfehlerregister" des APS auch in der internationalen Perspektive inhaltlich legitimiert.

28.5 Registernutzung für das klinische Risikomanagement

Die Auswertung von Archiven und Datenbeständen zu Medizinschäden und Behandlungsfehlern erfolgt zu unterschiedlichen Zwecken und mit unterschiedlicher Methodik. Die Bandbreite reicht von für die Kundenberatung durchgeführten internen Analysen durch Unternehmen der Haftpflichtversicherungswirtschaft über Projekte in Eigeninitiative von medizinischen Fachgesellschaften bis hin zu öffentlich geförderter Versorgungsforschung mit Fokus Patientensicherheit. Heterogen stellt sich für die international publizierten Medizinschadensanalysen auch die Auswahl der einbezogenen Fälle dar. Denn jeweilige Untersuchungseinheiten sind entweder abgeschlossene Schadensersatzanspruchsfälle („closed claims") manchmal aber auch alle Fälle mit erhobenem Behandlungsfehlerverdacht unabhängig vom Verfahrensausgang („claims"), und gelegentlich nur bezahlte („paid claims") oder nur intern vom Risikomanager einer Klinik angelegte Fälle mit potenziellem Schadensersatzanspruch des Patienten.

Die Auswertungstiefe variiert zwischen der Bildung einfacher Übersichtsstatistiken zu fachgebietsspezifischen Risikoschwer-

punkten (Diagnosen, Prozeduren) und sehr detaillierten Fallaufbereitungen mit subtiler Fehleranalyse.

Eine langjährige Tradition in der Nutzung von Medizinschadensregistern für das klinische Risikomanagement existiert im Fachgebiet Anästhesie. Eine Kommission der Harvard Medical School (100 000 Anästhesien/Jahr) analysierte vor über 20 Jahren bereits anerkannte Behandlungsfehlerfälle der Jahrgänge 1976–84, formulierte darauf aufbauend neue Standards (z.B. Pulsoximetrie-Überwachung) und begleitete, um den Kreis eines vollständigen Risikomanagementprozesses zu schließen, auch deren Implementierung in neun Krankenhäusern [5]. In derselben Periode wertete eine Kommission der amerikanischen Fachgesellschaft für Anästhesie [6] 1004 gerichtlich abgeschlossene Behandlungsfehlerfälle von 17 Haftpflichtversicherern aus. Sie ermittelte dabei sowohl das Ausmaß von Standardverletzungen als auch fachgebietsspezifische Risikoschwerpunkte. In dieser Tradition stehen z.B. auch die 1999 begonnenen Aktivitäten der Schweizer Anästhesisten [7], die als Parallelstrategie für Risikoanalysen in ihrem Fach sowohl Critical Incident Reporting Systeme als auch Auswertungen von Medizinschadensregistern nutzen.

Für die Notfallmedizin erbrachte eine holländische Studie auf Basis von 256 abgeschlossenen Fällen eines Haftpflichtversicherers [8], dass es zu fast drei Viertel Ärzte in Ausbildung waren, die an den Fällen im identifizierten Schwerpunkt (82%) der fehlerhaften Versorgung von Frakturen, Luxationen, Wunden und Sehnenverletzungen maßgeblich beteiligt waren. Diese Ergebnisse resultieren in allgemeine Empfehlungen der Autoren zu Supervision und Ausbildung in der Notfallmedizin. Für diese existiert inzwischen eine solch große Zahl von Behandlungsfehleranalysen, dass mit MEDLINE-Recherchen entsprechende Reviews erarbeitet werden konnten [9]. So wurden aus Publikationen der Jahre 1976–2003 als führende Risikoschwerpunkte Fälle mit Brustschmerz, Abdominalbeschwerden, Fieber bei Kindern, ZNS-Blutungen sowie Aortenaneurysmata ermittelt.

White und Mitarbeiter [10] analysierten 90 konsekutive, abgeschlossene Fälle aus Gynäkologie und Geburtshilfe, die von 1995–2001 im Rahmen eines klinikinternen Risikomanagements bearbeitet wurden. Ein geschultes, interdisziplinäres Team ordnete den detailliert ausgewerteten Akten aus einer Liste von 120 Faktoren Fehlerursachen zu und ermittelte, dass hinter den vordergründig individuellen Fehlern eine Vielzahl von Systemmängeln aufdeckbar waren. Auch in diesem Projekt schloss sich der Kreis des Risikomanagements, indem anschließend in der Klinik das Notfallmanagement verändert wurde, Personalschulungen stattfanden und eine elektronische Patientenakte eingeführt wurde.

Beispiele publizierter Analysen von Medizinschadens- und Behandlungsfehlerregistern finden sich für eine Reihe von weiteren medizinischen Fachgebieten [11–15], einzelne Eingriffsarten oder Diagnosen [16, 17] sowie für fachgebietsübergreifende Betrachtungen [18], etwa zu Medikationsschäden [19].

Die besondere, von der Arbeitsgruppe Behandlungsfehlerregister des APS erkannte Herausforderung liegt darin, nachfolgend zu den Analysephasen den Kreis des Risikomanagementprozesses hin zu den Akteuren und den Behandlungssituationen vor Ort zu schließen. Unter der Überschrift „closing the loop" befindet sich eine Reihe von Ansatzpunkten, wie ausgehend von Risikoanalysen die Versorgungspraxis und damit die Patientensicherheit beeinflusst werden kann. Dazu gehören zunächst Publikationen wie zum Beispiel die veröffentlichten Fehlerkasuistiken und Themenbeiträge der Schlichtungsstellen und Gutachterkommissionen in einzelnen Zeitschriften der Landesärztekammern. Erkenntnisse aus dem Bereich des klinischen Risikomanagements können Eingang in Fort- und Ausbildung finden, ebenso sind direkte Dialoge mit Fachgesellschaften, Berufsverbänden, Krankenhäusern und Praxen denkbar. Öffentliche Appelle und Empfehlungen mögen genau wie die Berücksichtigung der Risikoerkenntnisse in fachgebietsspezifischen Leitlinien, Standards und Richtlinien eine Transmission in die Praxis erlauben. Wahrscheinlich noch wirksamer sind Motivierungen der Akteure zu veränderter Praxis über Anreize. Dies kann geschehen mittels qualitätsbezogener Vergütungsanreize durch Kostenträger, verminderter Haftpflichtversicherungsprämien oder größerer Einnahmen bei reduziertem „DRG-Risiko" in Kliniken mit entsprechend verringertem Risiko von Komplikationen durch Behandlungsfehler. Institutionelle und individuelle Sanktionen infolge von (geänderter) Gesetzgebung und Rechtsprechung wirken als negative Motivationsfaktoren ebenso wie die Veröffentlichung von Behandlungsfehlern oder deren einrichtungsbezogenen Statistiken. Letztlich sind wahrscheinlich funktionierende, weil für den Patientenschutz von den Beteiligten aktiv unterhaltene Risikomanagementsysteme in Krankenhäusern, Pflegeheimen und Arztpraxen die wirkungsvollsten Ansätze, innerhalb derer Erkenntnisse aus Medizinschadens- und Behandlungsfehlerregistern für die Patientensicherheit genutzt werden können.

Literatur

[1] Bratzke H (2007) Erfahrungen der Erfassung von Medizinschadensfällen mit dem Deutschen Forensischen Sektionsregister. In: Madea B, Dettmeyer R (Hrsg) Medizinschadensfälle und Patientensicherheit, 177–181. Deutscher Ärzte-Verlag, Köln

[2] Thomas EJ, Petersen LA, Measuring errors and adverse events in Health Care. J Gen Intern Med (2003), 18, 61–67

[3] Preuß J, Dettmeyer R, Madea B (2005) Begutachtung behaupteter letaler und nichtletaler Behandlungsfehler im Fach Rechts-

medizin (bundesweite Multicenterstudie), Studie im Auftrag des Bundesministeriums für Gesundheit und Soziale Sicherung. Institut für Rechtsmedizin der Universität Bonn, Bonn

[4]   Physician Insurers Association of America. http://www.piaa.us

[5]   Eichhorn JH et al., Standards for patient monitoring during anesthesia at Harvard Medical School. JAMA (1996), 256, 1017–1020

[6]   Cheney FW et al., Standard of care and anesthesia liability. JAMA (1989), 261, 1599–1603

[7]   Staender S (2005) Probleme in der Anästhesiologie. In: Holzer E et al. (Hrsg) Patientensicherheit – Leitfaden für den Umgang mit Risiken im Gesundheitswesen, 115–121. Facultas AG, Wien

[8]   Elshove-Bolk J et al., A description of emergency department-related malpractice claims in the Netherlands: closed claims study 1993–2001. Eur J Emerg Med (2004), 11, 247–250

[9]   Vukmir RB, Medical malpractice: Managing the risk. Med Law (2004), 23, 495–513

[10] White AA et al., Cause and effect analysis of closed claims in obstetrics and gynecology. Obstet Gynecol (2005), 105, 1031–1038

[11] Rogers SO et al., Analysis of surgical errors in closed malpractice claims at 4 liability insurers. Surgery (2006), 140, 25–33

[12] Campbell WB, France F, Goodwin HM, Medicolegal claims in vascular surgery. Ann R Coll Surg Engl (2002), 84, 181–184

[13] Waldman JD, Spector RA, Malpractice claims analysis yields widely applicable principles. Pediatr Cardiol (2003), 24, 109–117

[14] Glick TH et al., Neurologic patient safety: An in-depth study of malpractice claims. Neurology (2005), 65, 1284–1286

[15] Drummond A, Kane D, Bilsland D, Legal claims in Scottish National Health Service dermatology departments 1989–2001. Br J Dermatol (2003), 149, 111–114

[16] Bhan A et al., Risk management strategies following analysis of cataract negligence claims. Eye (2005), 19, 264–268

[17] Feld AD, Malpractice risks associated with colon cancer and inflammatory bowel disease. Am J Gastroenterol (2004), 99, 1641–1644

[18] Kravitz RL, Rolph JE, McGuigan K, Malpractice claims data as a quality improvement tool, I. Epidemiology of error in four specialties. JAMA (1991), 266, 2087–2092

[19] Rothschild JM et al., Analysis of medication-related malpractice claims – Causes, preventability, and costs. Arch Intern Med (2002), 162, 2414–2420

29 Das Critical Incident Reporting-Projekt der norddeutschen Kinderkliniken – Anmerkungen zum Risikomanagement und seinem Recht

Dieter Hart

29.1 CIRS, Risikomanagement und Recht

Risikomanagement ist eine Methode der vorbeugenden Risikoverminderung und Risikovermeidung. Ein Critical Incident Reporting System (CIRS) ist eine Risikoerkenntnismethode[1]. Das Erkennen von Risiken durch CIRS ist ein Instrument des Risikomanagements [14]. Fehlererkennung ist die Voraussetzung für Fehlerabschätzung, Fehlerbewertung und Fehlervermeidung. Ein effektives und effizientes Risikomanagement im Bereich medizinischer Fehler bzw. Risiken hat diese Elemente so zu organisieren, dass die wünschenswerte Sicherheit medizinischer Behandlungen individuell und systemisch gewährleistet wird und entsprechende Verfahren ihrer Implementation institutionalisiert werden. Risikomanagement zielt auf die Steigerung von Patientensicherheit durch Organisation. Es ist Teil des umfassenden Qualitätsmanagements. Risikomanagement ist ein iterativer Prozess. CIRS ist ein freiwilliges Berichtssystem über Risiken sowohl im Krankenhaus- wie im Vertragsarztbereich. Im Krankenhaus ist das CIRS allen Mitarbeitern zugänglich. Berichtenswert und damit „Incidents" sind sowohl positive, risikovermeidende Ereignisse, wie auch alle solche Ereignisse, die der Berichtende zukünftig vermieden sehen möchte. CIRS schafft Wissen über Risiken, das andere Informationssysteme (Schadensmelde-, Patientenbeschwerdesysteme, Behandlungsfehlerregister) so nicht zur Verfügung stellen können. Gerade weil ein funktionsfähiges CIRS Risiken erkennen lässt, die möglicherweise Auslöser für spätere

Fehler sind, ermöglicht die Risikoerkenntnis eine Fehlerverminderung. Es gilt auch insofern der Satz, dass man einen Fehler nicht erst begehen muss, um ihn später zu vermeiden. Insofern ist es wichtiger, aus Risiken zu lernen als Fehler zu bestrafen. Wer aufgrund von CIRS lernt, über Risiken zu reden, wird auch eher bereit sein, über Fehler zu reden[2].

Ein CIRS ohne anschließende Risikoabschätzung, Risikobewertung und insgesamt Risikomanagement ist nutzlos. CIRS ist ein Instrument der Generierung von Risikoinformationen, aber das Sammeln dieser Informationen, ohne sie gleichzeitig zur Grundlage einer Risikoabschätzung und -bewertung zu machen und dann Konsequenzen daraus zu ziehen, verfehlt den wünschenswerten Effekt einer Steigerung der Patientensicherheit und der Qualität der Gesundheitsversorgung [10, 12].

---

1 Siehe die folgenden Empfehlungen der WHO und des Europarates: WHO, World Alliance for Patient Safety – WHO Draft Guidelines for Adverse Event Reporting and Learning Systems, From Information to Action, 2005; Council of Europe – Committee of Ministers, Recommendation Rec(2006)7 of the Committee of Ministers to member states on management of patient safety and prevention of adverse events in health care, adopted by the committee of Ministers on 24 May 2006 at the 965th meeting of the Ministers' Deputies, http://wcd.coe.int/ViewDoc.jsp?id=1005439&BackColorInternet=9999CC&BackColorIntranet=FFBB55&BackColorLogged=FFAC75.

2 Das Aktionsbündnis Patientensicherheit hat in einer seiner Arbeitsgruppen und im Vorstand im Oktober 2006 die „Empfehlung zur Einrichtung eines CIRS im Krankenhaus" verabschiedet, http://www.aktionsbuendnis-patientensicherheit.de/material/cirsempf.pdf
Da der Verfasser an der Formulierung der Präambel dieser Empfehlung maßgeblich beteiligt war, sind teilweise mit diesem Text übereinstimmende Formulierungen zu finden.

Fehlervorsorge („Gefahrenabwehr") ist auch eine Zielsetzung des Qualitätssicherungsrechts in der gesetzlichen Krankenversicherung und des medizinbezogenen Haftungsrechts [3]. Beide Rechte unterstützen ein funktionsfähiges Risikomanagement, aber sie rahmen es auch durch institutionell-organisatorische Anforderungen [8]. Das gesetzliche Krankenversicherungsrecht verlangt als Qualitätssicherungsrecht ein Risikomanagement als Teil der Qualitätssicherung sowohl im Krankenhausbereich wie im vertragsärztlichen Bereich. Das Qualitätssicherungsrecht regelt insofern das „Ob" des Risikomanagements, nicht aber das „Wie". Das Qualitätssicherungsrecht schreibt deshalb nicht etwa ein CIRS als Teil des Risikomanagements vor, sondern nur, dass im Rahmen der Qualitätssicherung ein Risikomanagement installiert wird. Ebenso kann das Haftungsrecht nicht ein bestimmtes Risikomanagement vorschreiben, aber es setzt Anforderungen an die Organisation des Krankenhauses, die zur Risiko- und Fehlerbeobachtung und in der Folge zu Risiko- bzw. Fehlerreaktionen verpflichten. Die Verletzung solcher Anforderungen (= Organisationspflichten) kann zur Organisationshaftung des Krankenhausträgers und seiner Beauftragten führen. Organisationspflichten erfordern eine Verlaufsbeobachtung in Bezug auf Risiken und Fehler sowie die Reaktion auf Risiko- bzw. Fehlerbefunde und machen das Risikomanagement insofern zu einem rechtlich verfassten iterativen Prozess.

Die Organisation des Risikomanagements ist damit Gegenstand des Rechts: Gute Organisation des Risikomanagements und Organisationsrecht sind die zwei Seiten derselben Medaille. Der Organisationsfehler und der individuelle Fehler bei der Behandlung sind insofern strikt voneinander zu trennen. Der individuelle Behandlungsfehler kann am Ende der Kette von Ereignissen auf einem Organisationsmangel beruhen. Aber der Organisationsfehler ist nicht notwendig gleichzeitig Behandlungsfehler. Die institutionell-organisatorischen Bedingungen („Ketten"), die am Ende zu Behandlungsfehlern führen können, sind Gegenstand des Risikomanagements und damit als mögliche Organisationsfehler im Sinne einer Verletzung von Gefahrabwendungspflichten Gegenstand der Organisationshaftung. Das Organisationshaftungsrecht betont insofern die fehlervorbeugende Funktion des Haftungsrechts [7].

Risikokonstellationen, die aufgrund eines eingerichteten CIRS erkennbar werden, verlangen eine abschätzende Bewertung und gegebenenfalls die risikovermindernde Maßnahme. Die Unterlassung von abschätzender Bewertung und erforderlicher Reaktion führt beim kausalen Eintritt von Gesundheitsverletzungen beim Patienten zur Haftung des Organisationsverantwortlichen. Das entscheidende Zwischenglied zwischen (analysierten Fehlergründen oder reaktiv festgestelltem) Behandlungs- oder sonstigem Fehler und präventiver Reaktionspflicht zur Fehlervermeidung ist eine dienstleistungsbezogene Risikobeobachtungspflicht, eine Parallele zur Produktbeobachtungspflicht der Produzentenhaftung. Die Unterlassung der Reaktion ist bei kausaler Gesundheitsverletzung haftungsbegründend. Es handelt sich nicht um einen Behandlungsfehler, sondern um einen Organisationsfehler [11]. Insofern ist auch die Dienstleistung Risikomanagement Gegenstand des Haftungsrechts.

Ist also ein Risikomanagementsystem gegebenenfalls mit einem CIRS installiert, liefert es Informationen, die risikovermeidende Konsequenzen nahelegen, und werden solche Konsequenzen nicht gezogen und treten beim Patienten Gesundheitsschäden aufgrund der Verletzung dieser organisatorischen Reaktionspflichten ein, so begründet dies eine Schadenshaftung. Ergeben sich aufgrund eingegangener Berichte über riskante

Ereignisse Hinweise auf institutionelle Fehlermöglichkeiten, so löst dies Reaktionspflichten aus. Zeigen sich aufgrund solcher (klinikinternen) Berichte bei bestimmten Teams oder Schichten gehäuft patientengefährdende Zwischenfälle, so muss der Risikomanagementverantwortliche (jedenfalls der Krankenhausträger, eventuell die ärztliche oder pflegerische Klinikleitung oder auch das (zuständige) Qualitätsmanagement) dem nachgehen und versuchen, mögliche individuelle oder institutionelle Fehlergründe auszuschließen. Bei individuellen Fehlergründen werden die anonymen Berichte Identifikationen nur schwer ermöglichen. Anders ist das allerdings bei Hinweisen auf institutionelle Fehler, die durch entsprechende Maßnahmen – Leitlinien, Clinical Pathways, Dienstanweisungen – vermieden werden könnten. Werden diese Vorkehrungen unterlassen, handelt es sich um haftungsrechtlich relevante Organisationspflichtverletzungen („Organisationsverschulden"), die vertrags- und deliktsrechtlich sanktioniert werden. Haftungsvoraussetzung ist selbstverständlich, dass die individuelle Gesundheitsschädigung des Patienten auf die institutionelle Organisationspflichtverletzung zurückgeführt werden kann.

Es ist eine übereinstimmende Beobachtung von Medizinern und Juristen, dass gegenüber den individuellen Fehlern bei der Behandlung von Patienten die Zahl der institutionell-organisatorischen Fehler (Organisationsmängel) in den letzten Jahren absolut und relativ erheblich zugenommen hat [6, 14, 16]. Eine Studie aus Kanada über schädliche Ereignisse bei medizinischen Behandlungen in Krankenhäusern „The Canadian Adverse Events Study: the incidence of adverse events among hospital patients in Canada" [2] gibt erneut beredten Aufschluss über die Relevanz des Themas Patientensicherheit und die Erforderlichkeit eines Risikomanagements als Methode, diese Sicherheit zu erhöhen. Auf 2,5 Millionen Krankenhausbehandlungen kommen nach dieser Studie 7,5% adverse events, d.h. etwa 185 000 schädliche Ereignisse, von denen etwa 70 000 (36,9%) als vermeidbar eingeschätzt werden. Im Verhältnis zu anderen Studien aus den USA, Neuseeland, England und Australien schwanken die Zahlen zwischen 2,9–16,6% adverse events und 36,9–51% adverse events-Vermeidbarkeit. Eine Metastudie des Aktionsbündnisses Patientensicherheit im Rahmen der Agenda Patientensicherheit 2006 bestätigt diese Zahlen. Betrachtet man die Zahlen im Lichte der Organisationshaftung, so wird deutlich, dass es eine relevante Größe der „Gefahrenabwehr" durch Organisation gibt [1].

29.2 Das Projekt und seine Entstehung

Die geschilderten komplexen Zusammenhänge waren mit ein Auslöser für das von Frau Dr. Kathrin Becker-Schwarze und mir initiierte und vom AOK-Bundesverband dankenswerterweise finanzierte Projekt mit norddeutschen Kinderkliniken „Risiken verringern – Sicherheit steigern – Kinderkliniken für Patientensicherheit". In einem Pilotprojekt mit Bremer Kinderkliniken[3] wurde 2004 ein CIRS zusammen mit Ärzten, Pflege und Qualitätsmanagement erprobt und auf der Basis seiner Erfahrungen ein großes Anschlussprojekt mit einer Reihe norddeutscher Kinderkliniken in Bremen, Hamburg, Hannover und Kiel 2005 eingerichtet, über dessen Zwischenergebnisse im Folgenden be-

---

3 An dem Pilotprojekt mit den Bremer Kinderkliniken – „Risikoprävention" – haben in einer gemeinsamen Arbeitsgruppe, die das Projekt intensiv begleitet hat, folgende Personen mitgewirkt: Ärzteschaft: Dr. Martin Claßen, Prof. Dr. Hans-Iko Huppertz, Dr. Georg Selzer, Dr. Gunter Simic-Schleicher; Pflege: Monika Ellmers, Christin Reimer; Qualitätsmanagement: Fortbildung und Interne Revision: Irmgard Danne, Christiane Dölker, Ruth Linden, Edeltraut Marahrens, Truus Storm, Elke Streit, Juditha Wöbking.

richtet wird[4] [9]. Charakteristisch für dieses Projekt ist die systematische Kommunikation zwischen den beteiligten Kliniken (jeweils Koordinatorinnen und Koordinatoren aus Pflege und Ärzteschaft) einerseits und dem Institut für Gesundheits- und Medizinrecht (IMGR) in Bremen andererseits, das den Berichtsbogen weiterentwickelt hat, die Berichte sammelt, analysiert und auswertet und vor allem die Auswertungsergebnisse in die Kliniken zurückmeldet und mit Vorschlägen zur Fehlervermeidung versieht. Zusätzlich werden monatlich Beispielsfälle („Fall des Monats"), mit medizinischen und rechtlichen Kommentaren versehen, an die Beteiligten verschickt, sodass sich eine permanente Kommunikatikon zwischen innen und außen ergibt, die für die Funktionsfähigkeit eines solchen Risikomanagements unverzichtbar erscheint. Die Auswertung der Berichte erfolgt monatlich. An ihr sind Dr. med. Hans Wille (Klinikum Bremen-Mitte) und Dr. Olaf Mosbach-Schulz (Mathematik, Universität Bremen) beteiligt. Vierteljährliche Zusammenkünfte aller Beteiligten schaffen eine gemeinsame Verantwortlichkeit für die Zielsetzung des Projekts und erlauben einen intensiven Erfahrungsaustausch.

29.3 Grundsätze

Im Gegensatz zum Bremer Pilotprojekt ist das Projekt mit den norddeutschen Kinderkliniken durch einen mehrfachen intensiven Austausch zwischen dem IGMR und den Kliniken gekennzeichnet. Die Kommunikation über das Berichtete ist einerseits eine klinikinterne und andererseits eine zwischen Klinik und IGMR. Der Berichtsbogen ist in allen Kliniken derselbe, die eingehenden Berichte werden klinikintern durch die sogenannten Koordinatorinnen und Koordinatoren bewertet, um gegebenenfalls klinikintern schnelle Reaktionen anzustoßen. Die Berichtsbogen werden dann an das IGMR geleitet, dort monatlich analysiert und ausgewertet, und die Auswertungsergebnisse werden jeweils monatlich für die einzelne Klinik, aber auch als Durchschnitt für alle Kliniken an die Beteiligten zurückgegeben. Die Rückmeldung der Auswertung ist ein wesentlicher Bestandteil des Projektes, weil die Rückmeldung gleichzeitig Erinnerung und Anregung für das interne Risikomanagement der Klinik bedeutet. Darüber hinaus gibt es vierteljährliche Treffen mit allen Beteiligten, bei denen eine Gesamtauswertung vorgelegt wird, die die Ergebnisse der einzelnen Kliniken für alle Kliniken transparent macht und auf diese Art und Weise den Vergleich zwischen den Kliniken ermöglicht. Diese Bereitschaft zum Austausch der Informationen

4 An dem Norddeutschen Risikomanagementprojekt – „Risiken verringern – Sicherheit steigern. Kinderkliniken für Patientensicherheit" – sind folgende Kinderkliniken beteiligt: Bremen: Professor-Hess-Kinderklinik, Klinikum Mitte (Prof. Dr. Hans-Iko Huppertz, Monika Ellmers, Irmgard Danne); Klinik für Neonatologie und Pädiatrische Intensivmedizin, Klinikum Mitte (Dr. Georg Selzer, Gabriele Thiele, Irmgard Danne); Klinik für Kinder- u. Jugendmedizin, Klinikum Links der Weser (Dr. Martin Claßen, Ruth Linden, Truus Storm); Klinik für Kinder- u. Jugendmedizin, Klinikum Nord (Dr. Christian Ribbentrop, Dr. Heiko Bratke, Annegret Hashagen, Sabine Ihlenfeldt, Elke Streit); Hamburg: Altonaer KinderKrankenhaus (Dr. Martin Richter, Heike Jipp, Hans Olshausen); Kath. Kinderkrankenhaus Wilhelmstift (Michael Korf, Annica Christensen); Klinikum Nord – Heidberg, Abt. für Kinderheilkunde (Uwe Thiede, Heike Sellhorn); Krankenhaus Mariahilf (Heiko Mattern, Mandy Wessel, Dr. Gyde Jungjohann, Dr. F. Baumann); Klinik und Poliklinik für Pädiatrische Hämatologie und Onkologie, Universitätsklinikum Eppendorf (Dr. Johannes Drescher, Thomas Schnahs); Zentrum für Frauen-, Kinder- und Jugendmedizin, Universitätsklinikum Eppendorf (Prof. Dr. Hans Henning Hellwege, Heiderose Killmer); Hannover: Pädiatrische Kardiologie & Intensivmedizin, Kinderklinik Medizinische Hochschule Hannover (Dr. Michael Sasse, Dr. Friederike Danne, Christiane Ganzer); Kiel: Klinik für Allgemeine Pädiatrie/Onkologische/Station M1 (Dr. Alexander Claviez, Christian Timke, Monika Herzog); Klinik für Neuropädiatrie/Station NP (Dr. Andreas van Baalen; Brigitte Kaack); Interdisz. Intensiv-Station der Klinik für Allgemeine Pädiatrie und Klinik für Kinderkardiologie/Station KI (Dr. Olaf Jung, PD Dr. Martin Krause, Chris Hart, Monika Trent); alle Universitätsklinikum Schleswig-Holstein.

über die Berichte hat inzwischen auch dazu geführt, dass man sich über ergriffene Risikomanagementmaßnahmen austauscht und zwischen den Kliniken in den gesprächsweisen Austausch eintritt. Das IGMR versucht, auf der Basis des so genannten „Fall des Monats" typische Risikokonstellationen, die aus den Berichten deutlich werden, herauszugreifen, diese medizinisch und juristisch zu bewerten, um anschließend Vorschläge zum Risikomanagement zu machen. Auch dieser Fall des Monats hat sich als erhebliche motivationale Stütze für das Projekt insgesamt entwickelt.

CIRS und Risikomanagement
Ein CIRS ist **ein** wichtiges Instrument zur Erkenntnis von Risikokonstellationen, die möglicherweise Fehler auslösen können. CIRS dient allerdings allein der Generierung solcher Risikoinformationen. CIRS ist noch nicht das Risikomanagement, sondern nur sein informationeller Teil. Es ist ein freiwilliges Berichtssystem, das ein Wissen über Risiken schafft, das beispielsweise Schadensmeldesysteme, Patientenbeschwerdesysteme oder Behandlungsfehlerregister nicht zur Verfügung stellen können. Alle diese Systeme stellen aber Wissen zur Verfügung, das im Rahmen des Risikomanagements abgeschätzt und bewertet wird und zu Maßnahmen der Verbesserung der Patientensicherheit führen kann. Die Auswertung der in unserem CIRS entstehenden Berichte erfolgt intern durch die Koordinatoren und extern durch das IGMR. Beide Bewertungsverfahren generieren Vorschläge für Maßnahmen zur Verminderung von Risiken bzw. Fehlern. Das Zusammenwirken von innen und außen steigert die Effektivität des Risikomanagements.

Berichtsbogen und Berichtspraxis
Es wird anonym berichtet. Der Berichtsbogen enthält folgende Abschnitte, wobei die Antworten meist standardisiert sind; an eini-

gen Stellen ist Freitext vorgesehen. Die Struktur des Berichtsbogens ergibt sich aus folgenden Fragen:
◢ Wer berichtet?
◢ Wer ist betroffen?
◢ Woran leidet der Patient/die Patientin? (Freitext)
◢ Was ist passiert und mit welchen Folgen? (Freitext)
◢ Wie schätzen Sie die Folgen zum jetzigen Zeitpunkt ein?
◢ Wo und wann fand der Vorfall statt?
◢ Wobei ist der Vorfall passiert?
◢ Wer oder was hat den Vorfall hauptsächlich ausgelöst?
◢ Warum ist es passiert?
◢ Persönliche Gründe
◢ Gründe in der Kommunikation
◢ Gründe in der Organisation
◢ Wie wäre ein solcher Vorfall künftig zu vermeiden? (Freitext)

Für die Risikoanalyse sind insbesondere die Wer-, die Was- und die Warum-Frage sowie am Ende die Wie-vermeidbar-Frage von Bedeutung. Ohne den Rückgriff auf den Freitext ist das CIRS für den Prozess des Risikomanagements kaum relevant. Das einfache Zählen von Berichten schafft keine Anknüpfungen für sinnvolle Maßnahmen.

Seit Beginn des Projektes im Mai 2005 sind knapp 1000 Berichte eingegangen. Die Berichte kommen im Durchschnitt zu etwa 70% aus dem Bereich der Pflege und zu 30% aus dem Bereich der Ärzteschaft. Dies entspricht in etwa den Ergebnissen internationaler Studien [15]. Die Variationsbreite zwischen den einzelnen Kliniken ist allerdings außerordentlich groß. Es gibt Kliniken, bei denen die durchschnittliche Berichtstätigkeit der Ärzte über 50% liegt, und es gibt Kliniken, bei denen die ärztliche Berichtstätigkeit bei etwa 10% liegt.

Das Berichtsverhalten von Pflege und Ärzteschaft ist unterschiedlich. Die Pflege sucht die Gründe für berichtete Ereignisse am ehesten bei sich selbst („mangelnde Aufmerksamkeit"), während die ärztlichen Berichte eher Kommunikations- und Organisationsrisiken in den Vordergrund rücken. Diese unterschiedlichen Sichtweisen,

◢ Ärzte haben eher eine Systemsicht und erkennen die Zwischenfallgründe eher in organisatorisch-institutionellen Bedingungen für Behandlungsabläufe;

◢ die Pflege hat eher eine „Eigensicht" und schaut in erster Linie auf persönliche Verantwortlichkeiten und erst in zweiter Linie auf systembedingte Gründe,

scheinen jedenfalls bei oberflächlicher Betrachtungsweise ein möglicher Grund für eine systematische Verzerrung der Ergebnisse bezüglich der Fehlertypik zu sein. Auf den zweiten Blick wird allerdings besonders bei den Antwortkombinationen deutlich, dass persönliche Gründe verhältnismäßig häufig mit Gründen der Kommunikation oder Organisation zusammenspielen, so dass auch bei diesen durch die Pflege berichteten Ereignissen zu einem erheblichen Teil auf organisatorisch-institutionelle kontextbezogene Risikosituationen geschlossen werden kann.

Risikobewertung intern und extern

Bei unserem Projekt nehmen die Koordinatorinnen und Koordinatoren aus Pflege und Ärzteschaft innerhalb des Krankenhauses die zentrale Rolle für das CIRS und das gesamte Risikomanagement ein. Ihre Aufgaben bestehen darin,

◢ die Aufmerksamkeit für das Projekt zu erhalten,

◢ die Berichte nach akutem Handlungsbedarf durchzusehen,

◢ Gesprächsrunden anzuregen,

◢ externe Auswertungen intern zu besprechen und

◢ interne Vorschläge für organisatorische Verbesserungen zu erarbeiten.

Die Koordinatorinnen und Koordinatoren sind im Idealfall Vorbild für eine vertrauensvolle Zusammenarbeit auf Klinikebene. Sie sind aber gleichzeitig die wichtigsten Träger der Kommunikation zwischen den Kliniken und dem IGMR.

Die interne Kommunikation wird verbunden mit einer externen Beratung und Auswertung und beide befinden sich in einem kontinuierlichen Austausch („Risikokommunika-

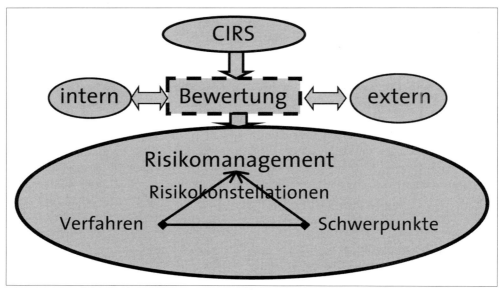

Abb. 29.1: CIRS und Risikomanagement

tion"). Diese Koppelung gewährleistet anhaltende Aufmerksamkeit für das Projekt und beugt der Gefahr der „Versandung" vor, und nur die regelmäßige Rückkoppelung zwischen Berichten und Auswerten schafft den Anreiz, der erforderlich ist, um das Thema in den Köpfen aller Beteiligter präsent zu halten und Risikomanagementmaßnahmen auf den Weg zu bringen. Die Koppelung sichert ein „do ut des" und eine Gegenseitigkeit, die nur diese geschlossenen CIRS im Krankenhaus leisten können und an denen auf Dauer die offenen Systeme scheitern werden, wenn sie nicht mit besonderen Anreizen und Rückkoppelungen verbunden sind.

29.4 Risikoinformation: die Rolle der Koordinatoren

Die Koordinatorinnen und Koordinatoren sind die Vertrauenspersonen der Klinik, Abteilung oder Station nach innen, sammeln die eingehenden Berichte, bewerten die Berichte im Hinblick auf die Erforderlichkeit eines internen Handlungsbedarfs und senden anschließend die Berichte an das IGMR, wo sie ausgewertet werden. Die Vorbildfunktion der aus der Pflege und der Ärzteschaft kommenden Koordinatorinnen und Koordinatoren bewährt sich in der Berichtsaktivität beider Heilberufegruppen. Je engagierter die Koordinatoren, desto aktiver die gesamte Klinik bzw. Station. Das zeigt sich an den Berichtszahlen und an der Entwicklung der Kommunikationsstrukturen innerhalb der Klinik. Die Koordinatorinnen und Koordinatoren haben einen wesentlichen Einfluss auf die Entwicklung der Kommunikationsstrukturen innerhalb der Klinik. Je aktiver und kommunikativer diese Personen sind, je leichter sie anzusprechen sind und je besser sie auf andere eingehen, desto nachhaltiger „leben" das CIRS und das Risikomanagement in der Klinik. Je intensiver die Kommunikation zwischen den Koordinatorinnen und Koor-

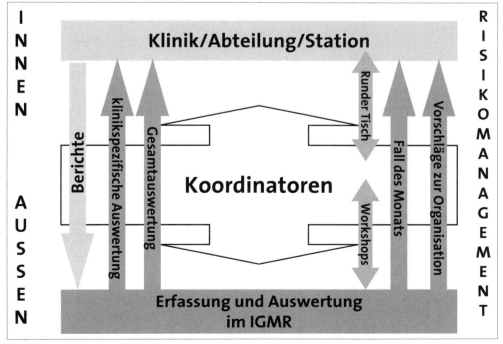

Abb. 29.2: Intern-extern-Kommunikation

dinatoren und dem auswertenden und vorschlagenden IGMR, desto effektiver ist das klinikbezogene Risikomanagement.

29.5 Risikobewertung intern und extern

Die interne Risikobewertung durch die Koordinatoren ist einerseits bezogen auf die Frage, ob akuter Handlungsbedarf innerhalb der Klinik besteht, andererseits werden die externen Auswertungen und Risikomanagementvorschläge durch das IGMR über die Koordinatorinnen und Koordinatoren an die Mitarbeiterinnen und Mitarbeiter der Klinik zurückgemeldet, wodurch ein Informationskreislauf entsteht, der auf Wiederholung angelegt ist. Risikomanagement ist ein iterativer Prozess. Die externe Auswertung mit den Vorschlägen zu Maßnahmen des Risikomanagements durch das IGMR „erinnert" an das Projekt und hält sowohl das CIRS wie den Prozess des Risikomanagements am Leben. Das Zusammenspiel von innen und außen ist ein wichtiger Bestandteil unseres norddeutschen Projektes mit den Kinderkliniken.

Es ist sicherlich möglich, diese Intern-extern-Kommunikation durch eine Verbindung zwischen Klinik und zentralem Risiko- bzw. Qualitätsmanagement im Krankenhaus zu ersetzen. Außerdem werden inzwischen CIRS-bestückte Risikomanagementverfahren durch externe Beratungsunternehmen angeboten. Erfahrungen mit solchen Modellen sind allerdings in Deutschland bisher noch nicht berichtet worden. Ob die geschilderten Wirkungen der Intern-extern-Kommunikation durch diese Systeme erreicht werden, bedarf der Überprüfung.

29.6 Risikokonstellationen

Von Mai 2005 bis September 2006 sind weit über 900 Berichte eingegangen, was unsere Erwartungen übertroffen hat. Wir haben aufgrund dieser Berichte und unter Berücksichtigung der Ergebnisse des Pilotprojektes in Bremen die Risikokonstellationen ausdifferenziert, die sich in der folgenden Tabelle mitsamt der Zuordnung der Berichte zu ihnen finden, sodass sich auch die Häufigkeiten des Auftretens der Risikokonstellationen ablesen lassen. Die Berichte wurden in einigen Fällen doppelt zugeordnet, wenn sie gleichzeitig im Schwerpunkt mehrere Risikokonstellationen betrafen. Medikations- und Standardrisiken, also die Konstellationen der Ziffern 1 und 2 wurden allerdings nicht doppelt gezählt. Dokumentationsmängel haben verhältnismäßig häufig eine Verbindung nicht nur zu den Medikationsrisiken, sondern auch zu Kommunikationsmängeln.

Der Schwerpunkt der Berichte liegt eindeutig bei den Risikokonstellationen 1, 2 und 7, wobei die beiden ersten Gruppen verhältnismäßig häufig mit unzureichender Dokumentation einhergehen. Etwa ein Fünftel der Berichte aus den Gruppen 1 und 2 gehen mit Dokumentationsmängeln einher. Die viertgrößte Gruppe von Risikokonstellationen bezieht sich auf Schnittstellenprobleme im Krankenhaus, wenn man die Risikogruppen 3 bis 6 zusammenfasst. Die fünftgrößte Risikogruppe ist diejenige der Organisationsmängel.

Aus der internationalen Literatur ist auch die „Trivialität" von Medikationsfehlern – Verschreiben, Verlesen, Verrechnen, Verhören, Vergreifen – bekannt [15]. Deshalb überrascht die Nähe zu Dokumentationsmängeln nicht [13]. Fehlerverringerung und Dokumentation stehen deshalb in einem engen Zusammenhang und sind für Risikomanagementüberlegungen von besonderem Interesse [5]. In der Gynäkologie sind solche Ansätze berichtet [4].

Die Tabelle der Risikokonstellationen bringt nicht zum Ausdruck, dass die Berichte sehr häufig als Entstehensgrund für das berichtete Ereignis in der Rubrik „Warum ist es passiert?" persönliche Gründe und unter den

Risikokonstellationen
Zahlen bis Ende Juli 2006 (885/1238)

IGMR
Institut für Gesundheits- und Medizinrecht

1	Risikokonstellationen bei der Medikation		**429 (= 34,65%)**
	• Verschreibungsfehler		94
	• Ausgabefehler (von Apotheke zur Abteilung)	150	10
	• Zubereitungsfehler und Fehler bei der Gabe		175
2	Risikokonstellationen durch die Verfehlung von Pflege- und Behandlungs*standards* (jeweils Medikation)		**279 (= 22,54%)**
3	Risikokonstellationen bei der *Kommunikation* zwischen Pflege- und Behandlungs*standards*		**37 (= 2,99%)**
4	Risikokonstellationen bei der *Kommunikation* innerhalb Pflege oder innerhalb Ärzteschaft		**32 (= 2,58%)**
5	Risikokonstellationen bei der *Kommunikation* zwischen Disziplinen und Abteilungen		**56 (= 4,52%)**
6	Risikokonstellationen bei *Schichtwechseln*		**32 (= 2,58%)**
7	Risikokonstellationen aufgrund unzureichender *Dokumentation*		**200 (= 16,16%)**
8	Risikokonstellationen durch *Geräte/Material*		**56 (= 4,52%)**
9	Risikokonstellationen der Organisation		**95 (= 7,67%)**
10	Sonstige Risikokonstellationen		**22 (= 1,78%)**

Abb. 29.3: Risikokonstellationen und Häufigkeit

persönlichen Gründen vor allem verminderte Aufmerksamkeit angeben. Diese Begründung wird wiederum sehr viel häufiger durch die berichtende Pflege als durch die berichtenden Ärzte angegeben.

Mit dem „Fall des Monats" nehmen wir typische und häufig berichtete Risikokonstellationen auf und übersetzen sie in einen Fall, der medizinisch und rechtlich kommentiert wird. Die Kommentierungen sind offen gehalten und thematisieren aus einer rechtlichen Perspektive die Probleme, die im Sachverhalt geschildert werden. Es handelt sich nicht um „Falllösungen", die eindeutige Ergebnisse haben, sondern um Abstraktionen der Wirklichkeit, die zum Anlass für die Erörterung medizinischer und rechtlicher Problemkonstellationen genommen werden. Im Anschluss an diese Kommentierungen werden Überlegungen zum Risikomanagement angefügt, die auf mögliche Maßnahmen hinweisen, die aus ex-

terner Sicht die Risiken vermindern können. Die Kommentierung erfolgt durch einen erfahrenen klinischen Pharmakologen und Internisten sowie das IGMR.

29.7 Beispiele risikovermindernder Maßnahmen

Im Folgenden werden beispielhaft Risikomanagementmaßnahmen aufgeführt, die in den Kinderkliniken aufgrund der Berichte und ihrer Auswertung eingeleitet worden sind. Die Risikomanagementmaßnahmen betreffen drei Handlungsebenen:

◢ Standards ärztlichen und pflegerischen Handelns
◢ die Organisation von Behandlungsprozessen
◢ die Kommunikation innerhalb der Kliniken

Standards ärztlichen und pflegerischen Handelns

Der Bereich der Standardbildung betrifft sowohl ärztliches wie pflegerischen Verhalten und auch Verkehrssicherungspflichten im Krankenhaus. Folgende Maßnahmen seien genannt:

◢ Standards zur Vermeidung einer Überdosierung bei risikoreichen Arzneimitteln werden beschlossen.

◢ Dokumentationsstandards werden überarbeitet bzw. eingeführt.

◢ Reanimationsprotokolle für Kinder werden geschaffen.

◢ Hygienepläne werden aufgrund von Ereignissen geändert.

Die Organisation von Behandlungsprozessen

Folgende Beispiele seien genannt:

◢ Die Beschriftung von Arzneimitteln wird verwechslungssicher gestaltet.

◢ Arzneimittellagerung und -anordnung erfolgen zukünftig nach Generikanamen und rechnergestützt.

◢ Es wird ein einheitlicher Notfallplan mit Ablaufschema für alle Abteilungen erstellt.

◢ Es wird eine einheitliche Notfallapotheke in allen Abteilungen eingerichtet.

◢ Zwillinge werden zukünftig mit Namensschildern gekennzeichnet.

◢ Aufkleber für einzelne Leitungen werden bei mehreren Zugängen für Infusionen angebracht.

◢ Kurven werden nur noch einheitlich in EDV geführt.

Die Kommunikation innerhalb der Kliniken

Folgende Beobachtungen und Maßnahmen werden berichtet:

◢ Das Projekt hat insgesamt die Aufmerksamkeit für Risiken gesteigert.

◢ Die Aufmerksamkeit bei Verordnungswechseln ist gesteigert worden.

◢ Auswertungsergebnisse werden in der Mitarbeiterzeitung veröffentlicht.

◢ Fälle des Monats werden ins Intranet der Krankenhäuser gestellt.

◢ Die interne Fortbildung wird anhand der Auswertungsmaterialien und der Fälle des Monats durchgeführt.

◢ Die Arbeitsplatzkontrolle wird dokumentiert.

◢ Es werden „Fehlerkonferenzen", Gesprächsrunden und Teambesprechungen über Berichte und Risikokonstellationen eingerichtet.

Betrachtet man die Beispiele für Risikomanagementaktionen, so kann man im Bereich der Kommunikation eine Entwicklung feststellen, die man von „Anonymität zu Vertrauen" umschreiben könnte. Während in unserem Pilotprojekt die Betonung auf Anonymität lag, hat sich inzwischen ein sehr vertrauensvoller Umgang mit den Berichten, aber gleichzeitig auch ein offener Umgang mit ihnen ergeben, der bis zu der offenen Diskussion in „Fehlerkonferenzen" reicht. Im Bereich von Standardbildung scheint es uns eher um Lückenschließung als um grundlegende Umstellungen zu gehen. Mit unseren Einschätzungen stimmt insbesondere die erhebliche Aufmerksamkeit für Verbesserung der Dokumentation überein. Am eindruckvollsten erscheinen uns die ergriffenen organisatorischen Maßnahmen, an denen sich die Relevanz der Berichte für institutionell-organisatorische Ablaufveränderungen am deutlichsten zeigt. Insgesamt wird belegt, dass CIRS seinen Nutzen durch das Risikomanagement entfaltet.

29.8 Lehren

Die folgenden Aussagen sind einerseits Erfahrungen, die aus unserem Projekt resultieren, andererseits sind es allgemeine Beurteilungen, die aus den Erfahrungen mit Risikomanagementsystemen resultieren [14]. Das Aktionsbündnis Patientensicherheit hat einige dieser Erfahrungen und Aussagen in die „Empfehlung zur Einführung von CIRS im Krankenhaus" aufgenommen. Die Empfehlung wurde von einer Arbeitsgruppe des APS und vom Vorstand des APS beschlossen.

◢ Ein CIRS im Krankenhaus schafft Risikoinformationen für eine vorsorgende Fehlerverminderung vor Ort, die mit keinem anderen Informationssystem so individuell, so aktuell und so sachnah ermöglicht werden.

◢ CIRS ohne Risikomanagement ist nutzlos.

◢ Risikomanagement ist ein Beteiligungsprozess: Wer berichtet und erfährt, dass sein Bericht berücksichtigt wird, der wird neu berichten. Wer erfährt, dass sein Beitrag zu einer Veränderung in der Klinik führt, dessen Berichtsbereitschaft wird sich steigern.

◢ CIRS ist in der Gefahr der „Versandung". Deshalb bedarf es der permanenten Aufmerksamkeits- und Erinnerungsanreize.

◢ Koordinatoren aus Pflege und Ärzteschaft vor Ort sind gemeinsam und zusammen mit einer externen Auswertung und Anregung wichtige Aufmerksamkeitsgaranten.

◢ Das Berichten über Ereignisse und Risiken erleichtert die Diskussion über Fehler und schafft neue Kommunikationen.

◢ Der Austausch der Kliniken untereinander erhöht den Nutzen eines CIRS und des Risikomanagements.

◢ Risikomanagement ist die Organisation eines permanenten Lernprozesses.

◢ Diese Zielsetzung des Risikomanagements wird erreicht durch persönliche Verantwortung und gute Organisation, nicht durch „Verwaltung".

◢ Es ist notwendig, die Themen im Risikomanagement zu priorisieren und wichtige Themen ebenso wie lösbare Themen zuerst anzusprechen.

◢ Es sind Kriterien für Priorisierungen festzulegen. Mögliche Relevanzkriterien sind

beispielsweise die Häufigkeit von Berichten, die Typizität von Risiken und die Schwere der Ereignisse.

◢ Risikomanagement ist ein iterativer Prozess.

Literatur

[1] Aktionsbündnis Patientensicherheit. Agenda Patientensicherheit 2006. http://www.aktionsbuendnis-patientensicherheit.de/material/agenda06.pdf (17.10.06)

[2] Baker GR et al., The Canadian Adverse Events Study: the incidence of adverse events among hospital patients in Canada. JAMC/CMAJ (25. Mai 2004), 170, 1678–1686

[3] Becker-Schwarze K, Hart D, Die juristische Sicht: Konflikt zwischen Haftungsrecht und Incident Reporting? Gesundh ökon Qual manag (2004), 286–290

[4] Bernstein P, Farinelli C, Merkatz IR, Using an Electronic Medical Record to Improve Communication Within a Prenatal Care Network. Obstetrics and Gynecology (2005), 105, 607–612

[5] Edwards M, Moczygemba J, Reducing Medical Errors Through Better Documentation. The Health Care Manager (2004), 23, 329–333

[6] Hansis ML et al., Medizinische Behandlungsfehler in Deutschland, Robert Koch-Institut, Gesundheitsberichterstattung des Bundes (04/2001)

[7] Hart D (2006) Stichwort Organisationsfehler. In: Rieger H-J (Hrsg), Lexikon des Arztrechts, 2. Aufl. 2001 (Stand Dezember 2006)

[8] Hart D (2006) Stichwort Risikomanagement. In: Rieger H-J (Hrsg), Lexikon des Arztrechts, 2. Aufl. 2001 (Stand Dezember 2006)

[9] Hart D, Becker-Schwarze K, Risiken verringern – Sicherheit steigern: Ein Critical-Incident-Reporting-System in norddeutschen Kinderkliniken. G & Q (2007), Heft 1

[10] Holzer E et al. (Hrsg) unter Mitwirkung von Gramsch E, Jonitz G (2005) Patientensicherheit – Leitfaden für den Umgang mit Risiken im Gesundheitswesen, 44ff.

[11] Kern B-R, Organisationsverschulden. MedR (2000), 347, 351

[12] Köbberling J, Das Critical Incident Reporting System (CIRS) als Mittel zur Qualitätsverbesserung in der Medizin. Med Klin (2005), 100, 143–148

[13] Püschmann H et al., Vollständigkeit und Qualität der ärztlichen Dokumentation in Krankenakten. DÄBl (2006), 103, C 104–108

[14] Schrappe M, Patientensicherheit und Risikomanagement. Medizinische Klinik (2005), 8, 478–485

[15] Taxis K, Barber N, Causes of intravenous medication errors – observation of nurses in a German hospital. J Public Health (2004), 12, 132–138

[16] Ulsenheimer K, Risikomanagement aus juristischer Sicht. ZaeFQ (2003), 97, 624–630

30 Wie messe ich Qualität? Konzepte zur Messung von Sicherheit und Sicherheitskultur

Christian Thomeczek, Julia Rohe, Günter Ollenschläger

30.1 Was ist Qualität und Sicherheit?

Die Frage der Messung von Qualität kann mit üblichen Standarddefinitionen relativ leicht beantwortet werden. Nach der DIN ISO 9000.2005 ist Qualität der Grad, in dem ein Satz inhärenter Merkmale die Anforderungen erfüllt. Somit gibt die Qualität an, in welchem Maß ein Produkt (Ware oder Dienstleistung) den bestehenden Anforderungen entspricht. Entscheidend für die Qualität eines Produktes ist somit nach der DIN ISO 9000.2005 nicht sein Preis oder die Güte der Materialien. Vielmehr ist entscheidend, dass die an das Produkt gestellten Anforderungen erfüllt werden.

In der Medizin wird Qualität vielfach – in Anlehnung an Donabedian [1] – in die Teilqualitäten Struktur-, Prozess- und Ergebnisqualität differenziert, die in der Gesamtheit dann das Qualitätsniveau einer medizinischen Dienstleistung ausmachen.

Diese Begrifflichkeit wird zur Beschreibung der Versorgungsqualität und zur Analyse der Ursachen von Qualitätsdefiziten genutzt, dient aber auch der Zielsetzung von Qualitätsverbesserungsmaßnahmen. Unter Strukturqualität wird die personelle, finanzielle und technische Ausstattung verstanden, hinzu kommen administrative, gesetzliche und organisatorische Bedingungen. Die Prozessqualität bezieht sich auf Gesundheits- und Serviceleistungen und deren Koordinierung sowie ihre Patientenorientierung. Die Ergebnisqualität umfasst sowohl die versorgungsbedingte Verbesserung des Gesundheitszustandes und der Lebensqualität als auch Aspekte der Patientenzufriedenheit [2, 3].

In der Medizin bezeichnet man Qualität – nach der Definition des US-amerikanischen Institute of Medicine – auch als „das Ausmaß, in dem Gesundheitsleistungen für Individuen und Populationen die Wahrscheinlichkeit erwünschter gesundheitlicher Behandlungsergebnisse erhöhen und mit dem gegenwärtigen professionellen Wissensstand übereinstimmen" [4].

Seitdem Risikomanagement und Patientensicherheit in der Medizin in jüngster Zeit umfassend diskutiert werden, macht man sich auch zunehmend um die Beziehungen zwischen den Strategien und Techniken von Patientensicherheit und Qualitätsmanagement Gedanken [5]. Dabei ist der Terminus Patientensicherheit bis heute international noch nicht eindeutig und abschließend definiert, vielmehr wird eine Fülle verschiedenster Inhalte und Zielsetzungen vorgeschlagen [6, 34]. Die zur Zeit gebräuchlichsten Definitionen, die auch vom Europarat 2006 [6] verwendet werden, lauten:

◢ Freiheit von unbeabsichtigten Schäden, die sich im Lauf der medizinischen Versorgung ereignen können, Aktivitäten die darauf zielen, unerwünschte Ereignisse im Rahmen der Patientenversorgung zu vermeiden, ihnen vorzubeugen oder zu korrigieren

◢ Identifizierung, Analyse und Management von patientenbezogenen Risiken und Zwischenfällen mit dem Ziel, die Patientenbetreuung sicherer zu machen und möglichen Schaden für den Patienten zu minimieren

Vor diesem Hintergrund ist es notwendig, geeignete Instrumente zur Messung von Sicherheit in der Medizin zu definieren [3].

Kann man Sicherheit messen?
Unter Bezug auf das Qualitätsmodell nach Donabedian ist in der Vergangenheit eine Fülle von Instrumenten und Techniken zur Messung und Bewertung der verschiedensten Qualitätsaspekte in die Medizin eingeführt worden (Übersicht bei [7]). Dabei wurde ursprünglich der Aspekt der Patientensicherheit und Fehlerprävention im Rahmen des Qualitätsmanagements zwar meist nicht umfassend behandelt; er wurde vor allem im Kontext unerwünschter Arzneimittelwirkungen angesprochen. Allerdings zielen qualitätssichernde Maßnahmen im Gesundheitswesen selbstverständlich auf die Optimierung der Patientensicherheit, z.B. auf die Verhinderung vermeidbarer versorgungsbedingter Schäden [7], und sind deshalb Bestandteile einer umfassenden Fehler- oder besser Sicherheitskultur.

Es ist deshalb konsequent, moderne Erkenntnisse zur Patientensicherheit und Fehlerprävention in der medizinischen Qualitätssicherung zu nutzen, z.B. durch Definition entsprechender Qualitätsziele, -kriterien und -indikatoren (s. Abb. 30.1).

Dazu gehört ebenso die Diskussion um Personalführung und -entwicklung [8] wie auch der Gebrauch von Standards bzw. Leitlinien (s. Tab. 30.1). Andere Punkte, die in diesem Kontext betrachtet werden müssen –

und für die wir noch keine validen Indikatoren besitzen –, sind Personalausstattung sowie Kommunikation miteinander insbesondere über Hierachien hinweg [10].

Wenn auch einige Aspekte als Indikatoren bereits entwickelt sind, müssen sie wissenschaftlichen Ansprüchen genügen, das heißt valide und reliabel, umsetzbar, wichtig und anwendbar sein. Dabei gibt es zurzeit noch eine Fülle von Schwierigkeiten, diese Prinzipien im Bereich der Patientensicherheit zu implementieren [11–14]. Hierzu gehört z.B. die Frage der Validität von Indikatoren [15].

Außerdem ist die Beschreibung der Variationen im Bereich Patientensicherheit durch messbare Indikatoren kompliziert. Dafür gibt es eine Reihe von Gründen, wie sich am Beispiel von Patient Safety Reporting Systemen (PSRS), die in den USA seit 2006 gesetzlich verbindlich sind, darstellen lässt [16]. Obwohl viele Anwender die Informationen, die sie aus PSRS erhalten, als valide betrachten, beinhalten die in diesem Programm berichteten unerwünschten Ereignisse eine Menge signifikanter Verzerrungen (Bias) aus verschiedensten Gründen, so z.B. infolge von

◢ Berichten über nicht randomisierte Beispiele bei einer nicht bekannten Inzidenz des Ereignisses,
◢ Fehlen von Information zu möglichen Verzerrungen des Berichtes selber,
◢ unzureichender Beschreibung von Risikopopulationen.

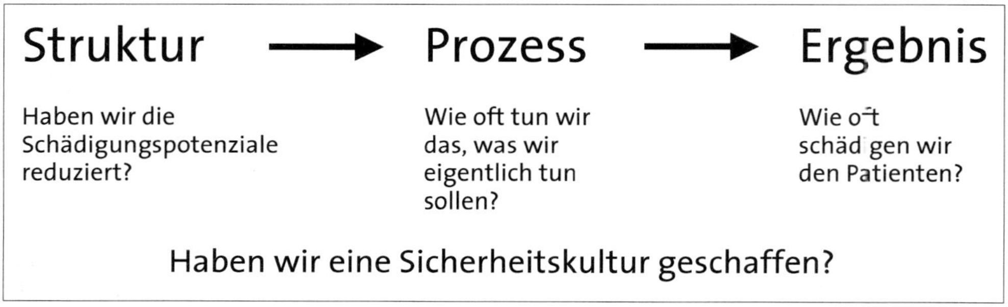

Struktur ➜ Prozess ➜ Ergebnis

Haben wir die Schädigungspotenziale reduziert?

Wie oft tun wir das, was wir eigentlich tun sollen?

Wie oft schädigen wir den Patienten?

Haben wir eine Sicherheitskultur geschaffen?

Abb. 30.1: Konzept einer modellhaften Messung von Sicherheit [nach 10]

Tab. 30.1: Aktionsplan zur Qualitäts- und Sicherheitsverbesserung [5 nach 9]

	Maßnahmen mit dem Ziel
1.	verstärkter Beteiligung der Konsumenten an der Gesundheitsversorgung;
2.	der Implementierung evidenzbasierter Gesundheitsversorgung;
3.	verbesserten Informationsflusses zwischen allen Beteiligten (zu qualitätsverbessernder Aktivitäten und fehlerbedingten Ereignissen);
4.	gesetzlicher Grundlagen zur Untersuchung von fehlerbedingten Ereignissen oder «Beinahe-Ereignissen» und für die zeitnahe Berichterstattung der Untersuchungsergebnisse;
5.	des Konsenses über einheitliche Erfassungs- und Analyseverfahren für Zwischenfälle, fehlerbedingte Ereignisse und Beschwerden in der Medizin;
6.	eines nationalen Rahmenplanes für die Bewertung und Darlegung von Qualitätskriterien im Gesundheitswesen;
7.	der Optimierung gebräuchlicher Akkreditierungsverfahren hinsichtlich der Berücksichtigung von Sicherheit und Qualität auf der Systemebene;
8.	der Verbesserung der Schnittstellenproblematik zum Vorteil des Konsumenten;
9.	der Erforschung/Entwicklung klinischer und administrativer Informationssysteme für die systemübergreifende Anwendung;
10.	des Konsenses über Qualifizierungs- und Trainingsmaßnahmen für Leistungsträger im Bereich des Qualitätsmanagements und der Kooperation.

Ist z.B. der korrekte Zähler für Patienten mit Komplikationen durch einen zentralen Venenkatheter (ZVK) die Gesamtheit aller Patienten, die einen ZVK haben, oder die Anzahl, bei denen der Versuch unternommen wurde, einen ZVK zu legen? Einerseits sind diese Daten aus den PSRS nicht verfügbar, andererseits ist auch unbekannt, inwieweit Größe und Art von Berichtsverzerrungen vorhanden sind, obwohl die Variationen der Berichterstattungen möglicherweise größer sind als die Variation in der Patientensicherheit selber [17–20].

Ein weiterer Ansatz zur Messung von Patientensicherheitsindikatoren auf der Systemebene wird von der OECD vorgeschlagen [22] (s. Tab. 30.2). Diese Indikatoren betreffen die Bereiche nosokomiale Infektionen, operative und postoperative Komplikationen, kritische Ereignisse sowie den Bereich Geburtshilfe.

Dabei wurde Anzahl und Bedeutung der in der Tabelle genannten Indikatoren durch eine Expertengruppe der OECD in einem strukturierten Konsensusverfahren überprüft. Für eine ganze Anzahl dieser aufgeführten Entitäten war eine ausreichende Validität nicht nachzuweisen. Auch merkte das Expertengremium an, dass die Nutzung von speziellen Indikatoren zur Missinterpretation der Daten führen kann. Als Beispiel wurde der Bereich Medikationsfehler genannt, wo explizit darauf hingewiesen wurde, dass eine eventuell beobachtete Inzidenz durchaus nicht ein wahres Problem darstellen muss. Andere Indikatoren, wie z.B. die pulmonale Embolie oder die tiefe Beinvenenthrombose bzw. die postoperative Sepsis, bedürfen im Einzelfall einer weiteren Verifikation des Einzelfalles, um die Inzidenzen entsprechend als Patientensicherheitsproblem oder als einen unglücklichen Verlauf bei einer Grundkrankheit differenzieren zu können. Insgesamt kann der in Tabelle 1 präsentierte Datenset laut Aussage der OECD nur bedingt als Maßeinheit für Patientensi-

Tab. 30.2: Bereiche und ausgewählte Indikatoren zur Messung von Patientensicherheit nach OECD [22]

Area	Indicator Name
Hospital-acquired infections	Ventilator pneumonia
	Wound infection
	Infection due to medical care
	Decubitus ulcer
Operative and post-operative complications	Complications of anaesthesia
	Postoperative hip fracture
	Postoperative pulmonary embolism (PE) or deep vein thrombosis (DVT)
	Postoperative sepsis
	Technical difficulty with procedure
Sentinel events	Transfusion reaction
	Wrong blood type
	Wrong-site surgery
	Foreign body left in during procedure
	Medical equipment-related adverse events
	Medication errors
Obstetrics	Birth trauma – injury to neonate
	Obstetric trauma – vaginal delivery
	Obstetric trauma – caesarean section
	Problems with childbirth
Other care-related adverse events	Patient falls
	In-hospital hip fracture or fall

cherheit herangezogen werden, da auch andere Einflüsse als Sicherheitsprobleme denkbar sind. Man muss hier nur an das Eisbergphänomen (nur ein Teil der wirklichen Probleme ist scheinbar sichtbar [21]) oder auch an das Problem bei der Fallkodierung in Gesundheitssystemen denken, bei denen Kodierungen an Vergütungssysteme gebunden sind [22].

30.2 Ansätze der Messung von Sicherheit

Um einen guten Überblick über das Auftreten von patientensicherheitsrelevanten Er-

eignissen zu erhalten, sind Systeme notwendig, die entsprechende Ereignisse aufdecken können. Ein entsprechendes Konzept wurde z.B. von Prononost und Mitarbeitern im John-Hopkins-Hospital, in Zusammenarbeit mit fast 200 Intensivstationen in drei amerikanischen Bundesstaaten, erarbeitet und auf Relevanz, Validität und Reliabilität hin untersucht. Dieser praxisnahe Ansatz hilft dabei, praktikable und wissenschaftlich begründete Sicherheitsindikatoren festzulegen [10, 23, 24].

Die Tabelle 30.3 zeigt den Überblick über die implementierten Sicherheitsmaßnahmen, die von Prononost et al. als geeignet empfunden worden waren, das Sicherheitsniveau in Intensivstationen abzubilden [10]. Dabei wurden folgende vier Domänen betrachtet:

◢ Wie oft haben wir Patienten geschadet?
◢ Wie oft sind entsprechende Interventionen durch die Behandler erfolgt?
◢ Wie oft haben wir aus Schäden gelernt?
◢ Wie gut haben wir eine Sicherheitskultur etabliert?

Die beiden ersten Aussagen können als relativ verzerrungsfrei angesehen werden. Demgegenüber können die beiden anderen Domänen „Wie oft haben wir aus Schäden gelernt?" bzw. „Wie gut haben wir eine Sicherheitskultur etabliert?" nicht ohne Weiteres numerisch dargestellt werden. Ob dabei ein wirklicher Schaden an Patienten gemessen werden kann, ist nach Prononost nicht eindeutig feststellbar. Es ist bislang schwer, entsprechend wissenschaftlich begründete und anwendbare, mit Indikatoren vermeidbare Schädigungen zu definieren [25, 26].

Natürlich wäre es ideal, eine große Anzahl von Patientensicherheitsindikatoren zu beobachten. Jedoch existieren nur wenige valide Indikatoren, vermutlich ist der einzig überhaupt messbare das Auftreten von nosokomialen Infektionen. Die meisten dieser Infektionen sind vermeidbar und können mit gut validierten und standardisierten Beobachtungssystemen gemessen werden [27]. Das amerikanische Center für Disease Control and Prevention hat dazu Standards herausgegeben, und amerikanische Krankenhäuser haben entsprechende Maßnahmen zur Beobachtung, Reduzierung und zum Berichten derartiger Infektionen etabliert [28].

Die Entwicklung weiterer Patientensicherheitsindikatoren wird entsprechende Ressourcen benötigen; die Leistungserbringer und Finanzierer im Gesundheitswesen müssten dabei entscheiden, ob die daraus entstehenden Vorteile der Messung von Indikatoren die notwendigen Kosten rechtfertigen. Auch sind die vorgeschlagenen Patientensicherheitsindikatoren auf ihre Anwendbarkeit und ihren Nutzen zu überprüfen.

Als Beispiel für ein entsprechendes Missverhältnis sei auf die tiefe Beinvenenthrombose verwiesen. Hier ist es sicherlich fraglich, ob z.B. die Ultraschalluntersuchung oder Kontrastmitteluntersuchung aller postoperativen Patienten zur Identifizierung von tie-

Tab. 30.3: Scorecard für Patientensicherheit und Effektivität nach Prononost [10]

Domain	Definition	Example From Department of Anesthesiology
How often do we harm patients?	Measures of health care acquired infections	• Catheter-related bloodstream infections • Surgical site infections
How often do we provide the interventions that patients should receive?	Using either nationally validated process measures or a validated process to develop a new measure, what percent of patients receive evidence-based interventions?	• Elevation of the head of bed, peptic ulcer disease and deep venous thrombosis prophylaxis, an glucose < 110 mg/dL in mechanically ventilated patients • Rates of postoperative hypothermia in neurosurgery and abdominal surgery patients
How do we know we learned from defects?	What percent of months does each area within the institution learn from mistakes?	Monitor percent of months in which the area creates a shared story.
How well have we created a culture of safety?	Annual assessment of safety culture at the unit level	Percent of patient care areas in which 80% of staff report positive safety and teamwork climate

fen Beinvenenthrombosen überhaupt durchführbar ist [23]. Es muss jedoch festgestellt werden, dass ein solches Programm ohne eine entsprechend definierte Grundpopulation (Nenner) zu weiteren Verzerrungen führen kann. So hat z.B. ein auf Indikatoren der amerikanischen Agency for Healthcare Research and Quality beruhendes Screeningprogramm auf tiefe Beinvenenthrombosen bei polytraumatisierten Patienten eine zehnfache Zunahme der Inzidenz gezeigt. Dieser Bias durch Messfehler ist wahrscheinlich wesentlich größer als die tatsächliche Variation der Inzidenz der Grunderkrankung.

Ein anderer Ansatz, auf existierende Patientensicherheitsindikatoren zurückzugrei-

fen, kommt aus Australien von Scobie et al. [29–31]. Dieser fordert, auf Basis von großen Datenbanken und teilweise vorhandenen administrativen Daten entsprechende Indikatoren für Qualität und Patientensicherheit zu generieren.

Dabei diskutiert er weitere mögliche Methoden wie Medical Record Reviews (Patientenaktenscreening) oder Fokusgruppenbefragungen, die entsprechende Ergebnisse erzielen können (s. Tab. 30.4). Zu beachten ist jedoch dabei, dass auch hier die Kostenfrage für die Erhebung neuerer Daten bzw. die Erfassung aus vorhandenen Datensätzen nicht geklärt wird.

Tab. 30.4: Mögliche Indikatoren für Patientensicherheit und Qualität [nach 29]

Potential measures of health care quality and safety	
Quantitative measures	• Sentinel events (wrong site or wrong person surgery) must be reported to state and territory jurisdictions and are counted annually • Adverse events or near misses (e.g. medication errors) are voluntarily reported via incident notification systems, such as AIMS (Advanced Incident Management System), which are now mandated in hospitals • Administrative datasets (e.g. ICD-10-AM codes) are reported via casemix systems • Databases and registries (e.g. Australia and New Zealand Dialysis and Transplantation database for renal transplantation outcomes) are voluntary and may be local, national or international • Key performance indicators (e.g. rates of health care-acquired infection) are voluntary and usually developed locally or in association with national statistical, professional or accrediting bodies • Medical record reviews (e.g. Quality in Australian Health Care Study) are used as snapshots for in-depth analysis of particular issues, but require trained staff and good documentation
Semi-quantitative and qualitative assessments	• Accreditation standards set by external bodies (e.g. the Australian Council on Healthcare Standards) may include quantitative indicators • Assessments of organisational capacity for clinical governance (e.g. leadership, safety culture, communication and teamwork) • Focus groups (e.g. for consumers) • Credentialling and determining the scope of practice for clinicians • Patient and staff satisfaction and complaints surveys can be local or system-wide with formal statistically valid population sampling • Performance appraisal

ICD-10-AM = Australian modification of the International statistical classification of diseases and health related problems, 10th revision

Tab. 30.5: Patientensicherheitsmaßnahmen mit hoher Priorität nach AHRQ [32]

Most Highly Rated Patient Safety Practices
Appropriate use of prophylaxis to prevent venous thromboembolism in patients at risk
Use of perioperative beta-blockers in appropriate patients to prevent perioperative morbidity and mortality
Use of maximum sterile barriers while placing central intravenous catheters to prevent infections
Appropriate use of antibiotic prophylaxis in surgical patients to prevent postoperative infections
Asking that patients recall and restate what they have been told during the informed consent process
Continuous aspiration of subglottic secretions (CASS) to prevent ventilator-associated pneumonia
Use of pressure-relieving bedding materials to prevent pressure ulcers
Use of real-time ultrasound guidance during central line insertion to prevent complications
Patient self-management for warfarin (Coumadin™) to achieve appropriate outpatient anticoagulation and prevent complications
Appropriate provision of nutrition, with a particular emphasis on early enteral nutrition in critically ill and surgical patients
Use of antibiotic-impregnated central venous catheters to prevent catheter-related infections

Abgrenzung zwischen Patientensicherheit und Qualitätssicherung?

Je nach Gesundheitssystem verschiebt sich die Grenze zwischen Patientensicherheit und Qualitätssicherung. Betrachtet man z.B. die Empfehlungen der Agency for Healthcare Quality and Research aus dem Jahr 2001 bezüglich der Maßnahmen, die die höchste Steigerung von Patientensicherheit bewirken könnten, so würde sich im deutschen Gesundheitssystem der größte Teil der elf geforderten Maßnahmen wahrscheinlich unter den Begriffen medizinischer Standard oder leitliniengerechte Behandlung wiederfinden und nicht als Patientensicherheitsmaßnahmen wahrgenommen werden (s. Tab. 30.5).

Eine ähnliche Einschätzung ergäbe sich bei der Betrachtung der von der OECD im Jahre 2004 veröffentlichten Patientensicherheitsindikatoren [22] (s. Tab. 30.1). Dabei würde ein Teil der genannten Indikatoren, wie z.B. Wundinfektion, Dekubitus, postoperative Beinvenenthrombose, Transfusionsreaktionen oder die unter dem Bereich Geburtshilfe genannten, in Deutschland primär nicht dem Bereich Patientensicherheit zuge-

ordnet werden. Teilweise existieren hier schon seit mehreren Jahrzehnten etablierte Qualitätssicherungsprogramme, die z.B. von der Deutschen Gesellschaft für Gynäkologie für den Bereich Geburtshilfe oder in den letzten Jahren gerade unter dem Aspekt der externen Qualitätssicherung durch die Bundesgeschäftsstelle Qualitätssicherung (BQS) erfasst und auch z.B. explizit als Qualitätsziele definiert worden sind [33] (s. Abb. 30.2 und 30.3).

Hier wird deutlich, dass je nach Gesundheitssystem bereits existierende Qualitätssicherungskonzepte bzw. deren Messung mittels Indikatoren im Kontext eines unterschiedlichen Systems auch anderen Definitionen unterliegen. Zurzeit versucht eine Expertengruppe des SIMPATHIE-Projektes, im internationalen Bereich eine Übersicht über Patientensicherheitsindikatoren zu schaffen, die europaweit eingesetzt werden könnten. Dabei werden die Indikatoren insbesondere auf Validität und Verfügbarkeit sowie Praktikabilität bei der Implementierung in den jeweiligen Gesundheitssystemen begutachtet [34].

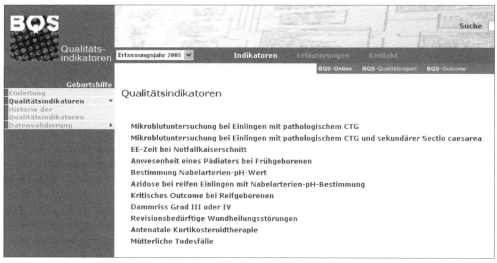

Abb. 30.2: Erfassung der geburtshilflichen Qualitätsindikatoren bei der BQS [33]

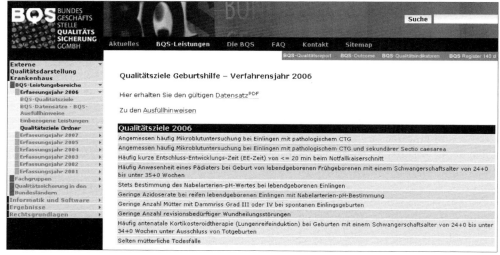

Abb. 30.3: Qualitätsziele Geburtshilfe der BQS [33]

Messung von Sicherheitskultur

Industrie und Luftfahrt haben uns gezeigt, dass die Umgebung, in der eine Dienstleistung wie z.B. Gesundheitsversorgung erbracht wird, einen bedeutenden Einfluss auf die Ergebnisse haben kann [35]. Dieser Zusammenhang, der wichtig, messbar und auch verbesserungsfähig ist, wird oft als Sicherheitskultur bezeichnet [36, 37]. Obwohl die Versuche, die Qualität von Sicherheitskultur zu messen, noch am Anfang stehen, scheint es sich für den Bereich von Sicherheitskultur abzuzeichnen, dass überprüft werden muss, wie die Professionen im Gesundheitswesen kommunizieren und miteinander agieren. Kommunikationsversagen gehört zu den Hauptfaktoren in Bezug auf Sentinel events und Fehler in der Medizin. Bisher validierte Werkzeuge, um eine derartige Sicherheitskultur zu messen, wie das allgemein gebräuchliche Safety Attitude Questionaire SAQ, [37–39] evaluieren die Wahrnehmung von Teamwork und Sicherheitsklima beim Personal. Dabei zeigt sich, dass eine höhere Bewertung im SAQ mit niedriger Personalfluktuation, selteneren Infektionen von zentralvenösen Kathetern sowie Dekubiti und verringerter Mortalität assoziiert ist [23]. Durch die Kulturmessung mit Anwendung des SAQ wird eine valide und brauchbare Aussage bezüglich Teamwork und Sicherheitskultur im klinischen Bereich bzw. im professionellen Bewusstsein generiert. Dabei wird das Ergebnis des SAQ als der Prozentanteil des Personals definiert, das über ein positives Sicherheits- und Teamwork-Klima innerhalb einer Abteilung oder in einem Krankenhaus berichtet. Als wünschenswertes Ziel wird von Pronovost dabei 80% angegeben [10, 23].

30.3 Ausblick

Der Gebrauch von Indikatoren zur Messung der Patientensicherheit und die Analyse der sich verändernden Arbeitskultur stehen im Mittelpunkt der Implementierung von Maßnahmen zur Verbesserung der Patientensicherheit. In diesem Prozess können wahrscheinlich viele Ansätze aus dem etablierten medizinischen Qualitätsmanagement – inklusive externer Qualitätssicherung und Benchmarking – übernommen werden.

Dabei ist, gerade für den internationalen Vergleich, darauf zu achten, dass die Definitionen die Indikatoren der Patientensicherheit von den klassischen Qualitätsindikatoren aus dem Bereich der Qualitätssicherung klar abgrenzen.

Es ist davon auszugehen, dass die Einführung spezieller Indikatoren der Patientensicherheit mit weiterer kostenintensiver Definitions- und Evaluationsarbeit einhergehen wird. Anzustreben ist es, wie bei der Qualitätssicherung Indikatoren zu definieren, die anhand von Routinedaten der Patientenversorgung erfasst werden können.

Literatur

[1] Donabedian A, The quality of medical care. Methods for assessing and monitoring the quality of care for research and for quality assurance programs. Science (1978), 200, 856–864

[2] Donabedian A (ed.) (1980) Explorations in quality assessment and monitoring Vol. 1, The definition of quality and approaches to its assessment. Health Administration Press, Ann Arbor

[3] Perleth M, Schwartz FW (2000) Methoden des Qualitätsmanagements. In: Eichhorn P, Seelos HJ, von der Schulenburg JM, Krankenhausmanagement. Urban & Fischer, München, Jena

[4] Lohr KN (ed.) (1990) Medicare – A strategy for quality assurance. Institute of Medicine, Washington D.C.

[5] Ollenschläger G, Medizinische Risiken, Fehler und Patientensicherheit. Zur Situation in Deutschland. Schweiz Ärztezeitg (2001), 82, 1404–1410

[6] Council of Europe, Committee of Ministers. Recommendation Rec (2006) 7 of the Committee of Ministers to member states on management of patient safety and prevention of adverse events in health care. https://wcd.coe.int/ViewDoc.jsp?id= 1005439&BackColorInternet=9999CC& BackColorIntranet=FFBB55&BackColor Logged=FFAC75 (03.10.2006)

[7] Helou A, Schwartz FW, Ollenschläger G, Qualitätsmanagement und Qualitätssicherung in Deutschland. Bundesgesundheitsbl-Gesundheitsforsch-Gesundheitsschutz (2002), 45, 205–214

[8] Bundesärztekammer, Bundesärztekammer bereitet „Curriculum Ärztliche Führung" vor. DÄB (2006) http://www.aerzteblatt. de/v4/news/news.asp?id=26377 (20.12.2006)

[9] NHPQ – National Expert Advisory Group on Safety and Quality in Australian Health Care (1999) Implementing safety and quality enhancement in health care. National actions to support quality and safety improvement in Australian health care. Final report to Health Ministers, July 1999

[10] Prononost P et al., How will we know patients are safer? An organisation-wide approach to measuring and improving safety. Crit Care Med (2006), 34, 1988–1995

[11] McGlynn EA, Asch SM, Developing a clinical performance measure. Am J Prev Med (1998), 14, 14–21

[12] McGlynn EA, Choosing and evaluating clinical performance measures. Jt Comm J Qual Improv (1998), 24, 470–479

[13] McGlynn EA, An evidence-based national quality measurement and reporting system. Med Care (2003), 41, I8–I15

[14] McGlynn EA, Selecting common measures of quality and system performance. Med Care (2003), 41, I39–I47

[15] Gordis L (2004) Epidemiology. Saunders, Philadelphia

[16] Aspden P, Corrigan JM, Wolcott J, Erickson SM, (eds.) (2004) Institute of patient safety: Achieving a new standard for care. National Academy Press, Washington

[17] Barach P, Small SD, Reporting and preventing medical mishaps: lessons from non-medical near miss reporting systems. BMJ (2000), 320, 759–763

[18] Needham DM et al., A system factors analysis of „line, tube, and drain" incidents in the intensive care unit. Crit Care Med (2005), 33, 1701–1707

[19] Holzmueller CG et al., Creating the web-based intensive care unit safety reporting system. J Am Med Inform Assoc (2005), 12, 130–139

[20] Lubomski LH et al., Building a better incident reporting system: Perspectives from a multisite project. J Clin Outcomes Manage (2004), 11, 275–280

[21] Heinrich HW (1931) Industrial Accident Prevention: A Scientific Approach, New York

[22] Millar J, Mattke S (2004) Selecting Indicators for Patient Safety at the Health Systems Level in OECD Countries. OECD Health Technical Papers. http://www.oecd.org/dataoecd/53/26/33878001.pdf (20.12.2006)

[23] Provonost P, Miller MR, Wachter RM, Tracking Progress in Patient Safety. An Elusive Target. JAMA (2006), 296, 696–699

[24] Pronovost P, Goeschel C, Improving ICU care: it takes a team. Healthc Exec (2005), 20, 14–20

[25] Lilford R et al., Use and misuse of process and outcome data in managing performance of acute medical care: avoiding institutional stigma. Lancet (2004), 363, 1147–1154

[26] Pronovost PJ et al., How can clinicians measure safety and quality in acute care? Lancet (2004), 363, 1061–1067

[27] Berenholtz SM et al., Eliminating catheter-related bloodstream infections in the intensive care unit. Crit Care Med (2004), 32, 2014–2020

[28] Gerberding JL, Hospital-onset infections: a patient safety issue. Ann Intern Med (2002), 137, 665–670

[29] Scobie S et al., The Safety and Quality Of Health Care: Where Are We Now? Measurement of the safety and quality of health care. MJA (2006), 184, S51–S55

[30] Hannan EL et al., Adult open heart surgery in New York State: an analysis of risk factors and hospital mortality rates. JAMA (1990), 264, 2768–2774

[31] Brand C, Elkadi S, Tropea J (2005) Measurement for Improvement Toolkit. Australian Council for Safety and Quality in Healthcare, Canberra

[32] Shojania KG et al. (2001) Making Health Care Safer: A Critical Analysis of Patient Safety Practices. Evidence Report/Technology Report: Number 43. Agency for Health Care Quality, Rockville, MD.

[33] BQS (2006) Qualitätsindikatoren Geburtshilfe Erfassungsjahr 2005. http://www.bqs-qualitaetsindikatoren.de/2005/ergebnisse/leistungsbereiche/geburtshilfe/indikatoren (03.10.2006)

[34] SImPatIE, Safety Improvement for Patients In Europe. Vocabulary & Indicators (WP 4) Draft Paper. http://www.simpatie.org/Main/wp1114620957/wp1121871078 (03.10.2006)

[35] Sexton JB, Thomas EJ, Helmreich RL, Error, stress and teamwork in medicine and aviation. Cross sectional surveys. BMJ (2000), 320, 745–749

[36] Pronovost P et al., Implementing and validating a comprehensive unit-based safety program. J Patient Safety (2005), 1, 33–40

[37] Sexton JB et al., The safety attitudes questionnaire: psychometric properties, benchmarking data and emerging research. BMC Health Serv Res (2006), 6, 44

[38] Sexton JB, Helmreich RL (2003) Using language in the cockpit: Relationships with workload and performance. In: Dietrich R, Communication in high risk environments, 57–73. Humboldt-Univ. zu Berlin, Berlin

[39] Sexton JB, Thomas EJ, Pronovost PJ (2005) The context of care and the patient care team: The safety attitudes questionnaire. In: Reidl PP et al., Building a better delivery system. A new engineering/health care partnership, 119–123. National Academy Press, Washington

31 Ein tödlicher Behandlungsfehler und der Kampf einer Mutter um die Wahrheit

Ute Hönscheid

Ich hatte einen kleinen Sohn. Dennis war drei Jahre alt, als bei ihm ein Gehirntumor diagnostiziert wurde. Trotz dieser Schockdiagnose waren wir voll Hoffnung und Vertrauen in das Klinikum XY und waren nach einer hervorragend verlaufenen Operation – der Tumor wurde zu 100% entfernt – die dankbarsten und glücklichsten Menschen der Welt! Dennis erholte sich auf der Intensivstation von der schweren Operation, als das Unvorstellbare geschah. Eine Nachtschwester vertauschte Antibiotikum und Kalium – unser Kind erlitt einen 48-minütigen Herzstillstand und fiel ins Wachkoma! Furchtbare Schmerzkrämpfe waren eine der verheerenden Folgen, und wir mussten viele Wochen zusehen, wie unser Kind so grausam gelitten hat. Diese für uns und unser Kind ohnehin schreckliche Zeit wurde durch das „Unvermögen" des Klinikpersonals, mit diesem Fehler umzugehen, fast unerträglich. Und wo wir so dringend damals in der Klinik Trost und Beistand gebraucht hätten, wurden wir vom behandelnden Professor mit absurden falschen Behauptungen gequält, und keiner der Ärzte, die das sehr wohl sahen, hat uns geholfen. Es war, als würde man am Boden liegen, als Schwächste der Schwachen, und zusätzlich getreten!

Dennis starb drei Monate später.

Der Krankenschwester hatten wir verziehen. Wir wollten eine Entschuldigung der Klinikleitung und die Gewissheit, dass man alles tun würde, aus diesem Fehler zu lernen, um ihn in Zukunft zu vermeiden. Doch man behauptete einfach, Fehler passierten jeden Tag, und im Übrigen hätten wir uns nur eingebildet, dass es unserem Kind vorher besser gegangen sei – Eltern hätten in dieser Situation oft ein „Wunschdenken". Das war ein erneuter Schlag ins Gesicht.

Eigentlich wollten wir in dieser schweren Zeit mit Dennis' Geschwistern unser Familienleben wieder aufnehmen und wieder ein wenig zurück zur Normalität.

Aber wir wollten und konnten die Haltung der Klinik so nicht hinnehmen, und so entschlossen wir uns schweren Herzens, vor Gericht zu gehen.

Was nun folgte, war – trotz eindeutigem Gutachten – ein Krimi mit verschwundenem Beweismaterial, einer befangenen Richterin und eingeschüchterten Zeugen.

Die Staatsanwaltschaft führte schließlich den Prozess mit unseren Duplikaten!

Mein Mann hatte sie sich auf Anraten befreundeter Ärzte und Rechtsanwälte in der Klinik damals sofort besorgt. Sogar die Kriminalpolizei in XY teilte uns lapidar mit, es sei „bekannt, dass an Kliniken Unterlagen verschwinden". Wir konnten das nicht glauben – hier bei uns in Deutschland und von der Elite unserer Gesellschaft!

Nach sieben Jahren, sechs Magengeschwüren, Brustkrebs und Hörsturz konnten wir den Prozess gewinnen. Aber das war kein Triumph. Ein wahrer Sieg ist eher, dass das Buch, das ich nach alldem einfach schreiben musste, jetzt in der Bibliothek der Uniklinik XY steht.

Die Krankenschwester wurde wegen fahrlässiger Tötung zu sechs Monaten auf Bewährung verurteilt – aber sie war es nicht, die wir auf der Anklagebank sehen wollten, und das haben wir auch immer wieder betont.

Als es dann schließlich zu Schmerzensgeldverhandlungen kam und unsere Anwältin einen vergleichbaren Fall anführte, teilte uns die Klinikleitung mit, dass in unserem Fall das Schmerzensgeld nicht so hoch sein könne, da es sich bei dem anderen Kind ja um einen gesunden Menschen gehandelt habe!

Übrigens spendeten wir den gesamten Betrag (20 000 Euro an das Klinikum XY zurück, an den Elternverein für krebskranke Kinder und 20 000 Euro an die Syltklinik, Nachsorge- und Ferienklinik für krebskranke Kinder und deren Familien in Wenningstedt/Sylt) – „im Namen von Dennis".

Wir sind sehr versöhnlich mit der ganzen Situation umgegangen und haben immer an uns gearbeitet, so viel erreicht, und ich bin sehr stolz darauf.

Vieles haben wir während dieser Zeit gelernt, und eines ist uns von Anfang an klar gewesen: Wir brauchen einen anderen Umgang mit Fehlern, und ganz besonders in Kliniken, da es hier um Menschenleben geht! Mit Erscheinen meines Buches starb ein Kind in der Uniklinik H. auf die gleiche Weise wie Dennis: Wieder handelte es sich um eine Nachtschwester und wieder um einen Medikationsfehler. Und vor kurzem starb ein Kind in einer weiteren Klinik an Überdosierung der Glukoselösung. Die Reihe der Fälle ließe sich beliebig fortführen. Und hier liegt meines Erachtens die dringlichste Notwendigkeit: Fehler im System der Medikamentenverabreichung aufzuspüren und größtmöglich auszuschalten. Es darf einfach nicht passieren, dass hervorragende Operationsergebnisse durch banalste Medikationsfehler zunichte gemacht werden! Aufwendige, kostenintensive Operationen und großes ärztliches Können sind dann umsonst, und sogleich stürzt sich die Boulevardpresse mit diesen unsäglichen „Ärztepfuschserien" auf einen ganzen Berufsstand, wo vielleicht eine Infusionspumpe falsch bedient wurde. Aber eine Kette ist nur so stark wie ihr schwächstes Glied. Und wenn sogar meine neue Waschmaschine mir ein bestimmtes Programm mit einer bestimmten Temperatur verweigert, dann kann man ganz sicher Dosierungen und Einlaufgeschwindigkeit bzw. -zeit von Medikamenten, etwa bei Perfusoren, in Kliniken auch besser absichern! Fehler und Beinahe-Fehler gilt es zu analysieren, und gerade in die Sicherheit routinemäßiger Medikamentengaben im Klinikalltag muss das Pflegepersonal besonders mit eingebunden werden. Bei unserem Kind sind innerhalb weniger Wochen insgesamt drei schwerste Fehler passiert, von denen jeder einzelne hätte tödlich sein können und einer schließlich zu Dennis' Tod führte. Alle drei Fehler hatten unmittelbar mit der Dosierung von Medikamenten bzw. fehlender Koordination zwischen Ärzten und Pflegepersonal zu tun.

Ich kämpfe für die Einführung eines anonymen Fehlermeldesystems, oder besser eines klinikinternen Sicherheitssystems, für alle Kliniken in Deutschland.

Es darf nicht negativ behaftet und es muss ein non-punitives System sein. Man könnte es geradewegs aus der Luftfahrt übernehmen – immerhin hat man hier bereits größtmögliche Sicherheit erreicht.

Wir brauchen ein System, das alle gleichermaßen schützt: die Patienten vor sogenannten unerwünschten Ereignissen und Ärzte und Pflegepersonal vor ihrem größten Horror – nämlich einen Fehler zu machen.

Und wir brauchen es sofort.

Mit dieser Forderung bin ich zu unserer Bundesgesundheitsministerin Ulla Schmidt gereist. Ich hatte ihr mein Buch geschickt und durfte sie in Berlin besuchen. Ich fand das großartig, und es war ein sehr gutes Gespräch. Des Weiteren habe ich gefordert, dass im Falle eines solchen „unerwünschten Ereignisses" Opfern und Angehörigen mit aller Offenheit auf ganzer Linie geholfen werden muss, denn das ist das Mindeste, was man in einer solchen Situation noch tun kann!

Und schließlich etwas, was eigentlich selbstverständlich ist: Es dürfen keine Unterlagen mehr aus Kliniken verschwinden! Das ist kriminell und entspricht in keiner Weise dem ethisch-moralischen Anspruch, den man von einer Klinik und ihren Mitarbeitern erwarten sollte.

Wir sind wieder eine glückliche Familie geworden – dazu beigetragen hat sicher auch die Tatsache, dass wir uns wehren konnten!

Was es bedeutet, ein Kind zu verlieren, kann nur der nachempfinden, der es selbst erlebt hat. Nur soviel dazu: Es gibt, nach jetzt fast zehn Jahren, in unserem Haus Schubladen mit Dennis' Sachen, die ich bis heute einfach nicht öffnen kann!

Einmal abgesehen von den persönlichen Schicksalen entstehen durch Fehler in Kliniken Kosten für die Krankenkassen und damit für die Beitragszahler in Milliardenhöhe (durch Folgeoperationen, längere Liegezeiten etc.). Es gibt also durch ein Sicherheits-system und die Vernetzung aller Kliniken untereinander nur Gewinner. Inzwischen gibt es ja auch bereits zahlreiche Bemühungen hinsichtlich eines solchen Systems – und das ist großartig.

Doch stets heißt es: „Das dauert." Oder es heißt sogar: „Es dauert mehrere Generationen."

Diese Zeit haben wir nicht.

Meine Forderung mag radikal erscheinen. Aber ich bin fest davon überzeugt, dass jeder genau dasselbe fordern würde, hätte er das Gleiche erlebt wie wir.

Literatur

Hönscheid U mit Co-Autorin Vollmer C (2005) Drei Kinder & ein Engel. Ein tödlicher Behandlungsfehler und der Kampf einer Mutter um die Wahrheit. Pendo, München, Zürich

Stichwortverzeichnis

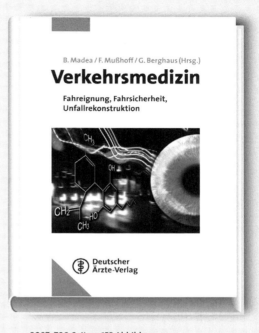
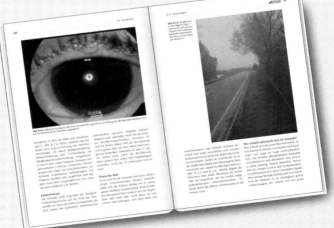

Sie möchten bestens informiert sein?

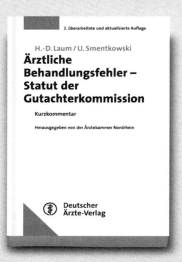

H.-D. Laum / U. Smentkowski
Ärztliche Behandlungsfehler – Statut der Gutachterkommission
Kurzkommentar

Herausgegeben von der Ärztekammer Nordrhein

Selbstverständlich tun Sie und Ihr Team alles, um Behandlungsfehler zu vermeiden – Anregungen zur Prophylaxe und Qualitätssicherung finden Sie hier.
Was aber kommt im Fall eines Behandlungsfehlers auf Sie zu? Experten der Ärztekammer Nordrhein verschaffen Ihnen Einblick in die praktische Arbeit der Gutachterkommission:

- Tipps zur Vermeidung von Behandlungsfehlern
- anschauliche Fallbeispiele
- aktuelle kommentierte Gerichtsurteile
- nützliche Adressen

Gewappnet für den Fall der Fälle.

Herausgegeben von der Ärztekammer Nordrhein
2006, 208 Seiten,
ISBN 978-3-7691-3272-4
broschiert € **24,95**

Klappt die Kommunikation?

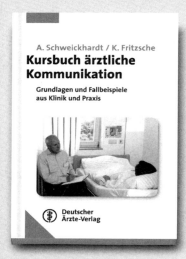

A. Schweickhardt / K. Fritzsche
Kursbuch ärztliche Kommunikation
Grundlagen und Fallbeispiele aus Klinik und Praxis

Hand aufs Herz: Kommen wichtige Informationen bei Ihren Patienten zuverlässig an? Auch wenn Sie und Ihr Team unter Druck stehen?
Zufriedene Patienten empfehlen Sie weiter und steigern auch Ihre Motivation. Sie sparen täglich wertvolle Zeit. Profitieren Sie von der Erfahrung unserer Autoren aus zahlreichen Kommunikationstrainings für Ärzte.

- Das A und O der Kommunikation
- Spezielle Techniken der Gesprächsführung im Alltag anwenden
- Typische Gesprächssituationen geschickt steuern
- Schwierige Patienten für sich gewinnen
- Anschauliche Praxisbeispiele für jede Gesprächssituation
- Lernziele, Anwendungsbereiche, Vorteile und Nutzen auf einen Blick

Zeitmanagement und Zuwendung – keine Zauberei!

2007, 296 Seiten, 44 Abbildungen, 15 Tabellen
ISBN 978-3-7691-3228-1
broschiert € **24,95**

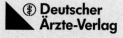
Deutscher Ärzte-Verlag

Bestellungen bitte an Ihre Buchhandlung oder Deutscher Ärzte-Verlag, Versandbuchhandlung:
Postfach 400244, 50832 Köln; Tel. (0 22 34) 7011-314 / Fax 7011-476 / E-Mail: vsbh@aerzteverlag.de

Irrtümer und Preisänderungen vorbehalten. Preise zzgl. Versandspesen € 4,50. Deutscher Ärzte-Verlag GmbH – Sitz Köln – HRB 106 Amtsgericht Köln. Geschäftsführung: Jürgen Führer, Dieter Weber